W0261161

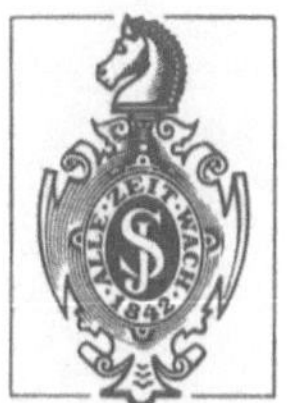
ALLE ZEIT WACH
1842

Gerd Rudolf

Die therapeutische Arbeitsbeziehung

Untersuchungen zum Zustandekommen, Verlauf und Ergebnis analytischer Psychotherapien

Unter Mitarbeit von T. Grande und U. Porsch

Mit 101 Abbildungen und 86 Tabellen

Springer-Verlag

Berlin Heidelberg New York
London Paris Tokyo
Hong Kong Barcelona

Prof. Dr. Gerd Rudolf
Psychosomatische Klinik
Thibautstraße 2
D-6900 Heidelberg

ISBN-13: 978-3-540-53210-1 e-ISBN-13: 978-3-642-76115-7
DOI: 10.1007/978-3-642-76115-7

2119/3140-5 4 3 2 1 0 – Gedruckt auf säurefreiem Papier

Niemals Quantitäten, immer Gestalten, Formen und Relationen ...

(Bateson, *Geist und Natur*)

Verbindungen: Ganzes und Nichtganzes, Zusammengehendes und Auseinanderstrebendes, Einklang und Mißklang und aus Allem Eins und aus Einem Alles

(Heraklit, *Fragmente*)

Vorwort

Bei der Abfassung des vorliegenden Forschungsberichts über die Praxis analytischer Psychotherapie wurde der Versuch unternommen, Ergebnisse und methodische Ansätze so darzustellen, daß sie für jeden an Psychotherapie Interessierten verständlich werden, zugleich aber auch dem Fachmann ausreichenden Einblick in die verwendeten Methoden gewähren. Darüber hinaus sind die einzelnen Kapitel so abgefaßt, daß man sie auch losgelöst vom Gesamttext lesen kann. Gegenstand der Untersuchung ist die stationäre Psychotherapie und ambulante Psychoanalyse einer Großstadtregion: Im Rahmen einer multizentrischen Beobachtungsstudie, deren Vorbereitung und Durchführung rund 10 Jahre beanspruchte, wurde erfaßt, wie Patienten und Therapeuten zueinander finden, wie Behandlungen geplant und durchgeführt werden und zu welchen Ergebnissen sie führen. Vor allem galt es, die psychologischen und sozialen Voraussetzungen für eine erfolgversprechende therapeutische Arbeitsbeziehung zwischen Patient und Therapeut zu erfassen.

Es liegt auf der Hand, daß viele Personen sehr viel Arbeit leisten mußten, um ein solches Vorhaben zu planen, durchzuführen und auszuwerten. Ihnen allen gilt es, für die unerschöpfliche Geduld und Verläßlichkeit in dieser langjährigen Kooperation zu danken. Als Autor des Buches verantworte ich einen zusammenfassenden und interpretierenden Bericht über die Aktivitäten des Teams, das ich zuvor als Projektleiter koordinieren durfte. Besonders zu erwähnen ist das Engagement von T. Grande, der 5 Jahre lang hauptamtlich in dem Projekt tätig war, ebenso wie das von U. Porsch, der 4 Jahre lang mitarbeitete und dem C. Öri nachfolgte; sie waren vom Aufbau des Dokumentationssystems über die Durchführung der Erhebung bis zur Auswertung der Befunde maßgeblich beteiligt. Sie wurden darin begleitet von C. von Essen und S. Wilke, die Teilbereiche untersuchten, und von M. Lillmanntöns, die die Datenorganisation mitbetreute. Tatkräftige Unterstützung fand das Forschungsteam durch die Zentrale zur methodischen Betreuung von Therapiestudien der Universität Heidelberg (Victor, Holle, Fischer), die v. a. den Aufbau der Datenbank, die Dateneingabe sowie die Plausibilitäts- und Vollständigkeitskontrollen gewährleisteten. Schließlich ist auf der Seite der Organisation die zentrale Projektsekretärin E. Großklaus zu nennen, der es gelang, über Jahre hinaus den Überblick zu bewahren über Kliniken, Therapeuten, Patienten, Meßzeitpunkte, Befundbögen und Auswertungsprotokolle. Ihr folgte N. Dalibor, die mit Ausdauer und Umsicht diesen Text einschließlich der Abbildungen auf einem Personal Computer erstellte. Zur Datensammlung beigetragen haben die Therapeutinnen und Therapeuten Albrecht-Gasparaovic, Altrock, Beck, Berge, Berger, Correll, Diederichs, Deuermeier, Filthaut, Gütig, Harms, Hartmann, Holitzner, Horstkotte, Kahn, Katz, Keller, Kurtz, Langen, Lenze, Lenzner, Lindner,

Moldenhauer, Menzel, Naatz, Ramin, Reichelt, Riehl, Rudolf, Rüger, Schmidt, Soell, Schüssler, Schulze-Siedschlag, Schubert, Strachwitz, Straßenburg, Strüber, Studt, Stürmer-Heilbig, Winkler, Wirtz, Zimmermann.

Die Studie basiert wesentlich auf der Mitarbeit der knapp 50 beteiligten Psychoanalytiker und Psychotherapeuten, die das, was sie in ihren Praxen und Kliniken routinemäßig an diagnostischen und therapeutischen Maßnahmen durchführten, in aufwendigen Dokumentationssystemen protokollierten und es der wissenschaftlichen Auswertung zuführten. Ihre Mitarbeit beschränkte sich nicht auf die praktische Durchführung der Behandlungen, sie beteiligten sich auch in zahlreichen Sitzungen an der Planung des Projektes und seiner Auswertung und gewährleisteten dadurch, daß die Fragestellungen und Interpretationen auf die Therapierealität ausgerichtet blieben. Großes Engagement entwickelten die verantwortlichen Mitarbeiter der kooperierenden klinischen Einrichtungen, im FU-Klinikum Steglitz (H. Studt, P. Diederichs, A. Riehl und B. Wunder) sowie aus den übrigen Kliniken (R. Bolk, D. Bolk-Weischedel, L. Hartmann-Kottek, C. Kurtz, U. Rüger, R. Strüber); sie brachten teilweise eigene Untersuchungsansätze ein und gewannen ihre jeweiligen Mitarbeiter für das Projekt. An der ursprünglichen Konzeption des Vorhabens waren auch A. Dührssen und Mitarbeiter der Abteilung (insbesondere D. Stille sowie G. Horstkotte, B. Filthaut, J. Scharfenstein) beteiligt; das von dieser Arbeitsgruppe entwickelte Berliner Dokumentationssystem für Psychotherapien bildete eine Vorstufe der späteren Projektdokumentation. H. Hentschel (Mainz) trug zur Entwicklung und Auswahl der Untersuchungsinstrumente bei. Die Beratung von U. Baumann (damals Kiel) half uns, dem Projektentwurf realisierbare Ausmaße zu geben.

Die Studie wurde vom Bundesministerium für Forschung und Technologie im Rahmen des Förderprogramms "Forschung und Entwicklung im Dienste der Gesundheit" finanziell unterstützt, wobei uns insbesondere auch die regelmäßigen Diskussionen mit dem Gutachtergremium unter Leitung von H. Heimann (Tübingen) eine wertvolle Hilfe boten. Die Freie Universität gewährte ebenfalls eine Unterstützung durch die Anerkennung des Vorhabens als Forschungsprojektschwerpunkt. Es ist mehr als nur eine formale Höflichkeit, wenn ich abschließend auch den Dank an die Patienten zum Ausdruck bringe; viele hundert von ihnen haben ebenso sorgfältig wie die Therapeuten umfangreiche schriftliche Selbsteinschätzungen zu verschiedenen Verlaufszeitpunkten abgegeben, 265 von ihnen haben sich 3 Jahre nach der Erstuntersuchung zu einem erneuten Gespräch bereit erklärt.

Diese Auflistung und Danksagung vermittelt keinen Eindruck von der Arbeit, die die Einzelnen geleistet haben, ebenso wenig spiegelt sie das dichte Beziehungsgeflecht aller Mitwirkenden, die im Laufe der Jahre in zahllosen Koordinationstreffen, Forschungssitzungen, Ergebnisvorstellungen, Arbeitsessen, Waldläufen, Kongreßvorträgen und Wochenendseminaren jenen verbindlichen Zusammenhalt entwickelten, den eine gute Arbeitsbeziehung, sei sie therapeutisch oder wissenschaftlich, als Voraussetzung produktiver Tätigkeit benötigt.

Berlin, Frühjahr 1989 G. Rudolf

Inhaltsverzeichnis

Häufig verwendete Abkürzungen für Skalen

(Definitionen im einzelnen siehe Seite 17-29)

Psychischer und sozialkommunikativer Befund (PSKB)

Zw	Zwanghafte Ordnung	Ä	Ängstlich gegenüber Menschen
Üb	Überfürsorglichkeit und Verpflichtung	Asy	Angstsymptomatik
Nar	Narzißtisch kämpferisch	Dep	Depressive Ohnmacht
Ep	Enttäuschungsprotest	Bez	Scheitern in Beziehungen
Dis	Emotional distanziert	Soz	Soziale Desintegration

Psychischer und sozialkommunikativer Befund - Patientenselbsteinschätzung -

Rü	Rücksichtsforderung	Züb	Zwanghaft, überfürsorglich
Som	Körpersymptomklage	Reg	Regressive Bindung
KöA	Körperbezogene Angst	Kd	Enger Bezug zum Kind
Ess	Eßstörungen	Dsc	Depressiv-suizidal
Äkt	Ängstlich im Kontakt	GBe	Gescheiterte Beziehungen
An	Hoher Anspruch	SozO	Orale Probleme
We	Wertorientierung		

Fragebogen zur Abschätzung psychosomatischen Krankheitsgeschenhens (FAPK)

FAPK1	Realitätsbezug
FAPK2	Emotionale Beziehungsleere
FAPK3	Soziale Anpassung

Soziale Situation, Krankheitsverhalten, Therapieerwartung, prognostische Faktoren

KRAVER	Intensives Krankheitsverhalten
AUSBER	Höheres Ausbildungsniveau in Schule und Beruf suchend
OEKBEL	Berufliche und ökonomische Belastung
ABWreg	regressive Abwehr
ABWkomp	kompensatorische Abwehr
THERW 1	Resignierter Rückzug
THERW 2	passive Behandlungserwartung
THERW 3	Bereitwillige Hilfe
THERW 4	Abwarten, Schonung
MOTIV	Motiertheit und Umstellungsfähigkeit

Therapeutische Zusammenarbeit

TAB-PAT	Therapeutische Arbeitsbeziehung aus der Sicht des Patienten
TAB-TH	Therapeutische Arbeitsbeziehung aus der Sicht des Therapeuten
iTAB-TH	initiale therapeutische Arbeitsbeziehung aus der Sicht des Therapeuten

Objektrepräsentanzen

SDOR	semantisches Differential der Objektrepräsentazen
SDOR-A	Dimension Aktivität
SDOR-B	Dimension Sympathie

Therapiebedingte Veränderungen

TSV	therapiebedingte strukturelle Veränderungen
GSV	globale strukturelle Veränderungen
BEV	therapiebedingte Befundveränderung
SEV	Veränderungen in der Selbsteinschätzung des Patienten

1 Die Berliner Psychotherapiestudie

1.1 Wie Ergebnisse zustande kommen: Von der Untersuchung der therapeutischen Situation zur Interpretation der Befunde

1.1.1 Zur Einleitung: Die Schwierigkeit, empirische Forschungsergebnisse an praktizierende Therapeuten heranzutragen

Zwischen den Vertretern der empirischen Forschung und denen der psychotherapeutischen Praxis gibt es nicht unerhebliche Verständigungsschwierigkeiten. Nach der Überzeugung vieler Therapeuten sind die meisten Forschungsmitteilungen ohne jede Anwendungsrelevanz, viel zu abstrakt formuliert, ganz auf die Methodik (im Sinne von Statistik) ausgerichtet, ohne emotionalen Bezug zu den untersuchten lebendigen Menschen, ohne Interesse für die Einmaligkeit und Subjektivität der unbewußten Dynamik und somit letztlich ergebnislos und blutleer. "Die meisten Publikationen bleiben bei einem Korrelationskoeffizienten stehen", sagt ein Kollege oder ein anderer, "wenn die Tabellen anfangen, schlage ich die Zeitschrift zu".

Nun möchte ein Autor seine Leser nicht dazu bringen, daß sie vor seinen wissenschaftlichen, aber unverständlichen Texten kapitulieren, sondern daß sie seinen Untersuchungen mit kritischem Interesse folgen und sich anregen lassen, die Ergebnisse mit ihren eigenen Erfahrungen in Zusammenhang zu bringen. Im Interesse des zuletzt genannten Ziels möchten wir vorab erklären, was in diesem Bericht mitgeteilt werden soll und an wen wir uns damit wenden.

Die Untersuchungen dieser Studie wurden von Psychoanalytikern in ihren Praxen und von Psychotherapeuten in Kliniken und Polikliniken in Zusammenarbeit mit ihren Patienten durchgeführt. Sie basieren somit ausschließlich auf Fakten, Mitteilungen und Einschätzungen, die im psychotherapeutischen Alltag durch Therapeuten und Patienten gesammelt wurden. Eine strikte Trennung zwischen "Forscher" und "Praktiker" gibt es nicht, der Leiter des Forschungsteams ist selbst ein langjähriger "Praktiker", und die von ihm im Berichtszeitraum durchgeführten Therapien sind ebenso in der Studie enthalten wie die seiner niedergelassenen Kollegen. Umgekehrt beteiligten sich die am Projekt mitarbeitenden Therapeuten an regelmäßigen Forschungssitzungen, in denen die Berichte vorgestellt und diskutiert wurden.

Der vorgelegte Bericht wendet sich somit in erster Linie an Leser, die sich für die praktische Anwendung von Psychoanalyse, Psychotherapie und Psychosomatik in ambulanten und stationären Bereichen interessieren. Die Praxisrelevanz der Mitteilungen liegt sicher nicht in Anleitungen zum richtigen oder in Warnungen vor falschem therapeutischem Handeln. Obgleich uns solche Fragen oft auch gestellt werden, können (und wollen) wir sie ebenso wenig beantworten wie der Psychotherapeut, der von seinen Patienten gefragt wird, was für sie richtig sei. Die praktische Bedeutung unserer Ergebnisse sehen wir darin, daß sie ein vertieftes Verständnis dessen erlauben, was sich in der Begegnung von Patient und Therapeut ereignet, wie sich diese Beziehung auf Befunde, Einschätzungen und Behandlungsentscheidungen auswirkt und was aus dem sozialen und biographischen Hintergrund von Patient und Therapeut in die Zusammenarbeit beider hineinwirkt.

In zweiter Linie wendet sich der Bericht an Leser, die speziell an Therapieforschung oder generell an Interaktionsforschung interessiert sind. Für sie ist es allerdings unerläßlich nachzuvollziehen, "wie es gemacht wurde". So haben unsere Beschreibungen der methodischen Zugangswege sicher z. T. legitimierenden Charakter (als Nachweise, daß die Ergebnisse mit Methoden erzielt wurden, die der Untersuchungsituation angemessen sind), sie haben aber auch die Bedeutung von Mitteilungen an andere Untersucher, die selbst nach geeigneten Methoden Ausschau halten oder an Wissenschaftler, die an der Methodenentwicklung arbeiten. Schließlich bleibt festzustellen, daß Ergebnisse ohne Beschreibung ihres Zustandekommens mehr oder weniger in der Luft hängen und unverständlich bleiben.

Das bedeutet, daß wir dem praktisch interessierten Leser die Begegnung mit der Methodik nicht ersparen können und ihm bei allem Bemühen um Kontakt zu den untersuchten Patienten und Therapeuten gelegentlich etwas von der kühlen Unanschaulichkeit zumuten werden, die von Korrelationskoeffizienten, Faktorskalen und anderen rechnerisch konstruierten Wirklichkeiten ausgeht. Unser Bemühen wird es jedoch sein, immer wieder auf die klinisch therapeutische Situation zurückzukommen, von der die Untersuchung ausgegangen ist.

1.1.2 Theoretische Vorannahmen der Datensammlung

In dieser Studie werden diagnostische und therapeutische Situationen in unterschiedlichen psychotherapeutischen Praxisfeldern - psychoanalytischen Praxen, psychotherapeutischen Polikliniken, psychosomatischen Kliniken - untersucht. Im Kern geht es uns darum, zu verstehen, unter welchen Voraussetzungen Patienten und Therapeuten zusammenfinden, Therapien verabreden und beginnen, eine Arbeitsbeziehung entwickeln und zu einem beiderseits befriedigenden Behandlungsergebnis gelangen. So steht das Miteinander von Patient und Therapeut, ihre Beziehung im Dienst der therapeutischen Zusammenarbeit, im Mittelpunkt. Wir wollen damit unterstreichen, daß unser Hauptinteresse nicht einem zu objektivierenden Patienten und einer am Rande wirkenden "Therapeutenvariable" gilt, sondern dem Zusammenwirken zweier Subjekte, die ihre individuellen Stilarten des Erlebens, Wahrnehmens und Handelns besitzen und die sich mit bewußten und unbewußten Motivationen aneinander wenden. In einem solchen interaktionellen Kontext verstehen wir die Einstellungen des einen stets auch als emotionale Antwort auf den anderen und die Aussagen des einen auch als kommunikative Tendenz, die auf den anderen gerichtet ist. Darüber hinaus sehen wir die Beziehung nicht nur durch die psychologischen Regeln von Interaktion und Kommunikation geprägt, sondern auch durch soziologische Fakten, wie z. B. die Rollenmuster von Patienten und Therapeuten oder schichtspezifische Werthaltungen beeinflußt.

Insgesamt untersuchen wir den Verlauf von psychotherapeutischer Zusammenarbeit unter dem Einfluß der inneren psychologischen Realität beider Interaktionspartner und vor dem Hintergrund ihrer äußeren sozialen Lebenswirklichkeit.

1.1.3 Psychotherapeutische Ausgangssituation: diagnostisches Interview und therapeutisches Gespräch

Ein Großteil aller Informationen wird im Rahmen des initialen diagnostischen Interviews gewonnen. Auf diese Datenbasis aus Einschätzungen des Therapeuten und Selbsteinschätzungen des Patienten rekurrieren zu einem Teil auch die späteren Verlaufs- und Ergebnisbeurteilungen. Bekanntlich gibt es unterschiedliche Formen des diagnostischen Gesprächs - eine ausführliche Diskussion der gebräuchlichen Verfahren findet sich bei Rudolf (1981): *Untersuchung und Befund bei Neurosen und psychosomatischen Erkrankungen*. In der vorliegenden Untersuchung wird die tiefenpsychologische Anamnese verwendet, ein halbstrukturiertes Interview in 2–5 Sitzungen, das einerseits die Selbstdarstellung und Übertragungsinszenierung des Patienten erlaubt, andererseits aber auch den Therapeuten auffordert, die aktuelle soziale Realität und die biographische Entwicklung des Patienten über mehrere Generationen hinweg zu untersuchen. Durch diese stärkere Einbeziehung von aktuellen und lebensgeschichlichen Fakten unterscheidet sich das Verfahren vom psychoanalytischen Erstinterview im engeren Sinne, das weitgehend auf die subjektive und in der Übertragungsbeziehung spürbare Realität des Patienten zentriert ist.

Nach Abschluß der diagnostischen Gespräche dokumentiert der Therapeut schriftlich anhand der vorgegebenen standardisierten Befundbögen die Krankheits- und Lebenssituation des Patienten, den Eindruck von seiner Persönlichkeit, die bisher sichtbar gewordenen Beziehungsaspekte und seine eigene (des Therapeuten) subjektive emotionale Reaktion auf die Persönlichkeit des Patienten.

Der Patient seinerseits gibt im Anschluß an die diagnostischen Gespräche anhand von vorgegebenen Schätzskalen eine umfangreiche Selbstbeschreibung ab, die von seinen Symptomen und Beschwerden über seine Konflikte und Einstellungen bis zu seinen Wertvorstellungen und Überzeugungen reicht, und die auch seine emotionale Reaktion auf die Person des Therapeuten einschließt.

Eine umfangreiche psychologische, soziale und biographische Selbstbeschreibung - vergleichbar mit den anamnestischen Daten und Selbsteinschätzungen des Patienten - wird auch vom Therapeuten einmalig zu Beginn der Studie niedergelegt.

Falls es zu einer psychotherapeutischen Behandlung kommt, schätzen Patient und Therapeut zu 2 Zeitpunkten ihre therapeutische Zusammenarbeit ein und schildern zum Zeitpunkt des Therapieabschlusses und in Katamnesegesprächen erneut ihre Eindrücke anhand vorgegebener Merkmallisten.

Die beschriebene Gleichrangigkeit von Patient und Therapeut als Urteilende soll natürlich nicht über einen Unterschied hinwegtäuschen: neben den subjektiven Meinungen und Einschätzungen, welche beide abgeben, werden vom Therapeuten immer wieder auch Expertenurteile verlangt, die sich auf seine professionelle Kompetenz stützen, so z. B. wenn es gilt, die Persönlichkeitsstruktur des Patienten, seine Abwehrhaltungen und andere prognostische Gesichtspunkte zu beurteilen, eine diagnostische Klassifikation vorzunehmen und Indikationsentscheidungen zu treffen. Im Hinblick darauf ist es uns wichtig festzuhalten, daß der größte Teil der an der Studie beteiligten Therapeuten langjährige berufliche Erfahrungen auf diesem Gebiet mitbrachte und z. T. selbst die Funktion von Weiterbildungsleitern und Lehranalytikern ausübte (die Therapeuten besitzen durchschnittlich 6,3 Jahre psychotherapeutische Berufserfahrung).

1.1.4 Art der erhobenen Daten

Die vom *Therapeuten* erhobenen Daten beinhalten standardisierte Beobachtungen und Beschreibungen der psychischen und sozialen Realität des Patienten und der interaktionellen Erfahrung im Umgang mit dem Patienten. Damit besitzen die Daten eine große Bandbreite, die auf dem einen Pol "harte" anamnestische Fakten, auf dem anderen Pol subjektive Einstellungen enthalten. Bei manchen sozialen Fakten, wie z. B. der beruflichen Stellung, der Schulbildung, der Versicherungssituation, der Dauer der Krankschreibung, ist die Wahrscheinlichkeit groß, daß der Therapeut vollständig und wahrheitsgemäß informiert wird. Bereits wenn es um die Dauer der Symptomatik, die Einnahme von Medikamenten oder Angaben zur Partnerbeziehung geht, muß offen bleiben, zu welchem Grad die Informationen den Charakter von "harten" Fakten besitzen. Je weniger der Therapeut soziale Tatsachen erfragt und stattdessen psychologische Realitäten erschließen muß - indem er etwa persönlichkeitsstrukturelle Merkmale mit Hilfe eines theoretischen Konzepts interpretiert (z. B. "hysterische Strukturanteile, regressive Abwehr, sekundärer Krankheitsgewinn"), desto größeren Einfluß gewinnt seine subjektive Sichtweise, bis er schließlich bei Einschätzungen der Art "der Patient hat auch Eigenschaften, die ich persönlich sehr schätze" im Bereich der individuell subjektiven Bewertung angekommen ist.

Unsere Erfahrung hat gezeigt, daß es nicht darauf ankommt, möglichst viele "harte" Daten zu gewinnen, um sich auf einigermaßen sicherem Boden zu bewegen, sondern daß es bei der Auswertung und Interpretation wichtig ist, beide Möglichkeiten zu reflektieren: Daten können stets sowohl Faktisches ausdrücken, als auch Eindruckhaftes und damit kommunikativ Gemeintes beinhalten. Auf diesen wichtigen Punkt werden wir noch ausführlich zurückkommen.

Angaben des *Patienten* seien es Selbsteinschätzungen oder Testanworten, werden in manchen Untersuchungen so behandelt, als wären sie im Stande, die wahre Situation des Patienten abzubilden. Das trifft zu, soweit es die Wahrheit betrifft, nur daß diese keineswegs beanspruchen kann, eine objektive zu sein. Vielmehr bringt sie die subjektive und damit die kommunikative Realität des Patienten zum Ausdruck. Es ist ein Irrtum anzunehmen, der vom Patienten selbst erhobene Befund könne ein Spiegelbild des vom Therapeuten erhobenen Befundes sein. Der Patient ist niemals ein Experte seiner Selbst im Sinne eines unabhängigen Beobachters, er ist vielmehr immer im höchsten Grade parteilich als Vertreter seiner Interessen, die er via Selbsteinschätzung dem Untersucher oder Therapeuten mitteilt. Der Patient zeigt dem Untersucher ein Bild von sich, ein Konzept seiner Person und seiner Krankheit, er leistet Überzeugungsarbeit, um vom Therapeuten in diesem seinem Konzept ernst genommen und akzeptiert zu werden. Eingewoben in das Bild, das der Patient von sich und der Welt gibt, ist auch ein Konzept von den möglichen Ursachen seines Krankseins und, was noch wichtiger ist, ein Konzept von den möglichen Problemlösungen und zugehörigen Behandlungserwartungen.

1.1.5 Datenauswertung: Auf der Suche nach psychologischen Mustern

Die zahlreichen vom Therapeuten dokumentierten Beobachtungen und die vielfältigen Selbsteinschätzungen des Patienten beziehen sich jeweils auf sehr detaillierte Einzelheiten. Die ganzheitliche menschliche Person und erst recht die komplexe zwischenmenschliche Beziehung wird durch dieses empirische Vorgehen atomisiert. Unser Anliegen ist es, aus diesen Einzelbeobachtungen ganzheitliche Strukturen zu rekonstruieren, indem wir möglichst viele Einzelheiten zu Mustern zusammenfügen. Unter Berücksichtigung klinischer Evidenz erarbeiten wir Muster der Persönlichkeit, des Erlebens, des Verhaltens, der zwischenmenschlichen Situation. Dabei bestätigt sich die gestaltpsychologische Erfahrung der Übersummenhaftigkeit: ganzheitliche Muster beinhalten andere Qualitäten als eine Ansammlung von Einzelmerkmalen oder Dimensionen. Wahrscheinlich spielt hier auch die Tatsache eine Rolle, daß Muster in stärkerem Maße psychologische interpretiert, d. h. mit Sinn unterlegt werden als unzusammenhängende Einzelmerkmale.

Wir beginnen zunächst damit, quantitative Details zu erfassen, Häufigkeiten von Eigenschaften oder den Ausprägungsgrad von Merkmalen. Der nächste Schritt in Richtung zunehmender Komplexität beinhaltet die Verknüpfung von Variablen: zwischen einzelnen Merkmalen werden korrelative Zusammenhänge ermittelt; die innere Struktur zahlreicher Einzelvariablen wird faktorenanalytisch aufgedeckt. Die neugewonnene Ordnung von Variablen, z. B. in Gestalt von Faktorskalen, enthält voneinander unabhängige Dimensionen des Erlebens, des Verhaltens oder des Befundes. Diese Sichtweise ist, auf Menschen angewendet, relativ unanschaulich. Wir neigen reflektorisch dazu, uns Merkmaldimensionen als personentypische Verhaltensmuster vorzustellen (z. B. den PSKB-Faktor "Ängstlichkeit" als das Erscheinungsbild eines typisch ängstlichen Menschen). Entsprechend haben wir die PSKB-Skalen als "Neurotische Interaktionsmuster" charakterisiert. Der einzelne Patient bzw. die homogene Patientengruppe wird in der Regel durch das Profil charakterisiert, das von mehreren Dimensionen (z. B. den 10 PSKB-Skalen) gebildet wird.

Profile von Patientengruppen nähern sich bereits dem Bild des Typus (Beispiel: das typische Profil stationär behandelter Patienten). Auf der Suche nach komplexeren psychologischen Ganzheiten bietet die Anwendung der Clusteranalyse weitere Möglichkeiten. Die einzelnen Cluster werden von Personengruppen gebildet (im Gegensatz zu den Merkmalgruppen der Faktorenanalyse), die hinsichtlich bestimmter Eigenschaften homogen sind. Diese Ähnlichkeit der Personen bezüglich bestimmter Befunde, Merkmale oder Eigenschaften erlaubt es, den einzelnen Cluster als Typus zu verstehen. In der vorliegenden Studie wird dieses Vorgehen wiederholt angewandt. Die PSACH-Cluster bilden beispielsweise eine psychologische Typologie der Therapeutenpersönlichkeit (s. 6.1.2). Noch komplexer sind die Veränderungscluster (s. 5.1.6), hier werden getrennt nach Therapeuten- und Patientensicht die therapiebedingten Veränderungen im Vorher-nachher-Vergleich der PSKB-Interaktionsmuster typisiert. Die in den einzelnen Clustern versammelten Patienten ähneln sich hinsichtlich ihres Veränderungsmusters im Behandlungsverlauf.

Nach den Mustern der Persönlichkeit und denen der therapiebedingten Veränderung sehen wir in den TAB-Clustern (s. 4.8) Muster der Beziehung zwischen Patient und Therapeut. Hier gehen Einstellungen beider Interaktionspartner zur Bewertung der Arbeitsbeziehung in die Beurteilung mit ein und führen zu typischen Patient-Therapeut-Dyaden mit Blick auf die therapeutische Zusammenarbeit. Dieser Ansatz wird fortgeführt, indem die therapeutische Arbeitsbeziehung zusätzlich zu unterschiedlichen Verlaufszeitpunkten berücksichtigt wird. Auf diese Weise werden Verlaufsmuster therapeutischer Beziehungen abgeleitet.

So werden Merkmale zu Phasen und Dimensionen und weiter zu Profilen und Mustern verdichtet. Die einzelnen Elemente werden darüber hinaus durch Korrelationsberechnungen miteinander vernetzt. Vielleicht findet sich der Leser in dieser nicht immer übersichtlichen Vorgehensweise leichter zurecht, wenn er sich die zugrundeliegende Absicht vor Augen hält, daß möglichst viele Einzelelemente menschlichen Erlebens und Verhaltens zu immer neuen Gesamtheiten integriert und klinisch interpretiert werden sollen.

1.1.6 Psychotherapieforschung - empirisch oder psychoanalytisch ?

Psychotherapieforschung kann die aus den Naturwissenschaften stammenden und in die akademische Psychologie übernommenen Standards empirischer Forschung (die Kontrolle aller zur Hypothesenprüfung bedeutsamer Variablen, Wiederholbarkeit der Untersuchung, Variierbarkeit der Untersuchungsbedingungen - vgl. Bortz 1985) letztlich nicht erfüllen. Eine Kontrolle, insbesondere von störenden Einflußgrößen, ist in Untersuchungen, die in realen Therapiesituationen stattfinden, nur bedingt möglich. So verbietet sich angesichts der häufig existentiellen Bedrohung der Patienten - etwa in einer psychiatrischen Anstalt mit ihren zahlreichen Suizidgefährdeten - das Aufteilen in "Behandlungsgruppe" und "unbehandelte Kontrollgruppe" oder in eine Gruppe "wirklicher Therapie" und eine Gruppe "Placebotherapie". In die Praxen kommen Patienten oft nach langer innerer Vorbereitungszeit, ausgerichtet auf eine bestimmte Behandlung und empfohlen an einen bestimmten Therapeuten. Auch hier ist es schwer vorstellbar, Therapien und Therapeuten nach einem Zufallsprinzip bestimmten Untersuchungsbedingungen zuzuordnen (Randomisierung) mit dem Ziel, Störeinflüsse zu minimieren. Die geringere Kontrolle der experimentellen Bedingungen geht zu Lasten der Eindeutigkeit der Ergebnisinterpretation. Oft sind mehrere gleichwertige Erklärungsalternativen der Untersuchungsbefunde zulässig (geringe interne Validität). Dem steht jedoch eine größere Realitätsnähe (hohe externe Validität) so erhaltener Ergebnisse gegenüber. Ergebnisse aus streng kontrollierten Untersuchungen in unnatürlichen Umgebungen mit Analogpatienten (die im Grunde Versuchspersonen sind) lassen sich wahrscheinlich schwerlich auf die wirkliche Psychotherapiesituation übertragen.

Von einer anderen Seite - der Psychoanalyse - ertönt ebenfalls Kritik. Empirische Forschung wird generell als positivistisch abgelehnt. Der Versuch, den Forschungsgegenstand - in diesem Falle den Patienten oder die Psychotherapie - objektiv erfassen zu wollen, erscheint aus dieser Sicht als aussichtslos. Das Einmalige des menschlichen Subjekts, die unbewußte Seite seiner Gefühle, Bedürfnisse und Phantasien, die Widersprüchlichkeit seiner Empfindungen, die Antinomien seines Lebens, seine Suche nach einem Sinn - all das macht die menschliche Person denkbar ungeeignet für jedes messende, zählende, nach Regeln und Gesetzen suchende Vorgehen, wie es die empirische Forschung an der unbelebten Natur entwickelt hat. Statt der Objektivierung der Person stellt die psychoanalytische Forschung die Anerkennung des Subjekts in den Vordergrund. In der therapeutischen Begegnung mit ihm entfaltet sich ein intersubjektives Geschehen, in dem die gemeinsame Produktion unbewußter Inhalte und die gemeinsame Bemühung, deren Sinn zu entschlüssen, vorrangige Bedeutung gewinnen. Die Besonderheit dieser Sichtweise liegt nicht nur darin, daß der Patient als Subjekt ernstgenommen wird, sondern auch in der Tatsache, daß der Therapeut sich als Subjekt auf die Beziehung einläßt und sich ihr zur Verfügung stellt. Der Patient erhält dadurch eine unvergleichliche Gewichtigkeit, der Therapeut gewinnt eine beispiellose Bezogenheit zum Patienten - beides steht im krassen Gegensatz zu der empirisch positivistischen Sicht, in welcher der Patient "Gegenstand" der Untersuchung und der Untersucher ein emotional unbeteiligter, distanzierter Beobachter ist.

Hier werden nicht nur gegensätzliche und von beiden Seiten wohlbegründete, wissenschaftliche Positionen sichtbar, über die sich sachlich diskutieren ließe, vielmehr offenbaren sich stark wertbesetzte Einstellungen, die zu emotionsgeladenener Polemik gegen die jeweils andere Seite Anlaß geben. Es ließen sich drastische Beispiele für die Entwertung und Verächtlichmachung der jeweiligen Gegenposition anführen. Die Heftigkeit des Streites beruht sicher darauf, daß er nicht allein dem "richtigen" wissenschaftlichen Vorgehen gilt, sondern der Frage, was eine dem Menschen gemäße Wissenschaft ausmacht.

1.1.7 Analytische Psychotherapieforschung betreiben heißt, die Befunde im Kontext der Beziehungsdynamik lesen

Wenn wir als Psychoanalytiker empirisch arbeiten, begeben wir uns zwischen die beschriebenen Fronten und erfahren leicht Kritik von beiden Seiten. Wir wollen uns jedoch nicht gegen den Vorwurf verteidigen, daß wir zu wenig empirisch genau und zu wenig psychoanalytisch tief seien; vielmehr möchten wir zeigen, daß unser Vorgehen die Chance einer Integration beider Sichtweisen in sich birgt.

Aus den empirisch gewonnenen Daten - den vom Therapeuten niedergelegten Befunden und Einschätzungen und den Selbsteinschätzungen der Patienten - lassen sich Häufigkeiten, Zusammenhänge und Dimensionen errechnen.
Dieses Datenmaterial müssen wir, um es interpretieren zu können, auf die Dynamik der therapeutischen Situation zurückbeziehen. Das heißt nichts anderes, als daß alle Befunde, Zusammenhänge und Muster als Widerspiegelungen der therapeutischen Situation verstanden werden, in der sie erhoben wurden. Insbesondere sind in das Bild, das diese Befunde vom Patienten, dem Therapeuten und der Therapie herstellen, immer auch die *Absichten* der Urteilenden eingewoben. Damit ist gemeint, was Patient und Therapeut miteinander tun wollen, voneinander erwarten oder befürchten und wie sie sich untereinander diesen Absichten entsprechend darstellen. Die Interpretation der Befunde kann man sich durch die Vorstellung erleichtern, daß die ihnen zugrundeliegenden Fremd- und Selbstdarstellungen von Patient und Therapeut jeweils Ergebnis einer praktischen Frage der Beteiligten sind, die etwa so lautet: "Was wollen wir weiter miteinander tun?" Wir glauben zeigen zu können, daß fast alle Einschätzungen und Urteile von Patient und Therapeut mit Blick auf diese spezifische Zukunftsperspektive beantwortet und inhaltlich auf sie abgestimmt werden. Befunde transportieren somit immer auch etwas von der Beziehungssituation, in der sie entstanden sind, und insbesondere spiegeln sie die beiderseitigen Beziehungsangebote mit Blick auf die spezifisch therapeutische Handlungsperspektive.

Diese Verquickung von Befund als Abbild und Befund als Dokument eines Beziehungsangebots erscheint uns keinesfalls als fehlerhafte und unerwünschte Wahrnehmung, sondern als etwas sehr Reales und geradezu Unvermeidliches. Ein Befund enthält erst dann verbindliche Informationen, wenn etwas aus ihm praktisch folgt, wenn auf seiner Basis die Beziehung gestaltet und in ihr gehandelt wird. Die Botschaft eines Befundes im weitesten klinischen Sinne wird erst verständlich, wenn auch die durch ihn kommunizierten Handlungsabsichten angemessen berücksichtigt werden.

Die interaktionelle Sicht von Patienten- und Therapeutenurteilen bringt eben jene Beziehungsdynamik zum Vorschein, die für das klinische Verständnis des Patienten, seine prognostischen Aussichten und die Chancen einer Zusammenarbeit mit genau diesem Therapeuten entscheidend ist. Diese Sichtweise ist *psychoanalytisch*, sie erlaubt eine *Dynamisierung* der Befunde, indem sie deren Einzelaspekte auf den - z. T. auch unbewußten - motivationalen Gesamtzusammenhang der therapeutischen Beziehung zurückführt.

Die partiell unbewußte Dynamik der Patient-Therapeut-Beziehung beinhaltet:

- das eigene Beziehungsangebot, das auf den anderen gerichtet ist (das ist die mehr oder weniger unbewußte Beziehungserwartung, die auf Realisierung drängt und somit einen Entwurf des wünschenswerten Miteinanderumgehens beinhaltet);
- die Wahrnehmung und gefühlshafte Bewertung des Beziehungsangebotes von der Gegenseite (darin liegt zugleich die Prüfung, inwieweit das fremde Angebot den eigenen Bedürfnissen und Beziehungserwartungen entgegenkommt);
- die kompromißhafte "Passung" beider Beziehungsangebote (hier handelt es sich um ein prozeßhaft sich entwickelndes Geschehen, das schließlich in eine beiderseits akzeptable Beziehungsgestalt einmündet, z. B. in ein Kooperationsmuster, das durch individuelle Übertragungs-, Gegenübertragungszüge gefärbt ist oder auch in ein Trennungsmuster, welches die Auflösung der probatorischen Beziehung zum Inhalt hat).

Beide, das eigene Beziehungsangebot und die eigene Sicht des fremden Angebotes, sind auch persönlichkeitsstrukturell geprägt. Sie basieren auf den verinnerlichten Beziehungserfahrungen des bisherigen Lebens (v. a. seiner frühen Abschnitte), und sie sind gefärbt durch die lebensgeschichtlich gewachsenen Bewältigungsstrategien und die charakterlich verankerten Abwehrhaltungen. Innerhalb dieser Vorgänge spielt das soziale Moment eine wichtige Rolle (d. h. die Prägung durch die soziale Gruppe, in welcher der einzelne aufgewachsen ist und die soziale "Schicht", der er heute angehört, mit ihren spezifischen Normen, Regeln, Überzeugungen und Wertvorstellungen).

Zu den präformierten, gesellschaftlich verankerten Beziehungsmustern gehört auf seiten des Patienten seine "Rolle" als Patient. Sie enthält, in schichtspezifischer Ausgestaltung, bestimmte Anrechte des Versorgt- und Geschontwerdens, ebenso wie die Verpflichtung, sich den therapeutischen Maßnahmen unterzuordnen und sich um Wiederherstellung der Gesundheit (Arbeitsfähigkeit) zu bemühen (Parsons 1964). Auf seiten des Therapeuten entspricht dem die "Rolle" des Helfers. Sie hat für den Psychotherapeuten Gemeinsamkeiten mit allen helfenden Berufen und ist darüber hinaus durch eine bestimmte Grundhaltung geprägt, welche der Psychotherapeut dem Patienten entgegenbringt (beim Psychoanalytiker ist sie abwartend, gewährend, zulassend, wenig strukturierend, nicht wertend). Die generelle therapeutische Haltung ist modifiziert durch typische Interessen der jeweiligen Institution, welcher der Therapeut angehört. In der freien Praxis sucht er Patienten, um durch Therapie seine Lebensunterhalt zu verdienen, in Institutionen müssen Betten belegt, Forschungsaufgaben bewältigt und Erwartungen von Vorgesetzten erfüllt werden. Die Ethik des Helfenwollens verbindet sich zwangsläufig mit Motiven aus der Alltagsrealität, z. B. wirtschaftliche Interessen und Leistungszwängen.

1.1.8 Beispiele für die beziehungsdynamische Interpretation von Befunden

Bei der Untersuchung von Geneseeinflüssen auf den Therapieverlauf fiel uns auf, daß gering ausgeprägte Belastungen der Eltern- und Großelterngeneration entgegen der Erwartung nicht mit positiven Verläufen korrelierten. Zudem zeigte sich, daß bei einem Teil der Patienten Detailinformationen über die Eltern- und Großelternbelastung nicht vorlagen. Das Fehlen anamnestischer Informationen über biographische Belastungen korreliert erstaunlicherweise mit ungünstigem Behandlungsverlauf. Das schwer verständliche Ergebnis (wenig günstige Verläufe bei geringer Genesebelastung) läßt sich mit Blick auf die Beziehungssituation unschwer erklären. Wenn es im diagnostischen Erstgespräch die Aufgabe des Therapeuten ist, eine biographisch begründete Persönlichkeitsbeschreibung des Patienten vorzunehmen, dann verweist das Fehlen biographischer Informationen weniger auf eine unbeschwerte Familiengeschichte, sondern auf die Tatsache, daß der Therapeut mit dem Patienten über diese Themen nicht gesprochen hat. Die "missing data" ergeben einen Hinweis auf ein Kommunikationsproblem im Erstinterview, auf die mangelnde "Tiefe" des diagnostischen Gesprächs, das nicht bis zur Familiengeschichte vordringen konnte. So verwundert es nicht mehr, wenn umgekehrt die Mitteilung des Patienten über vorhandene Familienbelastungen - neurotische Symptomatik, chronische Körperkrankheiten, soziale Belastungen der Eltern und Großeltern - mit positiven Verläufen korrelieren. Die Tatsache, daß der Patient sich mit diesen belastenden Themen dem Therapeuten anvertrauen konnte, hat offenbar prognostisch mehr positives Gewicht als umgekehrt die Tatsache, daß massiv belastende Familienerfahrungen ein Risiko für die Persönlichkeitsentwicklung und somit prognostisch ungünstig sind. In diesem Sinne gilt es, Befunde nicht bloß als Fakten zu objektivieren, sondern sie auch als interaktionelle Signale zu bewerten.

Die erhobenen Befunde jeweils auf die klinische Situation zu beziehen, in der sie erhoben wurden, erweist sich auch in anderen Beispielen als hilfreich. Besonders kraß ist z. B. der Gegensatz zwischen diagnostischen Gesprächen, die auf eine eventuelle Therapieplanung zielen und Nachuntersuchungsgesprächen, welche rückblickend die abgelaufene Behandlung beurteilen. In den beiden Gesprächssituationen kehren sich alle prognostischen Vorzeichen um: wenn das hilfesuchende Beziehungsangebot des Patienten und der Verzicht auf Autonomieansprüche im diagnostischen Erstgespräch als angemessen und kooperativ einzuschätzen sind, beinhaltet das gleiche Angebot im katamnestischen Nachgespräch eine negative Botschaft; statt sich im Therapieverlauf verselbständigt zu haben, bleibt der Patient bei seiner Klage und bittet um Unterstützung. Vice versa gilt das gleiche für Züge von Autonomie, die im Nachgespräch als Ausdruck von Stabilisierung, im diagnostischen Vorgespräch jedoch als Abwehr und Widerstand gegen eine aufdeckende Behandlung interpretiert werden und somit zu völlig entgegengesetzten Befunden führen.

Ein letztes Beispiel soll ein Thema aufgreifen, das in dieser Studie eine große Rolle spielt: die Spiegelung des gleichen Sachverhaltes - z. B. die therapeutische Beziehung oder das Behandlungsergebnis - durch die Einschätzung des Patienten und die des Therapeuten und die oft erheblich Diskrepanz dieser beiden Perspektiven. Wir können die Behandlungsergebnisse aus der Sicht des Patienten besser verstehen, wenn wir sie als Mitteilung an den Therapeuten lesen und sie durch den Therapeutenbefund kommentieren lassen. Dort, wo der Therapeut neben genereller Besserung auch einen Zuwachs an *narzißtischer* Charakterabwehr registriert, beschreibt der Patient sich nur als mäßig gebessert. Wo der Therapeut ein generell gutes Resultat bei gleichzeitig ausgeprägter *fürsorglicher* Beziehungsstruktur des Patienten beschreibt, markieren die Patienten die ausgeprägtesten Besserungen in vielen Dimensionen. Wenn beim Patienten von vornherein ein hohes Maß an *emotionaler Distanz, Enttäuschung* und *sozialem Rückzug* bestanden hat, bleibt dieses bei einem Teil der Patienten unverändert bzw. verschlechtert sich noch zusätzlich.

Die im Ausgangsbefund sichtbare Beziehungsbereitschaft des Patienten - seine Fürsorglichkeit oder seine Enttäuschungsbereitschaft oder seine narzißtische Abwehrhaltung - bestimmen, sofern sie in der Therapie nicht wesentlich verändert werden, die Art, wie der Patient seine Zusammenarbeit mit dem Therapeuten erlebt und bewertet. Wenn es, vereinfacht gesagt, zur Beziehungsstruktur des Patienten gehört, sich von Menschen enttäuscht zu fühlen - was der Patient oft selbst nicht registriert, wohl aber der Therapeut -, besteht ein erhöhtes Risiko, daß er auch die Behandlung als enttäuschend erlebt und daß er abschließend ein ungünstiges Ergebnis in Form gesteigerter Symptomklage zum Ausdruck bringt. Für Patienten mit der starken Bereitschaft, sich gegenüber anderen Menschen verbindlich, verantwortlich und anhänglich zu fühlen, gilt das Gegenteil; bei ihnen ist die Wahrscheinlichkeit größer, daß sie die therapeutische Zusammenarbeit und das Behandlungsergebnis positiv bewerten.

Befunde als Fakten und Befunde als Mitteilungen, bezogen auf die unterschiedlichen Entwicklungsstufen der therapeutischen Beziehung - dieses Thema wird uns im Laufe der Auswertungen immer wieder begegnen.

1.2 Design und Durchführung der Untersuchung

1.2.1 Zur Geschichte des Projektes

Die Studie geht zurück auf eine Ausschreibung der Bundesregierung zur Förderung von "Therapie- und Rehabilitationsstudien im Bereich psychischer Krankheiten" (1978). Der Arbeitsschwerpunkt unserer damals neubegründeten Universitätsabteilung lag darin, standardisierte Beschreibungsinstrumente für die Diagnostik und Therapie neurotisch und psychosomatisch Kranker auf der Grundlage psychoanalytischer Erfahrungen zu entwickeln. Mit Hilfe dieser Instrumente beabsichtigten wir, den Prozeß der Indikationsentscheidung und des Zustandekommens von Psychotherapien zu untersuchen.

Nach der Antragstellung 1979 wurden zahlreiche Forschungsgruppen zusammengeführt und angeregt, multizentrische Forschungsprojekte zu entwerfen. Von der Gesamtgruppe wurde 1981 ein Projektantrag eingereicht, von einem internationalen Gutachtergremium grundsätzlich akzeptiert und schließlich 1982 in seiner endgültigen Form befürwortet. Nach einer halbjährigen Planungsphase 1982-1983 konnten im Oktober 1983 die Vorphase und im Januar 1984 die Hauptphase beginnen (Januar 1984 bis Dezember 1986, 2. Hauptphase als Anschlußprojekt Januar 1987 bis Juni 1989).

Hinter den nüchternen Zahlen verbirgt sich die Tatsache, daß rund 5 Jahre Planungs- und Entwicklungszeit nötig waren, um ein Forschungsprojekt dann weitere 5 Jahre durchführen zu können. Das Hauptproblem angesichts eines so langen Zeitraums ist die Personenkonstanz: wie lassen sich für ein kooperatives Projekt sachkompetente Kolleginnen und Kollegen finden, die bereit und in der Lage sind, über lange Jahre mitzuarbeiten. In den Kliniken findet auf der Ebene der Assistenten ein rascher Personalwechsel statt, auch die Oberärzte wechseln die Stellen, an den Universitäten ist die Zusammenarbeit ohnehin durch Zeitverträge limitiert, lediglich die niedergelassenen Psychoanalytiker zeigen eine geringere Fluktuation. Man versteht von daher das lebhafte Forschungsinteresse für Kurztherapien.

Welche *Motive* hatten die ursprünglich Beteiligten, sich an dem Vorhaben zu engagieren? In den universitären Einrichtungen und Fachkliniken war sicher das Interesse der Leitenden vorrangig, die eigene praktisch-therapeutische Arbeit wissenschaftlich zu untersuchen und auch bezüglich ihrer Effizienz zu überprüfen. Neben der wissenschaftlichen Neugier weckte diese Absicht speziell bei den Klinikmitarbeitern aber auch Befürchtungen, daß sie nun selbst und ihre therapeutische Arbeit "von oben" durchleuchtet und bewertet werden könnten. Bedenken der niedergelassenen Psycho-analytiker - von 200 angefragten hatten sich schließlich 20 gemeldet - galten eher der Störung ihres routinemäßigen therapeutischen Vorgehens durch den Einsatz der Dokumentationsinstrumente. Vor allem befürchteten sie Beeinträchtigungen der sich entwickelnden Übertragungsbeziehung durch einen Therapeuten, der nun in ungewohnter Aktivität an den Patienten herantritt und ihn bittet, Fragebögen auszufüllen. Bei den Therapeuten, die an der Studie mitarbeiteten, überwog neben einer freundschaftlich-solidarischen Einstellung schließlich das Interesse, besser zu verstehen, was in der eigenen Praxis geschieht und rückblickend sehen zu können, wie sich die Patienten entwickelt haben. Viele sahen auch eine Chance darin, ihre jeweiligen Einzelfallerfahrungen zusammenzutragen und sie auf Gemeinsamkeiten hin zu untersuchen. Die Tatsache schließlich, daß der Therapeut als Person in die Untersuchung ebenso einbezogen wurde wie der Patient, bot für viele einen zusätzlichen Anreiz.

Für die Tatsache, daß sich schließlich eine große Gruppe von insgesamt 47 Therapeuten langfristig an der Untersuchung beteiligte, scheinen mir 2 Fakten wichtig. Zum einen wurden in der Planungsphase die bis dahin vorliegenden Instrumente, Zeitpläne und Vorgehensweisen nochmals zur Diskussion gestellt, so daß alle Beteiligten sich an der endgültigen Ausgestaltung des gemeinsamen Vorhabens betätigen konnten. Zum zweiten wurde der Zusammenhalt der Gruppe durch sehr zahlreiche Sitzungen - sie galten anfangs der Planung, dann dem Ratertraining, später der Mitteilung und Interpretation von Teilergebnissen - sehr gefördert. Zudem hielt die zentrale Forschungssekretärin Kontakt zu den einzelnen Untersuchern, klärte mit ihnen die Plausibilität jeder einzelnen Falldokumentation, erinnerte an die fälligen Untersuchungszeitpunkte und - auch das gehört dazu - überwies das zwar nicht üppige, aber doch akzeptierte Honorar für die Dokumentationsarbeit der Therapeuten. Die Elemente der verantwortlichen Mitarbeit und des regelmäßigen persönlichen Kontakts sind m. E. entscheidend für die Vollständigkeit und Qualität der erhobenen Daten!

1.2.2 Zielsetzung der Studie

Während sich Therapiestudien auf der Grundlage experimentellen Forschungsdesigns in ihren randomisierten Stichproben auf kleine Gruppen hochselektierter Patienten beziehen, die oft nur wenige Prozente der ursprünglichen Gesamtstichprobe ausmachen, erfaßt die Berliner Psychotherapiestudie das Gesamt aller Patienten, die innerhalb eines Jahres mit typischen Vertretern psychotherapeutischer Institutionen in der Region West-Berlin in Kontakt treten. Unter naturalistischen Bedingungen wird der diagnostisch-therapeutische Alltag von analytischen Therapeuten wissenschaftlich begleitet und der Gang der Patienten durch die Institutionen beobachtet. Die Verlaufbeobachtung über 3 Jahre erlaubt es zu überprüfen, aus welchen Fakten sich die Entwicklung des therapeutischen Geschehens vorhersagen läßt. Da die Studie auch jene Patienten einbezieht, die nicht in Therapie vermittelt werden, bzw. sich daraus zurückziehen, können auch die Grenzen des Behandlungsangebots untersucht werden.

Das Projekt ist also eine Beobachtungsstudie im Felde analytischer Psychotherapie. Folgende Fragenkomplexe werden darin bearbeitet:

- *die therapeutischen Institutionen und ihre Patienten* (hier gilt es zu beschreiben, was die Patienten der einzelnen Institutionen klinisch, psychologisch und soziologisch kennzeichnet und wie sich das Behandlungsangebot und die Behandlungspraxis der Institutionen darstellen);
- *Therapieindikation und Therapierealisierung* (es soll geklärt werden, unter welchen Bedingungen Patient und Therapeut sich für oder gegen eine Therapieplanung entscheiden und unter welchen Voraussetzungen sie die geplante Behandlung beginnen, durchführen oder abbrechen);
- *Prozeß und Ergebnis der therapeutischen Zusammenarbeit* (es gilt, die Qualität der Therapeutischen Arbeitsbeziehung und ihren Zusammenhang mit dem Behandlungsergebnis zu erfassen);
- *Prädiktoren des Verlaufs* [intrapsychische, zwischenmenschliche und soziale Parameter sollen in ihrer Bedeutung für Verlaufskriterien (Zustandekommen, Verlauf und Ergebnis von Psychotherapien) untersucht werden];
- *Nachuntersuchung unbehandelter Patienten* (in Ergänzung zu den Verläufen verschiedener Therapien werden unbehandelt gebliebene Patienten im Blick auf ihre Gesundungsbemühungen und Chronifizierungsprozesse nachuntersucht);
- *Patienten- und Therapeutenperspektive* (die von Patient und Therapeut spiegelbildlich niedergelegten Daten zu Befund, Verlauf und Ergebnis von Psychotherapien sollen die Ähnlichkeiten und Unterschiede der Patienten- und Therapeutenperspektive sichtbar werden lassen);
- *die Persönlichkeit des Therapeuten* (Persönlichkeitsmerkmale von Psychotherapeuten und deren Einfluß auf ihren Arbeitsstil sollen dadurch sichtbar gemacht werden, daß Anamnese und Befund des Therapeuten in ähnlichem Umfang wie die des Patienten erhoben werden).

Die untersuchten Bereiche und ihre Verflechtungen sind in Abb. 1 aufgeführt.

Die psychotherapeutischen Institutionen
Das diagnostische Erstgespräch (t1)
Die Persönlichkeit des Patienten
Die Persönlichkeit des Therapeuten
Die Indikationsentscheidung
Stationäre und ambulante Psychotherapien im Verlauf
Das Zustandekommen von Psychotherapien (t2)
Die TherapeutischeArbeitsbeziehung (t3, t4)
Therapieergebnisse (t5)
Nachuntersuchungen (t6, t7)

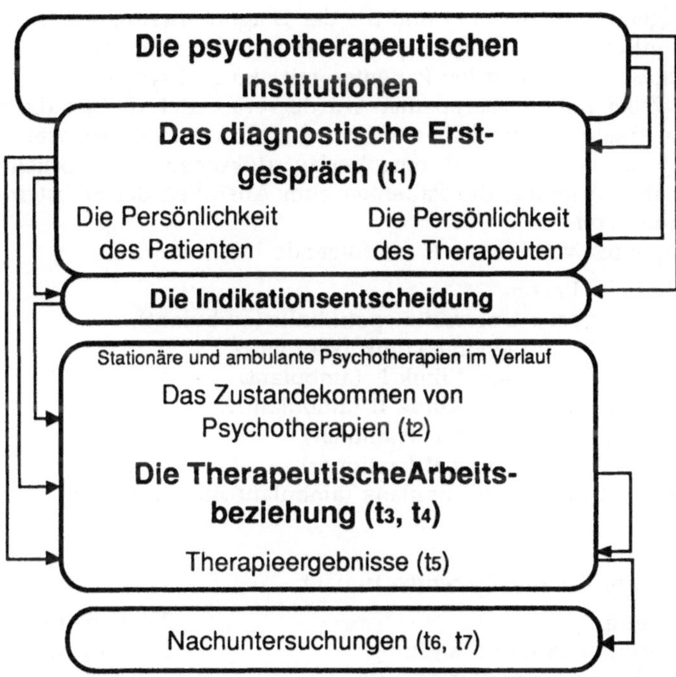

Abb. 1. Die in der Studie untersuchten Bereiche und ihre Verflechtungen(t_1-t_7: Meßzeitpunkte; s. auch S. 35)

1.2.3 Das Feld der Untersuchung: Therapeuten, Therapien, Patienten

Die beteiligten Therapeuten repräsentieren den typischen Bereich des psychotherapeutischen Versorgungsnetzes einer Großstadt: 17 Psychoanalytiker in eigener Praxis, 30 Psychotherapeuten aus Ambulanzen und Polikliniken, stationären Einrichtungen und psychosomatischen Konsiliardiensten. Das Spektrum der angebotenen Therapien variiert im ambulanten Bereich von der klassischen Einzelpsychoanalyse über die Gruppentherapie zur Fokaltherapie und dynamischen Psychotherapie, während das stationäre Behandlungsangebot ein Geflecht von Gruppentherapie, Einzelsitzungen und nonverbalen Verfahren beinhaltet. Allen Behandlungsverfahren gemeinsam ist der Entschluß des Patienten, sich einem problemaufdeckenden, therapeutischen Vorgehen zuzuwenden und die Bereitschaft eines Therapeuten, den Patienten darin zu unterstützen. Unser Ziel war es, die nun einsetzenden unterschiedlichen Entwicklungen zu identifizieren und ihre Voraussetzungen zu untersuchen.

Eine randomisierte Therapiezuweisung oder andere Eingriffe in die Berufspraxis hätten die Mitarbeit der meisten Therapeuten unmöglich gemacht. Unser Anliegen war es daher, den beteiligten Therapeuten bei ihrer Routinearbeit über die Schulter zu schauen, ohne die Situation durch das Forschungsinteresse anderer zu sehr zu verändern.

In die Studie aufgenommen wurden alle erwachsenen Patienten, die von den beteiligten Therapeuten im Laufe eines Jahres erstmals ambulant untersucht bzw.

stationär aufgenommen wurden und die der Diagnosengruppe ICD 300–319 (Neurosen, Persönlichkeitsstörungen, psychosomatische Störung etc.) zugerechnet werden; ausgeschlossen wurden Patienten mit akuten Psychosen.

Mit den 47 beteiligten Therapeuten wurde verabredet, daß sie die Befunde der Patienten in einem ausführlichen Dokumentationssystem erfassen und, sofern eine Therapie zustande kommt, eine Verlaufsdokumentation vornehmen; außerdem war es ihre Aufgabe, die Patienten zum Ausfüllen der Selbsteinschätzungsbögen zu motivieren.

Die Therapeuten verteilen sich auf folgende Institutionen:

- psychanalytische Praxen,
- psychotherapeutische Universitätspoliklinik (ambulant),
- psychosomatische Universitätsklinik (stationär),
- Konsiliardienst Städtischer Klinik I (ambulant),
- Konsiliardienst Städtischer Klinik II (ambulant),
- psychosomatische Fachklinik I (stationär),
- psychosomatische Fachklinik II (stationär),
- psychiatrische Universitätsambulanz (ambulant und stationär).

Die Gesamtstichprobe aller Patienten umfaßt:

Erstuntersuchung	739 Patienten,
stationäre oder ambulante Behandlung	348 Patienten,
Nachuntersuchung behandelter und unbehandelter Patienten	344 Patienten.

1.2.4 Dokumentierte Bereiche und Beobachtungsebenen

Unsere Untersuchung stützt sich auf Dokumentationsinstrumente nach Art von Fremd- und Selbsteinschätzungsbögen, die aus klinisch-therapeutischer Erfahrung heraus entwickelt und videounterstützt eingeübt wurden. Die wichtigsten Themen der Dokumentation sind in Abb. 2 zusammengestellt.

Das Schema läßt bereits erkennen, daß nicht die Persönlichkeit des Patienten im Mittelpunkt steht, sondern die therapeutische Beziehung, die sich zwischen Patient und Therapeut etabliert. Diese Beziehung steht in Abhängigkeit von der Persönlichkeitsstruktur und der darin verankerten Interaktionsbereitschaft; diese wiederum ist genetisch, biographisch und sozial determiniert.

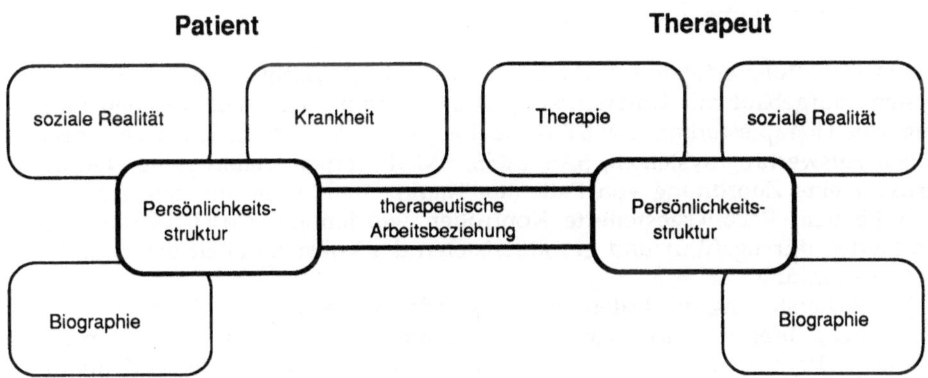

Abb. 2. Dokumentierte Bereiche

Wenn auf diese Weise das Miteinander von Patient und Therapeut im Spiegel ihrer Selbst- und Fremdeinschätzungen in den Vordergrund gerückt wird, so schließt das ein, daß Befunde auf unterschiedlichen Ebenen der Beobachtung dokumentiert werden können. Die beiden Beteiligten Patient und Therapeut blicken jeweils auf sich selbst und auf ihr Gegenüber. Daraus ergeben sich folgende Ebenen:

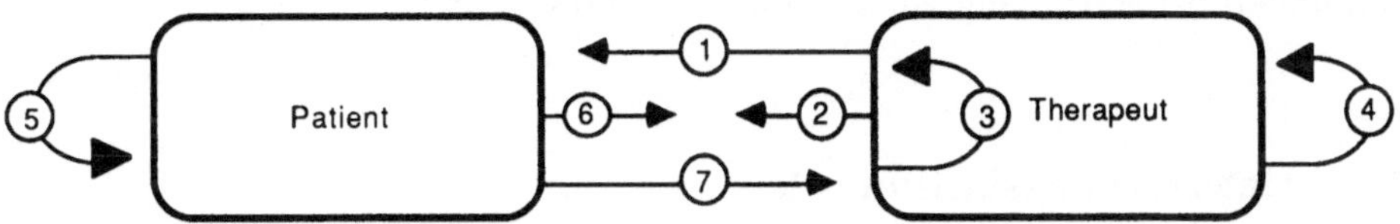

Abb. 3. Ebenen der Beobachtung:

1 Ebene des Expertenurteils (Therapeut sieht Patient)
2 Ebene der therapeutischen Beziehung Beziehung (Therapeut sieht therapeutische Zusammenarbeit)
3 Ebene der Gegenübertragung (Therapeut erlebt seine Reaktion auf den Patienten)
4 Ebene der Selbsteinschätzung (Therapeut sieht sich selbst)
5 Ebene der Selbsteinschätzung (Patient sieht sich selbst)
6 Ebene der therapeutischen Beziehung (Patient sieht therapeutische Zusammenarbeit)
7 Ebene der Übertragung (Patient sieht Therapeut)

Es wurde Wert darauf gelegt, daß Patient und Therapeut mit vergleichbaren Instrumenten beschrieben werden; ferner wurden Fremdeinschätzungs- und Selbsteinschätzungsinstrumente symmetrisch gestaltet, so daß möglichst viele Vergleiche gezogen werden können.

1.2.5 Datenhaltung und Datenanalyse

Die Datenhaltung erfolgte innerhalb eines Datenbanksystems vom Typ SIR II. Das System, aufgebaut mit Unterstützung des "Zentrums zur methodischen Betreuung von Therapiestudien" ZMBT (Heidelberg), enthält Schnittstellen zu verschiedenen Auswertungssystemen, SAS, SPSS, BMDP, ferner erlaubt seine Netzwerkstruktur eine Zuordnung von Patienten-Therapeuten-Daten auf unterschiedlichsten Ebenen. Rechnergesteuerte Kontrollen wurden im ZMBT Heidelberg in Abständen durchgeführt und gewährleisteten die Vollständigkeit der komplexen Datensammlung.

Zur Sicherstellung des Datenschutzes wurden keine Daten gespeichert, die eine persönliche Identifikation von Patienten und Therapeuten möglich machen könnten. Darüber hinaus wurde eine Einverständniserklärung der Patienten eingeholt und das System vom Datenschutzbeauftragten geprüft und akzeptiert.

Während die Dateneingabe und orientierende Auswertungen vom ZMBT Heidelberg unterstützt wurden, ging die Detailauswertung mehr und mehr an die Forschungszentrale über. Über das abteilungseigene Terminal wurden in Zusammenarbeit mit der Berliner Großrechenanlage durch die hauptamtlichen Projektmitarbeiter, Angehörige der Abteilung und freie Mitarbeiter Schritt für Schritt jene Detailauswertungen vorgenommen, die von der Gesamtgruppe und dem Projektleiter über Jahre hinweg an mindestens 2 Vormittagen pro Woche durchgearbeitet und interpretiert wurden. Ein erstes Auswertungsprotokoll von knapp fünfhundert Seiten Umfang wurde Ende 1987 fertiggestellt.

1.3 Untersuchungsinstrumente

Die Dokumentationsinstrumente sind nicht nur Mittel zum Zweck der Untersuchung, sie sind selbst teilweise ein Ergebnis dieser Studie. In einem früheren Projekt hatten wir zusammen mit Dührssen eine standardisierte Dokumentation des diagnostischen Erstgesprächs entwickelt, das "Berliner Dokumentationssystem für Psychotherapien" (Dührssen et al. 1980). Dieses System, in dem bereits auch der PSKB integriert war, zielte in seiner Beschreibung des klinischen Bildes, des Krankheitsverhaltens, der sozialen Sitaution, der Genese und der Therapieplanung noch stärker auf eine Objektivierung der psychotherapeutischen Anamnese. Bei der Auswertung der Befunde von 615 ambulanten Patienten machten wir die Erfahrung, daß insbesondere unser früherer Versuch, die äußere und biographische Realität des Patienten abzubilden, vielfach auf Schwierigkeiten stieß.

Wir entwickelten ein neues Dokumentationssystem, das sich in 3 Punkten deutlich von dem vorgenannten unterschied:

- Es verringerte den Umfang an Daten zur äußeren Realität des Patienten und legte mehr Gewicht auf die subjektive Sichtweise des Patienten und auf die subjektive Einschätzung des Therapeuten.

- Des weiteren wurde die Aufmerksamkeit von der Person des Patienten weg zu dem Miteinander von Patient und Therapeut und ergänzend zur Persönlichkeit des Therapeuten verschoben. Diese Aspekte der therapeutischen Beziehung und die spiegelbildliche Darstellung von Patienten- und Therapeutenperson standen nun im Mittelpunkt des Dokumentationssystems.
- Während sich das frühere Dokumentationssystem ganz auf die Expertise des Therapeuten stützt, wurde den Patienten nun ein Satz von Selbsteinschätzungen vorgelegt, insbesondere zu solchen Themen, die auch vom Therapeuten beurteilt wurden.

In die Untersuchung einbezogen wurden auch eine Reihe von Instrumenten, die von anderen Autoren entwickelt wurden. Für die freundliche Überlassung der Instrumente und die mitgegebenen Anregungen haben wir ihnen (Bettex, Hentschel, Koch, Meyer) zu danken.

1.3.1 Persönlichkeit und interaktionelles Verhalten

Die Instrumente zu Persönlichkeitsbefund und interaktionellem Verhalten bilden den Kern der Beschreibung des Patienten, sei es in Form seiner Selbsteinschätzung oder seiner Wahrnehmung durch den Therapeuten.

Diese Instrumente beschreiben die Struktur und die Dynamik der Persönlichkeit dadurch, daß sie charakteristisches Verhalten und Erleben erfassen. Ein Akzent ihrer Beschreibungen liegt im interpersonellen Bereich, d. h. er gilt den Gefühlen, Einstellungen und Reaktionsmustern des Patienten im Umgang mit anderen Menschen. Der 2. Akzent betrifft den Bereich der intrapsychischen Verarbeitung und umschließt auch Beschwerden und Symptome.

1.3.1.1 Psychischer und sozialkommunikativer Befund (PSKB)

Der PSKB ist eine Schätzskala zur Erfassung des Krankheits- und Persönlichkeitsbefundes von neurotischen und psychosomatischen Patienten (Rudolf 1979). Sein Schwerpunkt liegt auf der Erfassung von zwischenmenschlichen Beziehungselementen, welche den Konflikthintergrund von neurotisch/psychosomatischen Störungen bilden. Der Untersucher markiert im Anschluß an das Anamnesengespräch, welche der vorgelegten 84 Merkmale auf den Patienten zutreffen und in welchem Stärkegrad (5fach gestuft) die Auffälligkeiten vorliegen. Den theoretischen Hintergrund des Instruments bildet das psychodynamische Krankheits- und Persönlichkeitskonzept, jedoch werden psychoanalytische Begriffe vermieden und durch umgangssprachliche Beschreibungen ersetzt.

Bei der Konstruktion des Instrumentes wurden nicht beliebige menschliche Eigenschaften zusammengestellt, sondern Erlebens- und Verhaltensweisen, die psychotherapierelevant sind. Zu diesem Zweck wurden ca. 1000 Protokolle von tiefenpsychologischen Anamnesen und Behandlungsverläufen sowie Therapieabschlußberichte, die von 20 Psychoanalytikern gefertigt waren, ausgewertet. Ferner wurde eine Untersuchung durchgeführt, in der 10 Analytiker die Objektbeziehungen von 50 Patienten zu beschreiben hatten, und eine weitere, in der sie 130 Zitate von Patienten den wichtigsten Neurosestrukturen zuordneten. Das vorläufige Instrument wurde an verschiedenen Patientengruppen erprobt und in einer Arbeitsgruppe bezüglich seiner Merkmale so lange gruppiert und reduziert, bis Konsens darüber bestand, daß nun die häufigsten und wichtigsten Charakteristika neurotisch-psychosomatischer Patienten zusammengestellt seien.

Die Befunde von 442 ambulanten Patienten lieferten die Grundlage für die Erstellung von Faktorskalen (Rudolf u. Porsch 1986), die es uns nun erlauben, ein standardisiertes vergleichbares Befundprofil für Patientengruppen zu erstellen. Die Werte für die Gütekriterien der Skalen liegen in der Größenordnung wie sie für vergleichbare klinische, z. B. psychiatrische, Instrumente erzielt werden.

Wir haben die 10 Faktorskalen klinisch als "neurotische Interaktionsmuster" interpretiert. Jede einzelne Dimension verknüpft symptomwertiges Erleben mit zwischenmenschlichen Verhaltensbereitschaften und bildet dabei einen neurotischen Kompromiß zwischen dem Bemühen um Autonomie und innere Balance einerseits und eine strukturspezifische Form der Objektbeziehung andererseits. Die Faktorenanalyse zweiter Ordnung (hier wie in den folgenden Analysen wurden die Hauptkomponentenanalyse mit Varianzrotation angewandt) läßt die übergreifenden Gemeinsamkeiten erkennen. Sie variieren von einem meidenden hin zu einem aufgebenden Beziehungsstil. Da die Interaktionsmuster eine zentrale Rolle für die Persönlichkeitsbeschreibungen in den späteren Auswertungen besitzen, sollen sie hier stichwortartig definiert werden:

Zw	"Zwanghafte Ordnung"	Der Patient zeigt Zwangssymptomatik, zwanghafte Ordentlichkeit und Überangepaßtheit.
Üb	"Überfürsorglichkeit und Verpflichtung	Der Patient zeigt ein erhöhtes Verpflichtungs- und Verantwortungsgefühl, Überangepaßtheit und Überfürsorglichkeit in der Partnerbeziehung, er neigt zu Schuldgefühlen.
Nar	"Narzißtisch kämpferisch"	Der Patient betont Züge der Leistung, Geltung, des Ansehens und der äußeren Erscheinung; er ist im Umgang rivalisierend, kämpferisch und in der Partnerschaft bemächtigend.
Ep	"Enttäuschungsprotest"	Der Patient zeigt im Umgang Gekränktheit, Ansprüchlichkeit und Versorgungsansprüche, er erlebt Gefühle der Benachteiligung und des Neides, die Partnerschaft ist kämpferisch; seine Aufmerksamkeit gilt bevorzugt dem eigenen Kind.
Dis	"Emotional distanziert"	Der Patient erlebt Fremdheit und Mißtrauen gegenüber Menschen, er meidet Kontaktaufnahme und Gefühlsbindungen, zeigt Schwierigkeiten in der nonverbalen Kommunikation.
Ä	"Ängstlich gegenüber Menschen	Ängstlichkeit, Selbstwertzweifel und Verlegenheit fühführen dazu, daß Kontakte gefürchtet und gemieden werden.
Asy	"Angstsymptomatik"	Angstanfälle, Phobien, hypochondrische und Erwartungsängste, innere Unruhe und mangelnde Affektsteuerung bestimmen das Erleben und begrenzen die zwischenmenschlichen Möglichkeiten.
Dep	"Depressive Ohnmacht"	Depressive Gestimmheit, Suizidalität, Antriebsmangel und beeinträchtigte Leistungsfähigkeit lähmen die zwischenmenschlichen Beziehungen.

Bez	"Scheitern in Beziehungen"	Gescheiterte Partnerbeziehungen haben intensive Gefühle der Enttäuschung und Hilflosigkeit hinterlassen; der Patient reagiert anklammernd, mit Krankwerden.
Soz	"Soziale Desintegration"	Der Patient ist in seiner Leistungsfähigkeit beeinträchtigt, zieht sich aus zwischenmenschlichen Beziehungen zurück, er zeigt Probleme der sozialen Einordnung und Suchtzüge.

1.3.1.2 Psychischer und sozialkommunikativer Befund - Selbsteinschätzung (PSKB-Se)

Die aus der Erfahrung von Psychotherapeuten relevanten Merkmale für neurotische und psychosomatische Patienten wurden so umformuliert, daß der Patient dazu selbst Stellung nehmen kann. Eine Liste von 32 körperlichen Beschwerdemerkmalen wurden ergänzend hinzugefügt, so daß insgesamt 109 Aussagen in vierfacher Abstufung vom Patienten beurteilt werden (Rudolf 1983). Im abschließenden Fokus kann der Patient die 5 wichtigsten Themen bezeichnen, die er in einer eventuellen Therapie bearbeiten möchte (oder in der zurückliegenden Therapie bearbeitet hat).

Über die Daten von 501 Patienten dieser Studie wurden Faktorenanalysen gerechnet. Nach dem Scree-Test wurden 13 Faktoren mit einer Varianzaufklärung von 41 % ausgewählt.

Die faktorenanalytische gebildeten PSKB-Se-Dimensionen lassen zunächst scheinbar weniger deutlich als die PSKB-Faktoren neurotische Interaktionsmuster erkennen; bei einer ganzen Reihe der Faktoren imponiert stärker der Aspekt der Symptomklage. Wenn wir uns jedoch in Erinnerung rufen, daß die Selbsteinschätzung von Patienten im Rahmen des diagnostischen Erstgesprächs vorgenommen wird und sich somit natürlich stark an den Therapeuten wendet, wird auch die interaktionelle Bedeutung der "Klagefaktoren" deutlicher. Sie unterstreichen die Hilfsbedürftigkeit des Patienten und leisten damit einen Beitrag zum Aufbau der zwangsläufig asymmetrischen Patient-Therapeut-Beziehung.

Eine Faktorenanalyse zweiter Ordnung erlaubt eine inhaltliche Gruppierung der Faktoren: die ersten 4 Dimensionen (Rü, Som, KöA, Ess) beschreiben körperliche Klagen, entsprechende Rücksichtserwartungen und orale Triebdurchbrüche. Die Gruppe der nächsten 3 (Äkt, An, We) akzentuiert die psychischen Beschwerden im Sinne äußerer Ängstlichkeit und innerer Anspannung bis hin zu narzißtischer Wertorientierung. Die 3 folgenden Faktoren (Züb, Reg, Kd) beschreiben die enge Gebundenheit an Partner, Primärfamilie oder eigenes Kind. Die letzten 3 Dimensionen (Dsc, GBe, SozO) schließlich beziehen sich auf die Erfahrungen von Objektverlust und sozialem Rückzug. Im folgenden geben wir eine Kurzcharakteristik der Selbsteinschätzungsfaktoren.

Rü	"Rücksichtsforderung"	Der Patient fordert Rücksicht und Schonung aufgrund seiner Krankheiten und Leiden, kämpft um seine Anerkennung als Kranker.
Som	"Körpersymptomklage"	Der Patient klagt über eine Vielzahl von Körperbeschwerden, v. a. schmerzgetönten Symptomen an verschiedenen Organen.
KöA	"Körperbezogene Angst"	Der Patient beschreibt verschiedenartige Angstzustände und körperliche Angstkorrelate wie Herzklopfen, Schwindel, innere Anspannung, Atemnot, Kloßgefühl.
Ess	"Eßstörungen"	Der Patient leidet unter überhöhten Eßgelüsten und Gewichtszunahme.
Äkt	"Ängstlich im Kontakt"	Der Patient beschreibt sich im Kontakt als verunsichert, verlegen, ängstlich wenig selbstbewußt, leicht verletzt, etc.
An	"Hoher Anspruch"	Der Patient beschreibt, daß er große Anforderungen an sich und andere richtet, sich dabei ärgerlich und konkurrierend, drängend verhält und in Beziehungen Schwierigkeiten erleidet.
We	"Wertorientierung"	Der Patient orientiert sich stark an geistigen, politischen, religiösen, intellektuellen Überzeugungen.
Züb	"Zwanghaft, überfürsorglich"	Der Patient ist bemüht um Prinzipien, Ordnung, Sicherheit, fühlt sich verantwortlich, rücksichtsvoll, ist eng an den Partner gebunden.
Reg	"Regressive Bindung"	Der Patient erlebt sich als ängstlich nachgiebig, hilfesuchend, ist eng an Geschwister und Eltern gebunden.
Kd	"Enger Bezug zum Kind"	Emotionale Bindung an das eigene Kind und dessen Versorgung stehen im Vordergrund.
Dsc	"Depressiv-suizidal"	Der Patient beschreibt Suizidalität bei gedrückter Stimmung, Antriebsmangel, Fremdheitsgefühl.
GBe	"Gescheiterte Beziehungen"	Der Patient beschreibt nachhaltige Reaktionen auf gescheiterte Beziehungen, z. B. Enttäuschung, Anklammern, Krankwerden etc.
SozO	"Orale Probleme"	Der Patient beschreibt Geldprobleme und in seiner Biographie Schwierigkeiten mit Alkohol, Rauchen, Drogen, Schulden, Polizei.

1.3.1.3 Fragebogen zur Abschätzung psychosomatischen Krankheitsgeschehens (FAPK)

Der Fragebogen zur Abschätzung psychosomatischen Krankheitsgeschehens (FAPK; Koch 1981) ist ein Instrument zur Selbsteinschätzung des Patienten; es gründet auf der Annahme, daß es dem neurotischen oder psychosomatischen Patienten weniger gut gelingt, störende Elemente des Realitätsbezugs zu bearbeiten und daß statt dessen Änderungen einseitig am Subjekt auftreten. Im Mittelpunkt des FAPK steht die Skala "Realitätsbezug", die eine aktive, auf die Außenwelt gerichtete Auseinandersetzung des Subjekts thematisiert. Wir verwenden in Ergänzung zur PSKB-Selbsteinschätzung diese und zwei weitere Skalen, welche den blockierten emotionalen Austausch und die überhöhte soziale Unterordnung des Patienten zum Ausdruck bringen.

FAPK 1	"Realitätsbezug"	Der Patient beschreibt die Tendenz zur aktiven Realitätsbewältigung und Konfliktlösungsbereitschaft, zur aktiven Auseinandersetzung mit den Menschen und sozialen Fakten seiner sozialen Wirklichkeit.
FAPK 2	"Emotionale Beziehungsleere"	Der Patient beschreibt die bewußtseinsnahe Tendenz, Gefühle in sich nicht aufkommen zu lassen und v. a. sie nicht nach außen zu zeigen.
FAPK 3	"Soziale Anpassung"	Der Patient beschreibt die Bereitschaft, soziale Konflikte durch Unterordnung und Anpassung zu vermeiden, sich Autoritäten kritiklos zu fügen und die Bereitschaft, soziale Feindbilder zu errichten.

1.3.1.4 Semantisches Differential der Objektrepräsentanzen (SDOR)

Im Repertory Grid von Kelly (1955) werden vom Patienten 22 wichtige Personen ("Rollen") durch freie Formulierungen charakterisiert. Hentschel (1983) bildete eine geschlossene Grid-Form für 10 Rollen. Für unsere Zwecke haben wir das System nochmals so umgestaltet, daß der Patient keine freien Formulierungen mehr geben muß, sondern die 10 Personen anhand eines semantischen Differentials charakterisieren kann. Das semantische Differential enhält Gegensatzpaare von der Art "passiv-aktiv", "sicher-ängstlich", "sympathisch-unsympathisch". Die 10 zu charakterisierenden Personen sind Vater, Mutter, Partner, Freund(in), Lehrer, jemand, den ich beneide, dem ich mißtraue, den ich nicht leiden kann, ich selbst, mein Therapeut (bzw. aus der Sicht des Therapeuten "mein Patient").

An den Daten dieser Studie wurden über alle Rollen Faktorenanalysen gerechnet, welche für die Gesamtstichprobe und für geteilte Stichproben fast identische Lösungen erbrachten. Die 2faktorielle Lösung erklärt 63 % der Varianz. Es ergeben sich 2 inhaltlich klar abgegrenzte Dimensionen.

SDOR-A	"Aktivität"	die Person wird als aktiv, sicher, entschieden charakterisiert.
SDOR-B	"Sympathie"	der Person wird als warm, sympathisch, verständnisvoll, beweglich beschrieben.

Auf diese Weise ist es möglich, für jede Person im inneren Vorstellungsbild des Patienten (und des Therapeuten) ebenso wie für das eigene Selbst einen Ort in einem aus den beiden Dimensionen gebildeten Koordinatensystem anzugeben. Auf diese Weise ist eine orientierende Bewertung der Selbst- und Objektrepräsentanzen möglich.

1.3.2 Klinisches Bild, Krankheitsverhalten und Therapieerwartung

In der Beschreibung der Persönlichkeitsstruktur und Interaktionsbereitschaft wurden bereits wesentliche Gesichtspunkte des "klinischen Bildes" berücksichtigt. Hier folgen nun weitere Aspekte der körperlichen und sozialen Symptomatik, des Krankheitsverlaufs, der Vorbehandlungen (in denen sich das Krankheitsverhalten des Patienten widerspiegelt) und der aktuellen Therapieerwartungen des Patienten. Auch die diagnostische Klassifikation schließt sich hier an.

1.3.2.1 Körperliches Symptombild und soziale Symptome

Die gleiche Merkmalliste von Körpersymptomen, die im PSKB-Se als Beschwerdeliste zur Selbsteinschätzung des Patienten enthalten ist, wird auch vom Therapeuten dokumentiert, allerdings ohne Schweregradabstufungen.

Bezüglich der Auswertung dieser Körpersymptommerkmale bieten sich uns mehrere Möglichkeiten:

- Unabhängig von der Organwahl werden alle Symptome in *einem* Faktor zusammengefaßt, der dann die allgemeine Bedeutung von "Somatisierungstendenz" besitzt. Im Hinblick auf das Beziehungsangebot des Patienten ist die Vielfältigkeit von Körpersymptomen gleichzeitig als Ausdruck eines speziellen Klageverhaltens zu verstehen.
- Im Rahmen des PSKB-Se ließen sich 2 Formen der Somatisierung unterscheiden, von denen die eine stärker angstgetönte Körpersymptomatik (KöA) zum Ausdruck bringt, während die andere eher schmerzgetönte Befindlichkeitsstörungen beschreibt (Som).
- Faktorenanalysen, die sich ausschließlich auf die Körperbeschwerden (aus Patienten- oder Therapeutensicht) beziehen, erbrachten jeweils sehr ähnliche Körpersymptommuster, so daß wir uns entschlossen haben (neben der Verwendung der oben genannten Faktoren), folgende Gliederung zu berücksichtigen. Diese Anordnung erscheint auf den ersten Blick lediglich topographischanatomisch bestimmt, zugleich enthalten die einzelnen Dimensionen jedoch deutlich unterschiedliche Affektqualitäten (z. B. depressiv bedrückt, ängstlich erregt etc.).

Kö 1	"Allgemeine Erschöpfung"	Schwäche, Erschöpfbarkeit, Müdigkeit.
Kö 2	"Obere Leibeshöhle"	Herzklopfen, Herzjagen, Schwindel, Kloßgefühl, Atemnot.
Kö 3	"Leibesmitte"	Magenschmerzen, Appetitlosigkeit, Völlegefühl, Durchfälle, Verstopfung.
Kö 4	"Unterleib"	Sexuelle Unlust, Unterleibsschmerzen, Miktionsprobleme.

Kö 5	"Muskulatur"	Schulter-Rücken-Kreuz-Kopf-Gliederschmerzen.
Kö 6	"Anfallartig"	Ohnmacht, Gehstörungen, Lähmung, Seh-, Hörstörungen.
Kö 7	"Eßstörungen"	Übelkeit, Erbrechen, Heißhunger, Gewichtsschwankungen.

In Ergänzung des bisher beschriebenen klinischen Bildes werden in Einzelitems besondere und soziale Symptome abgebildet. Sie betreffen Suchtzüge und Abhängigkeit generell, speziell Tabletten- und Alkoholabusus, Drogengebrauch, sowie Suizidversuche. Ferner wird die Dauer der Hauptsymptomatik eingeschätzt.

1.3.2.2 Vorbehandlung und Krankheitsverhalten

Eng verwoben mit dem Krankheitsverlauf sind die diagnostischen und therapeutischen Vorerfahrungen des Patienten im Gesundheitssystem. Im einzelnen dokumentieren wir Art und Ausmaß von allgemeinärztlicher Behandlung, Facharztkonsultation, psychiatrischer Behandlung, psychotherapeutischen Maßnahmen, Krankschreibungen, Klinikaufenthalten, Operationen, Kuraufenthalte, medizinisch-diagnostischen Maßnahmen und Psychopharmakagebrauch.

In der Auswertung hat es sich als hilfreich erwiesen, aus allen diesen Fakten einen Indikator des Krankheitsverhaltens zu bilden (KRAVER).

KRAVER	"Intensives Krankheitsverhalten"	Häufige ärztliche Behandlungen, Krankschreibungen, Klinikaufenthalte, Operationen, Psychopharmakaeinnahme, Therapieversuche.

1.3.2.3 Einstellung des Patienten

Eine generelle Einschätzung der Kooperationsbereitschaft des Patienten gibt der Therapeut in 2 Merkmalen, eines hat sich in den Auswertungen als besonders aussagekräftig erwiesen.

NegEin	"Negative Einstellung des Patienten"	Der Patient ist gegenüber der tiefenpsychologischen Untersuchung eher ablehnend eingestellt.

1.3.2.4 Therapieerwartungsskala (THERW)

Zur Selbsteinschätzung des Patienten haben wir 20 Aussagen zusammengestellt, die unterschiedliche Absichten und Wünsche im Hinblick auf das therapeutische Vorgehen beschreiben (Rudolf 1983). Unsere Annahme ist, daß diese Aussagen des Patienten sein mehr oder weniger bewußtes Behandlungskonzept widerspiegeln, d. h. seine Vorstellung, auf welchem Wege er am ehesten eine Minderung seiner Beschwerden erfahren könnte.

Eine Faktorenanalyse an 377 Fällen erbrachte 4 aussagekräftige Dimensionen (die 39 % der Varianz erklären).

THERW 1	"Resignierter Rückzug"	Der Patient äußert sich bezüglich der Therapie ratlos, mutlos, resigniert.
THERW 2	"Passive Behandlungs-erwartung"	Der Patient ist bereit, Psychotherapie zu versuchen, weil weil es ihm geraten wurde, zugleich äußert er den Wunsch nach einem Spezialisten.
THERW 3	"Bereitwillig Hilfe suchend"	Der Patient formuliert konkrete Therapieziele bezüglich Probleme lösen, Einsamkeit überwinden, Selbstvertrauen gewinnen, Partnerprobleme bewältigen.
THERW 4	"Abwarten, Schonung"	Der Patient hofft am ehesten auf Ruhe, Abschalten, körperliche Schonung, Kurverschickung, Besserung seiner beruflichen Situation.

1.3.2.5 Diagnostische Klassifikation

Wir arbeiten mit einem Diagnosenschema, das an ICD 8 angelehnt ist. Es verlangt jedoch nicht die Stellung einer Einzeldiagnose, sondern erlaubt die Charakterisierung des Patienten durch maximal 4 Diagnosen. Folgende diagnostische Kategorien werden verwendet:

- reaktive Störungen (4 Krisensituationen),
- psychoneurotische Störungen (6 mögliche Formen der Neurose),
- psychovegetative Störungen (10 organzentrierte Störungen),
- Psychosomatosen (6 klassische Krankheitsbilder),
- primärorganische Erkrankungen (3 Diagnosen zu Organerkrankungen, Mißbildungen, Unfallfolgen etc.),
- Abhängigkeiten (3 Diagnosen zu Alkohol-, Medikamenten- und Drogenmißbrauch),
- Persönlichkeitsstörungen (3 Diagnosen zu Ich-struktureller und sozialer Problematik),
- habituelle sexuelle Verhaltensabweichungen (2 Diagnosen).

Aufgrund der Auswertungen dieser Studie haben wir diese 37 Diagnosen in der Reihenfolge fortschreitender Persönlickeitsstörungen zu 5 Hauptdiagnosen geordnet (s. 2.2.1).

1.3.3 Soziale und biographische Situation

1.3.3.1 Aktuelle soziale Situation

Während wir in dem früheren "Berliner Dokumentationssystem" die soziale Realität des Patienten sehr differenziert abzubilden versuchten (damit jedoch Schwierigkeiten bei der Auswertung und Interpretation hatten), haben wir uns in dieser Studie auf einige zentral wichtige Punkte der sozialen Wirklichkeit konzentriert. Sie betreffen:

- Schulbildung und berufliche Situation (Schulbildung/ 2. Bildungsweg/ Berufsausbildung/ Entwicklung im Beruf/ berufliche Stellung/ Erwerbstätigkeit/ Ausbildung und Erwerbsniveau/ Zufriedenheit im Beruf),
- die Wohn- und Finanzsituation (Art der Wohnung/ Anzahl der Personen/ finanzielle Situation/ wirtschaftliche Sicherung),
- die Partner- und Familiensituation (Familienstand/ Dauer der Partnerschaft/ Alter der Eheschließung/ eigene Kinder/ Alter beim 1. Kind/ Zusammenleben/ schicksalhafte Ereignisse/ religiöse Bindung sowie 10 Merkmale zur Situation des Partners).

Für die Auswertung haben sich einige zusammenfassende Indikatoren als ergiebig erwiesen:

AUSBER	"Höheres Ausbildungsniveau in Schule und und Beruf"	Mittlere Reife, Abitur, mehrjährige Berufsausbilddung, berufliche Zusatzqualifikation, abgeschlossenes Studium.
OEKBEL	"Berufliche und ökonomische Belastung"	Zur Zeit arbeitslos, Sozialhilfe, berentet, unter Ausbildungsniveau tätig, ohne berufliche Stellung, wirtschaftlich ungesichert.
PLOS 1	"Primär partnerlos"	Ledig, ohne Partner, allein lebend oder mit Kind oder Angehörigem zusammenlebend.
PLOS 2	"Sekundär partnerlos"	Getrennt, geschieden, verwitwet, alleinlebend oder mit Kind oder Angehörigem lebend.

1.3.3.2 Genese

Die sozialen Fakten der Biographie des Patienten und seine Einstellung zu den wichtigen Genesepersonen wurden sehr sorgfältig erfaßt. Für die Auswertung verwenden wir 36 Faktorskalen und Indikatoren, die durch die Analyse der vorliegenden Daten gewonnen wurden. Sie gruppieren sich um 8 biographische Themen:

- familiäre und sozioökonomische Genesefaktoren (8 Faktoren zur psychologischen und sozialen Belastung der Familie),
- Eigenschaften der Mutter in der Beziehung zum Patienten (3 Skalen),
- Eigenschaften des Vaters in der Beziehung zum Patienten (3 Skalen),
- Einschätzung der Elternehe (4 Skalen),
- Beziehung des Patienten zu den Eltern (5 Skalen),
- Beziehung des Patienten zu den Geschwistern (5 Skalen),
- Beziehung des Patienten zu Menschen außerhalb der Familie (5 Skalen),
- von Genesepersonen übernommene positive Wertvorstellungen (3 Skalen).

Zur Charakteristik dieses Befundes ist anzumerken, daß er nicht auf einer Selbsteinschätzung des Patienten basiert, sondern jene Beschreibung zur Grundlage hat, die der Therapeut im Anschluß an die biographische Anamnese standardisiert niederlegt.

1.3.4 Prognostische Einschätzung und Therapieplanung

Die nun folgenden Merkmale werden in der Darstellung der Ergebnisse eine besondere Rolle spielen. Anhand unterschiedlicher Skalen schätzt der Therapeut die Behandlungschancen bzw. Therapiehindernisse ein und beschreibt seine emotionale Einstellung zum Patienten.

1.3.4.1 Positive Persönlichkeitsmerkmale (Motiviertheit und Umstellungsfähigkeit)

Diese Skala (Rudolf 1983; Rudolf u. Stille 1984) war in modifizierter Form bereits im "Berliner Dokumentationssystem" verwendet worden. Sie versammelt Eigenschaften des Patienten, welche die Chance einer erfolgreichen Mitarbeit in der Psychotherapie begünstigen. Neben Aspekten der Therapieeignung bilden die Merkmale auch generell Positivmerkmale der Persönlichkeit ab. In 7facher Abstufung werden folgende Variablen eingeschätzt:

- Entwicklungspotential der Persönlichkeit,
- Bereitschaft, selbst aktiv zu werden,
- Einsichtsfähigkeit,
- eigener Wunsch nach Behandlung,
- bisherige Fähigkeit zur Bewältigung von Schwellensituationen und Lebensanforderungen,
- Kontaktbereitschaft und emotionale Zugewandtheit zum Untersucher,
- Leidensfähigkeit.

Die faktorenanalytische Auswertung erfolgt gemeinsam mit der folgenden Skala der Abwehrhaltungen.

1.3.4.2 Abwehrhaltungen

Die Merkmale dieser Skala (Rudolf 1983), modifiziert nach einer bereits im "Berliner Dokumentationssystem" verwendeten Skala, beschreiben den persönlichen Stil des Patienten bezüglich Abwehr und Anpassung. Dabei handelt es sich in der Regel um Eigenschaften, welche eine aufdeckende Psychotherapie erschweren. In 7facher Abstufung werden folgende Variablen untersucht:

- regressive Tendenzen, Bequemlichkeitshaltungen, Anspruchshaltungen;
- Ersatzbefriedigungen;
- Vermeidehaltungen, Ausweichtendenzen, Weglaufimpulse;
- geringe Frustrationstoleranz, Steuerungsschwäche;
- sekundärer Krankheitsgewinn;
- Problemverleugnung;
- Verharren auf der Ebene sachlicher Beschreibung;
- Verharren auf der Ebene sachlicher Erklärungen (Rationalisierung);
- überkompensatorische Haltungen.

Die gemeinsame faktorenanalytische Auswertung der positiven Persönlichkeitsmerkmale und Abwehrhaltungen erbringt 3 Faktoren, von denen der 1. die wesentlichen Positivmerkmale versammelt, der 2. jene Abwehrhaltungen vereint, die eher vermeidenden und regressiven Charakter haben und der 3. Faktor die Abwehrhaltung der Überkompensation und Versachlichung ausdrückt (die 3 Faktoren erklären 60 % der Varianz).

MOTIV	"Motiviertheit und Umstellungsfähigkeit"	Positivmerkmale wie hohes Entwicklungspotential, Eigenaktivität, Einsichtsfähigkeit, eigener Behandlungswunsch, emotionale Kontaktbereitschaft zum Untersucher, keine Problemverleugnung.
ABWreg	"regressive Abwehr"	Patient zeigt therapiehemmende Abwehrhaltung wie regressive Tendenzen, Ersatzbefriedigung, Vermeidehaltungen, geringe Frustrationstoleranz, sekundären Krankheitsgewinn.
ABWkomp	"kompensatorische Abwehr"	Der Patient zeigt überkompensatorische Haltungen, Tendenzen zu sachlicher Beschreibung, sachlicher Erklärung und Problemverleugnung.

1.3.4.3 Prognose und Gegenübertragung

Hier wurden in 2 Einzelitems die Gesamtprognose des Patienten im Hinblick auf die Veränderungschancen seiner Erkrankung und die gefühlshafte Einstellung des Therapeuten gegenüber dem Patienten ("Gegenübertragung") in jeweils siebenfacher Abstufung eingeschätzt.

1.3.4.4 Therapeutische Planung

Das weitere therapeutische Vorgehen und die damit verbundene Zielvorstellung wird in 8 Abschnitten beschrieben:

- Worauf einigten sich Patient und Therapeut? (7 Möglichkeiten);
- ambulante Therapieplanung (8 Möglichkeiten ambulanter Behandlung);
- stationäre Therapieplanung (9 Möglichkeiten stationären Vorgehens);
- ergänzende therapeutische Maßnahmen (6 Möglichkeiten);
- voraussichtlicher zeitlicher Umfang der Therapie (5 Stufen);
- Begründung einer fehlenden Therapieplanung (9 Möglichkeiten);
- Therapieziele des Untersuchers (9 mögliche Zielvorstellungen).

1.3.5 Therapeutische Beziehung

Bei diesen Skalen gilt es, die Effektivität und Atmosphäre der Zusammenarbeit zwischen Patient und Therapeut zu bewerten. Wir verwenden eine speziell für das Projekt entwickelte Skala (TAB) und eine für andere Zwecke konzipierte (BDE).

1.3.5.1 Therapeutische Arbeitsbeziehung (TAB)

Nach gründlicher Aufarbeitung der Literatur über die therapeutische Beziehung und über die in empirischen Untersuchungen verwendeten Allianceskalen haben wir uns entschlossen, selbst ein Instrument zu entwickeln, das den hier verwendeten Therapieformen und unserem Sprachempfinden gerecht wird (Rudolf 1983). Wir bildeten einen Bogen für den Therapeuten (TAB-Th) und einen für den Patienten (TAB-Pat), wobei die zu beurteilenden Feststellungen beider Bögen einander weitestgehend entsprechen. Sie berücksichtigen folgende Gesichtspunkte: verstehen und verstanden werden, helfen, zusammenarbeiten, Zutrauen in die Kompetenz, Geborgenheit, emotionale Beteiligung, Offenheit, Zufriedenheit, Optimismus.

In Ergänzung zu diesem Instrument, das zu 2 Zeitpunkten des Behandlungsverlaufs eingesetzt wird, verwendeten wir im Rahmen des diagnostischen Erstgesprächs eine Kurzform des TAB - die initiale therapeutische Arbeitsbeziehung (iTAB).

Auf diese Instrumente wird im Zusammenhang mit den entsprechenden Auswertungen (Kap. 4) ausführlich eingegangen, so daß sie hier nicht weiter beschrieben werden müssen.

1.3.5.2 Beziehungsdynamikeinschätzungsbogen (BDE)

Das von Bettex (1982) beschriebene Instrument zur Erfassung der Beziehungsdynamik stellt ein semantisches Differential mit 28 Items dar. Erfaßt werden Elemente wie Selbstdifferenzierung, emotionale Offenheit, Sicherheit und Kontrolle. Die Aussagen beschränken sich auf den Blickwinkel des Therapeuten und beschreiben aus seiner Sicht,

- wie der Patient auf den Therapeuten wirkt und
- wie der Therapeut sich selbst gegenüber dem Patienten erlebt.

Das plausibelste Bild der Beziehungsdynamik erlangten wir über eine clusteranalytische Auswertung, welche typische Einstellungen von Therapeuten gegenüber Gruppen von Patienten zum Ausdruck bringt. Die Fünfclusterlösung zeigt folgendes interessante Ergebnis:

Während eine Beziehungsform rundum als erfreulich und lebendig beschrieben wir, bezeichnen die übrigen 4 unterschiedliche Beziehungsschwierigkeiten, die sich auf verschiedenartige klinische Gesichtspunkte, wie z. B. Zwanghaftigkeit oder Ich-strukturelle Störungen zurückführen lassen.

BDE-Cluster 1	"gute Beziehung"	Der Patient wirkt kooperativ, freundlich, gewinnend, lebendig – auch der Therapeut erlebt sich als beteiligt, zugewandt, lebendig und initiativ.
BDE-Cluster 2	"zwanghaft ambivalent"	Der Patient wirkt auf den Therapeuten ordentlich, gewissenhaft, kontrolliert, distanziert und rechthaberisch, häufig aber auch garnicht festgelegt in einer Mittellage zwischen 2 Extrempolen; die Mittellage zwischen sich öffnen und sich verschließen charakterisiert auch die Therapeuten.
BDE-Cluster 3	"abwehrend"	Die Patienten wirken auf den Therapeuten eher starr und verschlossen aber auch unbeteiligt, unverträglich und einfallslos; die Therapeuten fühlen sich ihnen gegenüber schwerfällig und verschlossen.
BDE-Cluster 4	"um Aktivierung bemüht"	Die Patienten dieser Gruppe wirken ähnlich schwerfällig, matt und selbstunsicher (wahrscheinlich depressiv), die Therapeuten reagieren darauf jedoch initiativ, selbstbewußt, mitfühlend und beweglich.
BDE-Cluster 5	"Zurückhaltung gegenüber Gefühlsbewegtheit"	Die Patienten erscheinen komplementär zu denen des vorhergehenden Clusters "distanzlos, lässig, spontan, unsachlich, unkontrolliert usw.; die Therapeuten reagieren auf diese Patienten eher reflektierend, zurückhaltend.

1.3.6 Therapieabschluß

Zur Abschlußbeurteilung wiederholt der Patient die initial verwendeten Skalen PSKB-Se und FAPK, vom Therapeuten werden PSKB, Motivation, Abwehr und BDE erneut eingeschätzt.

Der Therapeut dokumentiert darüber hinaus eine Reihe von Fakten über das Therapiesetting, Zahl der Sitzungen, Zeitraum, Stundenfrequenz, Art der Beendigung, weitere Empfehlungen sowie einige Einzelmerkmale zur Veränderung der Symptomatik, der Lösung der therapeutischen Beziehung und die Veränderungsskala TSV.

1.3.6.1 Therapiebedingte strukturelle Änderungen (TSV)

Der für das Projekt entwickelte Einschätzungsbogen (Rudolf 1983) umfaßt in 7facher Abstufung 7 Merkmale, die nach psychotherapeutischer Erfahrung auf Prozesse der therapeutischen Umstrukturierung hinweisen. Die günstige oder fehlende Entwicklung wird beurteilt bezüglich:

- Abwehrhaltung und abgewehrte Konflikte,
- Erwerb neuer Konfliktlösungsstrategien und reiferer Abwehr- und Anpassungsmuster,
- Verstehen der eigenen Lebensgeschichte,
- Auseinandersetzung mit wichtigen Genesepersonen nach regressiver Wiederbelebung früher Gefühlserfahrungen,
- neue Erlebnismöglichkeiten,
- Selbstwertgefühl,
- neue soziale Verhaltensmöglichkeiten.

In der Auswertung ergibt sich nach dem Eigenwertkriterium ein Globalfaktor, der 63 % der Varianz erklärt. Innerhalb des Faktors hat das Merkmal "Neue Konfliktlösungsstrategien und reifere Abwehrmuster" das größte Gewicht.

1.3.7 Persönlichkeit des Therapeuten

Der Therapeut erhebt für seine eigene Person eine Art Anamnese, in der weitestgehend die gleichen Sachverhalte abgebildet werden wie in der Anamnese des Patienten; auch füllt der Therapeut die gleichen Selbsteinschätzungsinstrumente aus wie der Patient. Darüber hinaus beschreibt er seine institutionelle Situation und berufliche Entwicklung. Als ein weiteres Instrument der Persönlichkeitsbeschreibung wendet der Therapeut den PSACH auf die eigene Person an.

1.3.7.1 Psychoanalytischer Charakterfragebogen (PSACH)

Der PSACH wurde von Hahne (1979) und Meyer (1983) vorgestellt. Das Instrument entstand auf der Grundlage einer Sammlung von psychoanalytisch orientierten Charakterbeschreibungen, die durch Experten bestimmten charakterologischen Kategorien zugeordnet wurden. Aus einem Korpus von 1265 Eigenschaften mit 31 Kategorien wurde ein reduzierter Datensatz geschaffen und faktorenanalytisch verdichtet. Dieses Verfahren stellt nicht so sehr die Pathologie des Individuums in den Vordergrund, sondern beschreibt mehr seine strukturtypischen Erlebens- und Verhaltensmuster.

Die von den Autoren mitgeteilten Faktorskalen wurden von uns nicht verwendet, wir haben statt dessen clusteranalytisch eine Typologie der Therapeutencharaktere entwickelt (s. 6.2).

1.3.8 Katamnestische Untersuchung

Im Rahmen dieser Studie wurden katamnestische Untersuchungen durchgeführt: zum einen wurden die stationär behandelten Patienten 1 Jahr nach Behandlungsabschluß zu einem Gespräch eingeladen. Im Verlauf dieses Gespräches dokumentiert der Therapeut Einschätzungen des ehemaligen Patienten zu seinem Befinden, Krankheitsverlauf, zwischenzeitlichen Behandlungen, aktuellen beruflichen und partnerschaftlichen Veränderungen und rückblickender Bewertung der Psychotherapie.

In einem 2. Katamneseprojekt wurde neben den ehemaligen stationären Patienten auch eine Stichprobe der unbehandelt gebliebenen Patienten nachuntersucht. Neben den Merkmalen des Befindens und Krankheitsverhaltens wurde nun auch eine umfangreiche Liste (39 Items) von möglichen Ereignissen einbezogen, die sich im familiären, beruflichen, gesundheitlichen und sozialen Bereich des Patienten abgespielt haben und möglicherweise einen Einfluß auf seine Genesung oder Symptomchronifizierung besitzen.

Das 1. Katamnesensystem stellt eine Modifikation des von Riehl und Studt im Klinikum Berlin Steglitz verwendeten Systems dar, das 2. System wurde für das Projekt neu entwickelt.

1.3.9 Einübung der Instrumente und Übereinstimmungsmessung

Da viele Therapeuten bereits in der Vorphase des Projekts an der Erstellung der Instrumente mitarbeiteten, wurden sie auf diese Weise gut mit ihnen vertraut. Darüber hinaus wurde der Gebrauch der Instrumente mit der Gesamtgruppe eingeübt. Dazu wurden Videoausschnitte von Untersuchungsgesprächen vorgeführt und die Patienten mit Hilfe der Dokumentationsbögen eingeschätzt. Ziel des Trainings war es, eine Angleichung in der Verwendung der Einschätzungsmaßstäbe zu fördern und Extremkodierungen zu vermeiden. Ein weiteres Lernziel des Trainings bestand darin, in der Dokumentation möglichst auf Vermutungen über den Patienten zu verzichten, da sich die Instrumente in erster Linie auf den beobachtbaren Vordergrund, nicht auf die hypothetisch vermutete unbewußte Latenz beziehen. Die Therapeuten wurden in Gruppen eingearbeitet, teils in Blockseminaren an Wochenenden, teils in Einzelsitzungen. Die rund 10 Sitzungen des Ratertrainings wurden mit einem Abschlußrating beendet, das zugleich die Grundlage unserer Übereinstimmungsmessung darstellt. Anhand von vier 20minütigen Videoausschnitten von unterschiedlichen Patienten wurden die verschiedenen Bestandteile des Dokumentationssystems angewandt. Insgesamt wurden ca. 85 % der in den Dokumentationsinstrumenten enthaltenen Items in der Übereinstimmungsmessung geprüft. Aus logischen Gründen waren solche Items aus der Übereinstimmungsmessung ausgeschlossen, bei denen die Frage der Übereinstimmung uninteressant ist, weil sie explizit die subjektive Beurteilung eines Untersuchers erfragen.

Bei der Auswertung des Übereinstimmungstrainings wurde zwischen "harten" Daten, welche soziale und familiäre Fakten des Patienten abbilden, und "weichen" Daten unterschieden, welche die psychische Realität des Patienten in mehrstufig ordinalen Schätzskalen wiedergeben. Beide Merkmalgruppen wurden bei der Auswertung der Übereinstimmung methodisch unterschiedlich bearbeitet. Die Übereinstimmung (Ü) zwischen den Ratern wurde in bezug auf die "harten" nominalskalierten Items mit folgendem Koeffizienten berechnet:

$$Ü = \frac{hk-n}{n(k-1)}$$

h maximale Kodierungshäufigkeit in einer Itemstufe,
k Anzahl der Stufen des Items,
n Gesamtzahl der Ratings zu den betroffenen Items,
Ü wird maximal 1, wenn alle Kodierungen in dieselbe Kategorie fallen (dann ist h=n; der Wert Ü wird 0, wenn sich die Kodierungen zufällig über die Itemstufen verteilen).

Es erübrigt sich, die Übereinstimmungswerte für sämtliche Daten vorzustellen, sie lassen sich in 3 große Gruppen zusammenfassen. Die hier angegebenen durchschnittlichen Übereinstimmungswerte spiegeln die Größenordnung der Einzeldaten:

- klinisches Bild Ü = 0,77
- aktuelle Lebenssituation Ü = 0,82
- Herkunftsfamilie Genese Ü = 0,82

Für die Interpretation kann darauf hingewiesen werden, daß der Ü-Wert im Gegensatz zu den üblichen Korrelationsmaßen zwischen 0 und 1 linear variiert. Ein Wert von 0,80 teilt mit, daß 80 % der Untersucher in der Dokumentation dieselbe Entscheidung getroffen haben und zwar *über die zufällig zu erwartende Übereinstimmung hinaus.*

Die Übereinstimmungsmessung der skalierten "weichen" Daten erfolgte durch das Gulbinat-Maß R. Das Maß wird auf der Grundlage der Übereinstimmung von Untersucherpaaren berechnet. Bei dem Wert -1 sind sich alle Untersucherpaare einig, daß das Merkmal nicht vorhanden ist, bei +1 herrscht Einigkeit über das Vorhandensein. Anschließend wurde ein Wert R\` über alle Variablen des PSKB berechnet, so daß der Bogen als Ganzes bezüglich seiner Zuverlässigkeit qualifiziert werden kann.

Der Gesamtübereinstimmungswert R\` für den gesamten PSKB beträgt im Schnitt bei den 4 Abschlußratings 0,78. Die Übereinstimmungswerte für die verschiedenen PSKB-Bereiche variieren zwischen 0,62 und 0,90.

Für die Motivation und Umstellungsfähigkeit ergibt sich eine Übereinstimmungswert von durchschnittlich 0,80, für die Abwehrhaltung 0,91.

Die ebenfalls "weichen" Genesedaten wurden mit einer Übereinstimmung von 0,82 eingeschätzt.

Insgesamt kann die Übereinstimmung unter den Ratern somit als befriedigend angesehen werden.

1.3.10 Zeitlicher Ablauf der Untersuchung

Die Meßzeitpunkte gehen aus dem folgenden Überblick hervor. Für ambulante und stationäre Therapie liegen die Erstuntersuchung, der Therapiebeginn und die initiale Verlaufsmessung im gleichen zeitlichen Rahmen, danach entfernen sich die beiden Behandlungsformen zeitlich voneinander und sind daher nicht mehr direkt vergleichbar.

Tabelle 1. Meßzeitpunkte

Zeitpunkte		Dokumentation	
		ambulant	stationär
t_1	Erstuntersuchung	Therapeut: Befund Patient: Selbsteinschätzung	Therapeut: Befund Patient: Selbsteinschätzung
t_2	Therapiebeginn	Therapeut: Beginn	Therapeut: Beginn
t_3	Therapieverlauf I	8.-10.Woche Therapeut: TAB I Patient: TAB I	2.-3. Woche Therapeut: TAB I Patient: TAB I
t_4	Therapieverlauf II	16.-20. Woche Therapeut: TAB II Patient: TAB II	4.-5. Woche Therapeut: TAB II Patient: TAB II
t_5	Abschluß	Therapeut: Abschluß Patient: Abschluß	Therapeut: Abschluß Patient: Abschluß
t_6	Nachuntersuchung I	-	3/4 Jahr nach Therapieende
		Katamnese	
t_7	Nachuntersuchung II	3 Jahre nach Therapiebeginn	3 Jahre nach Therapiebeginn
		(ferner unbehandelt gebliebene Patienten)	
t_x	Geplante Therapie nicht zustandegekommen	Therapeut: Abschluß	Therapeut: Abschluß
t_y	Begonnene Therapie abgebrochen	Therapeut: Abschluß	Therapeut: Abschluß

2 Therapeutische Institutionen und ihre Patienten

Die einzelnen Institutionen innerhalb des psychotherapeutischen Versorgungssystems - Praxen, Ambulanzen, Kliniken - machen unterschiedliche Behandlungsangebote und werden von verschiedenartigen Patientengruppen in Anspruch genommen. Im folgenden werden wir untersuchen, was die einzelnen Praxisfelder kennzeichnet. Zunächst wird geprüft, welches Versorgungsangebot in den einzelnen Institutionen gemacht wird und wie die Versorgungspraxis - bezogen auf die Häufigkeit bestimmter Therapieempfehlungen - und Therapierealisierungen konkret aussieht.

Zweitens wird untersucht, welche Patientengruppen die verschiedenen Institutionen aufsuchen und auf welchen Wegen sie dorthin gelangen - z. B. durch die Überweisung bestimmter medizinischer oder nichtmedizinischer Dienste.

Ausführlich wird zu untersuchen sein, wie sich die jeweiligen Patienten hinsichtlich ihrer soziodemographischen Merkmale - z. B. Alters- und Geschlechtsverteilung, sozioökonomischer Hintergrund, Ausbildungsniveau und soziale Lebensverhältnisse - unterscheiden. Besonderes Interesse werden wir dabei dem Zusammenhang zwischen dem regionalen Standort der Institutionen und der Wohngegend des Patienten (als ein Ausdruck seiner sozialen Lebenssituation) widmen.

Damit sind mehrere separate Merkmalbereiche genannt, die aber letztlich alle eng miteinander verflochten sind.

2.1 Versorgungsangebot und Versorgungspraxis der psychotherapeutischen Institutionen*

2.1.1 Vorbemerkung

Ein wesentlicher Teil der Studie beschäftigt sich mit der Frage, welche Faktoren auf seiten der Patienten und Therapeuten dazu beitragen, daß Psychotherapien verabredet, realisiert und erfolgreich durchgeführt werden. Im folgenden wird das spezifische Versorgungsangebot der Institutionen beschrieben, speziell werden die therapeutischen Maßnahmen und Zielsetzungen untersucht. An zentraler Stelle steht dabei *das Indikationskriterium,* das folgendermaßen definiert ist: von einer positiven Indikation sprechen wir, wenn der Therapeut bei seinen Patienten eine Psychotherapie für angezeigt hält und konkrete Vorstellungen über deren Form

---

*) Unter Mitarbeit von T. Grande.

und Zielsetzung niederlegt. Für den Fall, daß keine Therapieempfehlung erfolgt, werden die Motive des Therapeuten für diese Entscheidung untersucht.

Von besonderer Wichtigkeit ist schließlich die Frage, wieviele der Patienten mit einer Behandlungsempfehlung auch tatsächlich eine Therapie beginnen.

Die Frage der Indikationsentscheidung und Therapierealisierung im engeren Sinne stellt sich nur in den ambulanten Praxisfeldern; im Bereich stationärer Psychotherapie sind diese Entscheidungen an Stellen und zu Zeiten gefallen, die außerhalb unserer Beobachtungmöglichkeit liegen. Hier können wir in diesem Zusammenhang nur das inhaltliche Therapieangebot charakterisieren.

2.1.2 Niedergelassene Psychoanalytiker

In den 17 Praxen der an der Studie beteiligten Psychoanalytiker werden im Beobachtungszeitraum 147 Patienten neu untersucht. Die Patienten erhalten in hohem Maße Behandlungsempfehlungen, die Realisierungsquote liegt nur etwas niedriger - beide Quoten sind im Vergleich der ambulanten Institutionen am höchsten:

- Therapie empfohlen 87 %;
- Therapie begonnen 77 %.

Die wenigen Patienten, die keine Behandlungsempfehlung erhalten, erscheinen dem Therapeuten in der Motivation unklar und prognostisch noch nicht zu beurteilen. Dabei wird das Gesprächsangebot meistens weiter offengehalten.

Für die überwiegende Zahl der Patienten (93 %) erfolgt eine Therapieverabredung mit dem Untersucher selbst.

Die spezielle Therapieplanung sieht in den psychoanalytischen Praxen folgendermaßen aus:

- psychoanalytische Standardbehandlung 57 %;
- dynamische Psychotherapie 25 %;
- Gruppentherapie 16 %;
- Sonstige 2 %.

Ergänzende psychopharmakologische Maßnahmen sind in der ambulanten Praxis ohne Bedeutung, nur in 3 % der Fälle werden Psychopharmaka empfohlen.

Die *Zielvorstellungen* der Untersucher für die geplanten Therapien lassen sich aus der folgenden Übersicht ablesen (es handelt sich um Mehrfachmarkierungen, daher erfolgt keine Summierung zu 100 %):

- Problembewußtsein und Therapiemotivation wecken 10 %;
- Situation des Patienten klären und ordnen helfen, beraten 30 %;
- stützen und entlasten 15 %;
- Persönlichkeitsproblematik fokal aufdeckend bearbeiten 38 %;
- Persönlichkeitsproblematik umfassend aufdeckend bearbeiten 58 %;
- mit Bearbeitung der Übertragung 78 %;
- mit Traumbearbeitung 66 %.

Die beschriebenen Zielvorstellungen sind geeignet, die geplanten Therapien zu charakterisieren: knapp 60 % der Patienten sollen in längerfristigen psychoanalytischen Prozessen aufdeckend mit Übertragungs- und Traumanalyse behandelt werden. Bei den übrigen Patienten geht es um fokal-aufdeckende oder stützende Psychotherapien. Der Anteil der Patienten, bei denen erst einmal ein Problembewußtsein geweckt werden muß, ist mit 10 % relativ klein. Wir dürfen vermuten, daß ein Großteil der Patienten durch das Angebot der Psychoanalytiker für eine Psychotherapie gewonnen wird, oder daß bereits hochmotivierte und somit selektierte Patienten in die Praxen gelangen.

2.1.3 Psychotherapeutische Universitätsambulanz

In dieser Abteilung wurden im Untersuchungszeitraum 115 Patienten neu untersucht. Die Indikationsentscheidungen im Sinne einer Behandlungsempfehlung liegt in dieser ambulanten Einrichtung deutlich niedriger als in den psychoanalytischen Praxen:

- Therapie verabredet 62 %;
- Therapie begonnen 35 %.

Angesichts der großen Zahl von Patienten, bei denen keine Behandlung empfohlen wurde (38 %), interessieren die Gründe des Therapeuten für diese seine Entscheidung, die in den meisten Fällen zugleich das Gesprächsangebot weiter offen läßt (Mehrfachantwort):

- konfliktzentrierte Beratung abgeschlossen 22 %;
- Krankheitsbild diagnostisch und prognostisch nicht sicher zu beurteilen 35 %;
- Motivation des Patienten unklar 49 %;
- aktuelle äußere Situation des Patienten spricht z. Zt. gegen Therapiebeginn 25 %;
- zu geringe Besserungsaussichten aufgrund der Persönlichkeitsstruktur des Patienten 29 %;
- Patient ist nicht motiviert oder interessiert 10 %;
- endogene/organische Faktoren stehen im Vordergrund 8 %;
- Patient ist nicht krank im Sinne von psychotherapiebedürftig 4 %.

Nur in 22 % der diagnostischen Begegnungen einigten sich Patient und Therapeut definitiv darauf, jetzt *keine* Therapie ins Auge zu fassen, d. h. daß in den übrigen Fällen ohne Indikation der Entscheidungsprozeß noch nicht als abgeschlossen galt. Für 53 % der Patienten wird ausdrücklich ein weiteres Gesprächsangebot gemacht.

Für das Nicht-Zustandekommen einer Behandlungsplanung spielt die Motivation eine herausragende Rolle, sie wird bei 49 % als ungewiß und bei weiteren 10 % als ganz fehlend eingeschätzt.

Im Gegensatz zu der psychoanalytischen Praxis sind die Behandlungsempfehlungen in der Poliklinik weniger persönlich und verbindlich:

- Therapie verabredet mit Untersucher selbst 51 %;
- Therapie geplant innerhalb der Institution 10 %,
- Überweisung an einen bestimmten Kollegen außerhalb 20 %;
- allgemeine Therapieempfehlung nach außerhalb 9 %.

Auch die Art der Behandlungsempfehlung ist in der Poliklinik eine andere als in den Praxen:

- dynamische Psychotherapie 46 %;
- psychoanalytisches Standardverfahren 23 %;
- Gruppentherapie 21 %;
- stationäre Therapie 9 %;
- Sonstige 1 %.

Der geringere Anteil an geplanten Psychoanalysen zugunsten eines größeren Anteils an Psychotherapien schlägt sich auch in den Zielvorstellungen der Untersucher nieder (Mehrfachantwort):

- Problembewußtsein und Therapiemotivation wecken 24 %;
- Situation des Patienten klären und ordnen helfen, beraten 17 %;
- stützen und entlasten 11 %;
- Persönlichkeitsproblematik fokal aufdeckend bearbeiten 47 %;
- Persönlichkeitsproblematik umfassend aufdeckend bearbeiten 38 %;
- mit Bearbeitung der Übertragung 26 %;
- mit Traumbearbeitung 17 %;
- funktionelle Körpertherapie 3 %.

Verglichen mit den psychoanalytischen Praxen wird hier das Ziel umfassender Persönlichkeitsbearbeitung seltener, das der fokalen Umstrukturierung, der stützenden, ordnenden oder erst einmal Problembewußtsein weckenden Maßnahmen häufiger genannt.

2.1.4 Konsiliardienste städtischer Kliniken

Innerhalb der beteiligten psychosomatischen Konsiliarabteilungen städtischer Kliniken wurden im Rahmen des Projekts 207 Patienten untersucht. Bei vielen Patienten dieser Institutionen wird schon nach kurzem Gespräch festgestellt, daß eine ausführliche tiefenpsychologische Untersuchung nicht sinnvoll und möglich ist (48 %). Entsprechend gering sind auch die Quoten der Patienten, die schließlich eine Behandlungsempfehlung bekommen eine Therapie beginnen:

- Therapie verabredet 44 %;
- Therapie begonnen 22 %.

Die Begründungen der Therapeuten dafür, daß keine Therapieempfehlung gegeben wurde, sind in folgender Übersicht versammelt (Mehrfachantwort):

- konfliktzentrierte Beratung vorläufig abgeschlossen 28 %;
- Krankheitsbild diagnostisch und prognostisch nicht sicher zu beurteilen 18 %;
- Motivation des Patienten unklar 30 %;
- aktuelle äußere Situation des Patienten spricht gegen Therapiebeginn 11 %;
- zu geringe Besserungsaussichten aufgrund der Persönlichkeitsstruktur des Patienten 21 %;
- Patient ist nicht motiviert oder interessiert 16 %;
- endogene/organische Faktoren stehen im Vordergrund 6 %;
- Patient ist nicht krank im Sinne von psychotherapiebedürftig 4 %.

Der Vergleich mit den anderen ambulanten Institutionen läßt erkennen, daß die unsichere Motivation nicht vorrangig für die negative Indikationsentscheidung verantwortlich gemacht wird, relativ häufig werden auch strukturelle prognostische Gesichtspunkte angeführt. Wichtig und für das Praxisfeld des konsiliarischen Psychosomatikers kennzeichnend ist die Tatsache, daß bei 28 % der Patienten zunächst einmal eine ausreichende konfliktzentrierte Beratung stattgefunden hat.

Es wird schon deutlich, daß das "Angebot" des konsiliarischen Psychosomatikers nicht allein darin liegen kann, Patienten für langfristige Psychotherapien zu gewinnen, sondern auch darin, aktuelle Klärungen herbeizuführen. Die Zielvorstellungen dieser Therapeuten im Blick auf geplante Behandlungsempfehlungen vermitteln in ihrer Vielfältigkeit einen Eindruck davon (Mehrfachantwort):

- Problembewußtsein und Therapiemotivation wecken	24 %;
- Situation des Patienten klären und ordnen helfen, beraten	30 %;
- stützen und entlasten	20 %;
- Persönlichkeitsproblematik fokal aufdeckend bearbeiten	37 %;
- Persönlichkeitsproblematik umfassend aufdeckend bearbeiten	27 %;
- mit Bearbeitung der Übertragung	25 %;
- mit Traumbearbeitung	26 %;
- funktionelle Körpertherapie	15 %;
- konfliktorientierte Körpertherapie	8 %.

Dazu fügen sich auch die Therapievorschläge:

- dynamische Psychotherapie	34 %;
- psychoanalytische Standardbehandlung	13 %;
- Gruppentherapie	11 %;
- stationäre Therapie	21 %,
- Sonstige	21 %.

Der psychosomatische Konsiliararzt ist meist in der schwierigen Lage, als Einzelner oder Angehöriger eines sehr kleinen Teams in einer sehr großen Klinik zu arbeiten, daher kann er auch nur einen Teil seiner Patienten selbst betreuen (39 %), während er die übrigen an andere Einrichtungen und Therapeuten überweisen muß.

Die Therapierealisierungsquote von 22 % ist nur scheinbar niedrig, da sie sich auf das Gesamt aller, auch der von vornherein unmotivierten Patienten bezieht. Berücksichtigt man nur die Patienten, mit denen überhaupt eine psychologische Untersuchung zustande kam, so ergibt sich eine ähnliche Indikations- und Realisierungsquote wie in der Poliklinik. Für beide ambulante Einrichtungen gilt, daß jeweils nur die Hälfte der empfohlenen Patienten wirklich eine Behandlung beginnen (im Gegensatz zur psychoanalytischen Praxis).

2.1.5 Psychiatrische Universitätsambulanz

Diese Institution stellt eine weitere Variante des psychotherapeutischen Versorgungssystems dar. Das im Rahmen einer psychiatrischen Klinik bestehende Angebot ambulanter psychotherapeutischer Betreuung oder gegebenenfalls auch stationärer Aufnahme richtet sich zweifellos an einen anderen Patiententypus als die Angebote der 3 bisher beschriebenen ambulanten Einrichtungen. Was die Quote der Indikationsempfehlungen und Therapierealisierung anbetrifft, so ähneln diese den poliklinischen Einrichtungen:

- Therapie verabredet 72 %;
- Therapie begonnen 32 %.

In der Begründung für die fehlende Therapieempfehlung steht diesmal weniger die fragliche Motiviertheit als vielmehr die ungünstige Prognose im Vordergrund. Auch wird seltener als in anderen ambulanten Institutionen registriert, daß das diagnostische Gespräch die Konfliktsituation bereits abschließend klären konnte (Mehrfachantwort):

- konfliktzentrierte Beratung vorläufig abgeschlossen 9,1 %;
- Krankheitsbild diagnostisch und prognostisch nicht sicher beurteilbar 12 %;
- Motivation des Patienten unklar 18 %;
- aktuelle äußere Situation des Patienten spricht z.Zt. gegen Therapiebeginn 15 %;
- zu geringe Besserungsaussichten aufgrund der Persönlichkeitsstruktur des Patienten 46 %;
- Patient ist nicht motiviert oder interessiert 12 %.

Unabhängig davon bleibt bei 39 % der Begegnungen die Therapieplanung offen, d. h. daß das Gesprächsangebot fortbesteht.

Da diese Institution als einzige sowohl ambulante wie stationäre Therapien anbieten kann, findet sich hier auch eine höhere Indikationsquote für stationäre Behandlungen:

- stationäre Psychotherapie 58 %;
- ambulante dynamische Psychotherapie 26 %;
- ambulante psychoanalytische Standardbehandlung 4 %;
- ambulante Gruppentherapie 12 %.

Der Kern des Therapieangebots in dieser Institution ist, wie es das Modell von Rüger (1981) vorsieht, eine 3monatige stationäre Gruppentherapie, der eine dreimonatige ambulante Fortführung der Gruppenbehandlung folgt.

Schließlich wird aus den Zielvorstellungen der Untersucher noch einmal deutlich, welches Behandlungsangebot gemacht und auf welchen Patiententypus dieses ausgerichtet ist. Der hohe Anteil an stützenden, ordnenden und fokal aufdeckenden Therapiemaßnahmen läßt erkennen, daß es hier vorrangig um das Auffangen psychischer Krisen geht (Mehrfachantworten):

- Problembewußtsein und Therapiemotivation wecken 28 %;
- Situation des Patienten klären und ordnen helfen, beraten 74 %;
- stützen und entlasten 78 %;
- Persönlichkeitsproblematik fokal aufdeckend bearbeiten 94 %;
- Persönlichkeitsproblematik umfassend aufdeckend bearbeiten 4 %;
- mit Bearbeitung der Übertragung 4 %;
- mit Traumbearbeitung 2 %.

2.1.6 Psychosomatisch - psychotherapeutische Kliniken

Zur Beschreibung des Therapieangebotes und der Versorgungspraxis fassen wir hier 3 stationäre Einrichtungen zusammen. Obgleich es sich um durchaus unterschiedliche Institutionen handelt (1 Universitätsklinik, 2 Fachkliniken freier Träger), ähneln sie sich in dem angebotenen Behandlungssetting und den Zielvorstellungen weitgehend. Sie werden später getrennt beschrieben, wenn untersucht wird, welche Patienten die einzelnen Institutionen aufsuchen.

Eine Berechnung der Indikations- und Realisierungsquote ist für die stationären Einrichtungen nicht möglich, da unsere Untersuchungen mit den Beginn der stationären Behandlung einsetzen und daher die vorausgegangenen Entscheidungsprozesse außer acht lassen mußten. Wir beschränken uns in diesem Zusammenhang auf die Darstellung des stationären Behandlungsangebots und der Zielvorstellungen der Therapeuten (Mehrfachcodierung):

Tabelle 2. Therapieplanung und Therapieziele in unterschiedlichen Indikationen (Angaben in %)

	Psychosomatische Universitätsklinik (n=29)	Psychosomatische Fachklinik I (n=32)	Psychosomatische Fachklinik II (n=90)
Therapieplanung			
Gruppenpsychotherapie	97	100	81
Einzelpsychotherapie	96	84	15
Entspannungstherapie/ konzentrative Bewegungstherapie	79	31	38
Konfliktorientierte Körpertherapie	17	-	26
Beschäftigungstherapie	55	56	66
Sport, Gymnastik	41	81	97
Andere Aktionsgruppen	10	31	26
Verordnung von Tranquilizern	3	9	2
Verordnung von Neuroleptika	-	19	2
Verordnung anderer Medikamente	21	19	8

Tabelle 2. (Fortsetzung)	Psychosomatische Universitätsklinik (n=29)	Psychosomatische Fachklinik I (n=32)	Psychosomatische Fachklinik II (n=90)
Therapieziele			
Problembewußtsein und Therapiemotivation wecken	79	47	42
Situation des Patienten klären und ordnen, helfen, beraten	66	22	63
Stützen und entlasten	24	38	42
Persönlichkeitsproblematik fokal aufdeckend bearbeiten	69	75	62
Persönlichkeitsproblematik umfassend aufdeckend bearbeiten	7	6	1
Mit Bearbeitung der Übertragung	35	41	8
Mit Traumbearbeitung	28	25	-

Im Mittelpunkt steht die Gruppenbehandlung, die in unterschiedlichem Umfang durch Einzeltherapie ergänzt wird (2 der Kliniken arbeiten psychoanalytisch, die Fachklinik I ist gestalttherapeutisch orientiert). Neben den verbalen Psychotherapien spielen die nonverbalen, körperorientierten Behandlungsverfahren eine wichtige Rolle, und schließlich existiert ein ergänzendes Angebot an Gruppenaktivitäten. Die medikamentöse Behandlung ist in der stationären Psychotherapie bedeutsamer als in der ambulanten Behandlung. Dabei steht die medikamentöse Beeinflussung körperlicher Grundleiden im Vordergrund. Die eine Psychopharmakotherapie nur in einer Klinik eine Rolle spielt, in der ein größerer Anteil "psychiatrischer" Patienten behandelt wurde.

Die Therapieziele, welche die stationären Therapeuten für ihre insgesamt 151 Patienten formuliert haben, stimmen darin überein, daß fokal aufdeckende, stützende und ordnende Maßnahmen große Bedeutung haben und daß es bei ca. der Hälfte der Patienten zuerst einmal gilt, Problembewußtsein und Therapiemotivation zu wecken.

In den folgenden Abschnitten wird zu untersuchen sein, mit welchen Krankheitsbildern und Problemen sich Patienten an welche Psychotherapeuten wenden, von wem sie überwiesen und wie sie vorbehandelt wurden, wie sie diagnostisch klassifiziert und prognostisch beurteilt werden und welches ihr sozialer Lebens- und Erfahrungshintergrund ist. Die zusammenfassende Betrachtung dieser Einzelheiten soll es uns schließlich erlauben, die verschiedenen psychotherapeutische Institutionen vergleichend zu charakterisieren.

2.2 Charakterisierung der therapiesuchenden Patienten*)

Wir dürfen annehmen, daß Patienten mit unterschiedlichen Beschwerden, - aktuellen psychischen Krisen, langfristigen Persönlichkeitsproblemen oder stärker somatisch anmutenden Krankheitsbildern - sich an Therapeuten in unterschiedlichen Institutionen wenden und dabei unterschiedliche Vorerfahrungen und Erwartungen mitbringen. Wenn wir, wie eingangs formuliert, den Prozeß des Zueinanderfindens von Patienten und Therapeuten untersuchen wollen, so müssen wir uns zuerst einen Überblick über diese Voraussetzungen auf seiten des Patien-

*) Unter Mitarbeit von C. v. Essen.

ten verschaffen. Wir werden daher im traditionellen Sinne "das klinische Bild" beschreiben, aber dabei möglichst nicht aus dem Auge verlieren, welche interaktionelle Bereitschaft mit bestimmten Befunden und Selbsteinschätzungen verbunden ist und v. a. auch, welche vorgeformten Erwartungen, Konzepte und Überzeugungen der Patient angesichts seiner Krankheits- und seiner sozialen Lebensgeschichte in sich trägt.

2.2.1 Diagnosen

Die Tatsache, daß Psychotherapeuten ihre Behandlungsindikation nicht eigentlich auf klinische Syndrome ausrichten, sondern auf Persönlichkeiten, die unter dem Druck von Konflikten Krankheitszeichen ausgebildet haben, führt in der Diskussion mit ärztlichen Kollegen immer wieder zu Verständigungsschwierigkeiten. Nach deren Empfindung bleibt die Frage ungenügend beantwortet: "Welche Krankheiten behandeln Psychotherapeuten denn nun eigentlich?" Wir wollen daher im Interesse der klinischen Verständigung einen Überblick über die *Diagnosen* der therapiesuchenden Patienten geben. Das von uns zugrunde gelegte Diagnosenschema ist an das ICD (International Classification of Diseases) angelehnt, erlaubt aber im Gegensatz zu dieser eine Mehrfachmarkierung von diagnostischen Kategorien. In diesen möglichen Verknüpfungen unterscheiden wir 5 hierarchisch gedachte diagnostische Ebenen, wobei das theoretisch angenommene Maß der persönlichkeitsstrukturellen Störung von Ebene 1 bis Ebene 4 zunimmt. Ebene 5 bildet eine Sonderkategorie insofern, als primär organisch bedingte Erkrankungen bzw. Behinderungen neben den neurotischen oder psychosomatischen Störungen bestehen. Im Folgenden werden die 5 diagnostischen Ebenen erläutert:

1. Neurosen (n=380):

Diese Ebene umfaßt die klassischen Psychosymptomneurosen und/oder psychovegetative Störungen. Ausgeschlossen sind Patienten der "schwereren" folgenden Gruppen. Definitionsgemäß erwarten wir hier Patienten mit relativ stabiler Ich-Struktur, bei denen der Triebabwehrkonflikt psychische und/oder funktionell psychosomatische Symptome hervorruft.

2. Charakterneurosen (n=143):

Hierzu gehören die Charakterabwehrhaltungen mit ebenfalls relativ stabiler Ich-Struktur. Zur Symptombildung kommt es im charakterologischen sowie ebenfalls im psychischen oder funktionell psychosomatischen Bereich. Ausgeschlossen sind die folgenden "schwereren" Störungen.

3. Psychosomatosen (n=89):

Bei diesen Störungen ist die Somatisierung unbewußter Konflikte bis zur organischen Veränderung bzw. Organläsion fortgeschritten. Ausgeschlossen sind Ich-strukturelle und somatopsychische Störungen.

4. Ich-strukturelle Störungen (n=67):
Diese Ebene umfaßt Patienten, bei denen eine Borderlinestruktur oder eine massive Störung der sozialen Integration diagnostiziert wurde. Die Symptombildung kann darüber hinaus auf allen bisher genannten Ebenen stattfinden. Ausgeschlossen sind somatospychische Störungen.

5. Somatopsychische Störungen (n=57):
Hier handelt es sich um aktuelle organische Erkrankungen, Folgezustände früherer Erkrankungen oder angeborene Mißbildungen. Psychische oder psychosomatische Symptombildung kann auf allen vorgenannten Ebenen erfolgen, in der Regel als Wechselwirkung zwischen der organischen Krankheit oder Schädigung und deren Verarbeitung durch die neurotischen, psychosomatischen oder Ich-strukturell gestörten Persönlichkeitsanteile.

2.2.1.1 Häufigkeit von Diagnosen

Die Häufigkeit der Diagnosen auf den 5 Ebenen geht aus der folgenden Tabelle hervor.

Tabelle 3. Häufigkeitsverteilung der Hauptdiagnosen [%]

Neurosen	54	
- nur Psychoneurosen	34	
- Neurosen in Verbindung mit psychovegetativen Störungen	20	
Charakterneurosen		20
Psychosomatosen		13
Ich-strukturelle Störungen		5
Somatopsychische Störungen		8

Die Diagnosenverteilung zeigt das Überwiegen der Psychoneurosen oder psychovegetativen Syndrome, die zusammen die Hälfte aller Patienten charakterisieren. Die Charakterneurosen und Ich-strukturellen Störungen, bei denen der diagnostische Akzent auf der Störung der Gesamtpersönlichkeit liegt, bilden zusammen ein knappes Drittel der Patienten. Krankheitsbilder mit starkem somatischen Anteil - Psychosomatosen und somatopsychische Störungen - werden zusammengenommen bei 20% der Patienten beobachtet.

Die hierarchisierte kategoriale Einteilung nach dem "pathologischen Gewicht" der Diagnosen verdeckt freilich die Tatsache, daß einzelne Detaildiagnosen sehr viel häufiger genannt werden:

Tabelle 4. Die 10 häufigsten Einzeldiagnosen (bei 4 möglichen Nennungen pro Patient, daher keine Summierung auf 100%)

	[%]
Psychovegetatives Syndrom	56
Depressive Neurose	41
Charakterneurose	25
Angstneurose	16
Zwangsneurose	15
Psychosomatose	15
Abhängigkeit	13
Hysterische Neurose	11
Ich-strukturelle Störung	9
Primärorganische Störung	8

Diese Übersicht läßt erkennen, daß ein hoher Anteil der Patienten Krankheitsbilder mit Somatisierungen von unterschiedlichem Schweregrad aufweist. Psychovegetative Syndrome, Psychosomatosen und somatopsychische Störungen werden - Überschneidungen abgerechnet - bei insgesamt 75 % der Patienten diagnostiziert.

Nehmen wir die Gesamtgruppe der Psychoneurosen heraus, so läßt sich *innerhalb* dieser Gruppe folgende Verteilung der Einzeldiagnosen beobachten:

Tabelle 5. Verteilung der Diagnosen in der Gruppe "Neurosen"

	[%]
Depressive Neurose	39
Angstneurose	19
Hysterische Neurose	14
Zwangsneurose	13
Phobie	8
Schizoide Neurose	7

Das ebenfalls häufige psychovegetative Syndrom (das bei 56% der Patienten vermerkt ist) umfaßt funktionelle Störungen der unterschiedlichen Organsysteme. Sie zeigen folgende Rangfolge der Häufigkeiten:

Tabelle 6. Verteilung der Diagnosen in der Gruppe "psychovegetative Syndrome"

	[%]
Psychovegetative Polysymptomatik	30
Herz-Kreislauf-Symptomatik	16
Magen-Darm-Symptomatik	12
Symptomatik der Muskulatur, Motorik, Wirbelsäule	11
Kopfschmerzen	9
Schlafstörungen	8
Störungen der Sexualfunktion	5
Urogenitalsymptomatik	4
Hautsymptomatik	3
Atemstörungen	2

Die Diagnosen "Abhängigkeit" und "habituelle sexuelle Verhaltensauffälligkeiten" sind nicht zur Bildung der 5 diagnostischen Ebenen herangezogen worden. Die letztere spielt ohnehin eine untergeordnete Rolle während die Nebendiagnose "Abhängigkeit", d. h. die Tendenz zu Alkohol- oder Medikamentenabusus - häufiger vorkommt und prognostisch ins Gewicht fällt. Abhängigkeit wird in folgender Häufigkeit bei den Hauptdiagnosen registriert:

Tabelle 7. Häufigkeiten der Diagnose "Abhängigkeit"

	[%]
- in der Gesamtstichprobe	13
- bei der Diagnose "Neurose"	13
- bei der Diagnose "Charakterneurose"	8
- bei der Diagnose "Psychosomatose"	15
- bei der Diagnose "Ich-strukturelle Störung"	27
- bei der Diagnose "Somatopsychische Störung"	9

2.2.1.2 Diagnosen in den Institutionen

In der Gesamtstichprobe überwiegt die Gruppe der Neurosen und psychovegetativen Störungen mit 54 %, gefolgt von 20 % Charakterneurosen und 13 % psychosomatischen Störungen. Die schweren Ich-strukturellen und dissozialen Störungen machen nur 5 %, die somatopsychischen Störungen - in der Regel organische Erkrankungen mit neurotischer Verarbeitung - haben einen Anteil von 8 %. Aus Tabelle 8 läßt sich sowohl die prinzipielle Ähnlichkeit aller psychotherapeutischen Institutionen als auch die Spezifität einzelner hinsichtlich der Diagnosenverteilung erkennen:

Tabelle 8. Diagnosenhäufigkeiten in den Institutionen (Angaben in %)

Institution	Neurosen und vegetative Störungen	Charakterstörungen	Psychosomatische Störungen	Ich-strukturelle Störungen	Somatopsychische Störungen
Psychoanalytische Praxen	54	30	6	4	6
Psychotherapeutische Poliklinik	54	16	12	6	11
Psychosomatische Station	31	10	45	10	3
Städtische Kliniken	41	26	18	4	10
Psychosomatische Fachklinik I	84	6	6	0	3
Psychosomatische Fachklinik II	70	9	8	6	8
Psychiatrische Ambulanz	63	16	10	7	4
Gesamt	54	20	13	5	8

So steht die Diagnose "Neurose oder psychovegetative Störung" in den beiden psychosomatischen Fachkliniken ganz oben an, während die Charakterneurosen dort seltener diagnostiziert werden. Die wenigsten Neurosen, dafür aber einen hohen Prozentsatz psychosomatischer Störungen finden wir in der psychosomatischen Station, die in ihrer vergleichsweise kleinen Behandlungseinheit ein spezifisches Behandlungsangebot für diese Patientengruppe macht. Auch die Konsiliardienste der städtischen Kliniken haben ein spezielles Diagnosenmuster, insofern sie vergleichsweise weniger Neurose, dafür aber mehr psychosomatische und somatopsychische Erkrankungen und Charakterstörungen sehen. Der vergleichsweise höchste Anteil an Charakterstörungen wird in den psychoanalytischen Praxen registriert. Zur Charakterisierung der Institutionen können auch jene Diagnosen beitragen, die in die vorliegenden Kategorienbildung nicht eingehen, so z. B. die "Abhängigkeiten", sie sind in manchen Institutionen ohne Bedeutung, jedoch, was sicher prognostisch bedeutsam ist, in der Fachklinik II und in den städtischen Kliniken relativ am häufigsten.

2.2.2 Vorbehandlung und Überweisungsmodus

Wie jeder praktizierende Psychotherapeut weiß, ist der Bericht des Patienten über die bisher erfolgten Behandlungen und über die (oft verschlungenen) Wege, die ihn schließlich zum Psychotherapeuten geführt haben, mehr als nur ein belangloses anamnestisches Detail. Vielmehr ist in diesen Informationen bereits sehr vieles von dem enthalten, was unter medizinpsychologischen oder medizinsoziologischen Gesichtspunkten als Patientenkarriere, Krankheitskonzept, Laienätiologie, Therapieerwartungskonzept etc. gefaßt wird und zentral wichtige Einstellungen des Patienten zu seiner Krankheit erkennen läßt. Diese Gesichtpunkte sind es, die wesentlich die Arzt-Patient-Beziehungen, die Qualität der therapeutischen Zusammenarbeit gestalten werden. Sie sind damit zugleich prognostisch wichtige Faktoren.

Die Beschreibung der "zuweisenden Stelle" läßt erkennen, daß Kliniken, Praxen und Beratungsstellen in unterschiedlichem Umfang zu den einzelnen psychotherapeutischen Institutionen überweisen.

Tabelle 9. Zuweisung zu den psychotherapeutischen Institutionen (Angaben in %)

	Zuweisende Stelle (Institution)				Zuweisende Stelle (Fachgebiet)					
	Klinik	Praxis	Poliklinik Beratungsstelle	Keine	Psychotherapie Psychosomatik	Neurologie Psychiatrie	Innere	Allgemeine	Andere	Nichtmedizinische
Psychoanalytische Praxen	8	40	35	17	42	13	8	15	8	13
Psychotherapeutische Poliklinik	11	36	33	20	9	37	22	11	10	12
Psychosomatische Station	38	45	17	-	4	4	48	14	31	-
Städtische Kliniken	83	13	3	1	4	13	56	1	25	1
Psychosomatische Fachklinik I	3	53	44	-	19	49	10	23	-	-
Psychomatische Fachklinik II	1	61	38	-	14	24	11	22	3	24
Psychiatrische Ambulanz	22	27	29	3	2	87	3	3	2	2
Gesamt	32	33	28	7	13	32	26	9	12	8

Die ambulanten psychotherapeutischen Dienste werden zu 10–20 % von Kliniken empfohlen, die Patienten der Konsiliardienste stammen zum größten Teil von den anderen Stationen des Krankenhauses, während in den beiden Fachkliniken kaum Zuweisungen von anderen Krankenhäusern zu verzeichnen sind. Es ist nicht sicher auszumachen, wieviele Patienten nur eine formale Krankenscheinüberweisung haben, im Grunde aber auf eigenen Wunsch kommen. In den beiden ambulanten Institutionen, Praxen und Poliklinik ist dieser Grad von "Freiwilligkeit" am ausgeprägtesten. Insgesamt scheint es bemerkenswert, daß bezogen auf die Gesamtstichprobe nur ein Drittel der Patienten aus ärztlichen Praxen zugewiesen wird, offenbar ist dort die Überweisungstendenz begrenzt.

Noch wichtiger scheint die Aufgliederung der zuweisenden Stellen nach Fachgebieten. In der psychiatrischen Ambulanz z. B. stammen 87 % der überwiesenen Patienten aus psychiatrischen Einrichtungen, alle übrigen sind praktisch ohne Bedeutung. Die Patienten der psychoanalytischen Praxen kommen im Falle der Zuweisung zu 42 % aus psychosomatischen und psychotherapeutischen Einrichtungen, d. h. auch hier liegt ähnlich wie in dem psychiatrischen Beispiel eine fachspezifische Überweisung vor (z. B. aus psychotherapeutischen Instituten). Interessant ist die große Streubreite der Zuweisungen aus der inneren Medizin, diese Zahlen spiegeln offenbar den institutionellen Kontakt der psychotherapeutischen Institutionen zu dieser medizinischen Disziplin. Die psychosomatische Universitätsklinik und die Konsiliarabteilung der städtischen Kliniken erhalten rund die Hälfte ihrer Patienten von dort. Der psychotherapeutischen Poliklinik, ebenfalls in einem Klinikum angesiedelt, wird nur ein Fünftel ihrer Patienten aus der inneren Medizin zugewiesen, in den psychoanalytischen Praxen sind es nur noch 8 %. Möglicherweise spiegelt die Rangreihe in der Gesamtstichprobe den Weg des Patienten durch die Institutionen, der häufig folgenden Verlauf nimmt: von den nichtmedizinischen Diensten zur Allgemeinpraxis, von dort zu den medizinischen Fachdisziplinen Psychiatrie und innere Medizin, von dort zur psychosomatischen Klinik und, am Ende des Selektionsprozesses, zur psychoanalytischen Praxis.

Tabelle 10. Vorbehandlungen der Patienten (Angaben in %)

	Medizinische Maßnahmen		Psychiatrische Behandlungen	Psychotherapeutische Behandlungen	Psychiatrische und/oder psychotherapeutische Behandlungen	Mehrere Psychotherapeutische Behandlungsversuche	KRAVER (Index Krankheitsverhalten)	Psychopharmaka	
	keine	mindestens 2						keine	regelmäßig
Psychoanalytische Praxen	55	14	35	46	57	17	-	48	13
Psychotherapeutische Poliklinik	48	12	30	34	48	10	-	63	19
Psychosomatische Station	14	59	28	28	38	7	+	28	35
Städtische Kliniken	14	41	29	21	40	9	0	57	17
Psychosomatische Fachklinik I	16	44	38	47	66	16	0	22	41
Psychosomatische Fachklinik II	43	21	33	52	62	27	++	39	33
Psychiatrische Ambulanz	35	37	72	29	75	9	+	34	39
Gesamt	34	29	38	35	54	13		47	24

Die hier genannten überweisenden Institutionen stehen natürlich auch für bestimmte Therapiekonzepte. Aus Tabelle 10 geht hervor, welche Vorbehandlungen die Patienten der unterschiedlichen Institutionen erfahren haben.

Dabei gilt für die Gesamtstichprobe, daß ein großer Teil der Patienten (54 %) auf eine in irgendeiner Form psychiatrische und/oder psychotherapeutische Vorbehandlung zurückblickt. Ein gutes Drittel der Patienten ist psychotherapeutisch vorbehandelt, 13 % geben an, mehrere Therapieversuche unternommen zu haben. Sehr ausgeprägt ist der Psychopharmakagebrauch der Patienten. Ein knappes Viertel nimmt regelmäßig, ein weiteres Viertel gelegentlich Psychopharmaka ein. Diese Quote von rund 50 % Benutzern steigt bei den Patienten stationärer psychosomatischer Kliniken auf 78 % an. Zweifellos ist in der Quote regelmäßigen Psychopharmakagebrauchs zum Zeitpunkt des Erstinterviews auch ein prognostisches Indiz sehen. Es verweist auf die relativ günstige Situation in der psychoanalytischen Praxis und auf die schwierigen Verhältnisse in den stationären Einrichtungen (bis zu 41 % regelmäßiger Psychopharmakagebrauch). Wie die Beschreibungen der Therapieziele in dem vorigen Abschnitt gezeigt haben, gehört die Verwendung von Psychopharmaka nicht eigentlich zu den Behandlungsmaßnahmen des Psychotherapeuten. Er wird daher diese Zahlen mit Skepsis betrachten und in ihnen möglicherweise auch "die Spitze des Eisbergs" sehen, d. h. einen Hinweis auf die extrem weit verbreitete Bewältigung von Lebensbelastungen mit Hilfe von Tranquilizern.

Neben der psychiatrischen, psychotherapeutischen und psychopharmakologischen Vorbehandlung blicken rund zwei Drittel der Patienten auf vorausgegangene medizinische Maßnahmen im Zusammenhang mit ihrem aktuellen Leiden zurück. Ereignisse wie Notarztrufe, Aufsuchen von Rettungsstellen, Durchführung von EKG, EEG, Endoskopie, Schilddrüsendiagnostik wurden bei 66 % der Patienten registriert. Das bedeutet, daß ein beträchtlicher Teil der psychotherapiesuchenden Patienten vielfältige medizinische Maßnahmen in Anspruch nahm.

Aus Arztbesuchen, Klinikaufenthalten, Krankschreibungen, Operationen usw. haben wir einen Index "Krankheitsverhalten" (KRAVER) gebildet. Er spiegelt die Intensität der Anbindung des Patienten an das medizinische Versorgungssystem wieder (und damit indirekt auch sein Krankheitskonzept, das wiederum seine Therapieerwartung färbt). Tabelle 10 zeigt diesen Faktor bei den Patienten der psychoanalytischen Praxen und der psychotherapeutischen Poliklinik am geringsten ausgeprägt, am stärksten dagegen bei 2 stationären psychosomatischen Einrichtungen. Dieser Zusammenhang wird uns später wiederholt begegnen. Patienten mit deutlicher Fixierung auf medizinische Maßnahmen sind ambulant psychotherapeutisch schwer zu behandeln, so daß am ehesten Therapieversuche in stationären Einrichtungen vorgenommen werden. Diese bieten mehr von dem Schutz- und Schonraum, den der Patient für sich benötigt oder fordert, körperliche Ruhe, Krankschreibung, Versorgtwerden, während ambulante Psychotherapie diesen Bedürfnissen nicht entgegenkommt.

2.2.3 Befunde und Selbsteinschätzungen

Die bisherigen Daten - Diagnosen, Vorbehandlungen, Überweisungen - vermögen sicher nur ein globales Bild der psychotherapiesuchenden Patienten zu vermitteln. Wir werden uns auch bei der Beschreibung der Befunde und Beschwerden zunächst auf eine zusammenfassende, verdichtende Darstellung beschränken müssen (eine Beschreibung aus der Sicht des Patienten findet sich in 6.4. "Wie Patienten die Psychotherapie erleben". Dort schildern Patienten ausführlich, was sie zum Psychotherapeuten geführt hat und was sie sich von einer Psychotherapie erhoffen). Im folgenden wollen wir Befunde in erster Linie verwenden, um zu untersuchen, ob und worin sich Patienten der verschiedenen Institutionen unterscheiden.

Wir charakterisieren die Befunde der Patienten in den einzelnen Institutionen durch ihre Durchschnittswerte in den 10 PSKB-Skalen (ihr Definition findet sich in 1.3.1.1). Da die an der Studie beteiligten Psychotherapeuten im Gebrauch dieser Instrumente trainiert wurden und am Ende dieses Trainings in Videoratings befriedigende Interraterübereinstimmung erzielten, gehen wir davon aus, daß die Befundunterschiede nicht auf die unterschiedlichen Markierungsgewohnheiten der Therapeuten, sondern auf die verschiedenartigen Befindlichkeiten der Patienten zurückzuführen sind.

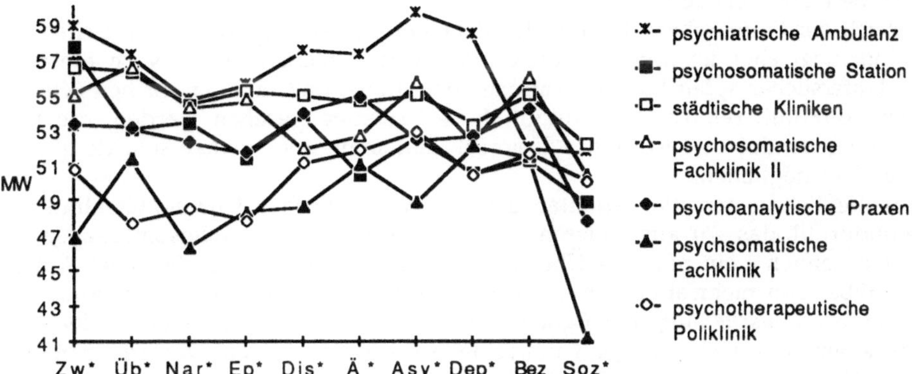

Abb. 4 Durchschnittliches Befundprofil (PSKB) der Patienten in unterschiedlichen Institutionen

Abbildung 4 läßt für die Patienten der unterschiedlichen Institutionen durchaus verschiedenartige Befundprofile erkennen, auf die zahlreichen (42) einzelnen varianzanalytisch signifikanten Unterschiede wird hier nicht eingegangen. Die höchsten Auffälligkeiten in vielen Dimensionen zeigen die Patienten der psychiatrischen Ambulanz. Ihre extrem ausgeprägten Werte im Bereich von "Angstsymptomatik (Asy), Depression (Dep), Ängstlichkeit (Ä), emotionalem Rückzug (Dis) und Zwanghaftigkeit (Zw)" lassen etwas von den psychischen Krisenzuständen ahnen, die zur stationären Aufnahme in einer psychiatrischen Klinik führten; 19 % dieser Patienten haben in den letzten 12 Monaten vor der Untersuchung einen Suizidversuch begangen, Suchttendenzen sind bei ihnen überdurchschnittlich ausgeprägt.

Das Befundprofil der Praxispatienten liegt nahe beim Gruppenmittelwert. Als Tendenz ist festzuhalten, daß diese Patienten stärker "ängstlich gegenüber Menschen" (Ä) wirken - was sie auch in ihrer Selbsteinschätzung bestätigen. Suchttendenzen und suizidale Krisen werden bei den Patienten der psychoanalytischen Praxis verglichen mit der Gesamtstichprobe eher seltener beobachtet.

Die Patienten der städtischen Kliniken befinden sich mit ihrer Befundausprägung im oberen Bereich, speziell in der Skala "soziale Desintegration" (Soz) wird hier der höchste Gruppenmittelwert erreicht.

Recht unterschiedlich wirken die Patienten der beiden psychosomatischen Fachkliniken, die trotz räumlicher Nähe offenbar unterschiedliche Patienten versorgen. In der Klinik II sind die - prognostisch problematischen - Faktoren "narzißtisch-kämpferisch" (Nar), "Enttäuschungsprotest" (Ep) und "soziale Desintegration" (Soz) gegenüber dem Gruppenmittelwert erhöht. Die besondere Problematik dieser Patienten liegt, wie bereits früher erwähnt, in ihren Suchttendenzen, die bei etwa der Hälfte der Patienten vorhanden und bei einem Drittel deutlich ausgeprägt sind. Diese Patientenstichprobe hat mit 21 % auch die höchste Rate früherer Suizidversuche.

Demgegenüber erscheint der Befund der Patienten in der psychosomatischen Klinik I sehr viel weniger dramatisch, insbesondere ist die soziale Desintegration signifikant geringer ausgeprägt. Möglicherweise spielt bei diesem Punkt die Tatsache eine Rolle, daß in dieser Klinik auch schwerkranke psychiatrische Patienten behandelt werden, so daß die in dieser Studie beschriebenen neurotischen Patienten vor dem Hintergrund der stationsüblichen psychiatrischen Dramatik in ihren Befunden eher blande erscheinen.

Auch der Durchschnittsbefund der Patienten in der psychotherapeutischen Poliklinik liegt eher im unteren Bereich des Auffälligkeitsniveaus. Nach Meinung der Untersucher spielt hier die Tatsache eine Rolle, daß in einer solchen öffentlichen Poliklinik relativ viele unmotivierte Patienten gesehen werden, die kein sehr tiefgehendes diagnostisches Gespräch und somit auch keinen sehr deutlichen Befund ermöglichen.

Schließlich zeigen die Patienten der psychosomatischen Universitätsklinik ein Befundprofil, das wir aus anderen Zusammenhängen von psychosomatischen Patienten kennen - ein relatives Überwiegen zwanghafter und narzißtischer Anteile gegenüber den mehr affektiven Dimensionen Ängstlichkeit und Depression.

Die *Selbsteinschätzung* der Patienten (PSKB-Se) läßt für die Patienten der 7 Institutionen sehr viel weniger Unterschiede erkennen. Bei einem varianzanalylischen Vergleich der 13 PSKB-Se-Skalen in den 7 Institutionen (91 mögliche Vergleiche) finden sich nur neun signifikante Unterschiede. Wenn wir die Patienten der drei stationären Einrichtungen herausgreifen (Abb. 11), so sehen wir ein besonders homogenes Bild der Selbsteinschätzung (nur ein signifikanter Unterschied bei 39 möglichen Vergleichen).

Der Selbsteinschätzungsfaktor FAPK3 (soziale Unterordnung) unterscheidet sich in seiner Ausprägung signifikant zwischen den Patienten der verschiedenen Institutionen.

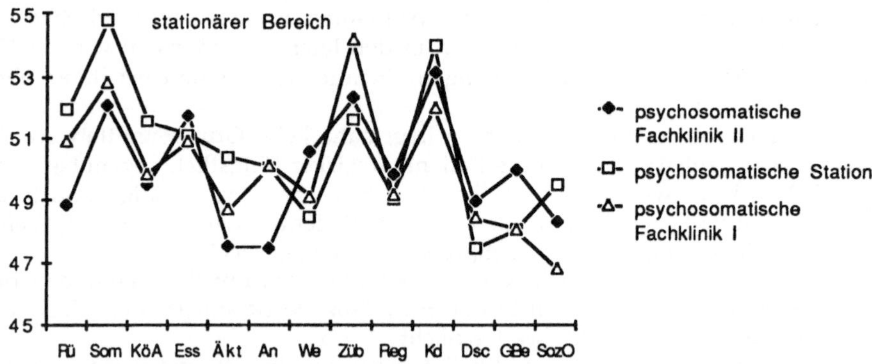

Abb. 5 Selbsteinschätzungsprofile (PSKB-Se) von Patienten dreier stationärer Institutionen

Dieser Faktor beschreibt die Tendenz des Patienten, sich in betonter Weise sozial anzupassen und dabei eigene Meinungen und Kritik beiseite zu lassen, und jenen der Kliniken andererseits.

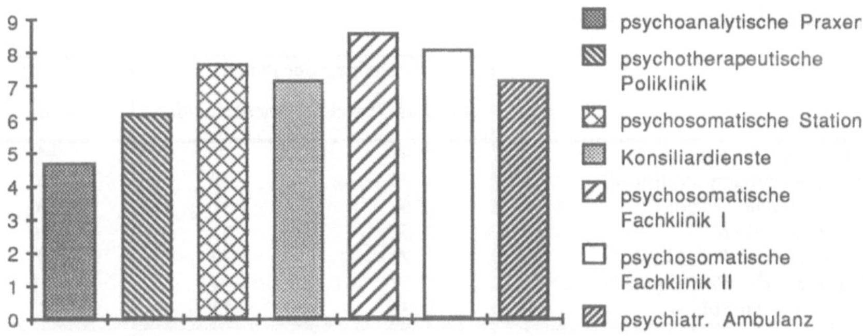

Abb. 6 Selbsteinschätzung (Skala FAPK3) von Patienten der unterschiedlichen Institutionen

Die Abbildung läßt erkennen, daß die beschriebene Anpassungstendenz bei den Patienten der psychoanalytischen Praxen am geringsten, bei jenen der psychotherapeutischen Fachkliniken am ausgeprägtesten ist. Wir werden in einem anderen Zusammenhang zeigen können, daß diese sozialadaptive Tendenz alters- und bildungsabhängig ist (also z. B. bei einem Studenten weniger ausgeprägt als bei einem Angestellten mittleren Alters). Ferner hat sie eine wichtige prognostische Bedeutung für die psychotherapeutische Zusammenarbeit insofern, als die Unterordnungstendenz mit passiven Erwartungen verknüpft ist und damit der psychotherapeutischen Aufforderung zur Eigenaktivität entgegensteht.

2.2.4 Prognostische Einschätzungen

Ein zentrales Anliegen dieser Studie ist es, zu klären, unter welchen Voraussetzungen günstige oder ungünstige prognostische Beurteilungen für Psychotherapien zustandekommen. Ehe wir diese Bedingungen durchleuchten, soll beschrieben werden, ob die Patienten, welche die verschiedenen psychotherapeutischen Institutionen aufsuchen, prognostisch unterschiedlich beurteilt werden.

Am Ende des anamnestischen Interviews wird der Therapeut aufgefordert, die Einstellung des Patienten zu dem diagnostischen Gespräch zu beschreiben. Die folgende Tabelle verdeutlicht, daß die Therapeuten in den Institutionen unterschiedliche Kooperationsbereitschaft ihrer Patienten registrieren.

Tabelle 11. Vergleich der Institutionen - Einstellung der Patienten zur tiefenpsychologischen Untersuchung (Angaben in %)

	Einstellung der Patienten zur Untersuchung		
	überzeugt/bereit	unentschieden	ablehnend
Psychoanalytische Praxen	91	7	1
Psychotherapeutisch Poliklinik	75	12	10
Psychosomatische Station	66	31	3
Städtische Kliniken	52	13	26
Psychosomatische Fachklinik I	72	19	9
Psychosomatische Fachklinik II	54	24	21
psychiatrische Ambulanz	82	13	3
Gesamt	70	14	13

Während in der Gesamtstichprobe 70 % der Patienten als kooperativ beschrieben werden und 13 % als ablehnend, variieren diese Zahlen in den therapeutischen Praxisfeldern erheblich. Die Patienten der psychoanalytischen Praxen, die bereits einen langen Entscheidungsprozeß hinter sich haben, erscheinen zu 91 % kooperativ, die Patienten, die in einem städtischen Krankenhaus zum psychosomatischen Konsiliararzt überwiesen werden, sind es nur zu rund 50 %. Auch in den stationären Einrichtungen finden sich teilweise eher niedrige Werte.

Dieser Globaleindruck, der sich auf der Grundlage eines einzelnen Items einstellt, läßt sich auch durch komplexere Einschätzungen bestätigen (Abb. 7): in der Skala "initiale therapeutische Arbeitsbeziehung" (iTAB) beschreibt der Therapeut anhand von 20 Merkmalen, wie sich die ersten Ansätze einer therapeutischen Zusammenarbeit im diagnostischen Gespräch entwickelt haben; in der Skala "Motiviertheit und Umstellungsfähigkeit" (MOTIV) gibt er eine Einschätzung der Positivmerkmale des Patienten hinsichtlich seiner Einsichtsfähigkeit, Aktivität, emotionalen Kontaktbereitschaft, usw. (8 Items); in der Skala "regressive Abwehr" (AbwReg) - ebenfalls 8 Items - werden konfliktvermeidende, ausweichende Abwehrhaltungen beurteilt; die gesamtprognostische Einschätzung gibt der Therapeut in einem 7fach gestuften Item (PROG). Die Unterschiede in der Ausprägung dieser Merkmale bei Patienten der verschiedenen Institutionen sind varianzanalytisch signifikant.

Die Betrachtung dieser prognostischen Gesichtpunkte bestätigt die eingangs genannten Institutionensunterschiede (Abb. 7). Die Patienten "sind" unterschiedlich oder werden von den Therapeuten unterschiedlich eingeschätzt. Wahrscheinlich entspricht es der klinischen Realität, daß die Patienten der psychoanalytischen

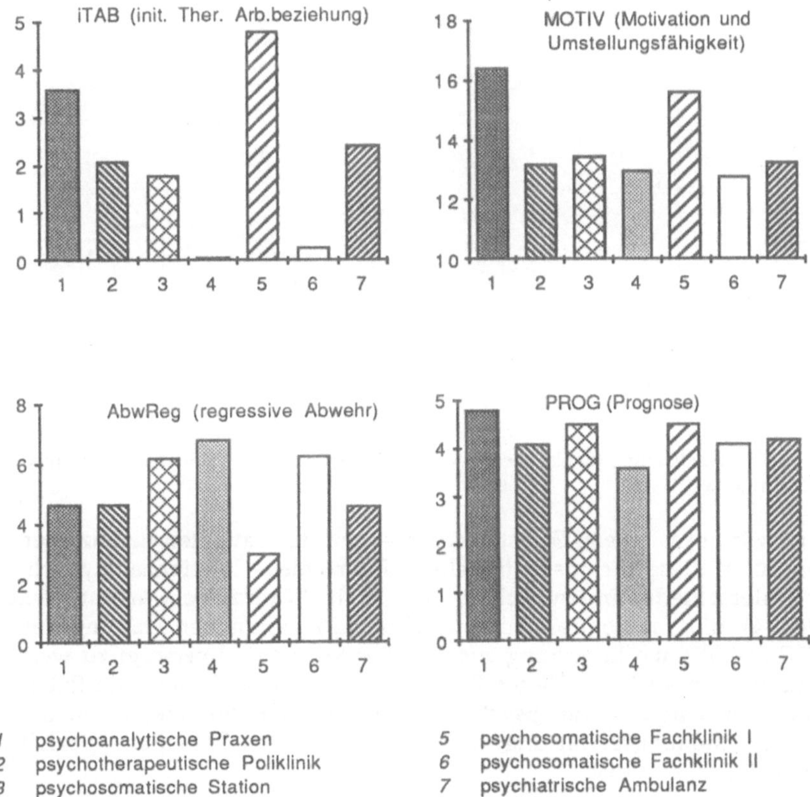

Abb. 7. Prognostische Einschätzungen der Patienten unterschiedlicher Institutionen

Praxen am günstigsten und die der städtischen Konsiliardienste am ungünstigsten abschneiden. Die Ausreißerwerte der Institution 5 (Fachklinik I) lassen jedoch die Vermutung zu, daß auch das Urteilsverhalten von Therapeuten eine Rolle spielt. Es handelt sich um die bereits erwähnte psychiatrische Einrichtung, deren Therapeuten ihre neurotischen Patienten eher besonders positiv beurteilen. Möglicherweise tendieren sie aufgrund einer mehr gestalttherapeutischen als psychoanalytischen Ausrichtung zu einer betont akzeptierend positiven Einschätzung der Patienten.

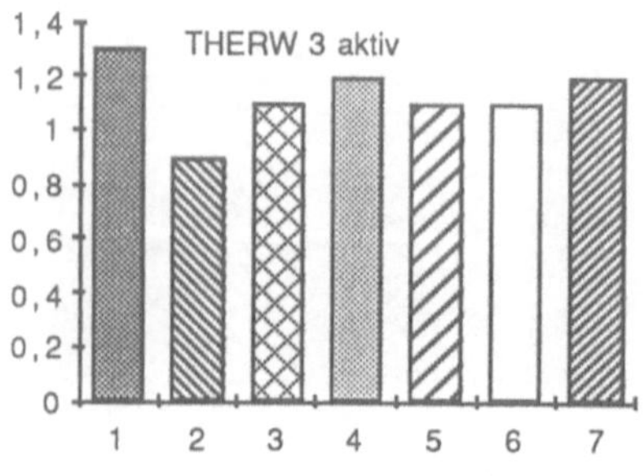

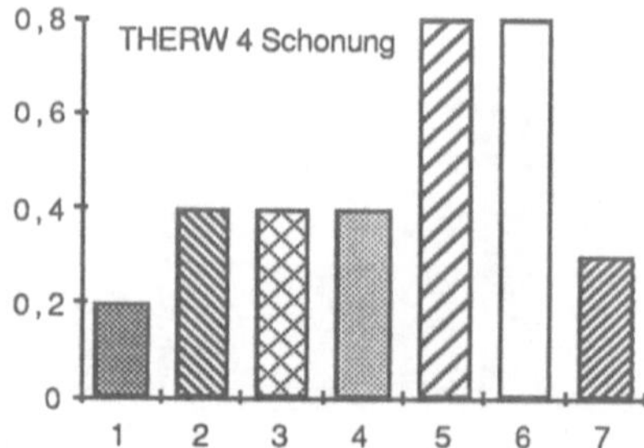

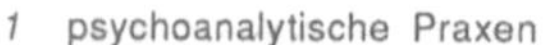

1 psychoanalytische Praxen
2 psychotherapeutische Poliklinik
3 psychosomatische Station
4 Konsiliardienste
5 psychosomatische Fachklinik I
6 psychosomatische Fachklinik II
7 psychiatrische Ambulanz

Abb. 8. Selbsteinschätzung (Skala Therapieerwartung 3 und 4) bei Patienten unterschiedlicher Institutionen

Wenn wir abschließend Selbsteinschätzungen der Patienten heranziehen, so bestätigen auch diese die institutionellen Unterschiede. Varianzanalytisch signifikante Unterschiede finden sich in der Skala "Therapieerwartung Schonung" (THERW 4), die, im Kontrast zu einer aktiven, kooperativen Haltung des Patienten (THERW 3) seine Erwartung ausdrückt, geschont und versorgt zu werden. Die Abbildung zeigt auch auf dieser Ebene der Selbsteinschätzung die Polarisierung zwischen den Patienten der psychotherapeutischen Fachkliniken (mit der ausgeprägtesten Schonungserwartung) und den ambulanten Patienten, speziell in den psychoanalytischen Praxen.

2.2.5 Soziale Situation der psychotherapiesuchenden Patienten

Der sozialen Situation der Patienten bringen wir besondere Aufmerksamkeit entgegen, weil wir einen Menschen nicht verstehen können, ohne Kenntnis seiner Lebenswirklichkeit, seiner aktuellen realen Verhältnisse, von denen er bestimmt ist und die er mitgestaltet, sowie von seiner sozialen Geschichte in der Primärfamilie, die ihn geprägt hat. Der innere Vorentwurf der Welt und die äußere soziale Realität stehen in einem ständigen wechselseitigen Wirkungsverhältnis, und es ist wenig sinnvoll, Kausalität nur in einer Richtung zu suchen (etwa in der krankmachenden Wirkung sozialer Verhältnisse). In diesem Sinne sehen wir in den folgenden Informationen mehr als nur ein soziodemographisches Beiwerk zur zentralen, psychologischen Persönlichkeitsbeschreibung. Wir gehen von vornherein davon aus, daß jeder Aspekt der sozialen Realität des Patienten geeignet sein kann, die therapeutische Beziehung und die Effektivität der therapeutischen Zusammenarbeit zu beeinflussen und somit prognostisch wirksam zu werden.

Gruppenstatistiken handeln in der Regel von geschlechtsneutralen "Menschen", obgleich in der sozialen Realität nur Frauen und Männer vorkommen. Wir werden dem Einfluß der Geschlechtszugehörigkeit in einem späteren

Abschnitt (6.2) eine gesonderte Untersuchung widmen und vorläufig nur die *Geschlechtsverteilung* berücksichtigen.

Tabelle 12. Geschlechtsverteilung der Patienten in den Institutionen

	Anteil der Geschlechter (in %)	
	♂	♀
Psychoanalytische Praxen	31	69
Psychotherapeutische Poliklinik	43	57
Psychosomatische Station	35	65
Städtische Kliniken	34	66
Psychosomatische Fachklinik I	34	66
Psychosomatische Fachklinik II	26	74
Psychiatrische Ambulanz	45	55
Gesamt	35	65

Die Gesamtstichprobe und die 7 Institutionen, aus denen sie zusammengetragen wurde, zeigen übereinstimmend jene Geschlechtsverteilung, die aus der Literatur für psychotherapeutische, psychiatrische aber auch generell für therapeutisch-medizinische Dienste bekannt ist: in den Kliniken variiert der Anteil an Patientinnen zwischen 65 % und 75 %, in den ambulanten Einrichtungen (wo es zunächst um Diagnostik und noch nicht um Therapie geht) ist der Frauenanteil niedriger. Er wird jedoch später, bei den wirklich zustande gekommenen Therapien ebenfalls steigen (z. B. auf 73 % bei den ambulant, psychoanalytisch Behandelten).

Es ist bekannt, daß Psychotherapie eine Sache des jüngeren und mittleren Erwachsenenalters ist (im Kontrast zu den meisten medizinischen Disziplinen, die immer stärker von alten Menschen in Anspruch genommen werden). Die folgende Tabelle gibt einen Überblick über die prozentuale Häufigkeit der Patienten in unterschiedlichen Altersgruppen.

Tabelle 13. Altersverteilung der Patienten in den Institutionen

	Alter in prozentualen Anteilen		
	bis 30 Jahre	31-50 Jahre	51-70 Jahre
Psychoanalytische Praxen	44%	55%	1%
Psychotherapeutische Poliklinik	33%	57%	10%
Psychosomatische Station	31%	69%	0%
Städtische Kliniken	33%	52%	15%
Psychosomatische Fachklinik I	13%	56%	31%
Psychosomatische Fachklinik II	9%	64%	27%
Psychiatrische Ambulanz	34%	60%	7%
Gesamt	31%	57%	12%

Wir sehen hier den Kontrast zwischen Ambulanz und Klinik. In den stationären Fachkliniken findet sich ein knappes Drittel von über 50jährigen Patienten, während im Gegensatz dazu in den psychoanalytischen Praxen der niedrigste Altersdurchschnitt beobachtet wird und kaum ältere Patienten behandelt werden. Das liegt möglicherweise auch daran, daß ältere Psychoanalytiker, die üblicherweise auch ältere Patienten behandeln, an dieser Studie nicht mitgearbeitet haben.

Schulbildung und *berufliche Qualifikation* sind nicht nur Indikatoren des sozialen Prestiges und der gesellschaftlichen Chancen, sie verweisen auch auf bestimmte Stilarten der Sozialisation, auf die Förderung durch das Elternhaus, auf Gruppenzugehörigkeiten und Teilhaben an gruppenspezifischen Normen und Überzeugungen. In unseren späteren Prädiktoruntersuchungen wird zu prüfen sein, welche prognostische Bedeutung diese Faktoren besitzen.

Tabelle 14. Schulische und berufliche Ausbildung

	Schulausbildung					Berufsausbildung		
	Index Ausbildung	Kein Abschluß [%]	Hauptschulabschluß [%]	Mittlere Reife [%]	Abitur [%]	Angelernt/ keine berufliche Ausbildung [%]	Mehrjährige Berufsausbildung [%]	Hoch-/ Fachhochschulabschluß [%]
Psychoanalytische Praxen	1,6	(2)	(11)	(36)	(51)	(27)	(49)	(22)
Psychotherapeutische Poliklinik	1,3	(5)	(40)	(26)	(29)	(30)	(47)	(21)
Psychosomatische Station	1,5	(4)	(28)	(45)	(24)	(17)	(55)	(24)
Städtische Kliniken	1,1	(13)	(38)	(27)	(21)	(67)	(22)	(8)
Psychosomatische Fachklinik I	1,2	(13)	(45)	(29)	(13)	(22)	(66)	(13)
Psychosomatische Fachklinik II	1,4	(5)	(34)	(53)	88)	(30)	(60)	(10)
Psychiatrische Ambulanz	1,2	(11)	(39)	(29)	(21)	(35)	(49)	(14)
Gesamt	1,33	(7)	(32)	(34)	(28)	(40)	(43)	(15)

Tabelle 14 zeigt die Verteilung von schulischer und beruflicher Qualifikation der Patienten in den Institutionen. Die Zahlen lassen kein Schwarzweißbild von sozialem oben und unten erkennen. Den niedrigsten Ausbildungsindex weisen die Patienten der städtischen Kliniken auf, sie zeigen auch die höchste Quote von Patienten mit geringer Berufsqualifikation. Die Patienten der psychoanalytischen Praxen haben den vergleichsweise höchsten schulischen Ausbildungsindex, doch keinen herausragend hohen Anteil an Hochschulabsolventen.

Schulische und berufliche Qualifikation verweisen mehr auf die potentiellen Möglichkeiten, dagegen wird die soziale Realität durch die berufliche Position und Erwerbstätigkeit deutlicher beschrieben:

Tabelle 15. Berufliche Position (Angaben in %)

	Ungelernt/ angelernt/ einfache Tätigkeit	Beschei-dene/mitt-lere Position	Gehobene Position/ freie Berufe	Schüler/ Student	Hausfrau Hausmann	Keine Stellung erwerbs-unfähig
Psychoanalytische Praxen	3	44	12	25	3	14
Psychotherapeutische Poliklinik	7	57	10	11	4	11
Psychosomatische Station	3	55	7	14	3	17
Städtische Kliniken	24	44	9	10	3	11
Psychosomatische Fachklinik I	9	66	13	0	6	6
Psychosomatische Fachklinik II	18	67	10	0	0	6
Psychiatrische Ambulanz	18	42	13	13	6	8
Gesamt	14	50	10	12	3	10

Tabelle 16. Erwerbstätigkeit

	Voll-/ Teilzeit	Noch nicht erwerbs-tätig	Arbeitslos	Sozialhilfe	Berentet	Nie erwerbs-tätig
Psychoanalytische Praxen	69	15	7	3	3	3
Psychotherapeutische Poliklinik	78	7	3	2	6	2
Psychosomatische Station	62	15	15	4	4	0
Städtische Kliniken	61	5	15	6	8	0.5
Psychosomatische Fachklinik I	87	3	3	0	7	0
Psychosomatische Fachklinik II	86	0	11	0	3	0
Psychiatrische Ambulanz	71	9	10	4	5	1
Gesamt	71	8	10	3	5	1

Die Tabelle zeigt, daß nur vergleichsweise wenige Psychotherapiepatienten eine gehobene berufliche Position bekleiden (im Schnitt 10 %), während die meisten in mittleren bis bescheidenen Positionen tätig sind. Deutlich unterschiedlich ist in den Institutionen der Anteil der Schüler und Studenten, der zwischen 0 % und 25 % schwankt und der Anteil der Berufstätigen in ungelernten Tätigkeiten (zwischen 3 % und 24 % variierend). Betrachtet man die Verteilung sozialer Belastungen wie Arbeitslosigkeit, Sozialhilfe, Berentung, niedriges Berufsniveau und fehlende Erwerbstätigkeit, so finden sich diese in unterschiedlichem Ausmaß in allen Institutionen einschließlich der psychoanalytischen Praxen. Auf jeden Fall ist es nicht möglich, die vielzitierten, privilegierten Yavis-Patienten in dieser Klientel auszumachen.

Bezüglich ihrer sozialen Zuordnung finden sich die psychotherapiesuchenden Patienten, vereinfacht zusammengefaßt, im unteren Mittelfeld. Die Randgruppen der untersten sozialen Ebene sind ebenso wenig vertreten wie die gehobenen und erst recht die privilegierten Schichten.

Ein Blick auf die wirtschaftliche Lage und auf die Krankenversicherungssituation der Patienten vermag mehr als viele andere Daten über ihre aktuelle Lage auszusagen.

Tabelle 17. Wirtschaftliche Lage und Versichertensituation (Angaben in %)

	Für Unterhalt alleine verantwortlich	Wirtschaftlich wenig gesichert	Krankenversicherung				
			RVO	Ersatzkasse	Privat	Rentenversicherung	Sonstige
Psachoanalyt. Praxen	37	30	40	55	5	-	-
Psychotherap. Poliklinik	34	23	48	41	11	-	-
Psychosomat. Station	24	31	35	52	10	-	3
Städtische Kliniken	31	33	61	35	3	-	1
Psychosomat. Fachklinik I	59	6	9	19	3	66	3
Psychosomat. Fachklinik II	58	16	54	43	1	-	2
Psychiatr. Ambulanz	39	29	56	36	8	-	-
Gesamt	38	26	50	41	5	3	1

Aus der 1. Spalte der Tabelle wird ersichtlich, daß die Patienten der beiden Fachkliniken fast doppelt so häufig wie die übrigen Patienten alleine für ihren oder den Familienunterhalt verantwortlich sind, d. h. nicht vom Partner oder der Primärfamilie darin unterstützt werden.

Die Einschätzung "wirtschaftlich wenig gesichert" im Gegensatz zu "wirtschaftlich durchschnittlich/überdurchschnittlich gesichert" ist natürlich kein hartes Faktum, sondern eine Therapeuteneinschätzung. Hier ist von besonderem Interesse, daß die Quote von einem knappen Drittel geringer wirtschaftlicher Sicherung auch für die therapiesuchenden Patienten der psychanalytischen Praxen gilt.

Schließlich vermittelt auch Quote von Pflichtversicherten (RVO) gegenüber Ersatzkassen und Privatkassen einen Eindruck von der ökonomischen Situation der therapiesuchenden Patienten. Auch hier ist die Situation zwischen den Institutionen eher ausgeglichen. Der höchste Anteil der pflichtversicherten Patienten findet sich in den städtischen Krankenhäusern, der geringste, aber immerhin noch 40 %, in den psychoanalytischen Praxen. Die Tabelle offenbart auch die Besonderheit der Fachklinik I, deren Therapien zu 66 % vom Rentenversicherungsträger (BfA) getragen werden.

Ob in den ambulanten Bereichen die letztlich in Behandlung gelangten Patienten eine vergleichbare Versicherungssituation aufweisen, ist abzuklären

Von besonderem Interesse ist die Frage, ob sich die Quote der Patienten mit der günstigeren Ersatzkasse oder Privatversicherung gegenüber den ungünstigeren RVO-Versicherungen bei den *behandelten* Patienten anders darstellt als in der Situation der diagnostische Erstgespräche. Wenn wir für den ambulanten Sektor jene 155 Patienten betrachten, bei denen eine Behandlung begonnen wurde, so zeigt sich die gleiche Versicherungssituation wie bei den erstuntersuchten Patienten. Es erfolgt hier also keine Selektion in dem Sinne, daß die RVO-Patienten seltener in Behandlung genommen werden.

	RVO-Kasse	Ersatzkasse	Privat	Rentenversicherung	Sonstige
Ambulant behandelte Patienten	45%	45%	8%	-	2%

Nach der Betrachtung der beruflichen und wirtschaftlichen Lage der Patienten wird abschließend ihre *familiäre Situation* beleuchtet. Sie vermag ebenso wie die vorherbeschriebenen Fakten Hinweise auf die Konfliktschwerpunkte der Patienten zu geben.

Tabelle 18. Partner- und Familiensituation (Angaben in %)

	Eigene Kinder	Verheiratet	Geschieden getrennt	Ledig	Keine Partnerbeziehung	Allein lebend	Nur mit Kind lebend	Mit Eltern und Geschwistern lebend
Psychoanalytische-Praxen	35	24	16	60	43	31	10	8
Psychotherapeutische Poliklinik	42	41	16	43	27	27	8	7
Psychosomatische Station	48	52	24	24	28	24	-	10
Städtische Kliniken	55	33	26	41	33	33	9	7
Psychosomatische Fachklinik I	59	50	31	19	25	37	-	-
Psychosomatische Fachklinik II	68	40	49	11	38	41	11	-
Psychiatrische Ambulanz	51	38	20	42	36	33	8	6
Gesamt	50	42	20	38	35	33	8	6

Wenn man davon ausgeht, daß ein Großteil aller Probleme psychotherapiesuchender Patienten im Feld der "Objektbeziehungen" angesiedelt ist (Gebundenheit an die Primärfamilie und Lösung von ihr zur Verselbständigung; Kontaktaufnahme zu Partnern, Gefühlsbindung an sie, Aufziehen von Kindern, Verlust von Partnern usw.), dann lassen diese Zahlen bereits etwas von der Beziehungsthematik erkennen: sehr viele Patienten sind alleine und haben keine Partnerbeziehung, zum einen Teil, weil sie noch an die Primärfamilie gebunden sind, zum größeren Teil, weil sie den Partner durch Trennung oder Scheidung verloren haben; ein kleiner Teil von ihnen lebt alleine mit den Kindern. Freilich drückt sich in diesen

Zahlen auch das unterschiedliche Lebensalter der Patienten in den Institutionen aus: die älteren Patienten der Fachkliniken sind seltener noch ledig, dafür häufiger schon geschieden, die Ambulanz- und speziell Praxispatienten sind seltener in festen Partnerschaften gebunden. Diese gegenüber der Durchschnittsbevölkerung erhöhten Quoten von Scheidung und Alleinsein sind nicht die Ursache der neurotischen Erkrankungen, sondern ihr Ausdruck.

2.2.6 Patienten der psychotherapeutischen Praxisfelder im Vergleich

Es dürfte schwierig sein, die Patienten der Institutionen aufgrund von Gruppenstatistiken eindeutig zu charakterisieren. Bestimmte Befunde, Ereignisse oder Probleme lassen sich in einzelnen Praxisfeldern gehäuft beobachten, es wäre jedoch unzulässig, daraus Typen von Patienten zu konstruieren. Wenn z. B. in der psychiatrischen Ambulanz 25 % der Patienten über einen zurückliegenden Suizidversuch berichten, so ist das viel gegenüber den psychoanalytischen Praxen, wo nur 12 % der Patienten suizidal waren. Dennoch kann Suizidalität, mit Blick auf die 75 % , für die sie nicht zutrifft, nicht als Charakteristikum der Klientel in der psychiatrischen Ambulanz genannt werden. Ebensowenig kann die Suizidquote von 12 % in den Praxen zu der Aussagen führen, die Gruppe sei "wenig suizidal". Letztlich kann für die Patientenstichproben der Institutionen immer nur ausgesagt werden, daß bestimmte Sachverhalte wahrscheinlicher sind als in anderen. Der Vergleich der Praxisfelder führt immer wieder zu dem Globalergebnis, daß Patienten der stationären Einrichtungen und der Konsiliardienste städtischer Krankenhäuser im Durchschnitt gesundheitlich und sozial stärker belastet sind als Patienten der ambulanten Institutionen. Offenbar erfolgt eine Klinikaufnahme zumeist dann, wenn die Möglichkeiten ambulanter medizinischer Dienste ausgeschöpft sind, ambulante psychotherapeutische Maßnahmen nicht mehr greifen oder garnicht erst in Frage kommen und die Beschwerden oder Probleme des Patienten eine krisenhafte Zuspitzung erfahren haben (z. B. in der Fachklinik I als letzter Versuch vor der Berentung). Wenn die ambulanten Patienten gegenüber den stationären weniger auffällig erscheinen, so sind sie immer noch auffällig genug gegenüber einer Stichprobe von Menschen, die sich durchschnittlich wohlfühlen und nicht über Jahre hinweg an Ängsten, Depressionen und funktionellen Körperbeschwerden leiden. Unter diesen Voraussetzungen wollen wir die psychotherapiesuchenden Patienten in den einzelnen Institutionen, charakterisieren.

2.2.6.1 Psychoanalytische Praxen

Die Praxispatienten zeigen einen durchschnittlich ausgeprägten Neurosenbefund mit einem Akzent im Bereich von Kontaktängsten und Beziehungsstörungen. Wenig ausgeprägt ist bei ihnen die soziale Desintegration, wobei sie zugleich soziale Unterordnung ablehnen. Statt dessen zeigen sie eine gewisse zwanghafte Betonung ihrer Autonomie. Bezüglich der diagnostischen Klassifikation werden bei ihnen vorrangig Psychoneurosen und Charakterneurosen beschrieben. Seltener als die stationären Patienten zeigen sie eine Gebundenheit an somatische Symptome und medizinische Maßnahmen, viele blicken aber auf psychiatrische und psychotherapeutische Vorerfahrungen zurück. Die Praxispatienten sind im Vergleich zu den übrigen Gruppen jünger sowie schulisch und beruflich besser qualifiziert. Zum großen Teil sind sie beruflich jedoch noch nicht festgelegt, häufig partnerlos und kinderlos. In diesem Bild sind vermutlich Alters-, Kohorten- und Schichteffekte einer bestimmten Subkultur konfundiert. Unter den Praxispatienten überwiegen solche mit bescheidenem bis mittlerem sozialen Niveau, während nur 12 % auf gehobenem beruflichen Niveau tätig sind. Wir dürfen vermuten, daß die in der angelsächsischen Literatur immer wieder zitierten Angaben über die bevorzugte psychoanalytische Behandlung privilegierter Patienten mit dem dortigen Gesundheitssystem zusammenhängen, in dem Psychotherapie als kostenaufwendige und von keiner Versicherung getragene Leistung nur bestimmten gesellschaftlichen Gruppen zur Verfügung steht. Durch die Krankenkassenregelung für Psychotherapie wird die Behandlung in der Bundesrepublik auch Patienten aus wirtschaftlich wenig gesicherten Verhältnissen zugänglich. Die untersten ebenso wie die obersten sozialen Schichten sind jedoch wahrscheinlich unterrepräsentiert.

Viele Patienten werden offenbar gezielt an niedergelassene Analytiker überwiesen (z. B. von psychoanalytischen Instituten oder Beratungsstellen). Der weitaus größte Teil der Patienten wird von den Therapeuten als sehr kooperativ eingeschätzt und prognostisch günstig beurteilt. Es hat den Anschein, daß die Therapieerwartung der Patienten und das Therapieangebot der Therapeuten zu einander passen. Die in den meisten Fällen zustandekommende Therapieplanung führt bei 77 % der Patienten tatsächlich zu einem Behandlungsbeginn (im Vergleich zu 35 % in der ambulanten Poliklinik).

2.2.6.2 Psychotherapeutische Poliklinik

Diese Patienten sind im Spektrum der Gesamtstichprobe relativ unauffällig. Im Vergleich zu den Praxispatienten haben sie eine höhere Quote beruflicher und partnerschaftlicher Festlegung. Die Befunde und prognostischen Einschätzungen machen deutlich, daß sie weniger motiviert sind, etwa die Hälfte kommt auf Empfehlung der übrigen medizinischen Einrichtungen des Klinikums. Im Vergleich zu den psychoanalytischen Praxen ist der Klärungs- und Entscheidungsprozeß in dieser Institution weniger fortgeschritten (so werden z. B. therapiemotivierte Patienten von hier aus an psychoanalytische Praxen überwiesen). Wie auch in den anderen Einrichtungen werden Neurosen am häufigsten diagnostiziert, somatopsychische Störungen sind etwas häufiger als im Gesamtdurchschnitt. Die in der Patientenselbsteinschätzung sichtbare geringe kooperative Therapieerwartung und die - verglichen mit den psychoanalytischen Praxen - begrenzt günstige prognostische Einschätzung haben ihre Entsprechung in der Quote der Therapierealisierungen, die bei 35 % liegt.

Wir können diese Zahlen aus der Poliklinik (rund 60 % Indikation, 35 % Realisierung) mit einer anderen Institution vergleichen und sehen dort ähnliche Größenordnungen. Aus dem Institut für psychogene Erkrankungen der AOK Berlin berichtet Köhler in seiner hausinternen Statistik der Jahre 1966-1971 für rund 4400 Patienten eine durchschnittliche Indikationsquote von rund 30 % und eine Realisierungsquote von 20 %, Mitte der 70er Jahre steigen die Quoten auf 40 % bzw. 30 %. Bei diesen Angaben ist zu berücksichtigen, daß es sich bei den Patienten ausschließlich um RVO-Versicherte handelt.

2.2.6.3 Psychosomatische Klinik

Diese Psychotherapiestation in einem Universitätsklinikum macht ein spezifisches Therapieangebot für psychosomatische Patienten, die entsprechenden Diagnosen (Psychosomatose) und Befunde (überwiegende Körpersymptomatik und zwanghafte Persönlichkeitsstrukturen mit ausgeprägten Abwehrhaltungen) sind hier gehäuft. Bezüglich der sozialen Situation fällt der vergleichsweise hohe Anteil von Patienten auf, die z. Z. infolge Arbeitslosigkeit, Sozialhilfe, Berentung beruflich nicht integriert sind. Entsprechend der institutionellen Anbindung erfolgt die Zuweisung zur psychosomatischen Klinik häufig durch die innere Medizin, wo auch vielfach die Vorbehandlung erfolgte. Daneben ist aber auch die Quote der psychiatrisch-psychotherapeutischen Vorerfahrungen mit 38 % zwar niedriger als in anderen Gruppen, aber immer noch erheblich. Die Indikation zur stationären Aufnahme erfolgt hier wie in allen stationären Einrichtungen außerhalb unserer Beobachtungsmöglichkeiten.

2.2.6.4 Konsiliardienste städtischer Kliniken

Das Befundniveau dieser Patienten liegt im oberen Bereich, speziell in der Skala "soziale Desintegration" wird der höchste Gruppenmittelwert erreicht. Unter den Diagnosen finden sich weniger Neurosen als in der Gesamtstichprobe, dagegen werden häufiger Ich-strukturelle Störungen und somatopsychische Störungen registriert. Der Anteil schulisch und beruflich wenig qualifizierter Patienten ist hier deutlich höher als im Durchschnitt, ebenso finden sich in dieser Gruppe häufiger Arbeitslose, Sozialhilfeempfänger und Rentner. Die Patienten werden zu einem großen Teil aus der inneren Medizin an die Konsiliarabteilungen überwiesen. Ihre Vorbehandlungserfahrungen sind sehr viel stärker somatisch-medizinisch als psychotherapeutisch-psychiatrisch getönt. Die prognostischen Einschätzungen der Therapeuten erscheinen wenig günstig: knapp die Hälfte der Patienten steht der psychologischen Untersuchung skeptisch gegenüber, regressive und kompensatorische Abwehrformen erscheinen stark ausgeprägt. Eine ausführliche tiefenpsychologische Diagnostik ist nur bei der Hälfte der Patienten möglich; wiederum bei der Hälfte kommt dann tatsächlich eine ambulante psychotherapeutische Betreuung zustande. Wir werden später auf die regionale Situation der Institutionen eingehen. Für die Konsiliardienste gilt, daß sie in 2 Kliniken der Berliner Bezirke Wedding und Kreuzberg tätig sind, wo die soziale Belastung der Patienten groß und das psychotherapeutische Versorgungssystem wenig ausgeprägt ist.

2.2.6.5 Psychosomatische Fachklinik I

Diese und die folgende Klinik sind außerhalb Berlins gelegen. In beiden werden relativ viele Berliner Patienten behandelt, und nur diese sind in die Studie einbezogen worden. Der stationäre Aufenthalt in der Klinik I wird zu 66 % von der Rentenversicherung finanziert. Angesichts der Rententhematik verwundert es nicht, daß der Altersdurchschnitt hier höher ist als in anderen Institutionen. Es hat den Anschein, als wären diese Patienten besonders unauffällig. Sie zeigen in ihrer Selbsteinschätzung die höchsten Werte in der Skala "soziale Anpassung" und werden von den Therapeuten bezüglich der "sozialen Desintegration" am günstigsten beurteilt. Die Selbstbeschreibung der Patienten ähnelt der anderer stationärer Patienten, d. h. sie zeigen ausgeprägt Somatisierungstendenzen und Zwanghaftigkeit. Mit dem höheren Lebensalter und der speziellen sozialen Auslese hängt zusammen, daß die Patienten ein mittleres bis geringeres berufliches und schulisches Ausbildungsniveau besitzen (Studenten sind hier gar nicht vertreten) und überdurchschnittlich häufig voll- oder teilzeitberufstätig sind. Auch der Anteil der Getrenntlebenden, Geschiedenen und Verwitweten ist in dieser Stichprobe deutlich höher als im Durchschnitt. Der psychiatrisch-neurologische Akzent dieser Klinik drückt sich in den Überweisungsquoten aus: die Hälfte der Patienten wird aus der Fachrichtung Psychiatrie - Neurologie zugewiesen, ein weiteres Fünftel durch psychotherapeutisch-psychosomatische Einrichtungen, dagegen nur wenige aus anderen medizinischen Disziplinen. Entsprechend hoch ist die Quote psychiatrischer und/oder psychotherapeutischer Vorbehandlungen und der Psychopharmakagebrauch (nur 22 % der Patienten geben an, *keine* Psychopharmaka einzunehmen). In der Tatsache, daß die Therapeuten bei diesen Patienten ein wenig ausgeprägtes Befundniveau registrieren und besonders gute prognostische Einschätzungen geben, mischen sich wahrscheinlich Einflüsse der Patienten (die sich eher unauffällig geben) und der Therapeuten, die diese neurotischen Patienten im Kontrast zu ihren übrigen psychiatrisch schwerer kranken Patienten günstiger beurteilen.

2.2.6.6 Psychosomatische Fachklinik II

Im Kontrast zu der benachbarten Klinik I werden die Patienten hier als stärker auffällig und prognostisch ungünstig beurteilt. Das Durchschnittsalter ist wie in der vorgenannten Klinik eher höher, es überwiegen Berufstätige in bescheidener bis mittlerer Berufsposition, Studenten sind nicht vertreten. Auch hierbei beeindruckt der hohe Anteil der geschiedenen, getrenntlebenden und verwitweten Patienten. In der starken Ausprägung des Faktors "Krankheitsverhalten" (Arztbesuche, Krankschreibungen, Klinikaufenthalte etc.) ähneln diese Patienten denen in anderer stationärer Einrichtungen und unterscheiden sich von denen ambulanter Institutionen. Besonders hoch ist der Anteil psychotherapeutischer Vorerfahrungen, 27 % der Patienten berichten von mehreren erfolglosen Versuchen. Was diese Stichprobe prognostisch belastet, ist ihre Abhängigkeitsproblematik: bei 48 % der Patienten wird eine frühere, bei 51 % eine aktuelle, leichte bis schwere Abhängigkeitsproblematik registriert, die bei 31 % der Patienten in die ICD-Diagnose "Abhängigkeit" einmündet. Zudem hat diese Patientengruppe mit 21 % den höchsten Anteil an zurückliegenden Suizidversuchen.

2.2.6.7 Psychiatrische Ambulanz

Diese Patienten unterscheiden sich durch das hohe Ausmaß ihrer Auffälligkeiten von allen übrigen Gruppen, wobei das depressiv-suizidale Thema und die Ängstlichkeit gegenüber Menschen eine besondere Rolle spielen. Suizidales Verhalten und Suchtendenzen werden gehäuft registriert. In dieser psychiatrischen Einrichtung werden 88 % der Patienten durch psychiatrische Dienste zugewiesen, wo sie psychiatrisch, psychopharmakologisch und z. T. auch psychotherapeutisch vorbehandelt wurden. Der Anteil männlicher Patienten liegt hier höher als in den übrigen Einrichtungen. Es zeigt sich ein Bild krisenhafter Zuspitzung im Rahmen chronifizierter psychischer Störungen, das trotz ausgeprägter kompensatorischer Abwehrhaltungen prognostisch nicht ungünstig beurteilt wird; 50 von 114 Patienten haben keine Selbsteinschätzung im Rahmen der diagnostischen Gespräche abgegeben. Die Therapeuten vermuten, daß ein kleinerer Teil es abgelehnt hat, während der größere Teil aufgrund der krisenhaften Verfassung sich dazu nicht im Stande fühlte. Das ist sicher ein wichtiger Sachverhalt: in dem Pool der Patientenselbstbeschreibung fehlen die Befunde jener Patienten, denen es zu schlecht geht, um einen Fragebogen auszufüllen. Damit wird die "Tendenz zur Mitte" in der Patientenselbstbeschreibung verstärkt.

2.3 Regionale Situation: Wohnbezirke der Patienten - Standorte der Institutionen

Unter dem Gesichtspunkt, daß die Therapieerwartung von Patienten und das Behandlungsangebot von Therapeuten zueinander passen müssen, wenn Psychotherapie realisiert werden soll, werden wir auch die regionale Situation von Patienten und Therapeuten untersuchen. Hier geht es um die räumliche Nähe oder den Abstand der beiden Interaktionspartner und speziell um die Frage, welche Entfernungen Patienten zurücklegen, um zu "ihrer" Institution zu gelangen. Nicht selten ist aber die räumliche Nähe oder Distanz in einer Stadtregion zugleich Ausdruck von sozialer Ähnlichkeit oder Unterschiedlichkeit. Das Leben in einem bestimmten Wohnbezirk ist an bestimmte sozioökonomische Voraussetzungen geknüpft, d. h. an die finanziellen Möglichkeiten, die Miete zu bezahlen oder gar ein Grundstück zu erwerben. Das gilt auch für bestimmte Werthaltungen, die mit dem Stil und der Atmosphäre in der speziellen Wohnregion verknüpft sind. Dabei ist es sicher auch alters- und schichtabhängig, welches Lebensgefühl der einzelne in welcher Wohnregion entwickelt. Wenn in unterschiedlichen Wohngebieten schwerpunktmäßig Menschen aus unterschiedlichen sozialen Gruppen leben, so liegt es nahe anzunehmen, daß sie auch unterschiedliche Stilarten des Lebens pflegen, unterschiedlichen Belastungen ausgesetzt sind, verschiedenartige Strategien zu deren Behebung anwenden. Für den uns hier speziell interessierenden Bereich psychischer Krankheit und psychotherapeutischer oder psychiatrischer Versorgung liegen umfangreiche epidemiologische Untersuchungen vor. Schepank (1987) zeigte für die Stadt Mannheim, daß die Inzidenzrate für psychische Störungen in den sozial schwächeren Regionen höher ist als in den besser gestellten Bezirken. Wittchen et al. (1980) und Dilling et al. (1984) wiesen darauf hin, daß in großstädtischen Räumen die sozioökonomisch schwächeren Bezirke über ein geringeres Angebot an sozialen Diensten verfügen. Für die hier untersuchte Region West-Berlin stellten Fichter et al. (1981) fest, daß psychotherapeutische Praxen ungleich über die Stadt verteilt sind. Sie fanden sich seinerzeit (und finden sich tendenziell heute noch) gehäuft in Zehlendorf, Charlottenburg und Wilmersdorf, dagegen nur vereinzelt oder nicht in Neukölln, Tempelhof, Wedding und Tiergarten.

2.3.1 Woher kommen die therapiesuchenden Patienten?

Im folgenden werden wir den beiden angeschnittenen, miteinander verwobenen Fragen der räumlichen und sozialen Nähe/Distanz von Patienten und Institutionen nachgehen. Der räumliche Abstand läßt sich auf einem vereinfachten Stadtplan leicht veranschaulichen, der soziale Abstand ist weniger offensichtlich. Die inselartig abgeschlossene Region West-Berlin ist aus 12 Großstädten zusammengewachsen, die aber ihrerseits noch eigene Zentren und Randgebiete erkennen lassen. Es kam zu einer intensiven Durchmischung, so daß die einzelnen Bezirke durchaus benachbarte Wohnviertel von sehr unterschiedlicher Qualität aufweisen. Dennoch läßt sich das sozioökonomische Niveau der einzelnen Bezirke anhand von Kriterien wie Durchschnittseinkommen, Mietpreisniveau, Arbeitslosenquote, Wohndichte etc. charakterisieren. Wir stützen uns in unserer Bewertung v. a. auf Statistiken zur Morbidität und Mortalität - und darin speziell zur Säuglingssterblichkeit -, die als Indikator für die Qualität regionaler Lebensbedingungen angesehen werden (Spatz 1987). Zur besseren Übersicht (s. Tabelle 19) fassen wir die 12 Berliner Bezirke mit ihren 30 Postzustellbezirken zu 7 (räumlich benachbarten und sozial ähnlichen) Großbezirken zusammen und ordnen sie nach dem sozioökonomischen Niveau an: dieses wird regelmäßig in Wedding/Kreuzberg am niedrigsten, in Zehlendorf am höchsten eingeschätzt. Die Übersicht zeigt ferner auch, zu welchem Prozentanteil die Patienten der Studie aus den einzelnen Bezirken kommen und wie sich diese Quote im Verhältnis zum Bevölkerungsanteil der Bezirke darstellen (auch Rudolf et al. 1988).

Tabelle 19. Anteil der Patienten aus den zusammengefaßten Stadtbezirken

	Zusammengefaßte Bezirke (in Klammern Postbezirke)	Bevölkerung	Anteil des Bezirks an der Gesamtbevölkerung [%]	Anteil des Bezirks an der Patientenstichprobe [%]
Wd/Kr	Wedding Kreuzberg (36, 61, 65)	280000	(14)	(19)
Neu/Te	Neukölln Tempelhof (42, 44, 47, 48, 49)	460000	(24)	(18)
Rei	Reinickendorf (20, 27, 28, 51)	240000	(12)	(13)
Tg/Sch	Tiergarten Schöneberg (21, 30, 62)	220000	(11)	(8)
Sp/Ch	Spandau Charlottenburg (10, 12, 13, 20, 22)	360000	(18)	(22)
Wi/St	Wilmersdorf Steglitz (15, 31, 41, 45, 46)	350000	(6)	(14)
Ze	Zehlendorf (33, 37, 38, 39)	91000	(5)	(6)

Vergleicht man die prozentualen Anteile der Bezirke an der Gesamtstichprobe und die prozentualen Anteile der jeweiligen Bezirke an der Berliner Gesamtbevölkerung, so erkennt man, daß die Patienten im großen und ganzen entsprechend der Bevölkerungsdichte aus den unterschiedlichen Bezirken stammen. Die an der Studie mitarbeitenden Institutionen sind offenbar so verteilt, daß keiner der sozial unterschiedlichen Wohnbezirke massiv über- oder unterrepräsentiert ist.

In der folgenden Abbildung sind die Standorte der Kliniken, Polikliniken und Praxen eingetragen:

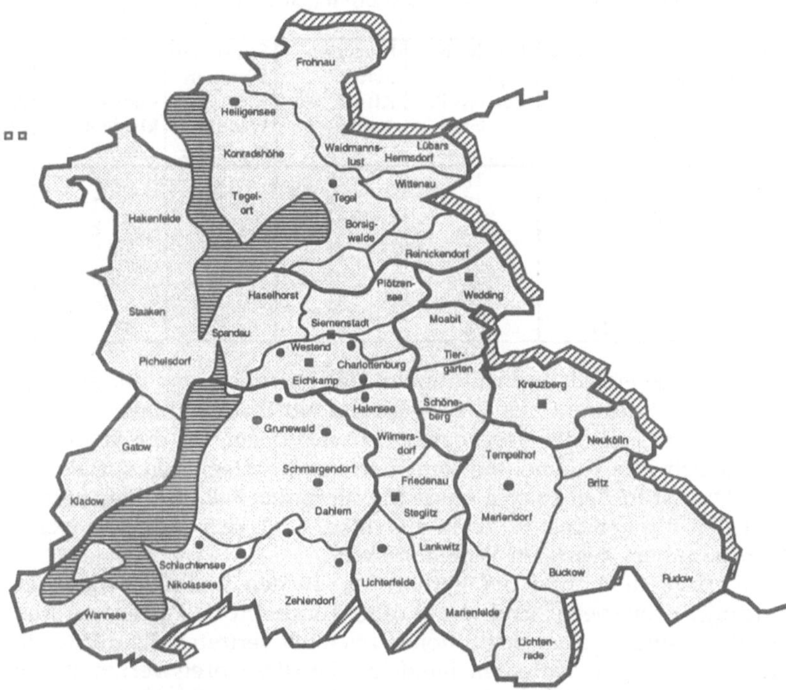

- Standorte der niedergelassenen Psychoanalytiker
- Standorte der Kliniken und Polikliniken
- externe Kliniken mit Berliner Patienten

Abb. 9. Standorte der beteiligten Institutionen in West-Berlin

Die psychoanalytischen Praxen häufen sich in den zentralen und westlichen Stadtgebieten - also den "besseren" Wohngebieten. Die städtischen Kliniken mit ihren psychosomatischen Konsiliarabteilungen befinden sich in den sozial belasteten Bezirken Wedding und Kreuzberg, die 3 übrigen Institutionen liegen in zentralen Stadtgebieten. Zwei psychosomatische Fachkliniken haben ihren Standort in der Bundesrepublik, es werden dort nur Berliner Patienten untersucht.

Abschließend wird beschrieben, aus welchen Stadtbezirken die Patienten zu den einzelnen Institutionen kommen.

Tabelle 20. Regionale Herkunft der Patienten in den Institutionen (Angaben in %)

Bezirke	Anteil der psychosomatischen Projektpatienten	Psychoanalytische Psychiatrie-Praxen	Psychotherapie Poliklinik Charlottenburg	Psychosomatik Klinik Steglitz	Städtische Kliniken Wedding Kreuzberg	Fachkliniken externe	Ambulanz Charlottenburg
Wd/Kr	14	14	17	15	36	10	8
Neu/Te	24	11	15	15	20	31	15
Rei	13	8	10	7	21	8	13
Tg/Sch	11	14	5	11	5	7	11
Sp/Ch	22	19	37	7	11	23	33
Wi/St	16	23	9	33	5	16	15
Ze	5	11	6	11	2	5	4

Der Blick auf die einzelnen Institutionen läßt erkennen, daß die dort gesehenen Patienten sehr breit gestreut aus allen Regionen der Stadt stammen. Das ist besonders interessant im Falle der psychoanalytischen Praxen, für die ja häufig vermutet wird, daß sich ihre Klientel auf Patienten aus privilegierten sozialen Gruppen beschränkt. Das ist in den Praxen eindeutig nicht der Fall, die Patienten kommen hier wie in den übrigen Institutionen aus allen, auch den räumlich weit entfernten und sozial anders gearteten Wohnbezirken.

Recht unterschiedlich sind die Verhältnisse in den sozial schwächeren Bezirken Wedding/Kreuzberg und Neukölln/Tempelhof. Patienten aus Wedding/Kreuzberg sind in allen Institutionen reichlich vertreten. Es dürfte sich dabei vorwiegend um jüngere Patienten handeln, die diese preiswerten Wohngebiete bevorzugen und dort ein Stück alternativer Lebensführung realisieren.

Anders sind die Verhältnisse in Neukölln/Tempelhof. Patienten aus diesem Bezirk sind in allen in Berlin ansässigen Institutionen eher unterrepräsentiert. Dagegen finden sich Patienten aus diesem Wohnbereich häufiger in den außerhalb Berlins gelegenen Fachkliniken. Die Tatsache, daß diese Kliniken partiell den Charakter von psychotherapeutischen "Kurkliniken" besitzen, wo häufig Fragen der Berentung anstehen und die Patienten eine andere soziale Struktur und ein anderes Krankheitsverhalten aufweisen als die ambulanten Patienten, läßt etwas von der sozialen Thematik dieses Bezirkes ahnen.

Während sich an die regionalen Institutionen Patienten aus *allen*„ auch den diametral entgegengesetzten, Stadtteilen wenden (was in Berlin maximal 1 h Fahrzeit bedeutet), läßt sich gleichzeitig ein Regionalisierungseffekt nicht übersehen: die Anzahl der Patienten, die "aus der Nachbarschaft" stammen, ist jeweils rund doppelt so hoch wie es die Bevölkerungsquote des Bezirks erwarten ließ (Abb. 10). Dieser Effekt ist in seiner gleichförmigen Ausprägung erstaunlich, da die Institutionen sehr unterschiedlichen Charakter haben. Patienten wenden sich also gehäuft an eine vertraute regionale Einrichtung, egal, ob es sich dabei um eine psychotherapeutische Poliklinik, eine psychosomatische Klinik, eine psychiatrische Ambulanz oder ein städtisches Krankenhaus handelt.

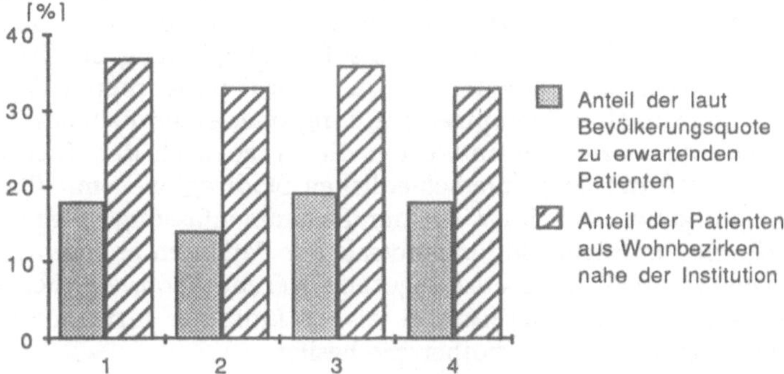

Abb. 10. Regionalisierungseffekt der Institutionen

2.3.2 Sozialstruktur der Wohnbezirke und ihr Einfluß auf die Therapierealisierung

Aufgrund der eingangs genannten epidemiologischen Untersuchungen gehen wir davon aus, daß die unterschiedlichen Stadtbezirke von Personen mit unterschiedlichem sozialem Niveau bewohnt werden. Diesen Sachverhalt können wir für die Patienten aus den verschiedenen Wohngebieten nachweisen. Sie unterscheiden sich bezüglich der Schulbildung, der beruflichen Qualifikation, der Arbeitslosenquote etc. und bilden darin eine relativ konstante Rangreihe: mit Regelhaftigkeit stehen die Bezirke Zehlendorf und Wilmersdorf/Steglitz an der Spitze, während Wedding/Kreuzberg das Ende der Reihe bildet. Zur Veranschaulichung wird der Anteil an höherer Schulbildung (Abitur oder mittlere Reife) der Patienten aus den sieben Großbezirken aufgeführt (Abb. 11).

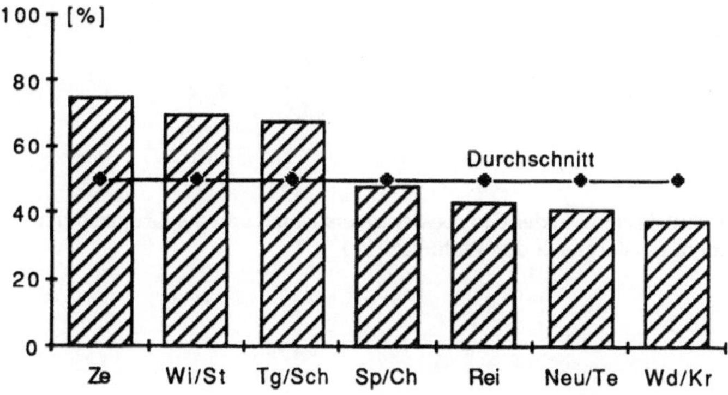

Abb. 11. Schulabschluß (mittlere Reife/Abitur) bei ambulant untersuchten Patienten aus unterschiedlichen Wohnbezirken

Die Tatsache, daß das Bildungsniveau der Patienten aus verschiedenen Stadtbezirken unterschiedlich hoch ist, wird für uns klinisch erst durch die Frage interessant, ob dieser Faktor einen Einfluß auf die Therapieplanung und Therapierealisierung besitzt. Haben die Patienten aus den sozial schwächeren Wohngebieten die gleichen Chancen, eine Therapieempfehlung oder einen Behandlungsplatz zu bekommen? Die Abb. 12 - 14 beantworten die Frage nach der Therapierealisierungsquote bei Patienten aus unterschiedlichen Stadtregionen mit Blick auf ihre schulische Qualifikation. In dieser Art der Zusammenfassung spiegelt sich noch einmal das durchschnittliche Bildungsniveau der Patienten aus den unterschiedlichen Bezirken, während andererseits gezeigt werden kann, welchen selegierenden Einfluß die schulische Qualifikation (als *ein* Indiz der sozialen Situation) auf das Zustandekommen einer Psychotherapie besitzt.

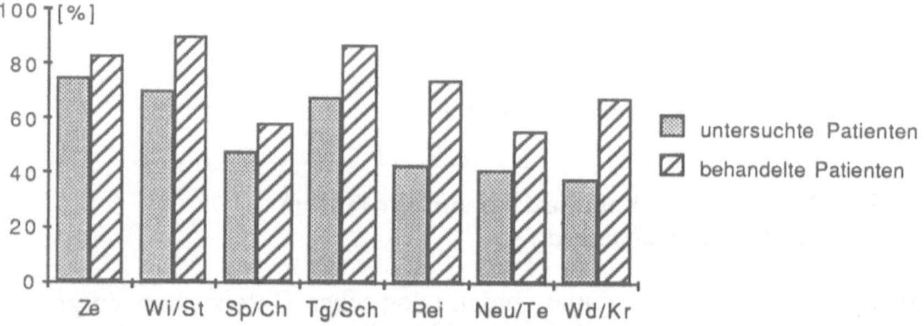

Abb. 12. Höherer Schulabschluß (mittlere Reife / Abitur) in der Gruppe der untersuchten und der Gruppe der ambulant behandelten Patienten (Vergleich der Wohnbezirke)

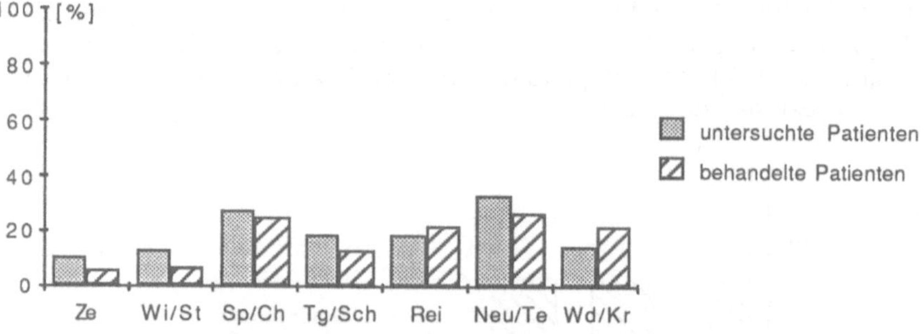

Abb. 13. Grundschulabschluß in der Gruppe der untersuchten und der Gruppe der ambulant behandelten Patienten (Vergleich der Wohnbezirke)

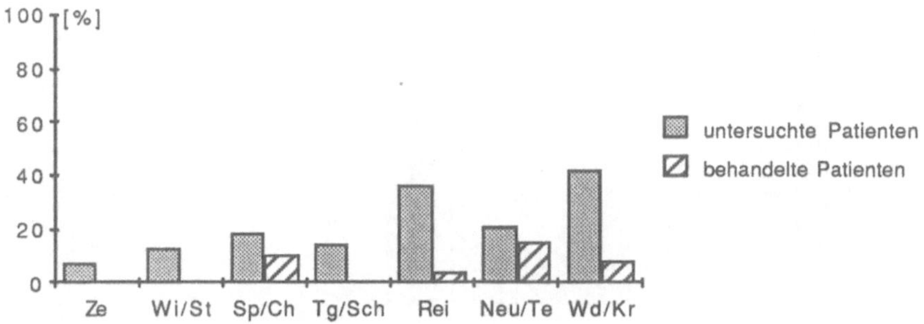

Abb. 14. Fehlender Grundschulabschluß in der Gruppe der untersuchten und der Gruppe der ambulant behandelten Patienten (Vergleich der Wohnbezirke)

Die Abbildungen machen deutlich, daß die Behandlungsquote über die Bezirke hinweg mit dem Bildungsstand zusammenhängt. Ergebnisbeispiel: im Bezirk Wedding/Kreuzberg machen die Patienten mit mittlerer Reife/Abitur 38 % der untersuchten Patienten aus, jedoch 68 % der behandelten (Abb. 12). Im gleichen Bezirk finden sich in der Gruppe der untersuchten Patienten 42 % ohne Grundschulabschluß, während in der Gruppe der behandelten Patienten 8 % keinen Schulabschluß besitzen.

Dieser Sachverhalt, daß bei den *behandelten* Patienten sozial positive Merkmale häufiger und soziale Belastungen seltener beobachtet werden als bei den untersuchten, später nicht behandelten Patienten, läßt sich über alle Bezirke hinweg für folgende Faktoren nachweisen (Abb. 15):

1. kein qualifizierter Berufsabschluß (-);
2. ungelernte Berufstätigkeit (-);
3. berufliche Stagnation (-);
4. Arbeitslosigkeit (-);
5. Student (+);
6. Hochschule abgeschlossen (+);
7. beruflicher Aufstieg (+);
8. gehobene Berufsposition (+);

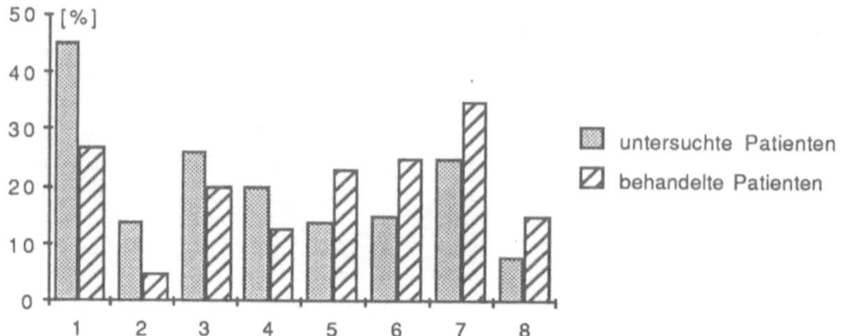

Abb. 15. Vergleich ambulant untersuchter und ambulant behandelter Patienten bezüglich sozial "negativer" (1-4) und sozial "positiver" (5-8) Merkmale

Da die Therapierealisierung von den sozialen Gegebenheiten der Patienten beeinflußt wird und das soziale Niveau wiederum mit den Wohnbezirken zusammenhängt, verwundert es nicht, daß für die Patienten aus unterschiedlichen Stadtgebieten unterschiedliche Quoten der Therapierealisierung festgestellt werden (Abb. 16).

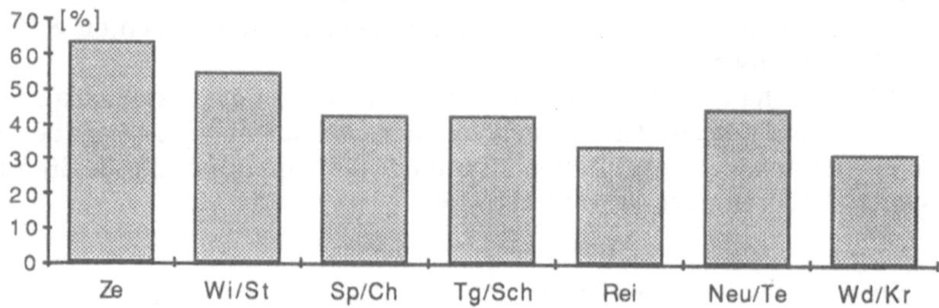

Abb. 16. Realisierungsquote von Psychotherapien bezogen auf die Wohnbezirke der Patienten

Das Säulendiagramm bestätigt auch für die psychotherapeutische Versorgung, was für andere Gesundheitsdienste und Krankheitsrisiken nachgewiesen wurde: eine von Zehlendorf nach Wedding/Kreuzberg abfallende Rangreihe (das Herausfallen von Neukölln/Tempelhof beruht nicht auf der Tatsache, daß viele ambulante Patienten zur Behandlung gelangen, sondern darauf, daß viele stationär behandelte Patienten aus diesem Bezirk stammen). Wenn nach diesem Ergebnis die Patienten aus sozial schwächeren Regionen seltener in Therapie kommen als solche aus sozial stärkeren Bezirken, so bedeutet das umgekehrt noch nicht, daß für sozial belastete Patienten generell keine Psychotherapie in Frage kommt. Wenn wir eine sozial schwache Gruppe herausgreifen - ungelernte Arbeiter und Arbeitslose - so läßt sich nachweisen, daß ein nicht geringer Teil von ihnen in Behandlung kommt, und zwar häufig in jenen Bezirken, in denen diese Patientengruppe stärker vertreten ist (Abb. 17).

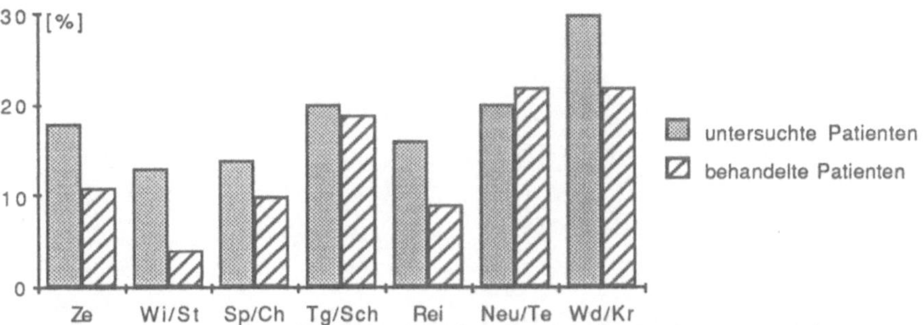

Abb. 17. Therapierealisierung bei sozial schwächeren Patienten (ungelernte Arbeiter und Arbeitslose)

Die vorliegenden Fakten lassen sich von verschiedenartigen politischen Standpunkten aus unterschiedlich bewerten. Diejenigen, die sich für die Verankerung der Psychotherapie als Krankenkassenleistungen eingesetzt haben, können darin den Erfolg ihrer Bemühungen erkennen, wenn aus den Zahlen hervorgeht, daß nicht nur privilegierte Schichten behandelt werden, sondern ein breitgestreuter Querschnitt der Bevölkerung, darunter auch ein erheblicher Anteil wirtschaftlich wenig Bemittelter.

Ebenso gut kann aus einer anderen politischen Perspektive auf die Ungerechtigkeit hingewiesen werden, die darin liegt, daß der große Anteil der pflichtversicherten Bevölkerung in der Psychotherapie seltener vertreten ist als der kleinere Teil der Ersatzkassenversicherten. Möglicherweise würde der Anteil der RVO-versicherten Psychotherapiepatienten etwas vergrößert, wenn die RVO-Kassen den Therapeuten das gleiche Honorar zahlen würden wie die Ersatzkassen und wenn in einem unterversorgten Bezirk wie Neukölln/Tempelhof ein breit gefächertes therapeutisches Angebot etabliert würde. Dennoch scheint mir der Kern der Problematik damit nicht berührt zu werden. Wir werden in späteren Abschnitten zeigen können, daß die Menschen mit unterschiedlichem Bildungsniveau und unterschiedlichen sozialen Ressourcen auch durchaus unterschiedliche Erwartungen entwickeln, auf welchem Wege ihnen am ehesten geholfen werden könnte. Es wird sich zeigen, daß die Wertnormen der sozial schwächeren Gruppe sehr viel mehr auf Sicherheit und Versorgung ausgerichtet sind (wie sie die Krankenrolle im medizinischen Versorgungssystem anbietet), während das psychotherapeutische Angebot mit seinem Anspruch einer eigenverantwortlichen Konfliktbearbeitung im Widerspruch zu den ansozialisierten Wertnormen steht und als Zumutung und Überforderung zurückgewiesen wird. Dieser beispielhaft herausgegriffene Gesichtspunkt soll darauf aufmerksam machen, daß in diesem Thema sehr komplexe Verflechtungen von psychologischen und soziologischen Gegebenheiten existieren, so daß Erklärungskategorien von der Art benachteiligte Arme - bevorzugte Reiche ebenso simplifizierend erscheinen wie die euphemistische Behauptung, alle hätten die gleiche Chance gesund zu werden und zu bleiben.

3 Indikationen zur Psychotherapie*

3.1 Zur Problematik der Indikationsentscheidung

Der in der Medizin gebräuchliche Begriff Indikation (Heilanzeige) beschreibt die Tatsache, daß bei Vorliegen einer bestimmten Krankheit zwingend die Anwendung eines bestimmten Behandlungsverfahrens angezeigt ist, sei es mit Blick auf die ursächliche Natur des "morbus", sei es zur Symptomlinderung oder zur Abwendung von Lebensgefahr (vitale Indikation). Die Psychotherapie, die ihrem Wesen nach eher der langfristigen Rehabilitation als der raschen Krisenintervention vergleichbar ist, erscheint selten so eindeutig zwingend indiziert oder kontraindiziert wie eine medizinische Maßnahme. Indikation im psychotherapeutischen Bereich ist vorrangig prognostische Indikation : dabei gilt es einzuschätzen, welche Erfolgschancen und Risiken bestimmte Behandlungsverfahren beinhalten, wenn der therapiesuchende Patient unter bestimmten krankhaften Störungen und persönlichen Konflikten leidet. Aus dieser Einschätzung leitet sich sodann die Handlungsanweisung für das konkrete therapeutische Vorgehen ab - die Empfehlung einer bestimmten Therapie, ihre konkrete Planung bis hin zu ihrer Verwirklichung.

Eine frühe Zusammenstellung von Indikationen und Gegenanzeigen gibt Freud 1905 in seinem Vortrag "Über Psychotherapie". Schon in dieser Arbeit werden eine Reihe von später immer wieder erörterten Gesichtspunkten aufgeführt: der Patient fühlt sich selbst durch sein Leiden zur Therapie gedrängt ("Leidensdruck"); seine Beeinflußbarkeit - hier als "Erziehbarkeit" charakterisiert, verknüpft mit dem Hinweis, daß alte Menschen nicht mehr erziehbar seien; das Fehlen von akut bedrohlichen Erkrankungen oder Zuständen von psychotischer oder toxischer Verwirrung; auch der später oft zitierte "verläßliche Charakter" und der "Wert der Person" werden hier erstmals genannt. Von besonderem Gewicht scheint jedoch im Zusammenhang mit diesen Indikationserörterungen Freuds Hinweis auf den Beziehungsaspekt der Psychotherapie: "daß diese Krankheiten (Psychoneurosen) nicht das Medikament heilt, sondern der Arzt, das heißt wohl die Persönlichkeit des Arztes, insofern er psychischen Einfluß durch sie ausübt"

Die Verwendung von diagnostischen Kategorien im psychoanalytischen Rahmen erbrachte lediglich eine Zweiteilung zwischen therapiegeeigneten Übertragungsneurosen (z. B. Hysterien, Zwangsneurosen, Angstneurosen) und nicht therapiegeeigneten - weil nicht übertragungsfähigen - Störungen (z. B. Psychosen). Der eher lockere Zusammenhang zwischen Behandlungsindikation und Behandlungspraxis klingt aber schon in Fenichels Bericht zum 10jährigen Bestehen des Berliner Psychoanalytischen Instituts und seiner Poliklinik an, wo er beschreibt,

---

*) Unter Mitarbeit von T. Grande.

daß man nicht nur Patienten der klassischen Analyseindikation behandle, sondern "um die Zugänglichkeit und etwa nötige Modifikation der analytischen Technik zu erproben auch leichte Psychosen, Psychopathien, Kriminelle oder Charakterstörungen". In diesem Sinne wurde die Psychoanalyse selbst stets als Experimentierfeld verstanden. Die darin entwickelten Modifikationen des Vorgehens führten im Laufe der Zeit zu einer ständigen Überprüfung des Indikationsspielraumes, z. T. mit Erweiterungen in neue klinische Bereiche hinein, z. T. aber auch mit dem Verzicht auf weniger erfolgreiche Behandlungsbemühungen.

Während diagnostische Kategorien (Neurosen, Psychosen) lediglich den groben Rahmen der Indikationsentscheidung abgaben, richtete sich die Aufmerksamkeit immer mehr auf prognostisch relevante Merkmale der Patientenpersönlichkeit. In den zusammenfassenden Arbeiten von F.Heigl (1958, 1964, 1972, 1978) werden vorrangig folgende Eigenschaften als Kriterien für die Fähigkeit und Bereitschaft zur therapeutischen Mitarbeit aufgezählt: das Leidensgefühl, die Frustrationstoleranz und Kränkbarkeit des Patienten, die Tendenz zur Ersatzbefriedigung, die Bereitschaft zu neurotischer Ideologiebildung und schließlich auf der Gegenseite die positiven schöpferischen Valenzen des Patienten. Diese prognostisch relevanten strukturellen Merkmale des Patienten werden ergänzt durch psychologische und soziale Fakten seiner Realität, wie z. B. Symptomdauer, Festgelegtheit der sozialen Situation, körperliche Dispositionen etc.

Eine weitere, im wesentlichen auf die Arbeiten von Kernberg zurückgehende Differenzierung der prognostischen Einschätzung und der darauf gründenden Therapieverfahren brachte die Berücksichtigung des Reifungs- und Entwicklungsgesichtspunkts der Ich-Struktur des Patienten. Reife und Unreife des Ich und der Objektbeziehungen halfen fortan darüber zu entscheiden, ob eine Therapie eher konfliktaufdeckende, deutende, konfrontierende Vorgehensweisen verwenden oder mehr stützende, haltende, Nachreifung ermöglichende Kontakte anbieten sollte. Im Hinblick darauf wurde dann auch die Differentialindikation für Einzel- oder Gruppenbehandlung, stationäres oder ambulantes Vorgehen, Langzeit- oder Fokaltherapie diskutiert.

Die Beschreibung der Praxisfelder, die in der vorliegenden Studie untersucht wurden, zeigt, daß immer nur ein Teil der untersuchten Patienten wirklich in Therapien gelangt. Auch Garfield (1980) referiert mehrere Untersuchungen, aus denen hervorgeht, daß knapp die Hälfte der Patienten den Kontakt vor dem 5. Gespräch beendet und es nur knapp 10 % aller Patienten zu 25 und mehr Therapiesitzungen kamen. Dies wirft die Frage nach dem Entscheidungsprozeß auf, welcher vor Beginn einer eigentlichen Therapie abläuft und dazu führt, daß der Therapeut dem Patienten ein mehr oder weniger umfangreiches Behandlungsangebot macht oder nicht und daß der Patient dieses Angebot annimmt oder ablehnt. In einem von Baumann (1981) herausgegebenen Sammelband wird die Frage des Indikationsprozesses von zahlreichen Autoren erörtert. Es wird dabei deutlich, daß viel klinische Erfahrung vorliegt, aber daß diese kaum jemals empirisch untermauert wurde. In den Entscheidungsprozeß der Indikation bringen, wie Bastine (1981) betont, Patient und Therapeut unterschiedliche Vorerfahrungen, Interessen, Erwartungen, Kompetenzen ein. Beide versuchen, in gegenseitiger Abstimmung herauszuarbeiten, welche Ziele in der Behandlung verfolgt werden sollen. Es stellt sich die Frage, aufgrund welcher Gesichtspunkte der Therapeut die erfolgversprechende Vorgehensweise wählt und was den Patienten bei seinen Entscheidungen leitet. Erste Antworten geben die Arbeiten von Blaser (1977) und die Untersuchungen von Leuzinger (1981, 1984). Sie unterstreichen das subjektive Moment des Therapeuten im diagnostischen Prozeß und in der Indikationsentscheidung. Leuzinger betont gegenüber den vereinfachenden Ansätzen ihren Eindruck, daß die Indikationsstellung das Produkt eines eher komplexen kognitiven Prozesses ist, in dem zahlreiche situative und individuelle Gegebenheiten des Untersuchers zusammenspielen. Sie konnte unter anderem zeigen, daß unterschiedliche professionelle Gruppen, wie z. B. Psychiater, Psychoanalytiker, Verhaltenstherapeuten usw., jeweils gehäuft bestimmte Denkstile und Urteilsmodi erkennen ließen.

Wie Grawe (1981) hervorhebt, wird relativ selten berücksichtig, daß auf die Indikationsentscheidung auch Gesichtspunkte und Kräfte Einfluß nehmen, die nicht therapieimmanent sind. Er erwähnt institutionelle Bedingungen des Therapeuten, seine momentanen beruflichen Interessenlagen, seine Ausbildungssituation und seine Arbeitsbelastung. Auf seiten des Patienten können Faktoren wie Versicherungssituation, räumliche Entfernung von Therapiezentren, Alter, Bildungsgrad und andere Einflüsse wirksam werden. Wir wollen in unseren Untersuchungen diese Anregungen aufgreifen und möglichst viele der nicht unmittelbar therapiebezogenen Merkmale von Patienten und Therapeuten zur Klärung des Indikationsprozesses mit heranziehen.

3.2 Zusammenhänge zwischen Daten der Erstuntersuchung und der Indikationsentscheidung zur Psychotherapie

In dem Kapitel über die therapeutischen Institutionen und die soziale Herkunft der Patienten war bereits angeklungen, daß diese Faktoren einen erheblichen Einfluß auf das jeweilige Behandlungsangebot der Therapeuten ausüben, wobei dieses Behandlungsangebot freilich auch im engen Zusammenhang mit der Behandlungserwartung der jeweiligen Patienten zu sehen ist. Wir sahen in der psychoanalytischen Praxis einen weitgehend abgeschlossenen Selektionsprozeß (der Patient ist nach der Überwindung vieler Motivationshürden entschlossen, eine Therapie zu suchen - der Therapeut, der mit einem Patienten diagnostische Termine verabredet, ist häufig auch entschlossen, einen Therapieplatz anzubieten). Anders die Situation in den Konsiliardiensten der städtischen Krankenhäuser, wo die stark auf ein organisches Krankheitsverständnis fixierten Patienten eine nur wenig ausgeprägte Therapieerwartung besitzen und die Therapeuten gezwungen sind, die therapiewilligen Patienten zu überweisen, da sie selbst nur eine geringen Behandlungskapazität besitzen. Es war ferner der Einfluß des sozialen Hintergrundes der Patienten aufgezeigt worden, so z. B. die Tatsache, daß ihre ökonomische Situation (die sich unmittelbar in der Versicherungssituation und partiell in der Wohngegend ausdrückt) einen Einfluß auf die Indikations- und Realisierungsquote besitzt.

In der folgenden Untersuchung sollen nun die im diagnostischen Erstgespräch erhobenen Fakten und Daten von seiten des Therapeuten und des Patienten daraufhin geprüft werden, ob sie in einem Zusammenhang mit der Indikationsentscheidung stehen. Den Prozeß der Einschätzung und Entscheidungsfindung selbst, der sich in den Köpfen von Therapeuten und Patienten abspielt, können wir freilich nicht untersuchen. Wir müssen uns darauf beschränken, die faktische Entscheidung für oder gegen Therapie mit den diagnostischen, sozialen und interaktionellen Daten in Zusammenhang zu setzen. Die Untersuchung dieser Zusammenhänge ist nur für den ambulanten Bereich sinnvoll, da nur dort eine solche Alternative (für oder gegen Therapie) besteht. Im stationären Bereich beginnt unsere Dokumentation mit dem Eintritt des Patienten in die Klinik, d. h. mit Behandlungsbeginn. Die vorausgegangenen prognostischen Entscheidungen sind an solchen Stellen des Versorgungssystems gefallen, die uns nicht zugänglich sind - z. B. beim Hausarzt, bei Beratungsstellen, bei Behörden wie BfA etc.

3.2.1 Durchführung der Untersuchung

Wir sprechen von einer positiven Therapieindikation, wenn der Therapeut im Anschluß an die diagnostischen Gespräche dokumentiert, daß er den Patienten für eine therapeutische Behandlung vorschlägt und ihren zeitlichen Umfang und ihr Setting definiert. In den übrigen Fällen, in denen keine Behandlung vorgeschlagen oder verabredet wird, gehen wir von einer negativen Indikationentscheidung aus. An dieser Stelle soll daran erinnert werden, daß "negative Indikation" nicht gleichbedeutend ist mit "Ablehnung" der therapiesuchenden Patienten durch den Therapeuten. Ob im Rahmen der diagnostischen Kontakte eine Therapieverabredung zustande kommt oder nicht, hängt von verschiedenartigen Einflüssen ab. Wir haben an anderer Stelle die Gründe für das Nichtzustandekommen von Behandlungsverabredungen untersucht und dabei v. a. motivationale Faktoren auf seiten des Patienten und des Therapeuten gefunden. Auf keinen Fall sollte man in dem Patienten so etwas wie einen Bittsteller sehen, dessen Antrag von den Therapeuten nach Art einer Behörde befürwortet oder abgewiesen wird.

Die folgenden Berechnungen basieren auf einer Stichprobe von 353 ambulanten Patienten, von denen 264 eine positive, 89 eine negative Indikationsentscheidung aufweisen.

Mit dem Kriterium der Indikationsentscheidung korreliert wurden 127 Indikatoren und Skalen aus der diagnostischen Erstuntersuchung, die sich inhaltlich wie folgt gruppieren :

- *Soziodemographische und soziale Indikatoren:* Hierzu gehören Alter, Geschlecht sowie Indikatoren zur Ausbildung, aktuellen ökonomischen Belastung, Partnersituation. Diese Gruppe umfaßt insgesamt 8 Indikatoren.

- *Psychischer und sozialkommunikativer Befund (PSKB) in der Beurteilung des Therapeuten:* Insgesamt 10 Skalen beschreiben die psychische Symptomatik des Patienten, sein Ich-Erleben, sein bewußtes Selbstverständnis, die Art seiner sozialen Lebensbewältigung, seinen Kommunikationsstil, seine Gefühle gegenüber Menschen, die Art seiner Kontaktaufnahme, die Art seiner Bindung an Partner und Freunde, seine Bindung an die Familie, seine Reaktion auf das Scheitern von Partnerbeziehungen und seine sexuellen Beziehungen.

- *Psychischer und sozialkommunikativer Befund in der Selbsteinschätzung des Patienten (PSKB-SE):* Hier handelt es sich um insgesamt 13 Skalen, in denen körperliche Beschwerden, die innere Verfassung des Patienten, seine Überzeugungen, seine Forderungen an sich selbst und an Dritte, sein Kontakt zu Menschen, seine Empfindungen im Umgang mit Menschen, die Art seiner Kontaktaufnahme, seine Partnerbeziehungen, seine Familienbeziehungen, seine Reaktion auf Partnerverlust und seine sexuellen Kontakte beschrieben werden.

- *Krankheitsverhalten* des Patienten bis zum Zeitpunkt der Erstuntersuchung: Es werden Angaben über Arztbesuche, Krankschreibungen, Krankenhausaufenthalte, Kuraufenthalte, Medikamenteneinnahme, Operationen, Einnahme von Psychopharmaka in einer Skala (KRAVER) zusammengefaßt.

- *Therapieerwartungen des Patienten:* 4 Skalen (THERW 1-4) beschreiben verschiedene Haltungen gegenüber der Therapie, die durch Resignation, passive Behandlungserwartung, aktives Engagement oder die Erwartung von Schonung charakterisiert werden können.

- *Semantisches Differential zur Beschreibung von Objektrepräsentanzen (SDOR):* Auf jeweils 2 Skalen (nach einer faktorenanalytischen Reduktion des ursprünglichen semantischen Differentials) charakterisiert der Patient einen gleichgeschlechtlichen Freund, jemanden, dem er mißtraut, seine Mutter, den Therapeuten, einen guten Lehrer, sich selbst, jemanden, den er nicht leiden kann, den Partner, seinen Vater und jemanden, den er beneidet (insgesamt 20 Skalen).

- *Einstellungen des Patienten* zu verschiedenen Themen des Realitätsbezuges, zwischenmenmenschlicher Beziehungen und sozialer Anpassung (FAPK). Es handelt sich um insgesamt 17 Skalen, die verschiedene bewußte Haltungen des Patienten zu den genannten Bereichen wiedergeben.

- *Indikatoren zur Genese:* Hier werden insgesamt 7 Indikatoren geprüft, die die ökonomische Belastung in der Primärfamilie, den Verlust wichtiger Beziehungspersonen, die neurotische Symptomatik der Eltern, evtl. Suizide in der Familie, die Enge und Anzahl der Geschwister, den Geburtsstatus des Patienten (ehelich vs. nichtehelich) und schließlich die Familienatmosphäre allgemein erfassen.

- *Genesefaktoren in der Einschätzung des Therapeuten:* Auf insgesamt 28 Skalen charakterisiert der Therapeut die Eigenschaften der Mutter in der Beziehung zum Patienten, die Eigenschaften des Vaters in der Beziehung zum Patienten, die Elternehe, die Art der Beziehungen des Patienten zu den Eltern und Geschwistern in der Kindheit, die Art der Beziehungen des Patienten zu Menschen außerhalb der Familie in der Kindheit und positive Wertvorstellungen, die von konkreten Genese Personen übernommen wurden.

- *Abwehr, Motivation und Prognose:* Neben der Beurteilung der Prognose finden wir hier eine Skala zur Motivation und Umstellungsfähigkeit des Patienten sowie jeweils eine Skala zur regressiven und kompensatorischen Abwehr (MOTIV, AbwReg, AbwKomp, PROG).

- *Gefühlshafte Einstellungen von Therapeut und Patient zueinander:* Der Patient beschreibt seinen Eindruck von dem Therapeuten auf 2 Skalen, während der Therapeut die Art seiner gefühlshaften Einstellung zu dem Patienten global einschätzt und den Patienten auf einem semantischen Differential mit zehn Eigenschaftspaaren charakterisiert (insgesamt 13 Skalen).

- *Indikatoren zur initialen Arbeitsbeziehung:* Ein Indikator (iTAB) faßt insgesamt 20 Merkmale der initialen Arbeitsbeziehung zusammen, wie sie in der Wahrnehmung des Therapeuten entsteht. Eine weitere Skala beurteilt die Einstellung des Patienten zur tiefenpsychologischen Anamnese (Bereitwilligkeit oder Ablehnung bei dem Patienten). Zwei weitere Skalen prüfen, ob in der Anamnese eine größere Anzahl von Fragen nicht abgeklärt werden konnte; dies kann als Hinweis auf die Verständigungsmöglichkeiten zwischen Therapeut und Patient in der Erstuntersuchung interpretiert werden (insgesamt 4 Skalen).

Die 127 Variablen und die unten beschriebene Methodik werden auch in späteren Kapiteln verwendet werden.

3.2.2 Methodische Anmerkungen

Für das methodische Vorgehen sind folgende Punkte wesentlich:

- Für die Auswahl der relevanten Prädiktoren wurden Korrelationen nach Pearson zwischen den genannten Skalen bzw. Indikatoren und dem Kriterium, der Indikationsentscheidung errechnet. Dabei wurden alle Korrelationen, die auf dem 1%-Niveau signifikant waren, ausgewählt. Das Signifikanzniveau wurde auf diese Weise festgelegt, um einerseits zu vermeiden, daß allzuviele zufällige Zusammenhänge mit berücksichtigt werden, und um andererseits möglichst wenig tatsächliche Zusammenhänge zu ignorieren (α-Fehler bzw. β-Fehler). Infolge dieses Vorgehens ist zu erwarten, daß 1 oder 2, höchstens jedoch 3 Korrelationen zufällig signifikant werden. Dies vorausgeschickt, wird beurteilbar, welches Risiko wir bei unserer Interpretation von im Schnitt 20 signifikanten Korrelationen eingehen, die sich aus den einzelnen Tests ergeben. Dieses Risiko würde von nicht unerheblicher Bedeutung sein, wenn inhaltliche Aussagen aufgrund einzelner Korrelationen gemacht würden. Dies haben wir jedoch auf zweierlei Art und Weise vermieden: Einmal werden durch unser Dokumentationssystem die meisten der erfaßten Sachverhalte redundant abgebildet, so daß einzelne Zusammenhänge durch gleichgerichtete Tendenzen in anderen Prädiktoren abgesichert werden können. Zweitens haben wir immer dann, wenn eine inhaltliche Folgerung in beträchtlichem Maße von Einzelzusammenhängen abgeleitet werden mußte, geprüft, ob dieser Zusammenhang bei einer schärferen Setzung des Signifikanzniveaus erhalten bleibt. Erst dann wurde ein vereinzelter Zusammenhang für die Interpretation in Betracht gezogen. Es schien uns andererseits jedoch nicht sinnvoll, ein entsprechend verschärftes Signifikanzniveau gleich von Anfang an zu setzen, da durch redundante Informationen ein und derselbe Sachverhalt dennoch aus leicht voneinander abweichenden Perspektiven beleuchtet werden kann, was für die inhaltliche Ausdeutung sehr hilfreich ist. Um diese Redundanzen aufzuklären, wurden faktorenanalytische Untersuchungen an den relevanten Prädiktoren vorgenommen, wie weiter unten noch genauer erläutert wird.

Eine letzte Bemerkung zu der Auswahl der relevanten Prädiktoren:

Um die Prüfungen für die einzelnen Kriterien miteinander vergleichbar zu machen, wurde in allen Berechnungen das gleiche Korrelationsmaß verwendet, wobei Dichotomisierungen vorgenommen wurden, wenn eine Intervallskalierung nicht vorausgesetzt werden konnte.

- In einem zweiten Schritt wurden die als relevant erachteten Prädikatoren gemeinsam in eine Regressionsanalyse eingeführt, um auf diese Weise den multiplen Korrelationswert zwischen Prädiktoren und Kriterien zu bestimmen. Um zu prüfen, welche Vorhersagekraft die Angaben des Therapeuten und des Patienten für sich haben, wurden die Regressionsanalysen für die Angaben des Therapeuten und Patienten getrennt und gemeinsam durchgeführt. Zur Berechnung der erklärten Varianz wurde ein korrigierter R^2-Wert verwendet, der die Varianz auf der Grundlage der Fall- und Prädiktorenzahl schätzt und korrigiert. Dieses Maß ist konservativer in der Beurteilung der Höhe der erklärten Varianz und erlaubt zudem den Vergleich von Regressionsanalysen, denen unterschiedliche Fall- und

Prädiktorenzahlen zugrunde liegen. Dies ist z. B. für den Vergleich von ambulantem und stationärem Setting von erheblicher Bedeutung.

- Die Gewichte der einzelnen Prädiktoren in den Regressionsgleichungen wurden nicht interpretiert, da sich - wie allgemein bekannt - Verzerrungen der Gewichte durch Supressoreffekte und Partialkorrelationen ergeben. Um die Redundanzen unter den Prädiktorvariablen aufzuheben, wurden statt dessen zum Zwecke der Interpretation Faktorenanalysen durchgeführt, um Gemeinsamkeiten zwischen den Prädiktorvariablen festzustellen. Die dabei errechneten Faktoren wurden v. a. zur Prüfung des korrelativen Zusammenhangs der Prädiktoren verwendet. Inhaltlich läßt sich mit ihrer Hilfe deutlicher erkennen, welche Hauptthemen bei der Entscheidung über die verschiedenen Kriterien eine wichtige Rolle spielen. Da es statistisch möglich ist, daß die Prädiktoren in der Faktorenanalyse durch andere Varianzanteile gruppiert werden als diejenigen, die ihre Korrelation mit den Kriterien bedingt, wurde ergänzend eine Korrelation zwischen den Faktorwerten und den Kriterien berechnet, um das relative Gewicht der verschiedenen "Hauptthemen" zu bestimmen und die Vorhersagekraft der gewonnenen Faktoren zu verifizieren. Im Prinzip jedoch verstehen wir diese Faktoren eher als Interpretationshilfe bei unserem Bemühen um eine Konzentration der zahlreichen Prädiktoren auf ihre wesentlichen Kerninhalte.

Nach dieser Beschreibung des untersuchten Kriteriums und der Patientenstichprobe gehen wir wie folgt vor:

- Die als relevant festgestellten Prädiktoren (getrennt nach Therapeut und Patient) werden tabellarisch aufgelistet (3.2.3 und 3.2.4).
- Es wird angegeben, welche Erklärungskraft die entdeckten Prädiktoren für die untersuchte Entscheidung im Therapieverlauf haben. Dies geschieht einmal für die Gesamtgruppe der Prädiktoren, dann für die Angaben, die der Therapeut zu dem Patienten macht und schließlich für die Angaben, die der Patient über sich selbst macht (3.2.5).
- Der Zusammenhang der Prädiktoren untereinander wird geprüft, und es wird untersucht, welche Themenbereiche für die Entscheidung über das Kriterium besonders relevant sind. Die Abschnitte werden durch eine zusammenfassende und interpretierende Erörterung abgeschlossen (3.2.6).

3.2.3 Ergebnisse : Faktoren aus der Beurteilung des Therapeuten

Von den 127 geprüften Indikatoren erweisen sich 25 als relevant für die Indikationsentscheidung. Sechs Prädiktoren entstammen der Selbstbeurteilung des Patienten, neunzehn der Therapeuteneinschätzung.

PROG: "Prognose positiv" (Der Therapeut beurteilt global die Chancen der therapeutischen Entwicklung positiv);
Korrelation: 0,51 Gewicht: *****

MOTIV: "Motiviertheit und Umstellungsfähigkeit" (therapieförderliche Merkmale wie hohes Entwicklungspotential, Eigenaktivität, Einsichtsfähigkeit, eigener Problemverleugnung);
Korrelation: 0,49 Gewicht: ****

iTAB: "Initiale therapeutische Arbeitsbeziehung" (Der Therapeut beschreibt die Mitarbeit des Patienten in der Anamnese positiv; 2O Items beschreiben die positive Atmosphäre und effektive therapeutische Zusammenarbeit.);
Korrelation: 0,41 Gewicht: ***

NegEin: "Negative Einstellung zur tiefenpsychologischen Untersuchung" (Einstellung des Patienten zur tiefenpsychologischen Untersuchung: negativ);
Korrelation: -0,39 Gewicht: ***

ABWreg: "Patient zeigt therapiehemmende Abwehrhaltungen" (regressive Tendenzen, Ersatzbefriedigung, Vermeideverhalten, geringe Frustrationstoleranz, sekundären Krankheitsgewinn);
Korrelation: -.35 Gewicht: ***

GÜ: "Positive Gegenübertragung" (Therapeut reagiert gefühlshaft positiv auf den Patienten);
Korrelation: .34 Gewicht: ***

PSKB 10 Soz: "Soziale Desintegration" (Patient zeigt Suchtzüge, ist in der Leistungsfähigkeit beeinträchtigt, zeigt gestörte soziale Einordnung und Bindungsschwierigkeiten);
Korrelation: -.25 Gewicht: **

AUSBER: "Höheres Ausbildungsniveau in Schule und Beruf" (mittlere Reife, Abitur, mehrjährige Berufsausbildung, berufliche Zusatzqualifikation, Studium abgeschlossen);
Korrelation: .21 Gewicht: **

SDOR-PAT: "Semantisches Differential Patient" (Der Therapeut beschreibt den Patienten in positiven Eigenschaften: sympathisch, interessiert, warm, beweglich, verständnisvoll, fähig etc.);
Korrelation: 0,18 - 0,26 Gewicht: **

OEKBEL: "Berufliche und ökonomische Belastung" (z.B. arbeitslos, Sozialhilfe, berentet, unter Ausbildungsniveau tätig, ohne berufliche Stellung, wirtschaftlich ungesichert);
Korrelation: -0,19 Gewicht: *

G-POS 111: "Gemeinschaftliche Aktivität" (Patient übernimmt in der Kindheit von konkreten Beziehungspersonen Werthaltungen in bezug auf die Eigenschaften: herzlich, gesellig, helfen, handwerklich, künstlerisch, sportlich, Zivilcourage);
Korrelation: 0,15 Gewicht: *

G-POS 113: "Verantwortlich, tüchtig" (Patient übernimmt in der Kindheit vonkonkreten Beziehungspersonen Werthaltungen in bezug auf die Eigenschaften: religiös, leiten, geschäftstüchtig, lehren, beruflich tüchtig, patriotisch);
Korrelation: 0,15 Gewicht: *

PSKB 2 Üb: "Überfürsorglichkeit und Verpflichtung" (Der Patient zeigt überhöhtes Verpflichtungs- und Verantwortungsgefühl, Überangepaßtheit und Überfürsorglichkeit in der Partnerschaft);
Korrelation: 0,14 Gewicht: *

3.2.4 Ergebnisse : Faktoren aus der Selbsteinschätzung des Patienten :

THERW 4: Therapieerwartung:"Abwarten, Schonung" (Der Patient hofft auf Ruhe, Abschalten, körperliche Schonung, Kurverschickung, Verbesserung seiner beruflichen Situation);
Korrelation: -0,20 Gewicht: **

PSKB-SE 5 AN:"Hoher Anspruch" (Der Patient beschreibt, daß er grobe Anforderungen an sich und andere richtet, sich dabei ärgerlich, konkurrierend, drängend verhält und in Beziehungen Schwierigkeiten erleidet);
Korrelation: 0,17 Gewicht: *

SDB 7: "Aktivität nicht leiden" (Jemand, den ich nicht leiden kann, wird als relativ aktiv, sicher, entschieden beschrieben);
Korrelation: -0,17 Gewicht: *

SDA 7: "Sympathie nicht leiden" (Jemand, den ich nicht leiden kann, wird als relativ aktiv, sicher, entschieden beschrieben);
Korrelation: -0,15 Gewicht: *

THERW 3: Therapieerwartung: "Bereitwillig, Hilfe suchend" (Patient formuliert konkrete Therapieziele bezüglich Probleme lösen, Einsamkeit überwinden, Selbstvertrauen gewinnen, Partnerprobleme bewältigen);
Korrelation: 0,15 Gewicht: *

FAPK 3,1: "Autoritäre Einstellung" (Der Patient bestätigt die Notwendigkeit von Unterordnung und Anpassung, favorisiert autoritäre Konfliktlösungen);
Korrelation: -0,13 Gewicht: *

3.2.5 Erklärungskraft der Prädiktoren

Führt man die genannten 25 Prädiktoren in eine Regressionsanalyse ein, so ergibt sich eine multiple Korrelation von 0,65, was einem Anteil an erklärter Varianz von 34 % entspricht (korrigierter quadrierter multipler Korrelationskoeffizient). Entfernt man aus der Gruppe der Prädiktoren die 6 Variablen, die aus der Selbstbeurteilung des Patienten stammen, so ergibt sich eine multiple Korrelation von 0,61, was einer erklärten Varianz von 33 % entspricht. Entfernt man hingegen aus der Gruppe der Prädiktoren alle Beurteilungen des Therapeuten und beschränkt sich auf die 6 Prädiktoren des Patienten, so ergibt sich eine multiple Korrelation von 0,35, was einem Anteil an erklärter Varianz von 10 % entspricht.

Diese Ergebnisse zeigen, daß zur Vorhersage der Indikationsentscheidung die Angaben des Therapeuten ausreichen und durch zusätzliche Angaben des Patienten nicht wesentlich verbessert werden können, während eine Beschränkung auf die Patientenprädiktoren eine erhebliche Einbuße der Vorhersagemöglichkeiten bedeutet.

3.2.6 Zusammenhang der Prädiktoren untereinander und Hauptthemen der Indikationsentscheidung

Bei der faktorenanalytischen Prüfung der Interkorrelation der Prädiktoren ergeben sich folgende Zusammenhänge:

Tabelle 21 Faktorenanalyse über die Prädiktoren der Therapieplanung (Indikation) im ambulanten Bereich[a]

Prädiktoren	Faktor1	Faktor2	Faktor3	Faktor4	Faktor5
AUSBER					-0,44
OEKBEL		0,50			
SDA 7				-0,31	
SDB 7					
FAPK 3,1					0,57
PSKB-SE 5 An				0,55	
THERW 3				0,66	
THERW 4					0,31
PSKB 2 Üb			0,39		
PSKB 10 Soz	-0,32	0,74			
G-POS 111			0,81		
G-POS 113	0,69				
G-INFO-E					
MOTIV	0,85				
ABWreg	-0,55	0,64			
PROG	0,75	-0,30			
iTAB	0,88				
NegEin	-0,42			-0,44	0,30
GÜ	0,82				
Gewicht der Faktoren[b]	0,49	-0,37	0,18	0,28	-0,27

a Ladungen über 0,30 berücksichtigt.

b Korrelationen der Faktorwerte mit dem Kriterium.

Die Therapieplanung fällt offenbar weitgehend in die Entscheidungskompetenz des Therapeuten, die Einschätzungen des Patienten liefern lediglich einige qualitative Ergänzungen. Welches sind nun die im diagnostischen Erstgespräch festgehaltenen Befunde, die voraussehen lassen, daß der Therapeut eine Behandlung empfehlen wird? Faktorenanalytisch lassen sich folgende Zusammenhänge identifizieren.

Faktor 1: Therapeutische Zusammenarbeit und persönliche Wertschätzung
Dieser Faktor spiegelt den prognostischen Entwurf des Therapeuten wieder. Die in der Skala "MOTIV" erfaßten Eigenschaften sind für eine aufdeckende Psychotherapie besonders wichtig: Entwicklungsfähigkeit, Einsichtsfähigkeit, Eigenaktivität, Behandlungswunsch etc. beschreiben die klassischen, aus der Literatur bekannten therapieförderlichen Faktoren. Doch wahrscheinlich genügt es nicht, sich auf diese objektivierende Sicht zu beschränken. Aus interaktioneller Perspektive gewinnen die Items die Bedeutung von positiven Merkmalen der Persönlichkeit. Wer einen anderen Menschen als entwicklungsfähig, aktiv, einsichtig, lebenstüchtig, emotional zugewandt und körperlich gesund beschreibt, drückt damit auch eine positive Bewertung und Einstellung aus, welche als Grundlage nicht nur einer therapeutischen Beziehung, sondern eines jeden freundschaftlichen oder partnerschaftlichen Verhältnisses bedeutsam ist. Neben dem Expertenurteil, das der Therapeut über die Therapieeignung des Patienten abgibt, drückt er auch etwas von seiner persönlichen Wertschätzung aus: so gehört auch die positive Gegenübertragung als "positive emotionale Reaktion des Untersuchers auf den Patienten" zu dieser Merkmalsgruppe (Gü). Die Skala "iTAB" schließlich verknüpft Aussagen über das engagierte Mitarbeiten des Patienten mit solchen, welche die Erfahrung einer guten gemeinsamen emotionalen Atmosphäre und persönliche Zugewandtheit zum Ausdruck bringen. Es verwundert nicht, daß diese Positivaussagen mit der Beschreibung von Abwehrhaltungen des Patienten (AbwReg) mit negativer Einstellung zur Untersuchung (NegEin) und Tendenzen der sozialen Desintegration (Soz) negativ korrelieren. Die positive Sicht des Therapeuten wird abgerundet durch seine Feststellung, daß der Patient mit tüchtigen und ernsthaften Personen seine Lebensgeschichte identifiziert ist (GPOS 113).

Es entsteht so der Eindruck, daß die Therapeuteneinschätzung von der Motiviertheit und Veränderbarkeit des Patienten, von seiner Eignung und seinem Engagement für die Therapie untrennbar verwoben sind mit der Zugewandtheit und Wertschätzung für seinen Patienten; die "Sympathie", die hier beschrieben wird, ist durchaus keine spontan geschenkte, sondern eine erarbeitete Sympathie. Sie ist das Ergebnis einer professionellen Bemühung um das strukturelle Verständnis eines anderen Menschen aus seiner Lebensgeschichte heraus. Wenn der Patient diesen tiefergehenden Kontakt zuläßt und sich zu erkennen gibt, offenbart er Seiten seiner Person, welche Respekt und Wertschätzung hervorrufen (vgl. das "Prinzip Antwort", Heigl-Evers und Heigl 1987).

Faktor 2: Soziale Kompetenz und soziale Belastung
In dieser Gruppe sammeln sich Merkmale, welche den Aufbau einer therapeutische Beziehung erschweren. Sie entstammen der sozialen Belastung und sozialen Desintegration des Patienten und sind verbunden mit regressiver Abwehrhaltung (AbwReg), welche wenig Aussicht eröffnet, die psychologischen und sozialen Probleme des Patienten zu lösen. Was Ursache ist und was Folge, läßt sich nicht entscheiden. Soziale und ökonomische Belastungen können das Interaktionsmu-

ster des sozialen Rückzugs mit der Gefahr der Suchtentwicklung bedingen. Umgekehrt verstärken Tendenzen der sozialen Vermeidung und Ersatzbefriedigung die soziale und ökonomische Problematik. Dieser Ccirculus speciosus steht in krassem Gegensatz zu der von der Psychotherapie angetragenen aktiven, konfliktbereiten, nach Problemlösungen suchenden Werteinstellung.

Faktor 3: Stützende Introjekte

In diesem Faktor wird vom Therapeuten beschrieben, daß der Patient positive Wertvorstellungen in bezug auf Geselligkeit, Verantwortungsübernahme und Religiösität übernommen hat und somit positive Introjekte aufweist (GPOS 111). Eine weitere zugewandte prosoziale Einstellung des Patienten wird durch den PSKB-Faktor "Überfürsorglichkeit" (Üb) angezeigt. Darin sind altruistisch pflichtbetonte Haltungen gegenüber nahen Personen beschrieben. Bei der Indikationsüberlegung scheint es dem Therapeuten prognostisch aussichtsreicher, daß ein neurotisch übersozialer Patient in der Therapie lernt, seine eigenen Interessen zu vertreten und sich mit seiner unbewußten Aggressivität auseinanderzusetzen (also ein überhöhtes, ihn sozial verpflichtendes Über-Ich abzubauen), als daß umgekehrt ein Patient mit sozialer Desintegration seine Rückzugs- und Ersatzbefriedigungsneigungen aufgibt und sich im Gefühl der Verantwortung anderen Menschen zuwendet.

Faktor 4: Hohes Engagement in der Selbsteinschätzung des Patienten

In diesem Faktor sammeln sich einige Selbsteinschätzungsfaktoren des Patienten. Im Vordergrund steht die Therapieerwartung, welche bereitwillig und hilfesuchend auf die Behandlung ausgerichtet ist (THERW3). Daneben findet sich eine Selbsteinschätzung (PSBK-An), welche des hohen Anspruch des Patienten an die eigene Person und an die Außenwelt erkennen läßt. Der Patient beschreibt in diesem Selbstbild konkurrierende, drängende und fordernde Seiten. Die Korrelation zur Therapeutenwahrnehmung läßt jedoch erkennen, daß der Patient von außen gesehen gar nicht so fordernd wirkt, sondern eher ängstlich bemüht erscheint, alles gut und richtig zu machen.

Faktor 5: Soziale Unterordnung und passive Erwartung

Dieser Faktor vermittelt wiederum einen sozialen Akzent. Verbunden mit schulischer und beruflicher Qualifikation (AUSBER) ist die eingeschränkte Fähigkeit, das innere Normensystem selbstkritisch oder das soziale Regelsystem, das Außensystem kritisch in Frage zu stellen (FAPK3). Dementsprechend ist die in der Patientenselbsteinschätzung ausgedrückte Therapieerwartung keine aktiv kooperative, sondern eine passive, die Schonung und Versorgung verlangt (THERW4). Diese Haltung, die den "locus of control" den Autoritäten der Außenwelt zuordnet und die Erfahrung der eigenen Inkompetenz mit der Erwartung fremder Hilfe verknüpft, muß gleichfalls mit dem psychotherapeutischen Angebot kollidieren, das dazu auffordert, die Verantwortung für das eigene Leben und die eigene Person selbst zu übernehmen.

Es wird sich in den folgenden Auswertungen zeigen, daß zwischen den Daten des initialen Interviews und weiteren Verlaufskriterien - z. B. dem Zustandekommen der Therapie und der therapeutischen Arbeitsbeziehung oder dem Behandlungsergebnis - qualitativ ähnliche Prädiktoren sichtbar werden. Offenbar ist die Situation des initialen Zusammenfindens von Patient und Therapeut von großer prognostischer Bedeutung für die gesamte therapeutische Entwicklung.

3.3 Indikation zu unterschiedlichen Psychotherapieverfahren

In der bisherigen Auswertung der ambulanten Diagnostik wurde lediglich zwischen der Indikation zur Psychotherapie allgemein und fehlender Indikation unterschieden. Es soll nun ergänzend untersucht werden, unter welchen Bedingungen spezielle Therapieverfahren empfohlen werden bzw. wann keine Behandlung verabredet wird. Zu diesem Zweck betrachten wir eine Reihe der wichtigsten Prädiktoren und vergleichen ihre Ausprägung bei Patienten der unterschiedlichen Indikationskategorien. Der Stichprobenumfang für die einzelnen Indikationsgruppen im ambulanten Praxisfeld beträgt für:

- Psychoanalyse (n=105),
- dynamische Psychotherapie (n=91),
- Gruppenpsychotherapie (n=46),
- stationäre Psychotherapie (n=26),
- keine Behandlungsindikation (n=177).

Das Gesamtergebnis ist leicht zusammenzufassen, da die meisten Teilergebnisse in eine Richtung weisen : für die meisten der geprüften Variablen ergibt sich jene typische Rangreihe, wie sie beispielhaft in Abb. 18 für die Skala "Motiviertheit und Umstellungsfähigkeit" dargestellt ist.

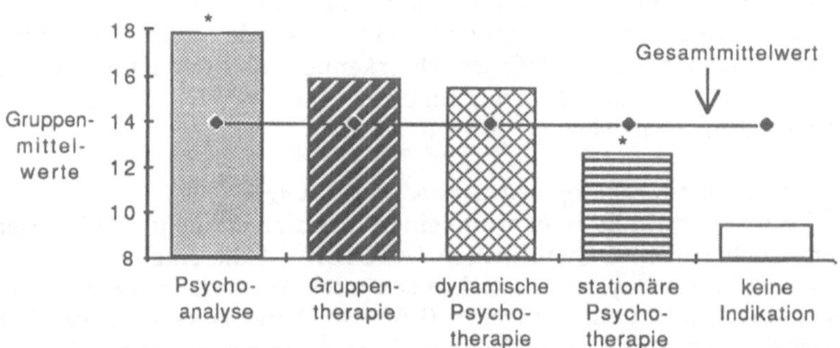

Abb.18. Ausprägung der Skala "Motiviertheit und Umstellungsfähigkeit" bei Patienten mit unterschiedlicher Indikation

Tabelle 22 Zusammenhang zwischen Befunden und Selbsteinschätzungen des Erstgesprächs und der Indikation zu unterschiedlichen Therapien

	Psa	Gr	Dyn	Stat	keine
Motiviertheit (MOTIV)	+++	+	+	-	--
Prognose (PROG)	++	+	+	-	--
Initiale therapeutische Arbeitsbeziehung (iTAB)	++	+	+	-	--
Gegenübertragung (GÜ)	++	+	+	(-)	--
Qualifikation der Ausbildung (AUSBER)	++	+	(+)	(-)	--
Hoher Anspruch (PSKB -SE 5 An)	++	+	-	+-	--
Chronifiziertes Krankheitsverhalten (KRAVER)	--	-	(+-)	++	(+-)
Ökonomische Belastung (ÖKBEL)	-	-	(+-)	(+-)	++
Negative Einstellung zur Untersuchung (NEGEIN)	--	-	+	+	++
Soziale Desintegration (SOZ)	--	--	-	++	++
Soziale Unterordnung (FAPK3)	--	-	+-	++	(+)
Regressive Abwehr (ABWERG)	--	-	+-	(++)	++

Psa psychoanalytische Einzelbehandlung; *Gr* Gruppenpsychotherapie, *Dyn* dynamische Psychotherapie; *Stat* stationäre Psychotherapie; *keine* keine Indikation
+++, ++, +, -, -- : relative Position der Indikationsgruppen zu einander
in Klammern : ohne signifikante Differenzen zu einer anderen Indikationsgruppe

Bezüglich der günstigen und ungünstigen Faktoren ergibt sich im Hinblick auf die Indikationsentscheidung eine Abstufung, in der jeweils die Gruppe der psychoanalytischen Einzelbehandlungen die höchste Stufe einnimmt und die Gruppe der Patienten ohne Indikation die unterste. In einer Mittellage befinden sich die beiden Therapieformen Gruppe und dynamische Psychotherapie. Die stationäre Indikation nimmt meistens den vorletzten Platz vor den Patienten ohne Indikation ein.

Nach diesem globalen Vergleich werden wir im folgenden die einzelnen Indikationsgruppen charakterisieren.

3.3.1 Indikation zur Psychoanalyse und zur dynamischen Psychotherapie

Im folgenden sollen die Indikationsvoraussetzungen für diese beiden Therapieformen verglichen werden, einmal, weil sie mit je rund 25 % die häufigsten vorgeschlagenen Therapieformen darstellen, zum anderen, weil sie bezüglich des zeitlichen Aufwandes und der Zielsetzung ein Gegensatzpaar bilden (grob vereinfacht: langdauernde, zeitaufwendige Therapie mit weitreichenden Zielen vs. kürzerdauernde Behandlung mit wenigen Sitzungen und eingeschränkten Zielen).

Was die Literaturdiskussion zur Frage der Indikation zur dynamischen Psychotherapie betrifft, so lassen sich 2 Tendenzen beobachten. Begrenzte Therapieverfahren im Sinne der dynamischen Psychotherapie können als indiziert gelten, wenn die Störung des Patienten "zu schwer" erscheint, so daß eine behutsam stützende, begleitende und nur begrenzt konfliktaufdeckende Behandlung zweckmäßiger erscheint als eine psychoanalytische Standardbehandlung, die hohe Anforderungen an die Fähigkeit und Bereitschaft zur Mitarbeit stellt (Dührssen 1972; Heigl u. Heigl-Evers 1987).

Demgegenüber werden aber auch immer wieder positive Persönlichkeitsmerkmale angeführt, welche einer begrenzten und fokalorientierten Therapietechnik entgegenkommen, z. B. Bereitschaft zum psychologischen Denken und Offenheit für Interpretationen (Sifneos 1968), Flexibilität und Umstellungsfähigkeit (Dührssen 1972), gute Motivation (Malan 1976). Wir müssen also mit einem breiten Spektrum von Voraussetzungen für dynamische Psychotherapie rechnen, sei es, daß unter günstigen Bedingungen mit wenigen Sitzungen viel bewirkt werden kann, sei es, daß unter schwierigen Verhältnissen realistischerweise nur begrenzte Therapiemöglichkeiten bestehen. Eine dritte mehr faktische Voraussetzung taucht in der Literatur selten auf, ist aber wahrscheinlich ebenfalls bedeutsam : wenn nicht gerade wie in einer Großstadt ein breites Therapieangebot zur Verfügung steht, sind die Patienten und Therapeuten gezwungen, das zu leisten, was möglich ist, wofür die Zeit und das Geld reichen. Sie werden versuchen mit möglichst geringem Stundenaufwand möglichst viel zu erreichen. Das gilt sicher für ambulante Institutionen, Beratungsstellen, aber auch für Nervenarztpraxen.

Gründliche, zusammenfassende Darstellungen der analytischen Psychotherapie wurden in jüngerer Zeit von Dührssen (1988) und Luborsky (1988) vorgelegt.

In unserer Studie wurde für 94 Patienten die Indikation zur dynamischen Psychotherapie, für 104 Patienten die Indikation zur Psychoanalyse gegeben. Die von den Therapeuten damit verbundenen Zielvorstellungen lassen den Unterschied der beiden Gruppen erkennen (Tabelle 23).

Tabelle 23. Therapieziele in Abhängigkeit von der Therapieplanung (Mehrfachantwort)

Therapieziel	Prozentsatz der Nennungen bei Psychoanalyse (n = 104)	Prozentsatz der Nennungen bei dynamischer Psychotherapie (m = 94)
Persönlichkeitsproblematik umfassend aufdeckend bearbeiten	85,6	4,3
Mit Bearbeitung der Übertragung	91,4	21,3
Mit Traumbearbeitung	90,4	17,0
Persönlichkeitsproblematik fokal aufdeckend bearbeiten	9,6	84,0
Situation des Patienten klären	10,6	42,6
Stützen	5,8	29,8
Problembewußtsein wecken	5,8	22,3

Der Zielkatalog läßt erkennen, daß mit den Psychoanalysepatienten eine bereits umrissene Problematik aufdeckend und im Rahmen einer Übertragungsbeziehung bearbeitet werden soll, während bei den Patienten der dynamischen Psychotherapie vielfach erst einmal eine Klärung herbeigeführt und eine Motivation entwickelt werden muß bzw. eine umschriebene Problematik fokal begrenzt zu bearbeiten ist. Wir werden zu klären versuchen, welche sozialen und psychologischen Gegebenheiten der Patienten zu diesen unterschiedlichen therapeutischen Zielvorstellungen hinführen.

Daß sich die Patienten der beiden Indikationsgruppen in den meisten Prognosemerkmalen deutlich unterscheiden, war schon in der Tabelle sichtbar geworden. Die Therapeuten beurteilen Patienten mit Psychoanalyseindikation günstiger, bzw. solche mit der Empfehlung dynamischer Psychotherapie ungünstiger in den Merkmalen:

- prognostische Einschätzung insgesamt (PROG),
- Motiviertheit und Umstellungsfähigkeit (MOTIV),
- regressive Abwehrhaltungen (ABWreg),
- initiale therapeutische Arbeitsbeziehung (iTAB),
- Gegenübertragung (GÜ),
- ablehnende Einstellung zur Untersuchung (NEGEIN).

Im semantischen Differential (SDOR) beschreibt der Therapeut die Patienten der dynamischen Psychotherapie als signifikant festgelegter, intoleranter, ängstlicher, dominanter, kälter. Es ist also offensichtlich, daß aus der Therapeutenperspektive die Eignung und Motiviertheit der Patienten in den beiden Gruppen unterschiedlich eingeschätzt wird, und daß es dem Therapeuten in der einen Gruppe eher, in der anderen weniger gelingt, eine emotional zugewandte Beziehung zum Patienten aufzubauen. Aufgrund welcher Krankheitsbilder und Befunde kommt diese Einstellung des Therapeuten zustande? Wir haben in einer diskriminanzanalytischen Untersuchung (Rudolf et al. 1987) die Befundmuster der Indikationsgruppen verglichen und dabei gesehen, daß sich die Patienten der dynamischen Psychotherapie von den Psychoanalysepatienten in zwei Dimensionen des Neurosenbefunds PSKB und in einer Abwehrhaltung deutlich unterscheiden:

- Überfürsorglichkeit (Üb)
- narzißtisch kämpferisch (Nar)
- kompensatorische Abwehr (ABWkomp).

Wenn wir diese 3 Faktoren in ihre Einzelmerkmale auflösen, so zeigt die kompensatorische Abwehr Züge von rationalisierender Sachlichkeit und Problemverleugnung, d. h. sie wendet sich gerade nicht in regressiver Hilflosigkeit und starkem affektivem Ausdruck an den Untersucher. Auch die genannten Interaktionsmuster betonen eher Autonomie, sei es in der altruistischen Form von überfürsorglichen, verantwortlichen, verpflichteten Haltungen (Üb) oder sei es in der eher objektentwertenden narzißtisch kämpferischen Einstellung (Nar). Tendenziell werden bei der Gruppe der dynamischen Psychotherapie neben den genannten Zügen auch mehr zwanghafte Züge registriert.

Wenn dies die Sichtweise des Untersuchers bzw. Therapeuten darstellt, so fragt sich natürlich, wie die so charakterisierten Patienten sich selbst einschätzen. Die Selbstbeurteilung der Patienten fällt in beiden Indikationsgruppen in einer Reihe von Skalen unterschiedlich aus. Die Patienten der Gruppe dynamische Psychotherapie zeigen

- mehr autoritätsorientierte Unterordnung (FAPK3),
- mehr eine auf Abwarten und Schonung gerichteten Therapieerwartung (THERW4),
- weniger Ängstlichkeit im Kontakt (ÄKT),
- weniger Anforderungen an sich und andere [PSKB-Se 5 (An)].

Alle diese Selbsteinschätzungen lassen sich auf den gemeinsamen Nenner bringen, daß die dahinterliegenden Haltungen geeignet sind, aggressive Auseinandersetzungen zu vermeiden und regressiv hilflose Seiten zu verbergen. Obwohl sie wegen subjektiver Beschwerden und Krankheitszeichen zur Untersuchung kommen, offenbaren die Patienten stärker ihre stabile, kompensierte Seite. Der

Untersucher kann darin je nach Einstellung die "gesunden" Seiten des Patienten sehen oder seine "Abwehr" gegen die Wahrnehmung und Austragung von Konflikten.

Schließlich kann die Art, wie der Patient sein eigenes Selbst und wichtige Personen wahrnimmt - seine Selbst- und Objektrepräsentanzen - zum Verständnis der Gruppenunterschiede beitragen. Das semantische Differential der Objektrepräsentanzen SDOR in der hier verwendeten Form bezieht sich auf eine standardisierte Form des Kelly-Grid in einer von Hentschel et al. (1983) vorgeschlagenen Modifikation (s. 6.3.3). Zur Ergebnisdarstellung verwenden wir 2 faktorenanalytisch entwickelte Dimensionen zur Charakterisierung der Selbst- und Objektbilder. Eine Dimension beschreibt Aktivität, Sicherheit und Entschiedenheit, die andere die emotionale Wärme, Sympathie und Toleranz der Bilder. Für die hier aufgeführten Rollen - das Selbst, der Vater, der Lehrer und der Therapeut - ließ sich diskriminanzanalytisch eine unterschiedliche Einschätzung der Personen durch Patienten der beiden Indikationsgruppen nachweisen (Abb. 19): Die Patienten mit Indikation zu dynamischer Psychotherapie sehen alle beschriebenen Rollen positiver (d. h. sowohl aktiv und sicherer als auch emotional sympathischer) als die Psychoanalysepatienten. Wir wissen aus anderen Untersuchungen, daß die Idealisierung des Selbst und der Objekte um so ausgeprägter ist je mehr narzißtische Persönlichkeitsanteile vorliegen und um so geringer je depressiver der Patient ist.

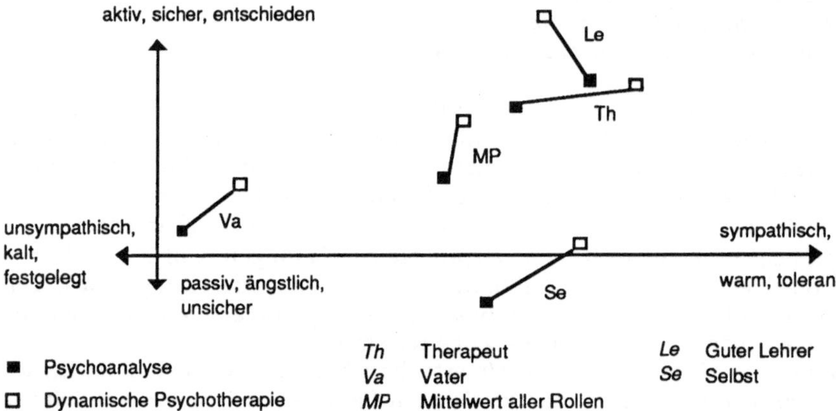

Abb. 19. Unterschiede zwischen dynamischer Psychotherapie und Psychoanalyse in 4 Rollenbeschreibungen (semantisches Diffential der Objektrepräsentanzen SDOR) durch den Patienten

Mit Blick auf die Patient-Therapeut-Interaktion erscheint die Tatsache wichtig, daß der zur dynamischen Psychotherapie empfohlene Patient seinen Therapeuten betont positiv sieht und umgekehrt der Therapeut seinen Patienten eher ungünstiger einschätzt. Allerdings wird, wie oben gezeigt, die Idealisierungstendenz des Patienten dadurch eingeschränkt, daß er den Therapeuten aufgrund kompensatorischer Autonomie weniger braucht und sich weniger an ihn bindet. Die beschriebenen Fakten machen es verständlich, daß aus dieser Konstellation eher eine kompromißhaft begrenzte Therapieverabredung im Sinne der dynamischen Psychotherapie resultiert.

Bis hierher wurde die Situation aus der psychologischen Perspektive von Therapeut und Patient untersucht, wir wollen abschließend auch den sozialen Hintergrund der beiden Indikationsgruppen vergleichen. Es wurde bereits auf soziale Unterschiede hingewiesen, sie sollen nun im Zusammenhang dargestellt werden.

Tabelle 24. Soziale Situation von Patienten mit unterschiedlicher Therapieindikation

	Psa	Dyn	Signifikanz
Geschlecht weiblich	75,0%	67,0%	-
Alter	jünger	älter	***
Ersatzkasse/Privat (vsRVO)	67,3%	43,6%	**
Schulische, berufliche Qualifikation	deutlich besser	deutlich geringer	***
Ökonomische Belastung	tendenziell geringer	tendenziell stärker	-
Chronifiziertes Krankheitsverhalten	tendenziell geringer	tendenziell stärker	-
Soziale Desintegration	geringer	stärker	**

Diese Übersicht macht nun deutlich, daß die unterschiedlichen psychologischen Einstellungen durchaus auch handfeste soziale Hintergründe haben. Die Lebensrealität der Patienten mit dynamischer Psychotherapie ist ökonomisch und sozial belasteter, sie sind weniger qualifiziert, länger krank, weniger gut versichert und älter. Was psychologisch als Abwehr imponierte, erscheint nun als stärkere soziale Festgelegtheit, als geringerer Veränderungsspielraum, auch als größere soziale Distanz zum Therapeuten. Aufgrund dieser Beobachtungen verstehen wir die Indikationsentscheidung als Ergebnis und Konsequenz der Interaktion im Untersuchungsgespräch, als Resultante der wechselseitigen Kontakt- und Beziehungsangebote, als Reflex der Bereitschaften und Hoffnungen, der Skepsis und Zweifel, die der diagnostische Kontakt zurückgelassen hatte.

3.3.2 Indikation zur stationären Psychotherapie

Neben der ambulanten Psychotherapie, die in Deutschland aufgrund der Kostenübernahme durch die Krankenkassen eine weite Verbreitung gefunden hat, spielt mehr als in anderen Ländern die stationäre Psychotherapie eine wichtige Rolle. Sie entwickelte sich nach ersten Ansätzen in den 20er Jahren (Groddeck, Simmel), besonders lebhaft seit den 50er Jahren (Wiegmann 1950, 1968; Langen 1956; Schwidder 1957; Baerwolf 1959; Clauser 1959; Enke 1959, 1962; Bräutigam 1961; de Boor, Künzeler 1963; Hau 1968). Inzwischen verfügen nahezu alle psychosomatischen Universitätseinrichtungen über kleine Betteneinheiten, daneben existiert etwa das 10fache an Betten in kommunalen Einrichtungen und Kliniken freier Träger. Nach anfänglichen Versuchen, Elemente ambulanter Psychotherapie und klinische Medizin zu verknüpfen, entwickelte sich allmählich ein selbstständiges Therapiemodell, welches insbesondere unterschiedliche Behandlungsansätze zu integrieren sucht. Es umfaßt verbale psychotherapeutische Verfahren (wie Einzel- und Gruppenpsychotherapie) ebenso wie nonverbale Verfahren der körperlichen Entspannung, Bewegung und der künstlerischen Gestaltung. Besonderes Gewicht wird auf den Gesichtspunkt der "Gemeinschaft" von Patienten, Pflegepersonal und Therapeuten gelegt, wodurch die traditionell hierarchische Klinikorganisation zugunsten einer demokratisch strukturierten abgelöst wird. Der Patient, herausgelöst aus seinem beruflichen und privaten Milieu, soll so Gelegenheit finden, im geschützten Raum des realen Zusammenlebens therapeutische Neuerfahrungen zu machen und zu erproben. Mit Blick auf unterschiedliche Krankheitsbilder und Organisationsformen liegt eine große Zahl gründlicher Darstellungen dieser eigenständigen Behandlungsform vor (Arfsten u. Hoffmann 1978; Becker u. Self 1988; Beese 1977, 1978; Ermann 1982; Hahn et al. 1975; Hauk 1975; Janssen 1983; Kettler 1986; König 1975; Liedtke 1976; Mentzel et al. 1981; Quint u. Jannssen 1987; Rüger 1981; Schepank, Studt 1976; Schepank u. Tress 1988; Stefanos 1973; Streek et al. 1981; Studt u. Arnds 1971).

Als Therapieziele werden neben der eigentlich psychotherapeutischen Behandlung die Erschließung des motivationalen Zugangs zur eigenen Problematik, die Überbrückung von aktuellen Krisen und Behandlungsversuche bei ungünstigen psychischen, körperlichen und sozialen Voraussetzungen genannt. Zur stationären Behandlung gelangen somit bevorzugt Patienten mit schweren, chronifizierten Störungen, v. a. auch im psychosomatischen Bereich, sowie Patienten mit massiveren psychosozialen Belastungen.

Eigene Untersuchungen

Die Einbeziehung unterschiedlicher Praxisfelder in unsere Studie versetzt uns in die Lage zu untersuchen, welche Patienten aus der Situation ambulanter Diagnostik für eine stationäre Behandlung vorgeschlagen werden und welche Eigenschaften jene Patienten charakterisiert, die in den stationären Kliniken aufgenommen worden sind.

Aus Tabelle 22 war bereits hervorgegangen, daß in ambulanten Praxisfeldern die Empfehlung zur stationären Therapie solchen Patienten gegeben wird, die sich nicht sehr von denen unterscheiden, die keine Behandlungsempfehlung erhalten. Im Vergleich zu den Patienten mit ambulanter Planung zeigt der Patient mit stationärer Therapieempfehlung :

- intensiveres Krankheitsverhalten (bezogen auf Arztbesuche, Klinikaufenthalte, Krankschreibungen),
- stärkere soziale Desintegration,
- größere ökonomische Belastung,
- schlechtere Ausbildung,
- sie sind weniger zur Untersuchung motiviert und entwickeln keine gute initiale Arbeitsbeziehung,
- sie vermeiden (nach der Selbsteinschätzung des Patienten) gefühlshafte Äußerungen und Konflikte und bevorzugen eine Orientierung an starken Objekten,
- insgesamt ist ihre Prognose schlechter.

Es entsteht der Eindruck, daß die stationäre Therapieempfehlung im ambulanten Bereich zum Ausdruck bringt, daß Patient und Therapeut nicht gut miteinander arbeiten können und daher als letzte Hoffnung die Empfehlung der Behandlung in einer anderen, stationären Einrichtung gegeben wird.

Dieses Negativbild wird relativiert, wenn wir die ambulanten Institutionen aufschlüsseln nach solchen, die *auch* eine stationäre Behandlungsmöglichkeit im Hintergrund besitzen, und solchen, die rein ambulant ausgerichtet sind. Das prognostisch negative Bild der stationären Therapieempfehlung bleibt nur erhalten für solche Institutionen, die selbst über keine stationären Behandlungsmöglichkeiten verfügen. Dort wo die Therapeuten einer Ambulanz auch über stationäre Behandlungsplätze im eigenen Hause verfügen, fallen die prognostischen Beurteilungen sehr viel günstiger aus. Die Untersucher sehen bei den Patienten mit ambulanter und stationärer Psychotherapieindikation ählich gute Motiviertheit, therapeutische Zusammenarbeit und Prognosen.

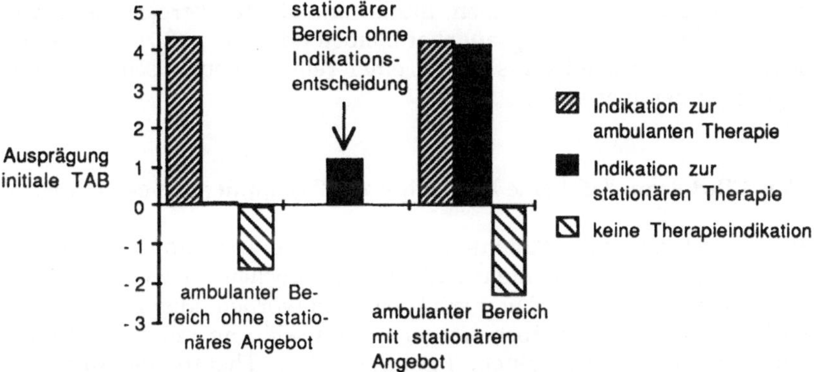

Abb. 20. Ausprägung der Skala "intitiale Therapeutische Arbeitsbeziehung" (iTAB) bei Patienten mit unterschiedlicher Indikation in verschiedenen Institutionen

Am Beispiel der Skala "initiale Therapeutische Arbeitsbeziehung" (iTAB), läßt sich illustrieren (Abb. 20), wie unterschiedlich das prognostische Urteil des Therapeuten ausfällt, je nachdem, in welcher Institution er die Indikation zur stationären Therapie stellt, bzw. die Patienten stationär behandelt (schwarze Säule). Ähnliches könnte für andere Maße, wie z. B. "Motiviertheit und Umstellungsfähigkeit" oder "Prognose" dargestellt werden.

Im Kontrast zu diesen institutionsgebundenen prognostischen Einschätzungen gibt es einige Fakten, die stationär vorgemerkte oder behandelte Patienten generell charakterisieren. Im Vordergrund steht dabei die stärkere somatische Krankheitsverarbeitung (im Sinne von häufiger Krankschreibung, vielfältigen Arztbesuchen, Klinikaufenthalten, Medikamenteneinnahme).

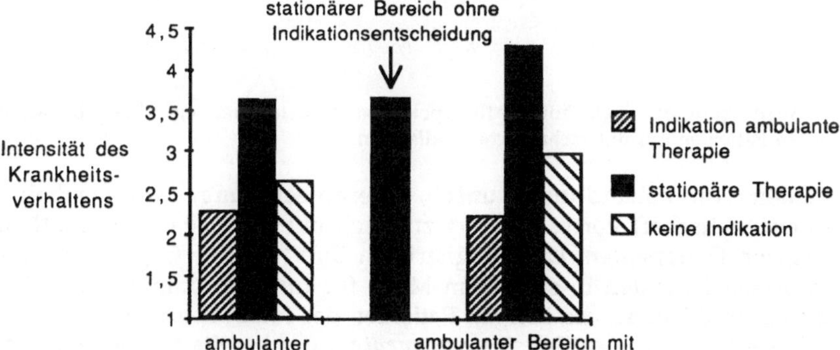

Abb. 21. Ausprägung des Indikators "Krankheitsverhalten" bei Patienten mit unterschiedlicher Indikation in verschiedenen Institutionen

Abbildung 21 verdeutlicht, daß dieses Merkmal stationär vorgemerkte oder behandelte Patienten aller Institutionen kennzeichnet. Ähnliches gilt für einige wenige weitere Merkmale, z. B. die stärkere ökonomische Belastung und (in der Selbsteinschätzung) die Orientierung an starken Objekten bzw. an autoritärer Konfliktlösung.

Insgesamt ergibt sich der Eindruck, daß in der stationären Therapie gerade solche Patienten eine Chance bekommen, die im ambulanten Bereich aus prognostischen Gründen ohne Behandlungsangebot bleiben oder die aufgrund ihrer stärker körperorientierten Krankheitsvorstellung einer rein psychologisch-verbalen Therapie skeptisch gegenüber stehen.

3.3.3 Was führt dazu, daß keine Indikation zur Psychotherapie gestellt wird ?

Gelegentlich wird von jenen Patienten, die keine Therapieempfehlung oder -verabredung erhalten, als "abgelehnten" Patienten gesprochen, so als sei deren Therapiewunsch durch den Untersucher zurückgewiesen worden. Mag das auch im Einzelfall vorkommen, so ist es doch als generelle Erklärung unzutreffend wie die folgenden Untersuchungen zeigen. Patienten ohne Therapieindikation haben nach dem Urteil der Therapeuten, aber auch nach ihrer Selbsteinschätzung das geringste Maß an Behandlungswunsch und kooperativer Therapieerwartung bzw. das höchste Maß ablehnender Einstellung gegenüber dem diagnostischen Gespräch. Entsprechend negativ werden von den Therapeuten alle prognostischen Merkmale für sie beurteilt (s. Tabelle 22). Zur Illustration wird das Ausmaß der initialen therapeutischen Zusammenarbeit im diagnostischen Gespräch dargestellt (Abb. 22).

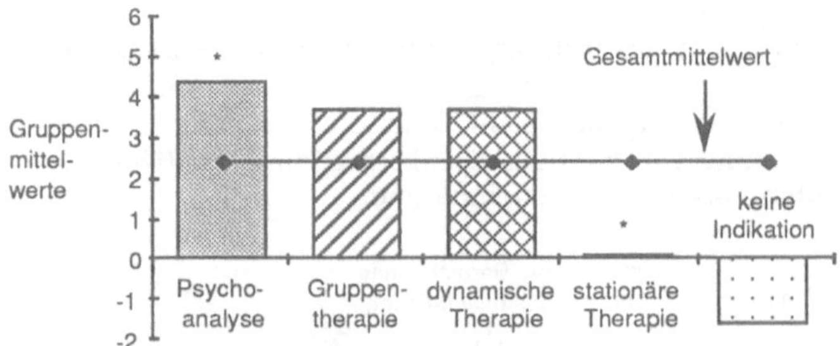

Abb. 22. Ausprägung der Skala "initiale therapeutische Arbeitsbeziehung" (iTAB) bei ambulanten Patienten mit unterschiedlicher Indikation

Das Fehlen von Behandlungswunsch, Therapieeignung, Motiviertheit und Kooperationsbereitschaft korrespondiert zugleich mit der negativen emotionalen Einstellung der Therapeuten. Diese registrieren ihre negative Gegenübertragung, sie halten diesen Patienten in stärkerem Maße für unfähig, uninteressant, intolerant, festgelegt und kalt als die übrigen Patienten der Indikationskategorien.

Zugleich sind die *sozialen Belastungsmomente* , die bereits bei der Diskussion der Indikation Psychoanalyse vs. dynamische Psychotherapie in Erscheinung getreten waren, bei den Patienten ohne Therapieindikation besonders ausgeprägt. Patienten ohne Therapieindikation haben die stärkste Ausprägung der ökonomischen Belastung (OEKBEL), die geringste berufliche und schulische Qualifikation (AUSBER) sowie das höchste Maß sozialer Desintegration (SOZ).

Während die Gruppe "Indikation zur stationären Behandlung" noch ein gewisses Maß von prosozialer Aktivität in dem Faktor Überfürsorglichkeit (Üb) erkennen läßt, zeigen die Patienten ohne Indikation die geringste Ausprägung dieses prognostisch positiven Faktors. Die Selbsteinschätzung der Patienten ohne Indikation zeigt die geringste Quote kooperativer Therapieerwartung und die höchste Quote eines Therapiekonzepts, das auf körperliche Schonung ausgerichtet ist. Schließlich zeigen sie den geringsten Wert in dem PSKB-Selbsteinschätzungsfaktor "hoher Anspruch" (An), der eine fordernd drängende Aktionsbereitschaft und hohe Ansprüche gegenüber sich selbst und den anderen erkennen läßt und der bei den Psychoanalysepatienten am ausgeprägtesten war.

Die Patienten ohne Therapieempfehlung teilen viele ungünstige Beurteilungen mit den zur stationären Behandlung Vorgemerkten, lassen aber alle jene Konturen vermissen, welche die zur stationären Behandlung Indizierten auch haben, etwa ein ausgeprägt somatisches Krankheitskonzept, massive Abwehr von emotionalem Ausdruck, ausgeprägte soziale Unterordnung. Vereinfacht könnte man sagen, daß die stationär vorgemerkten Patienten wenigstens entschieden gegen etwas sind (gegen ein psychologisches Krankheitskonzept und ein aufdeckendes Therapieverfahren in einer gleichberechtigten Patient-Therapeut-Beziehung), während die Patienten ohne Therapieindikation weder entschieden für noch massiv gegen etwas sind. Es bleibt häufig offen, worum es ihnen eigentlich geht und was sie möchten. Dazu paßt auch die Einschätzung des Therapeuten, daß bei den Patienten, die ohne Therapieempfehlung bleiben, die "Genesetiefe", d. h. das Verständnis der aktuellen Lebenssituation aus den biographisch lebensgeschichtlichen Erfahrungen heraus besonders gering bleibt.

Wenn die Therapeuten für einen ambulanten Patienten keine Therapieindikation aussprachen, wurden sie gebeten, dies zu begründen. Die Aussagen der Therapeuten lassen erkennen, daß bei einem beträchtlichen Teil der negativen Indikationsentscheidungen motivationale, prognostische und diagnostische Elemente unklar geblieben waren, während bei einem anderen Teil der Patienten deutlich ungünstige Prognosemerkmale oder Desinteresse des Patienten den Ausschlag für die Entscheidung gaben. Neben äußeren Gründen, die gegen eine Therapieaufnahme sprachen, hatte bei immerhin 25 % der Patienten das diagnostische Gespräch eine vorläufige Klärung der aktuellen Problematik gebracht, so daß kein weiterer Therapiewunsch resultierte. Die gelegentlich auftauchenden, sensationell anmutenden Literaturmitteilungen von "Psychotherapie in einer Stunde" beruhen auf diesem Effekt. Bolk-Weischedel hat den verändernden Einfluß des einmaligen diagnostischen Gesprächs bei Kindern schon 1973 nachgewiesen. Wichtig erscheint auch die Beobachtung, daß bei den Patienten ohne Therapieindikation lediglich verabredet wurde, *zur Zeit* keine Behandlung zu beginnen und das Gesprächsangebot weiter offengehalten wurde. Von den nach 3 Jahren nachuntersuchten Patienten ohne Therapieindikation haben in der Tat 10 % doch eine Therapie begonnen. Abschließend geben wir einen Überblick über die Gründe der Therapeuten für ihre Entscheidung, *keine* Therapieempfehlung auszusprechen.

Tabelle 25. Gründe der Therapeuten für den Fall, daß keine Therapieindikation gestellt wurde

	[%]
Motivation des Patienten unklar	36,0
Krankheitsbild diagnostisch oder prognostisch unklar	23,0
Patient ist nicht motiviert/interessiert	14,0
Zu geringe Besserungsaussichten aufgrund der Persönlichkeitsstruktur	22,0
Endogene/organische Faktoren stehen im Vordergrund	7,0
Patient ist nicht krank im Sinne von psychotherapiebedürftig	4,0
Äußere Gründe sprechen gegen einen Therapiebeginn	7,0
Aktuelle äußere Situation des Patienten spricht z. Z. gegen Therapiebeginn	14,0
Konfliktzentrierte Beratung vorläufig abgeschlossen	25,0

n = 175 Patienten ; Mehrfachantwort

3.4 Zusammenhang zwischen Indikationsentscheidung, prognostischer Einschätzung und Therapierealisierung

Prognose und Indikation werden häufig in einem Atemzug genannt, obwohl die Begriffe durchaus unterschiedlicher Logik folgen. Die Prognose ist ein Expertenurteil über die Entwicklungschancen des Patienten einer zukünftigen therapeutischen Arbeitsbeziehung. Wie eine jede solche Vorhersage stützt sich auch die prognostische Einschätzung auf Erfahrungswissen über mögliche psychische und soziale Entwicklungen. Die Sicherheit der Prognosen ist dadurch eingeschränkt, daß der Therapeut nicht wissen kann, was an äußeren Lebensereignissen zusätzlich wirksam werden wird.

Während der Therapeut die prognostische Einschätzung alleine vornimmt, wird die Indikationsentscheidung durchaus zwischen Therapeut und Patient ausgehandelt. Es liegt auf der Hand, daß bei günstigen prognostischen Voraussetzungen eine Therapie eher indiziert ist als bei ungünstigen, zugleich stützt sich die Indikation aber auch auf andere als prognostische Gesichtspunkte. So werden z. B. Therapien geplant, obwohl die Prognose ungünstig erscheint. Die Indikation zu einer stationären Aufnahme bei krisenhafter Zuspitzung einer Problematik kann z. B. aus vitaler Notwendigkeit statt ungünstiger prognostischer Voraussetzung erfolgen.

Die dritte Kategorie "Therapierealisierung" bewegt sich nochmals auf einer anderen Ebene, indem sie lediglich auf das faktische Zustandekommen einer Behandlung feststellt. Besonders interessant ist natürlich der Vergleich zwischen der Therapieplanung (Indikation) und der Therapieverwirklichung.

Im folgenden werden einige Untersuchungen über den inneren Zusammenhang dieser drei Element vorgestellt. Die folgende Graphik (Abb. 23) macht sichtbar, in welchem Umfang Therapieplanung und Therapierealisierung angesichts bestimmter prognostischer Einschätzungen zustande kommen. Die prognostische Einschätzung ist dabei zwischen den Polen "sehr günstig" (+++) und "sehr ungünstig" (---) 7fach abgestuft.

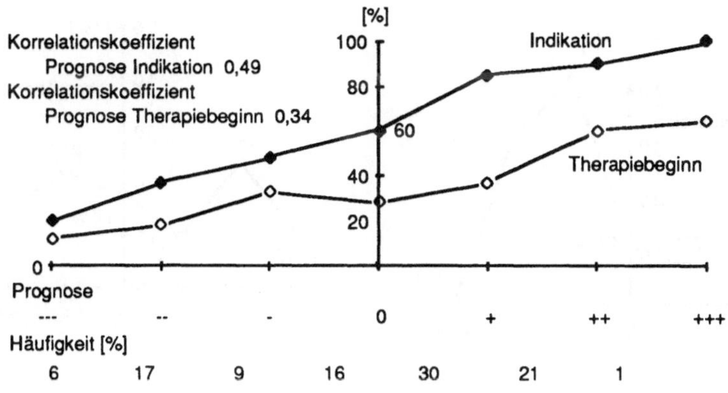

Abb. 23. Quoten der Therapieindikation und Therapierealisierung bei Patienten mit unterschiedlicher Prognose

Wie zu erwarten, steigen die Quoten von Therapieindikation und Therapiebeginn an, je besser die Prognose ist. Wie der Kurvenverlauf und der Korrelationskoeffizient erkennen lassen, ist der Zusammenhang zwischen Prognose und Indikation höher als zwischen Prognose und Realisierung.

Die Zusammenhänge werden noch anschaulicher, wenn wir den Standpunkt wechseln und fragen, wieviele Patienten mit oder ohne Indikation (bzw. mit oder ohne Therapierealisierung) eine bestimmte prognostische Einschätzung erfahren haben (Abb. 24, 25).

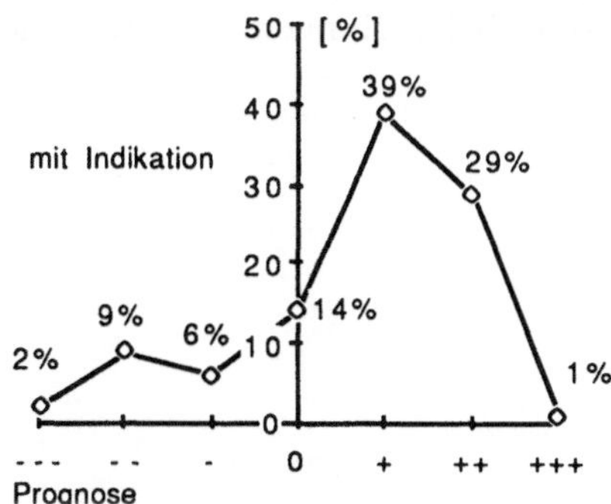

Abb. 24. Prozentanteil der Patienten mit einer bestimmten prognostischen Einschätzung im Falle der Therapieindikation

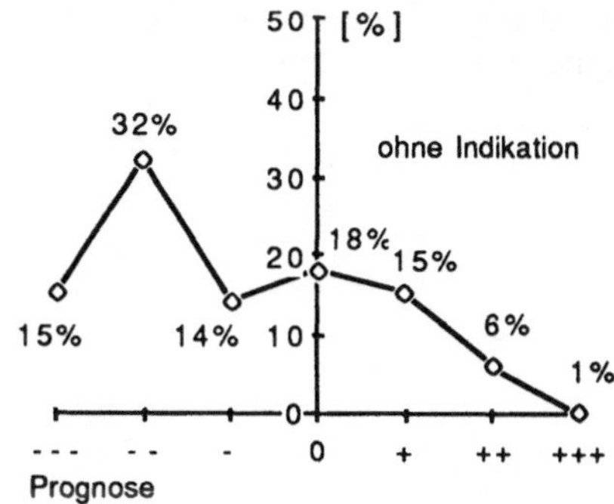

Abb. 25. Prozentanteil der Patienten mit einer bestimmten prognostischen Einschätzung im Falle fehlender Therapieindikation

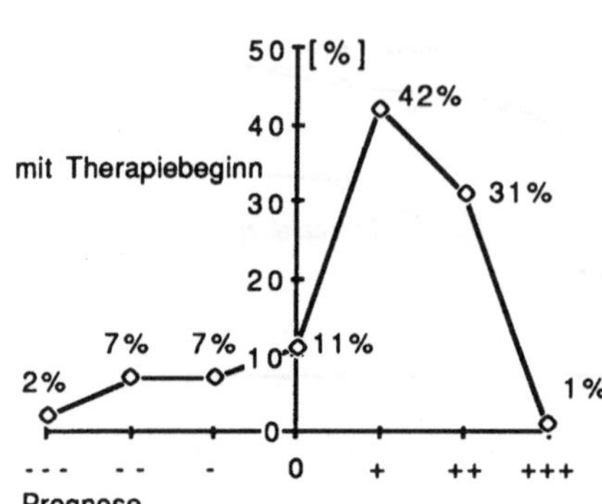

Abb. 26. Prozentanteil der Patienten mit einer bestimmten prognostischen Einschätzung im Falle der Therapierealisierung

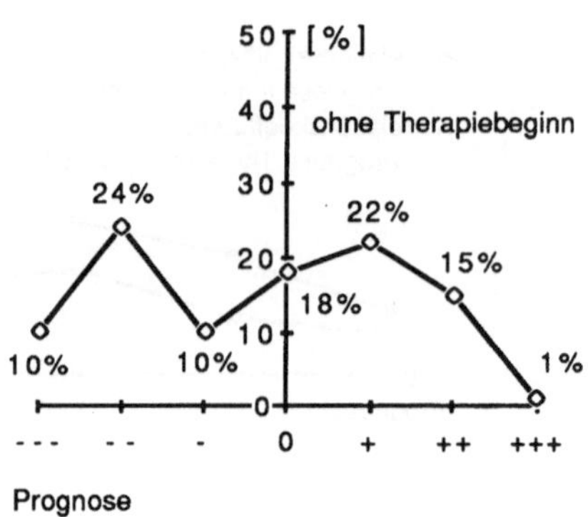

Abb. 27. Prozentanteil der Patienten mit einer bestimmten prognostischen Einschätzung im Falle fehlender Therapierealisierung

Abbildung 24 läßt erkennen, daß von den Patienten mit Therapieindikation zusammengenommen 17 % eine ungünstige Prognose und 14 % eine fragliche Prognose aufweisen, während zusammengenommen 69 % prognostisch positiv beurteilt werden. Eine ähnliche Verteilung findet sich im Falle der Therapierealisierung (Abb. 26). Besonders interessant sind die Patienten *ohne* Indikation bzw. *ohne* Therapiebeginn: zusammengenommen 39 % der Patienten ohne Indikation haben eine gute Prognose, und sogar 56 % der Patienten ohne Behandlungsbeginn werden prognostisch positiv beurteilt.

Die Ergebnisbeispiele zeigen, in welchem Umfang trotz ungünstiger Prognose Behandlungen geplant und begonnen werden bzw. Behandlungen trotz günstiger Prognose nicht erfolgen.

4 Die Therapeutische Arbeitsbeziehung*

4.1 Was bedeutet "therapeutische Arbeitsbeziehung" und wie kann sie empirisch untersucht werden?

Für die Entwicklung von Skalen zur Erfassung der therapeutischen Arbeitsbeziehung in der 2. Hälfte der 70er Jahre waren im wesentlichen 2 Gründe verantwortlich: Zum einen hatten umfangreiche Studien gezeigt, daß eine inhaltlich weit gefächerte Reihe von Merkmalen, die *vor* der Therapie erhoben wurden, eine Vorhersage des Therapieergebnisses nur in engen Grenzen zuließen; üblicherweise erklären solche Prädiktoren nicht mehr als etwa 10 % der Varianz der verschiedenen Erfolgsmaße (Fiske et al; 1964, Luborsky 1976). Diese Resultate waren insbesondere deshalb unbefriedigend, weil in diesen Studien die Palette denkbarer Einflußfaktoren mit großer Sorgfalt abgedeckt worden war (Merkmale von Patient und Therapeut, die Ähnlichkeit bzw. Verschiedenheit ihrer Zusammensetzung in der Arzt-Patient-Dyade, Merkmale des Settings etc.). Daraus wurde der Schluß gezogen, man müsse zur Verbesserung der Vorhersagemöglichkeiten die Entstehung der therapeutischen Beziehung beobachten, da diese einen direkteren Zusammenhang zu den wirksamen Faktoren der Psychotherapie habe (Luborsky 1976; Morgan et al. 1982; Hartley u. Strupp 1983).

Ein weiteres Motiv für die Entwicklung von Skalen zur Arbeitsbeziehung waren die zahlreichen Ergebnisse empirischer Vergleichsuntersuchungen zu verschiedenen Psychotherapieverfahren, die zwar einerseits deren Wirksamkeit bestätigten, andererseits jedoch wenig verfahrensspezifische Wirkungen zutage förderten. Bei der Suche nach unspezifischen Wirkfaktoren in der Psychotherapie geriet deshalb bald die therapeutische Arbeitsbeziehung in den Blick, die nun als gemeinsame Grundlage und Essenz aller Behandlungsformen postuliert wurde (Bordin 1979; Hartley u. Strupp 1983). In allen Therapien müssen Patient und Behandler zu einer Vereinbarung über die Ziele, den Stil und die Rollen der Beteiligten im Rahmen ihrer Zusammenarbeit kommen, um miteinander erfolgreich zu sein. Dabei wird durchaus berücksichtigt, daß diese Vereinbarungen in Abhängigkeit von dem Behandlungsverfahren, welches der Therapeut anbietet, außerdem in Abhängigkeit von der speziellen Problemstellung und von den individuellen Merkmalen der Beteiligten und deren dyadischen Zusammenspiel (Bordin 1979) variieren können. Untersuchungen haben in der Tat gezeigt, daß bestimmte Prozeßvariablen (Aktivität der Beteiligten, affektive Beteiligung etc.) von der Art des therapeutischen Verfahrens anhängig sind (Gomes-Schwarz 1978). Patienten, denen Therapeuten mehr Kontaktfreudigkeit und Liebenswürdigkeit zuschreiben, erhalten auch bessere Prognosen und machen bessere Therapiefortschritte (Ehrlich

*) Mit Textbeiträgen von T. Grande.

u. Bauer 1967; Garfield u. Affleck 1961). Positive Empfindungen gegenüber den Patienten korrelieren mit längerer Fortdauer der Therapie (Rosenzweig u. Folmen 1974) und besseren Prognosen (Shapiro 1974). Frank (1972) äußert die Überzeugung, daß das wichtigste Therapieinstrument die Begeisterung des Therapeuten sei und zitiert Malan (1965):"Die Prognose ist am besten, wenn sowohl seitens des Patienten als auch des Therapeuten die Bereitschaft da ist, sich intensiv aufeinander einzulassen und die Spannungen auszuhalten, die notwendig daraus folgen".

Eine erste Frage, die sich im Zusammenhang mit der Entwicklung eines Meßinstrumentes zur Erfassung der Zusammenarbeit von Therapeut und Patient stellt, ist diejenige nach den Indikatoren, mit deren Hilfe die interessierenden Aspekte der therapeutischen Beziehung entdeckt werden können. Wie kann man die Elemente der Arbeitsbeziehung von anderen Bezugsformen zwischen Patient und Therapeut (etwa Übertragungsphänomenen) abgrenzen? Die psychoanalytische Therapie wies in diesem Punkt einen theoretischen Vorsprung auf, da der Begriff der Arbeitsbeziehung (Greenson 1967) oder therapeutischen Allianz (Zetzel 1956, 1966) dort eine eingegrenzte Bedeutung innerhalb der Dynamik der psychotherapeutischen Dyade hat: Die Fähigkeit des Patienten zur Entwicklung einer therapeutischen Arbeitsbeziehung ist für die klassische Analyse eine notwendige Bedingung, die bei schwerwiegenderen Störungen fehlt oder ungenügend vorhanden ist; sie ist andererseits ein erstes *Ergebnis* der Behandlung, insofern der Patient gelernt hat, bestimmte reflexive Positionen sich selbst gegenüber zu übernehmen und sich damit mit dem Therapeuten in der Bearbeitung seiner Problematik zu verbünden. Für diese Aktivität des Patienten sind intakte Ich-Funktionen erforderlich, auf die die therapeutische Arbeit zurückgreifen kann. Legt man diesen psychoanalytischen Ansatz dem Studium der therapeutischen Arbeitsbeziehung (Allianz) zugrunde, dann gelangt man notwendigerweise zu Meßinstrumenten mit einem inhaltlich recht eng umrissenen Gegenstandsbereich, der die Beurteilung bestimmter "reifer" Aktivitäten des *Patienten* umfaßt, die seine aktive Mitarbeit in der Behandlung betreffen; dabei werden atmosphärische Aspekte der Beziehung wie Vertrauen, Optimismus, Wärme und Akzeptanz nicht einbezogen. Diesen Weg haben verschiedene Forscher aus der Menninger Klinik eingeschlagen (Allen et al. 1984; Frieswyk et al. 1986); sie grenzen sich damit explizit von anderen Ansätzen ab, in denen die therapeutische Allianz weniger stringent nach den theoretischen Vorgaben der analytischen Theorie untersucht wird und keine klare konzeptuelle Trennung mehr zwischen Arbeitsbeziehung und z. B. positiver Übertragung vorgenommen wird (s. dazu die ausführliche Diskussion bei Frieswyk et al. 1986).

Inwieweit solche theoretischen Vorgaben sinnvoll sind, muß die Empirie entscheiden. Allen et al. (1984) haben neben einer Skala zur therapeutischen Allianz im engeren Sinne sog. "mediating variable scales" verwendet, die verschiedene umfassendere Apekte der Beziehung zwischen Patient und Therapeut abbilden , welche die Entwicklung einer stabilen therapeutischen Allianz nach Meinung der Autoren erleichtern, jedoch selbst *kein* Bestandteil von ihr sind. Dazu gehören: das Vertrauen des Patienten in die Fähigkeiten und ehrlichen Absichten des Therapeuten, die Sicherheit, mit der er sich unabhängig von seinen Äußerungen von dem Therapeuten akzeptiert fühlt, seine Zuversicht in bezug auf den Erfolg der Behandlung und seine Fähigkeit, sich affektiv in die Behandlung einzulassen, insbesondere in der Beziehung zur Person des Therapeuten. Die Autoren fanden, daß diese "mediating variables" außerordentlich hoch mit der Skala zur therapeutischen Allianz korreliert waren (mit Korrelationen um 0,90, abgesehen von der

Skala zum affektiven Engagement), und kommen zur Schlußfolgerung, daß man beide Aspekte der Beziehung nur konzeptuell voneinander trennen kann, sie jedoch empirisch ineinander übergehen. Dies würde bedeuten, daß man auf der Ebene der wissenschaftlichen Abbildung der therapeutischen Arbeitsbeziehung gezwungenermaßen ein breiteres Phänomen erfaßt, so daß die theoretischen Vorgaben eine Idealisierung enthalten, die unter praktischen Gesichtspunkten revidiert werden muß.

Andere Ansätze haben sich - ohne Orientierung an dem analytischen Theoriehintergrund - explizit auf die Abbildung des affektiven Klimas zwischen Patient und Therapeut konzentriert und ihr Meßinstrument ebenfalls "therapeutische Allianz" genannt (Marziali et al. 1981, 1984); hier und bei den meisten anderen Autoren wird zudem neben dem Patienten das Verhalten des *Therapeuten* mit gleicher Genauigkeit und gleicher Gewichtung berücksichtigt. Morgan et al. (1982) beurteilen die (auf Basis von Tonbandaufzeichnungen transkribierten) Äußerungen von Patient *und* Therapeut auf bestimmte Beziehungsaspekte hin; wohl mit Rücksicht auf die oben diskutierte theoretische Präokkupation der Begriffe "therapeutische Arbeitsbeziehung" oder "therapeutische Allianz" nennen sie ihr Instrument "helping alliance" und unterscheiden innerhalb dieser Allianz zwei Anteile: Die "helping alliance I" (HA I) mißt, inwieweit der Patient das Gefühl hat, ihm werde geholfe, inwieweit er im Hinblick auf den Erfolg optimistisch ist usw.; in der "helping alliance II" (HA II) wird erfaßt, inwieweit der Patient den Umstand realisiert und engagiert unterstützt, daß er und der Therapeut gemeinsam an der Lösung seines Problems *arbeiten*.. Die 2. Skala trifft inhaltlich offensichtlich eher das, was traditionell psychoanalytisch unter therapeutischer Allianz verstanden wird.

Wie verhalten sich diese beiden Skalen nun empirisch, und wie gut ist ihre praktische Brauchbarkeit für die Vorhersage des Therapieerfolges? Erstaunlicherweise ergaben sich zwischen der HA II und dem Therapieergebnis nur ansatzweise positive Zusammenhänge, während die HA I und das Therapieergebnis eindrucksvoll miteinander verbunden waren. Insbesondere die beiden Items: "Der Patient äußert, daß der Therapeut ihn unterstützt" und: "Der Patient nimmt wahr, daß sich schon etwas geändert hat" waren mit dem Therapieerfolg hoch korreliert. Dies sind jedoch keine Aussagen, die die therapeutische Allianz im engeren Sinne betreffen; eher bilden sie in allgemeiner Weise ein (analytisch formuliert) positives Übertragungsklima ab. Auch dieses Ergebnis legt die Vermutung nahe, daß die therapeutische Arbeitsbeziehung im engeren Sinne nicht leicht aus der Masse der Beziehungsaspekte "herauszudestillieren" ist.

Zur Beurteilung solcher empirischen Ergebnisse muß eine weiterer Gesichtspunkt genauer betrachtet werden. In der Arbeit von Morgan et al. (1982, wie auch bei Hartley u. Strupp 1983; Marziali et al. 1981, 1984; Allen et al. 1984) wurden die Variablen zur Abbildung der Allianz immer von einem externen Rater kodiert, der transkribierte Therapieausschnitte auf die Inhalte der verbalen Äußerungen von Patient und Therapeut hin analysierte. Nun haben verbale Äußerungen des Patienten immer eine interaktive *Funktion*, die über ihren reinen deskriptiven Inhalt hinausgeht. Wenn der Patient äußert, daß der Therapeut ihn unterstützt und es ihm schon besser geht, so hat dies im Kontext der therapeutischen Interaktion eine andere Bedeutung als andere Äußerungen, die die therapeutische Arbeitsbeziehung im engeren Sinne betreffen (etwa "ich will mit ihnen heute über folgendes sprechen..."). Nicht alles, was in einer Beziehung wichtig ist, wird sprachlich explizit; was explizit wird, ist zugleich Träger interaktioneller Funktionen (Apelle, Gratifikationen etc.). Die Analyse manifester sprachlicher Beziehungsäußerungen ist daher immer selektiv und durch die interaktionellen Relevanzen des verbalen Austausches von Patient und Therapeut systematisch gebrochen.

Dieses Problem kann durch einen Vergleich der beiden von Morgan Luborsky et al. verwendeten Skalen (Ha I und II) mit unserem Vorgehen in der Berliner Psychotherapiestudie beleuchtet werden. In unserem Projekt haben Therapeut und Patient zu verschiedenen Zeitpunkten während der Behandlung einen Fragebogen zur therapeutischen Arbeitsbeziehung (im weiteren Sinn) beantwortet. Eine faktorenanalytische Untersuchung der *Patienten*antworten ergab nun im wesentlichen 2 Dimensionen, die dadurch charakterisiert sind, daß der Patient seine Behandlung einmal *therapie*bezogen beurteilt ("ich glaube, daß ich in der Therapie viel lernen kann"), zum anderen aber *therapeuten*bezogen ("Die Art des Therapeuten schätze ich"). Von der inhaltlichen Ausrichtung der Faktoren her scheint sich eine ähnliche Aufteilung wie bei Morgan et al. (1982) zu ergeben (Skalen HA I und II). Da in unserem Fall die Fragebögen jedoch von Patient und Therapeut selbst bearbeitet werden, haben die Ausprägungen auf diesen Faktoren eine ganz andere Bedeutung: sie bilden eine perspektivische Kognition der Patienten von der therapeutischen Beziehung ab, die (wie wir weiter unten zeigen werden) von seinem individuellen Interaktionsstil (seinen Abwehr- und Anpassungsmustern) sowie auch vom Setting der Behandlung (ambulant vs. stationär) abhängen.

Welche Perspektive ist zur Erfassung der therapeutischen Arbeitsbeziehung am besten geeignet? Die Diskussion macht deutlich, daß es keineswegs selbstverständlich ist, daß äußere Beobachter validere Einschätzungen zur Arbeitsbeziehung vornehmen können als die Beteiligten. Wie unterscheiden sich die verschiedenen Perspektiven empirisch voneinander? Ein Vergleich der Positionen bei Marziali (1984) ergab eine sehr hohe Konsistenz (Korrelationen zwischen 0,81 und 0,93!) unter den Beurteilungen der verschiedenen Seiten (Patient, Therapeut, Beobachter). Untersuchungen anderer Art haben jedoch erhebliche Unterschiede zutage gefördert:

Gurman u. Razin (1977) kommen bei der Diskussion von 13 empirischen Untersuchungen zur therapeutischen Beziehung (mit Hilfe des Relationship Inventory von Barrett-Lennard 1962) zu dem Schluß, daß Patient und Therapeut nur sehr wenig Übereinstimmung zeigen, wenn sie die therapeutische Beziehung beurteilen. Nach Einschätzung der Autoren führt auch die Einführung trainierter Beobachter zu wenig konsistenten Ergebnissen, d. h. es bestehen keine zuverlässigen Übereinstimmungen zwischen Beobachter- und Patienten- bzw. Beobachter- und Therapeutenperspektive.

Bei Orlinsky u. Howard (1986) finden wir die sicherlich umfassendste Zusammenstellung von Untersuchungen über den Zusammenhang zwischen Prozeßvariablen und dem Therapieerfolg. Da nahezu alle Prozeßvariablen, die in den dort referierten Studien verwendet wurden, in vergleichbarer oder sogar nur etwas abgewandelter Form in den verschiedenen Skalen zur Messung der therapeutischen Allianz (oder Arbeitsbeziehung) wiederkehren, sind die Ergebnisse in bezug auf die *Bedeutung der Perspektiven für die Beurteilung des Therapieprozesses und ihren Bezug zum Behandlungsergebnis* für unsere Diskussion wichtig. Orlinsky u. Howard kommen im wesentlichen zu dem Ergebnis, daß der Bezug zwischen Prozeßvariablen und Therapieergebnis dann am engsten ist, wenn die Beurteilung der Prozeßmerkmale von dem *Patienten* vorgenommen wird. Dabei spielt es eine untergeordenete Rolle, von welcher Warte aus der Behandlungserfolg beurteilt wird (auch Merkmale der Therapeuten waren für die Vorhersage des Therapieergebnisse gewichtiger, wenn sie von dem *Patienten* eingeschätzt wurden.) Außerdem ergibt die Übersicht der beiden Autoren eine Tendenz in der Richtung, daß die Prozeßbeurteilung der *Therapeuten* v. a. dann für den Erfolg aussagekräftig ist, wenn die Ergebnisbeurteilung *ebenfalls* von dem Therapeuten vorgenommen wird. Die Beziehungen zwischen dritten Beurteilern des Prozesses und den Ergebnissen waren in den erfaßten Studien vorhanden, jedoch nicht durchgängig und unsystematisch.

Da diese Übersicht auf der beeindruckenden Zahl von 1100 empirischen Studien beruht, muß man die Aussagen wohl bei der Beurteilung der Urteilerperspektiven gebührend berücksichtigen. Sie unterstreichen, daß die Urteile des Patienten (und des Therapeuten) zumindest im Hinblick auf ihre prädiktive Kraft denen unbeteiligter Rater mindestens ebenbürtig sind und zumindest in dieser Hinsicht als valide angesehen werden müssen. Dies kann als Argument für die Auswahl von Patienten- und Therapeutenfragebögen als Instrumente zur Messung der Therapeutischen Arbeitsbeziehung geltend gemacht werden. Solche Fragebögen beanspruchen ungleich weniger Aufwand (verglichen mit Ratings auf der Basis von Transkripten) und sind somit wesentlich ökonomischer, weshalb ihre Entwicklung auch von bestimmten Autoren begrüßt wird (z. B. Luborsky et al. 1983). Die Frage nach der Inhaltsvalidität ("Messen solche Fragebögen tatsächlich das, was sie vorgeben, nämlich das Konzept der therapeutischen Arbeitsbeziehung?") ist damit freilich noch nicht gelöst. Diese bereits vorliegenden Ergebnisse und Erfahrungen haben uns bewogen, unserer Abbildung der therapeutischen Arbeitsbeziehung ebenfalls die Einschätzungen von Patienten und Therapeuten zugrunde zu legen.

4.2 Entwicklung des Fragebogens "therapeutische Arbeitsbeziehung" (TAB)

In der Vorbereitung unserer Untersuchung wurde zunächst ein Literaturüberblick geschaffen über Erfahrungen zur Patient-Therapeut-Beziehung in der Psychotherapie und über die empirische Untersuchung ihrer prognostischen Bedeutung für den Behandlungsverlauf (Auerbach u. Johnson 1977; Frank 1972; Garfield 1980; Herschbach et al. 1980; Kächele 1981; Korchin 1976; Lambert et al. 1977; Lambert et al. 1978; Luborsky u. Spence 1978; Mitchell et al. 1977; Mogul 1982; Orlinsky u. Howard 1975, 1977, 1978; Parloff et al., 1978; Singer u. Luborsky 1977; Sundland 1977).

Sodann wurden standardisierte Verfahren zur Einschätzung der Arzt-Patient-Beziehung aus der Literatur gesammelt bzw. von den Autoren angefordert.

Folgende Skalen wurden verglichen: Penn Helping Alliance Counting Signs Method (Luborsky 1976), Penn Helping Alliance Rating Method (Luborsky 1978); Rating Therapist Facilitative Behavior (Morgan u. Luborsky) Working Alliance Inventory (Horvath 1981); Therapeutic Alliance Ratings (Horvitz u. Allen, persönliche Mitteilung); Therapeutic Alliance Rating Scale (Marziali et al. 1981); Patient Session Report (Marziali, persönliche Mitteilung); Vanderbilt Therapeutic Alliance Scale (Hartley und Strupp, 1978); The Expectations Questionnaire (Irwin

1980); Vanderbilt Psychotherapy Process Scale (Strupp et al., persönliche Mitteilung); Vanderbilt Psychotherapy Process Scale (Fassung von Gomes-Schwartz 1978; Moras u. Strupp 1982); Client Posttherapy Questionnaire (Strupp et al. 1964) - zugrunde gelegt auch bei Jones u. Zoppel (1982) und in der deutschen Übersetzung als Fragebogen zur Erfahrung der Patienten mit der psychotherapeutischen Behandlung von Thomä. Patient Therapy Session Report (Orlinsky u. Howard 1975); Therapist Therapy Session Report (Orlinsky u. Howard 1975); Relationship Questionnaire (Truax et al. 1967); Relationship Inventory (Barrett-Lennard 1962) deutsche Übersetzung Minsel (1970); Lorr Inventory (Lorr 1965) deutsch von Tausch (1973).

Auf die Vorstellung, eine der bestehenden Skalen aus der Literatur übernehmen zu können, mußten wir verzichten, da z. T. der Sprachgebrauch der amerikanischen Skalen unserem eigenen Sprachstil nicht enspricht, z. T. die Konzepte auf spezifische andersartige Therapieverfahren zugeschnitten sind. Das gilt speziell für jene Skalen, die sich an den GT-Kriterien orientieren und die als therapeutische Wertvorstellungen z. B. einen intensiven verbalen Gefühlsaustausch betrachten, der für die analytisch orientierte Therapie nicht üblich und nicht erwünscht ist.

Wir haben in Zusammenarbeit mit Hentschel für unsere Zwecke eine Sammlung von 40 Aussagen (je 40 für Patient und Therapeut) angelegt, welche jene Dimensionen widerspiegeln, die nach den Ergebnissen der Literatur eine Bedeutung als Prädikator des Therapieverlaufs besitzen (Wertschätzung, Zusammenarbeit, Verstehen, Helfen, Geborgenheit, Offenheit, emotionale Beteiligung, Vertrauen in die Fähigkeit des anderen, Zufriedenheit mit der bisherigen Therapie, verständlicher Sprachecode). Diese Aussagen werden von Patienten und Therapeuten zu verschiedenen Zeitpunkten der Therapie beurteilt. Wir beschränkten uns dabei nicht auf Aussagen über die therapeutische Beziehung, sondern berücksichtigten in der Hälfte der Merkmale auch den Stand der therapeutischen Arbeit selbst, den Behandlungsfortschritt, die Zufriedenheit mit der Therapie. Der TAB enhält inhaltlich vergleichbar in der Patienten- und Therapeutenversion:

10 Merkmale für positive Beziehungsaspekte,
10 Merkmale für negative Beziehungsaspekte,
10 Merkmale für positive Aspekte der Zusammenarbeit,
10 Merkmale für negative Aspekte der Zusammenarbeit.

Item-Beispiel TAB-Pat: "Ich denke, daß mein Aufwand für die Therapie sich lohnt."

Item-Beispiel TAB-Th: "Mit den mir zur Verfügung stehenden Behandlungstechniken kann ich die Schwierigkeiten dieses Patienten gut bearbeiten."

4.3 Skalenbildung und Itemanalyse zum TAB

1. *Patientenskalen*

Erste faktorenanalytische Auswertungen der 40 Patientenitems zur Beurteilung der therapeutischen Arbeitsbeziehung ergaben eine inhaltliche Gruppierung der Items in solche, die sich auf die

Therapie, und solche, die sich auf die *Person des Therapeuten* beziehen. Da eine solche Differenzierung inhaltlich sinnvoll und interessant erschien, wurden über die TAB-Items des Patienten insgesamt 3 Itemanalysen durchgeführt. Zunächst wurde eine Gesamtskala gebildet, in der alle 40 Items aufsummiert werden. Dazu wurden die Items so umkodiert, daß eine höhere Ausprägung jeweils günstig im Sinne einer positiven Beziehung ist (die Punktwerte variieren zwischen 1 und 4); für diese Skala wurde eine Itemanalyse berechnet. Außerdem wurden nacheinander entsprechende Analysen über die 16 therapiebezogenen und die 22 therapeutenbezogenen Items durchgeführt. Zwei Items konnten keiner der beiden Unterskalen zugeordnet werden. Diese beiden Items wurden zuerst ausgeschieden, da auf Basis eines selektierten Variablenpools eine Gesamtskala (TABPt) mit 2 Unterskalen (TABPt-A und TABPt-B) konstruiert werden sollte. Weiter wurden alle Items ausgeschieden, die in den beiden Unterskalen geringe Trennschärfekoeffizienten (alle Items mit einem Koeffizienten kleiner als 0,40 aufwiesen. Es wurden 10 Items in beiden Unterskalen belassen, wobei in der Gruppe der therapeutenbezogenen Items mehrere Items mit gleich guten Trennschärfekoeffizienten zur Verfügung standen, so daß eine weitere Auswahl nach inhaltlichen Gesichtspunkten vorgenommen werden konnte (im Sinne einer möglichst umfassenden Abbildung der Arbeitsbeziehung).

Eine inhaltliche Durchsicht der weggefallen Items zeigt, daß das Spektrum der Stellungnahmen zur Therapie und zum Therapeuten nicht wesentlich eingeengt wird. Einige der ausgeschiedenen Items betreffen sehr spezielle Aspekte des Beziehungsklimas oder beziehen sich nur indirekt auf die Arbeitsbeziehung; andere Items sind offenbar zu schwierig (im statistischen Sinn), d. h. sie werden regelhaft in einer bestimmten Richtung vom Patienten beantwortet. Eine Itemanalyse der *Gesamtskala* zeigt zudem, daß fast alle herausgefallenen Items auch wegfallen würden, wenn man der Selektion die Trennschärfekoeffizienten bezüglich der Gesamtskala zugrunde legen würde. Dieses Ergebnis spricht dafür, daß die herausgenommenen Items offenbar verstreute und unzusammenhängende Aspekte der Arbeitsbeziehung oder aber thematisch gänzlich andere Merkmale messen; zugleich läßt es erwarten, daß die beiden Unterskalen doch relativ eng miteinander zusammenhängen und nichts grundsätzlich Verschiedenes abbilden.

Der Fragebogen zur therapeutischen Arbeitsbeziehung wurde den Patienten in der initialen Phase der Therapie vorgelegt (einige Wochen nach Therapiebeginn). Für die Skalencharakteristik ergeben sich dabei folgende Kennwerte für die revidierten Skalen: Für die Gesamtskala TABPt (20 Items) eine innere Konsistenz von .90 (Cronbach Alpha) und Trennschärfekoeffizienten von minimal 0,42; für die Unterskala *therapeutenbezogene* Beurteilung der Arbeitsbeziehung TABPt-A (10 Items) eine innere Konsistenz von 0,84 und Trennschärfekoeffizienten von minimal 0,44; für die Unterskala zur *therapiebezogenen* Beurteilung der Arbeitsbeziehung TABPt-B (10 Items) schließlich eine innere Konsistenz von 0,88 und Trennschärfekoeffizienten von minimal 0,49. Diese Werte entsprechen den Forderungen, die an Skalen dieser Art gestellt werden.

2. *Therapeutenskalen*

Dem TAB-Patient entsprechend wurden die 40 Items des Therapeuten zur therapeutischen Arbeitsbeziehung auf 20 reduziert. Im Unterschied zu den Patientenurteilen hatten die faktorenanalytischen Untersuchungen keine Hinweise auf eine Mehrdimensionalität des TAB-Therapeut gegeben. Unterskalen waren somit nicht geplant. Die initale Beurteilung der Arbeitsbeziehung (iTAB-Th) hat sich in zahlreichen Untersuchungen als aussagekräftiger Prädiktor für verschiedene Verlaufskriterien erwiesen. Eine Itemreduzierung von 20 auf 10 Variablen führte zu einer Minderung der Korrelationshöhe, so daß wir an den ursprünglichen 20 Fragen festhalten wollen. Die Itemanalytische Prüfung der 40 TAB-Therapeutitems führte trotz eines strengen Kriteriums (Ausschluß aller Items mit einem Trennschärfekoeffizienten kleiner 0,50) zum Ausscheiden von lediglich 9 Items; von den übrigen Items wurden 4 herausgenommen, weil sie anderen Items inhaltlich sehr ähnelten (sie stellten zum Teil einfach Negativformulierungen anderer Items dar), weitere 7 auf dem Hintergrund inhaltlicher Überlegungen mit dem Ziel, den intendierten Sachverhalt "therapeutische Arbeitsbeziehung" möglichst breit abzubilden.

Der Fragebogen zur therapeutischen Arbeitsbeziehung wurde von den Therapeuten nach dem initialen Kontakt und in der Anfangsphase der Behandlung: Für die Skala zur Beurteilung der initialen Beziehung iTABTh (10 Items) ergab sich dabei eine innere Konsistenz von 0,86, die minimale Itemtrennschärfe beträgt 0,40; für die Gesamtskala für die Beziehung im Behandlungsverlauf TABTh (20 Items) ergab sich eine innere Konsistenz von 0,94 mit einem minimalen Trennschärfekoeffizienten von 0,49. Auch diese Werte entsprechen den üblichen Forderungen an Skalen dieser Art.

Wir wollen die gebildeten Skalen in der folgenden Übersicht noch einmal zusammenstellen. Auf Patientenseite verwenden wir die Skalen:

TAB-Pt: Gesamtskala zur Qualität der therapeutischen Arbeitsbeziehung;
TAB-Pt-A: Urteile, die sich auf die Person des Therapeuten beziehen;
TAB-Pt-B: Urteile, die sich auf die therapeutische Arbeit beziehen..

Auf der Seite des Therapeuten verwenden wir die Skalen:

TAB-Th: Gesamtskala zur Qualität der therapeutischen Arbeitsbeziehung;
iTAB-Th: Kurzskala zur Beurteilung der initialen therapeutischen Arbeitsbeziehung im Erstgespräch.

Jedes Item des TAB (für Patient und Therapeut) hat die potentiellen Ausprägungen 1–4, so daß der maximale Wert in der Gesamtskala (TAB-Pt und TAB-Th) 80 beträgt (bei 20 Items). Die Unterskalen beim TAB-Patient (je 10 Items) haben einen maximalen Summenwert von 40. Die Skalen NegTAB-Pt und NegTAB-Th zählen die Anzahl der negativen Extremkodierungen und ermöglichen deshalb theoretisch einen Höchstwert von 20 (bei 20 Items des TAB-Patient bzw. -Therapeut).

4.4 Durchschnittliche TAB-Werte auf unterschiedlichen Einschätzebenen

Die TAB-Skalen werden für ambulante und stationäre Psychotherapie getrennt analysiert, da in beiden Behandlungsformen große Unterschiede der Zeitstruktur und der Personenbezogenheit vorliegen (Tabelle 26).

Tabelle 26. Durchschnittliche TAB-Werte im Verlauf ambulanter und stationärer Therapien

TAB-Skala	Zeitpunkt	MW stationär[c]	ST	MW ambulant	ST
iTAB-Th		26,86	2,53		
TAB-Th	t_1***[a]	56,01	10,36	60,93	8,28
	t_2*	58,35**[b]	10,31	61,38	9,12
TAB-Pt	t_1*	65,50	8,93	67,49	7,55
	t_2	66,53	9,03	68,25	8,54
TAB-Pt-A	t_1	34,28	4,17	34,42	4,01
	t_2	34,59	4,39	34,71	3,92
TAB-Pt-B	t_1**	31,22	5,92	33,07	4,63
	t_2*	31,94	5,47	33,53	5,56

a Mittelwertdifferenzen ambulant - stationär: Signifikanzen auf 5 %-Niveau*, 1 %-Niveau** und 1 ‰-Niveau*** (zweiseitiger Test).

b Signifikante Differenz (1 %-Niveau**) zwischen den TAB-Th-Messungen zu Zeitpunkt 1 und 2 im stationären Bereich.

c Stichprobenumfänge (Therapeut/Patient): Im stationären Bereich zu t_1 n=155/150, zu t_2 n=137/134. Im ambulanten Bereich vor Therapie n=448, zu t_1 n=148/133, zu t_2 n=131/116

MW Mittelwert; *ST* Standardabweichung

Was die beiden *Meßzeitpunkte* des TAB betrifft, so liegen die Mittelwerte sehr nahe beieinander. Die Korrelation zwischen den beiden Zeitpunkten liegt zwischen 0,60 und 0,80, was auf eine beträchtliche Stabilität der Bewertung hinweist. Lediglich im *stationären* Bereich verändert der Therapeut seine Beurteilung (TAB-Th) signifikant positiv. Obgleich die Veränderung absolut gesehen nicht besonders beeindruckend ist, scheint sie inhaltlich doch aufschlußreich und läßt sich möglicherweise so erklären, daß im stationären Bereich die Patienten in der Anfangsphase erst für eine Therapie gewonnen werden müssen, da sie nicht selten primär wegen somatischer Beschwerden gekommen sind. Hingegen ist im ambulanten Bereich die Frage der Therapiemotivation mit dem Behandlungsbeginn in der Regel bereits abgeklärt und Patienten mit geringem Therapieinteresse sind bereits ausgeschieden.

Mittelwertunterschiede zwischen den beiden *Formen der Therapie* (stationär-ambulant) können durch das gleiche Argument verständlich gemacht werden. Es sind stets die ambulanten Therapien, die etwas günstigere TAB-Werte erbringen. Die Differenzen bei allen Skalen werden zu der zweiten TAB-Messung hin undeutlicher. Es scheint, daß die stationären Therapien mit fortschreitender Behandlung "aufholen".

Bei den Unterskalen der therapeutischen Arbeitsbeziehung aus Patientensicht sind es die *therapiebezogenen* Aussagen (TAB-Pt-B), bei denen sich stationäre und ambulante Patienten unterscheiden, weniger die *therapeutenbezogenen* Einschätzungen (TAB-Pt-A). An anderer Stelle wird gezeigt, daß die therapiebezogenen Beschreibungen die Qualität der Arbeitsbeziehung besser charakterisieren können als die offenbar unverbindlicher gehaltenen Aussagen zur Therapeutenpersönlichkeit.

Von besonderem Interesse ist schließlich die Beziehung zwischen den simultanen TAB-Einschätzungen von *Patient und Therapeut.* Diese sind zwar signifikant, jedoch absolut gesehen eher niedrig. Im äußersten Fall finden wir eine Korrelation von 0,47 zwischen Patienten- und Therapeuteneinschätzung zum zweiten Zeitpunkt, was einem Anteil von Übereinstimmung (gemeinsamer Varianz) von 22 % entspricht. Im ambulanten Setting ist diese Übereinstimmung noch niedriger, was noch einmal auf die Verschiedenheit der Arbeitsbeziehung in beiden Therapieformen hinweist.

Tabelle 27. Korrelationen zwischen TAB-Einschätzung von Patienten und Therapeuten

TAB-Korrelation Pat-Ther	Stationär	Ambulant
Zeitpunkt 1	0,34 ***	0,18 *
Zeitpunkt 2	0,47 ***	0,33 **

Die über den Therapieverlauf recht stabilen Mittelwerte der TAB-Skalen sagen natürlich nichts über individuelle Schwankungen von einzelnen Patienten oder Untergruppen von Patienten aus. Eine spezielle Typisierung von Verläufen wird daher an anderer Stelle auf dem Wege der Clusteranalyse vorgenommen.

Ein Ergebnis, das uns hier wie an vielen Stellen der Untersuchung begegnet, ist die relativ geringe Übereinstimmung von Patient und Therapeut, wenn die gleiche Situation (therapeutische Arbeitsbeziehung) zum gleichen Zeitpunkt anhand von vergleichbaren Aussagen der TAB-Skala eingeschätzt wird. Hier würde man naiverweise erwarten (wenn diese Erwartung nicht schon durch andere Ergebnisse relativiert wäre), daß die Interaktionspartner zu sehr viel übereinstimmenderen Urteilen gelangen, als sie es tatsächlich tun. Die möglichen Hintergründe dieser unterschiedlichen Sichtweise werden an anderer Stelle - z. B. im Zusammenhang mit den Therapieergebnissen - diskutiert.

4.5 Zusammenhang zwischen Arbeitsbeziehung und Therapieergebnis in der stationären Behandlung

Inwieweit kann aus der Qualität der therapeutischen Arbeitsbeziehung im Behandlungsverlauf auf die Güte des Therapieergebnisses geschlossen werden? In der Studie hatten Patient und Therapeut Gelegenheit, ihre Zusammenarbeit anhand der Aussagen des TAB-Bogens einzuschätzen. Sie taten dies in der Frühphase der stationären Behandlung (2–3 Wochen nach Therapiebeginn) und ein zweites Mal 4–5 Wochen nach Behandlungsbeginn, also etwa in der Hälfte der Therapiezeit. Ein dritter Meßpunkt ergibt sich zusätzlich für den Therapeuten dadurch, daß er im Rahmen des diagnostischen Erstgesprächs eine Kurzfassung des TAB-Bogens ausfüllt (initiale therapeutische Arbeitsbeziehung iTAB). So stehen uns vom Patienten 2 und vom Therapeuten 3 Beurteilungen der Arbeitsbeziehung zur Verfügung, die nun mit den Kriterien des Behandlungsergebnisses in Beziehung gesetzt werden können.

Angesichts der unterschiedlichen Meßzeitpunkte und der Therapeuten- und Patientenperspektive gilt folgende Aufschlüsselung:

$TAB_{1,2}$-Pt: Gesamtskala therapeutische Arbeitsbeziehung aus der Sicht des Patienten zu den Zeitpunkten 1 und 2;
$TAB_{1,2}$-Th: Gesamtskala therapeutische Arbeitsbeziehung aus der Sicht des Therapeuten zu den Zeitpunkten 1 und 2;
iTAB: Initiale Einschätzung der Arbeitsbeziehung durch den Therapeuten im diagnostischen Erstgespräch.

Als Kriterien des Behandlungsergebnisses verwenden wir 3 zusammen-fassende Maße (deren methodische und inhaltliche Begründung s. 5.3.3):

BEV: Befundveränderungen aus der Sicht des Therapeuten (Verringerung von Symptomatik allgemein und speziell von Depressivität, Angst, emotionaler Distanzierung und sozialem Rückzug);
GSV: Strukturveränderungen aus der Sicht des Therapeuten (Verminderung von Abwehr; Zunahme von Einsicht, Selbstverständnis; Verbesserung von Konfliktlösungsstrategien; verbessertes Selbstwertgefühl);
SEV: Befundveränderungen aus der Sicht des Patienten (Verringerung von Körpersymptomatik, sozialen Ängsten, innerer Anspannung, regressiver Gebundenheit, zwanghafter Verpflichtung).

Der Zusammenhang zwischen den Therapieergebnissen und der Arbeitsbeziehung zu den 3 Meßzeitpunkten im Behandlungsverlauf ist in den folgenden Abbildungen dargestellt. Das Ausmaß des Zusammenhangs wird durch Korrelationen angegeben.

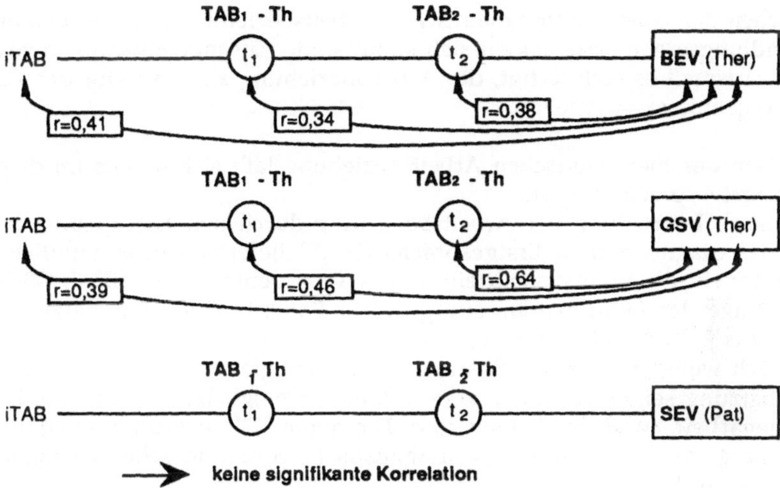

Abb. 28. Zusammenhang zwischen therapeutischer Arbeitsbeziehung (Sicht des Therapeuten) und Kriterien des Therapieergebnisses (signifikante Korrelationen)

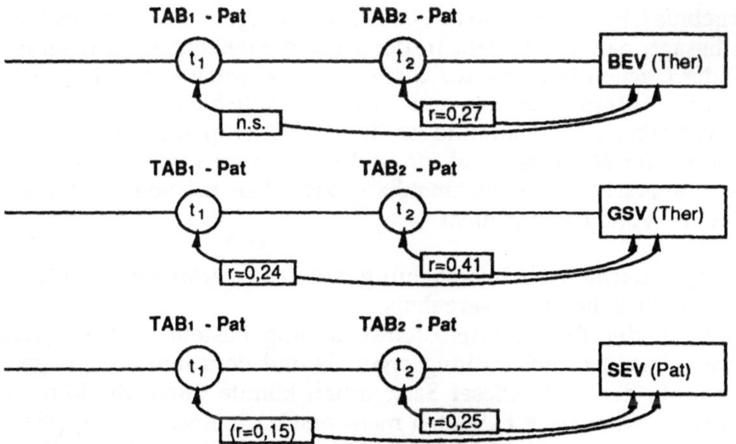

Abb. 29. Zusammenhang zwischen therapeutischer Arbeitsbeziehung (Sicht des Patienten) und Kriterien des Therapieergebnisses (signifikante Korrelationen)

Die Ergebnisse lassen sich wie folgt zusammenfassen und interpretieren:

1. Die therapeutische Arbeitsbeziehung ist ein Prädiktor des Behandlungsergebnisses.
   Zwischen der Güte der therapeutischen Arbeitsbeziehung und der Qualität des Behandlungsergebnisses lassen sich signifikante Zusammenhänge nachweisen, deren Ausmaß es rechtfertigt, die Arbeitsbeziehung als Prädiktor des Behandlungsergebnisses anzusehen.

2. Der Kern der therapeutischen Arbeitsbeziehung läßt sich bereits im diagnostischen Erstgespräch erfassen.
   Die *initiale* Beurteilung der Arbeitsbeziehung durch den Therapeuten im Rahmen des diagnostischen Erstgesprächs (iTAB) liefert einen erstaunlich guten Prädiktor für die Ergebnisbeurteilung des Therapeuten selbst (BEV, GSV). Eine Vorhersage der Befundveränderung in der Patientenselbsteinschätzung (SEV) ist daraus jedoch nicht möglich. Nach unserer Ansicht dient das diagnostische Gespräch weniger der Klassifikation von Pathologie des Patienten sondern der Einschätzung seiner Behandelbarkeit, d. h. der möglichen therapeutischen Zusammenarbeit zwischen Patient und Therapeut. Diese Früheinschätzung der Beziehung im Anschluß an die diagnostische Situation scheint prognostisch aussagekräftig.

3. Der Zusammenhang zwischen der therapeutischen Arbeitsbeziehung und *strukturellen Veränderungen* des Patienten ist höher als der zwischen TAB und *Befundveränderungen*.
   Das Ergebniskriterium *strukturelle Veränderungen* aus der Sicht des Therapeuten besagt, daß der Patient in der Auseinandersetzung mit seiner eigenen Person, der eigenen Lebensgeschichte und der eigenen Umwelt zu neuen, reiferen Konfliktlösungsmodellen und Erlebnismöglichkeiten gelangt ist. Therapeutisches Arbeiten ist, zumindest für den Therapeuten, identisch mit dem Arbeiten an der Neurosenstruktur und speziell an ihrer Abwehrstruktur. So gesehen überrascht der Zusammenhang zwischen therapeutischer Arbeit und struktureller Veränderung nicht.

4. Die therapeutische Arbeitsbeziehung zum 2. Verlaufszeitpunkt korreliert höher mit dem Behandlungsergebnis.
   Vor allem in der Patientenselbsteinschätzung bestehen höhere Zusammenhänge zwischen dem Behandlungsergebnis und dem ihm näherliegenden Verlaufszeitpunkt der TAB. Dieser Sachverhalt könnte durch die klinische Erfahrung erklärt werden, daß Patienten meist erst nach einer Anfangsphase des Zögerns und Abwehrens größeren Engagements in den Behandlungsprozeß "einsteigen".

5. TAB- und Ergebniseinschätzungen von Therapeuten korrelieren höher als die von Patienten.

Es hat den Anschein, daß der Therapeut den Zusammenhang von Arbeit und Ergebnis stringenter beurteilt als der Patient. Andererseits kann aus der Therapeuteneinschätzung der Arbeitsbeziehung nur in geringem Umfang auf das Behandlungsergebnis aus Patientensicht geschlossen werden; umgekehrt erscheint die Patienteneinschätzung der Arbeitsbeziehung durchaus als Prädiktor für das Therapieergebnis aus Therapeutensicht geeignet.

4.5.1 Unterformen der Skala "therapeutische Arbeitsbeziehung"

4.5.1.1 Bezogenheit des Patienten auf Therapie oder Therapeut

Die Faktorenanalyse der TAB-Einschätzung des Patienten hatte 2 Unterskalen erkennen lassen. Eine zeigt den stärkeren Bezug des Patienten zur *Person* des Therapeuten, die andere zielt vorrangig auf die therapeutische *Arbeit*:

TAB-Pt A: *therapeuten*bezogene Einstellung des Patienten
TAB-Pt B: *therapie*bezogene Einstellung des Patienten

Es ist interessant zu erfahren, welche der beiden Patienteneinstellungen den engeren Zusammenhang mit dem Behandlungsergebnis aufweist (Tabelle 28).

Tabelle 28. Die Ausrichtung des Patienten in der therapeutischen Arbeitsbeziehung bezogen auf das Behandlungsergebnis (signifikante Korrelation)

Therapeutische Arbeitsbeziehung Patient (Unterskalen) veränderung	BEV (Th) Befund-veränderung	GSV (Th) Struktur-veränderung	SEV (Pat) Befund-
- therapeutenbezogen			
TAB_1-Pat-A	-	0,16*	-
TAB_2-Pat-A	0,15*	0,28**	-
- therapiebezogen			
TAB_1-Pat-B	-	0,26**	0,15*
TAB_2-Pat-B	0,32**	0,46**	0,30**

Offensichtlich ist die *therapie*bezogene Einstellung des Patienten bei der Einschätzung der therapeutischen Beziehung der bessere Prädiktor des Behandlungsergebnisses. Sie korreliert am deutlichsten mit der Beurteilung struktureller Veränderungen aus Therapeutensicht, aber auch mit der Befundveränderung aus Patientenperspektive. Die *therapeuten*bezogene Haltung zeigt dagegen deutlich geringere Zusammenhänge bzw. gar keine mit der Ergebnisbeurteilung aus Patientensicht.

4.5.1.2 Welche Einzelmerkmale der therapeutischen Arbeitsbeziehung beeinflussen das Therapieergebnis?

Die genaue Betrachtung der Einzelmerkmale des TAB-Bogens erlaubt eine Vorstellung davon, welche Detailaspekte der Arbeitsbeziehung als Prädiktoren des Behandlungsergebnisses wirksam sind. Die Gewichtigkeit der Einzelmerkmale läßt sich zunächst quantitativ aus der Tabelle 29 ablesen, sie vermittelt einen Überblick darüber, wieviel Prozent der jeweils 40 TAB-Aussagen signifikant mit den Ergebniskriterien korrelieren.

Tabelle 29. Prozentuale Häufigkeit von TAB Einzelitems (von Patienten bzw. Therapeuten zu verschiedenen Zeitpunkten eingeschätzt), die mit Ergebniskriterien signifikant korrelieren

	BEV (Th) Befund-veränderung	GSV (Th) Struktur-veränderung	SEV (Pat) Befund-veränderung
iTAB-Th	70	70	-
TAB_1-Th	60	88	3
TAB_2-Th	73	100	23
TAB_1-Pat	3	9	3
TAB_2-Pat	33	48	28

Je mehr signifikante Einzelkorrelationen erzielt werden, desto höher sind auch die Korrelationswerte. So z. B. werden die höchsten Zusammenhangsmaße (bis zu 0,65) in der Beziehung zwischen TAB_2-Th (Einschätzung der Arbeitsbeziehung zum Zeitpunkt 2 aus Therapeutenperspektive) und der strukturellen Veränderungen aus Therapeutenperspektive erzielt. Speziell in dieser Therapeuteneinschätzung der TAB weisen 100 % der Einzelitems signifikante Korrelationen auf. Wenn wir daraus die 10 Einzelvariablen mit den höchsten Korrelationswerten zusammenstellen, ergibt sich folgende Liste (die Itemtexte sind stichwortartig zusammengezogen):

1.	Patient ist bereit, emotionale Belastungen auf sich zu nehmen.	0,65
5.	Patient hat Einblick in die eigene innere Verfassung gewonnen.	0,57
7.	Patient kann sich meine Anregungen nutzbar machen.	0,57
40.	Patient beginnt jede Stunde wieder von vorn.	-0,57
37.	Der nächsten Stunde sehe ich mit dem Gefühl vergeblicher Anstrengung entgegen.	-0,56
13.	Mit meinen Behandlungstechniken kann ich die Schwierigkeiten dieses Patienten gut bearbeiten.	0,55
36.	Ich arbeite gern mit diesem Patienten zusammen.	0,55
22.	Der Patient arbeitet engagiert in der Therapie mit.	0,54
9.	Ich zweifle, ob es einen Sinn hat, die Therapie fortzuführen.	-0,54
2.	Ich bin zuversichtlich, daß dieser Patient sich aus seinen Schwierigkeiten lösen kann.	0,52

Dieses Beispiel für relevante Einzelprädiktoren aus der Arbeitsbeziehung für das strukturelle Therapieergebnis (GSV) macht deutlich, wie stark sich unterschiedliche Elemente miteinander verbinden. Es ist die Bereitschaft des Patienten zur Mitarbeit angesprochen, seine Fähigkeit, therapeutisch zu arbeiten, seine Zusammenarbeit mit dem Therapeuten, aber auch das Zutrauen, das der Therapeut in den Patienten setzt, sein therapeutisches Engagement und das Gefühl therapeutischer Kompetenz, das ihn dabei bewegt.

4.5.1.3 Initiale therapeutische Arbeitsbeziehung und Behandlungsergebnis

Die Gesamtskala des iTAB (initiale therapeutische Arbeitsbeziehung im Rahmen der Erstuntersuchung) zeigt eine Korrelation zum Behandlungsergebnis von 0,41 zur Befundveränderung und 0,39 zur Strukturveränderung. Sie liegt mit diesen Werten erstaunlicherweise in der gleichen Größenordnung wie die TAB-Werte im Behandlungsverlauf. 14 der 20 Einzelitems zeigen eine signifikante Korrelation mit beiden Ergebniskriterien, dagegen bestehen keine Zusammenhänge mit der Ergebnisbeurteilung aus Patientensicht.

Bei inhaltlicher Betrachtung der Einzelitems lassen sich auf Anhieb keine Akzente erkennen. Wir finden nebeneinander Merkmale der persönlichen Bezogenheit und der individuellen Arbeit des Patienten, Äußerungen der Zuversicht und des Zweifels beim Therapeuten, Signale seines therapeutischen Engagements und seines Gefühls professioneller Kompetenz.

Ein Unterschied findet sich im Vorzeichen der iTAB-Merkmale. Die Prädiktoren der *Befund*veränderung stellen größtenteils negative Aussagen dar (Beispielitem: 15 "Der Patient verheimlicht mir Wichtiges", 9 "Ich zweifle, ob es einen Sinn hat, die Therapie fortzuführen", 3 "Ich habe oft Mühe, mich in die Schilderung des Patienten einzufühlen", 6 "Die Art des Patienten lehne ich persönlich ab", 4 "Es gibt häufig Mißverständnisse").

Wir dürfen vermuten, daß aus Therapeutenperspektive das frühe Gewahrwerden solcher Schwierigkeiten mit negativem Therapieergebnis im Befundbereich zusammenhängt oder umgekehrt der frühe Ausschluß dieser negativen Aspekte ein positives Ergebnis im Sinne der Befundveränderung fördert.

Wenn die Güte der therapeutischen Zusammenarbeit und damit zusammenhängend die Wahrscheinlichkeit eines guten oder schlechten Behandlungsergebnisses bereits in den diagnostischen Erstgesprächen verläßlich erfaßt werden kann, dann ist es wesentlich unaufwendiger und weniger störend, die initiale TAB mit einer kurzen Skala im Rahmen des Erstkontakts zu erfassen, als sie während der Therapie zu erheben.

Die iTAB-Liste von 20 Merkmalen erscheint gut geeignet, die verschiedenen Aspekte der therapeutischen Zusammenarbeit und persönlichen Wertschätzung zwischen Patient und Therapeut zu erfassen.

4.5.2 Welche inhaltlichen Details der Patienteneinschätzung von Arbeitsbeziehung erlauben eine Vorhersage des Behandlungsergebnisses ?

Wie Abb. 28, 29 gezeigt haben, fallen die Zusammenhänge zwischen den TAB-Patienteneinschätzungen und der Beurteilung des Therapieergebnisses global etwas niedriger aus, als es bei den Therapeuteneinschätzungen der Fall ist. Andererseits eignen sich die Patientenaussagen zur Arbeitsbeziehung *auch* als Prädiktoren des Behandlungsergebnisses aus Therapeutensicht (was umgekehrt nicht der Fall ist). Die besten Werte erzielen sogar die Korrelationen zwischen TAB-Patient und struktureller Veränderung aus Therapeutensicht (GSV), diese Werte liegen deutlich höher als der Zusammenhang zwischen Arbeitsbeziehung (Patient) und Behandlungsergebnis (Patient (SEV)).

Welche Inhalte sind es im einzelnen, die als Prädiktoren taugen? Wenn wir aus den signifikanten Zusammenhängen zwischen der Arbeitsbeziehung (Patient) und dem *Behandlungsergebnis* [Patient (SEV)] die 10 ausgeprägtesten herausheben, ergibt sich folgende Liste:

22.	"Mir geht es schon besser."	0,49
38.	"Bin auf dem richtigen Weg, meine Beschwerden loszuwerden."	0,39
30.	"Hoffnung, daß ich mit Hilfe der Therapie meine Probleme lösen werde."	0,28
24.	"Gefühl, daß der Therapeut mich versteht."	0,27
32.	"Bin überzeugt, daß die Therapie mir helfen wird."	0,27
2.	"Zu wenig Ergebnisse im Verhältnis zum Aufwand."	-0,26
6.	"Ich denke, daß mein Aufwand für die Therapie sich lohnt."	0,25
8.	"Ich setze doch mehr Hoffnung auf eine Behandlung mit Medikamenten."	-0,25
21.	"Der Therapeut spricht so, daß ich ihn gut verstehen kann."	0,24

Das Einzelmerkmal mit der stärksten Ladung "Mir geht es schon besser" kündigt zur Halbzeit der stationären Behandlung das positive Therapieergebnis, die Besserung des Befindens, an und enthält so ein Element sich selbst erfüllender Prophezeihung. Diese auf die Therapie (Aspekt "Arbeit") gerichteten Hoffnungen, weniger die an der Person des Therapeuten festgemachten Einstellungen, überwiegen als Prädiktoren:

Signifikante Einzelitems	Anteil "Beziehung"	Anteil "Arbeit"
28 %	8 %	20 %

Der Arbeitsaspekt aus Patientensicht unterscheidet sich von dem aus Therapeutenperspektive. Während der Therapeut eher die therapiegerechte Aktivität des Patienten beschreibt ("er hält Themen fest, gewinnt Einsichten, nimmt emotionale Belastungen auf sich"), beschreiben die auf Therapie gerichteten Einstellungen des Patienten weniger was er tut, als vielmehr, was er sich davon erhofft. So stehen Zuversicht und Hoffnung bzw. Zweifel gegenüber der Therapie beim Patienten im Vordergrund. Diese Einstellungen werden in zweiter Linie ergänzt durch Aussagen über die Beziehung zum Therapeuten. Dabei geht es z. B. um Verstehen und Verstandenwerden, Sichabhängigfühlen und Enttäuschung erleben.

Welche Zusammenhänge bestehen zwischen der Arbeitsbeziehung (Patientensicht) und der Ergebnisbeurteilung (Therapeutensicht)?

Folgende sind die 10 aussagekräftigsten Merkmale im Hinblick auf die *Befundveränderung* (BEV, aus Therapeutensicht):

22.	"Mir geht es schon besser."	0,41
32.	"Bin überzeugt, daß die Therapie mir helfen wird."	0,38
38.	"Bin auf dem richtigen Wege."	0,38
30.	"Habe die Hoffnung, daß ich mit Hilfe der Therapie meine Probleme lösen werde."	0,30
23.	"Bezweifle, ob durch Gespräche meine Beschwerden beseitigt werden können."	-0,30
10.	"Bezweifle, ob es einen Sinn hat, die Therapie fortzuführen."	-0,25
18.	"Der Therapeut wird auch künftige Belastungen mit mir aushalten."	0,24
8.	"Setze mehr Hoffnung auf Medikamente."	-0,23
25.	"Ich kann mit den Anregungen des Therapeuten zunehmend mehr anfangen."	0,23
36.	"Durch die Therapie ist bei mir Einiges in Bewegung geraten."	0,23

Hoffnungen und Zweifel bezüglich der Therapie, angeführt durch die Feststellung, daß es schon besser gehe, bilden auch hier den Kern der Aussagen des Patienten. Nur 2mal ist von der Person des Therapeuten die Rede.

Wenn wir nun die Prädiktoren der *Strukturveränderungen* [aus Therapeutensicht (GSV)] anfügen, so stoßen wir auf eine etwas höhere Zahl signifikanter Einzelzusammenhänge, doch finden sich unter den 10 Merkmalen mit den höchsten

Ladungen 9 Items, die bereits in der Prädiktorenliste der Befundveränderung enthalten sind. Lediglich ihre Reihenfolge ist verändert.

Damit wird auch in diesen beiden Auswertungen der Akzent der "Arbeit" gegenüber dem Gesichtspunkt der "Beziehung" aus der Patientenperspektive der therapeutischen Arbeitsbeziehung herausgehoben.

Tabelle 30 Therapieergebnisprädiktoren in der TAB-Pat (Angaben in %)

	Signifikante Einzelitems	Aspekt "Beziehung"	Aspekt "Arbeit"
Prädiktor der Befundveränderung (Therapeutensicht) BEV	33	5	28
Prädiktor der Strukturveränderung (Therapeutensicht) GSV	48	13	35

Wenn der Patient in seiner Selbsteinschätzung der Arbeitsbeziehung im Behandlungsverlauf die *Hoffnung* , die *Zuversicht* oder die *Gewißheit* ausdrückt, in der Therapie auf dem richtigen Weg zu sein und durch sie Hilfe zu erfahren, so stellt diese Aussage einen deutlichen Prädiktor für ein günstiges Behandlungsergebnis dar. Das Fehlen dieser Zuversicht bzw. entsprechende Zweifel korrelieren mit einem negativen Behandlungsergebnis. Auf die Person des Therapeuten und die gute Beziehung zu ihm wird ebenfalls Bezug genommen, jedoch steht dies offensichtlich mehr im Hintergrund. Auffallend ist die Tatsache, daß diese Patientenprädiktoren zu einem übereinstimmenden Urteil von Patient und Therapeut hinsichtlich des Therapieergebnisses führen, während wir umgekehrt bei der Therapeuteneinschätzung der Arbeitsbeziehung gesehen hatten, daß dort der *Beziehungsaspekt* ebenfalls ein wichtiger Prädiktor der Befundveränderung war.

Wie läßt es sich erklären, daß der Patient in seiner Einschätzung der Arbeitsbeziehung den stärkeren Akzent auf die "Arbeit" legt? Wir hatten bereits die Interpretation angeboten, daß sich darin eine stärker progressive, autonome Haltung des Patienten ausdrücken kann, welche weniger die Zuwendung eines anderen als vielmehr die eigene, zielgerichtete Aktivität als hilfreich erlebt. Den Kontrast würde ein Patiententypus bilden, der aus dem Gefühl regressiver Hilflosigkeit und Ohnmacht wenig imstande ist, Hoffnung und Aktivität auf ein Ziel hin zu entwickeln und damit stärker in der Abhängigkeit von einer hilfreichen Person verbleibt. Eine solche Konstellation hat zweifellos geringere Therapiechancen, zudem wird ein solcher Patient weniger bereit sein, etwas Erreichtes als befriedigenden Erfolg zu verbuchen.

Eine zweite Interpretation bezieht sich mehr auf das praktische Vorgehen. Die Aufforderung an den Patienten, sich schriftlich in einem Fragebogen über die Therapie und den Therapeuten zu äußern, könnte bei vielen zu einer Vermeidereaktion im Bereich des Persönlichen führen, so daß dann die sachlichen Bereiche, "die Therapie", in den Vordergrund treten. Aus diesen Gründen ist es denkbar, daß eine Untersuchung, die an Videoaufzeichnungen oder Therapietranskripten durchgeführt wird, die persönliche Bezogenheit des Patienten zum Therapeuten, sei sie verbal oder nonverbal zum Ausdruck gebracht, stärker in den Vordergrund rückt. Auch die Anweisung, daß die Patienten den Fragebogen nicht dem Therapeuten zurückgeben sondern ihn in einem Umschlag an die Forschungsstelle schicken, dürfte die Zurückhaltung der Patienten nicht gänzlich auflösen. Eine Patientin, befragt, ob sie schon dazu gekommen sei, den Bogen abzuschicken, bejaht dies und fügt freundlich hinzu: "Aber über Sie habe ich natürlich nichts hineingeschrieben."

4.6 Zusammenhang zwischen Arbeitsbeziehung und Therapieergebnis in der ambulanten Behandlung

Für den stationären Bereich wurde der Zusammenhang zwischen der Arbeitsbeziehung und dem Therapieergebnis in zahlreichen Einzelheiten erarbeitet. Die entsprechenden Ergebnisse für ambulante Therapie können mit Bezug auf die vorausgegangene ausführliche Darstellung kürzer gefaßt werden. Zur Erinnerung seien nochmals die *Kriterien des Behandlungsergebnisses* genannt:

BEV Befundveränderungen aus der Sicht des Therapeuten,
GSV Strukturveränderungen aus der Sicht des Therapeuten,
SEV Befundveränderungen aus der Sicht des Patienten.

Mit diesen Veränderungsmaßen werden die Maße der therapeutischen Arbeitsbeziehung (TAB) aus der Sicht von des Therapeuten (Th) für den Zeitpunkt 1 und 2 bzw. im diagnostischen Erstgespräch (iTAB) korreliert.

TAB (Therapeutensicht)

Der globale Zusammenhang zwischen der therapeutischen Arbeitsbeziehung aus Therapeutensicht und den Ergebniskriterien - dargestellt anhand der signifikanten Korrelationen - ist in der folgenden Tabelle zusammengestellt. Dabei wird zum Vergleich nochmals auf die Korrelationswerte aus stationären Therapien zurückgegriffen.

Tabelle 31. Zusammenhang zwischen TAB-Th und Behandlungsergebnis

	BEV (Th) Befund-veränderung		GSV (Th) Struktur-veränderung		SEV(Pat) Befund-veränderung	
	stationär	ambulant	stationär	ambulant	stationär	ambulant
iTAB-Th	0,41	-	0,39	0,29	-	-
TAB_1-Th	0,34	-	0,46	0,30	-	-
TAB_2-Th	0,38	0,23	0,64	0,39	-	-

Zwischen der Einschätzung der therapeutischen Arbeitsbeziehung des Therapeuten und seiner abschließenden Einschätzung der Befund- und Strukturveränderungen (BEV, GSV) bestehen signifikante Zusammenhänge, wenngleich das Ausmaß der Korrelationen nicht besonders groß ist. Darüber hinaus fällt auf, daß die in der ambulanten Behandlung beobachtbaren Zusammenhänge schwächer sind als die in der stationären Psychotherapie. Vermutlich spielt hier die Tatsache eine Rolle, daß im stationären Bereich zwischen den beiden Meßzeitpunkten 2 Monate liegen, im ambulanten Bereich jedoch durchschnittlich zweieinhalb Jahre.

TAB (Patientensicht)

Welche Bedeutung haben die Bewertungen der Arbeitsbeziehung durch den *Patienten* für die Vorhersage des Behandlungsergebnisses ? Wie Tabelle 32 erkennen läßt, bestehen ausgeprägte Korrelationen zwischen der TAB-Einschätzung des Patienten (nur zum späteren Zeitpunkt) und den Behandlungsergebnissen sowohl aus Patienten- wie auch aus Therapeutensicht. Wie bereits in der stationären Therapie beobachtet läßt sich aus der Einschätzung der Arbeitsbeziehung des Patienten weniger gut auf die Ergebniseinschätzung des Patienten als auf die Ergebniseinschätzung des Therapeuten schließen.

Tabelle 32. Zusammenhang zwischen TAB-Pt und Behandlungsergebnissen

	BEV (Th) Befund-veränderung		GSV (Th) Struktur-veränderung		SEV(Pat) Befund-veränderung	
	stationär	ambulant	stationär	ambulant	stationär	ambulant
TAB_1-Pt	0,30	-	0,24	-	0,15	-
TAB_2-Pt	0,27	0,54	0,41	0,43	0,25	0,26

Bemerkenswert ist die Tatsache, daß von den beiden TAB-Einschätzungen nur die spätere (16.–20. Woche, d. h. 50.–60. Sitzung) einen Ausblick auf das Behandlungsergebnis gestattet, nicht aber die frühere Messung (8.–10. Woche, d. h. ca 20.–30. Sitzung). Wie wir später zeigen werden, erfolgen Therapieabbrüche zu 75 % bis zur 30. Sitzung, so daß wir für den Zeitpunkt 50.–60. Sitzung eine Konsolidierung der Arbeitsbeziehung erwarten dürfen.

Bei der stationären Therapie hatte in der Einschätzung des Patienten jene Unterskala höhere Zusammenhänge mit dem Behandlungsergebnis, die auf die Arbeit in der Therapie (nicht auf die Person des Therapeuten) ausgerichtet war. Im ambulanten Bereich läßt sich ein solcher Unterschied nicht durchgehend beobachten. Für die Ergebniseinschätzung aus Patientensicht ist sogar nur die therapeutenbezogene Einschätzung der Arbeitsbeziehung von Bedeutung. Hier erleben Patienten in der ambulanten Behandlung offenbar anders als stationär behandelte Patienten (Tabelle 33).

Tabelle 33. Zusammenhang zwischen TAB-Pt (Ausrichtung) und Behandlungsergebnissen

	BEV (Th) Befund-veränderung		GSV (Th) Struktur-veränderung		SEV(Pat) Befund-veränderung	
	stationär	ambulant	stationär	ambulant	stationär	ambulant
TAB_1-Pt-A	-	0,49	0,28	0,33	0,15	0,32
TAB_2-Pt-B	0,30	0,47	0,46	0,43	0,32	-

A Aspekt Therapeut
B Aspekt Therapie

Zusammenfassend ist also festzuhalten, daß zwischen der Einschätzung der therapeutischen Arbeitsbeziehung und der Einschätzung des Behandlungsergebnisses signifikante korrelative Zusammenhänge bestehen. Sie sind im ambulanten wie schon im stationären Bereich zum 2. Verlaufszeitpunkt ausgeprägter als zum 1., jedoch ambulant insgesamt niedriger als in der stationären Therapie. Darüberhinaus lassen sich insbesondere aus dem *Patienten*urteil zur Arbeitsbeziehung Vorhersagen über die Güte des Behandlungsergebnisses (v. a. aus Therapeutensicht) gewinnen. Interessant ist schließlich auch die Tatsache, daß Negativaussagen des Therapeuten zur Arbeitsbeziehung mit guten Ergebniseinschätzungen des Patienten korrelieren.

4.7 Zusammenhang zwischen dem diagnostischen Erstgespräch und der therapeutischen Arbeitsbeziehung

In der Psychotherapieforschung wird häufig die Ansicht vertreten, daß Daten aus der anamnestischen Situation vor der Behandlung wenig Vorhersagekraft für den Verlauf und das Ergebnis von Psychotherapien besitzen.

Im folgenden Abschnitt wird untersucht, welche Merkmale, die im Rahmen der Erstuntersuchung erfaßt wurden, Vorhersagen über den Behandlungsverlauf gestatten - hier speziell über die Qualität der zustandegekommenen therapeutischen Arbeitsbeziehung.

Wir werden dabei die ambulante und stationäre Therapie vergleichend betrachten. Im Grunde führen wir dabei die Prädiktorenuntersuchungen mit den gleichen Instrumenten an verschiedenen Therapiestichproben durch. Dabei wollen wir prüfen, ob trotz der Unterschiede der Institutionen und des Settings ähnliche Grundmuster von Prädiktoren sichtbar werden.

Ambulante und stationäre Therapie haben unterschiedliche Zeitstrukturen: Die stationäre Behandlung dauert $1^1/_2$–3 Monate, die TAB-Messungen erfolgen nach 2–3 bzw. nach 4–5 Wochen. Die ambulante Behandlung erfordert in der Regel 1–3 Jahre, die Einschätzung der Arbeitsbeziehung erfolgt nach 8–10 Wochen bzw. 16–20 Wochen. Die Gemeinsamkeit liegt darin, daß die Arbeitsbeziehung in den Anfangszeiten der Therapie erfaßt wird.

Im Detail erfolgt die Berechnung der korrelativen Zusammenhänge zwischen den Daten der Erstuntersuchung und den TAB-Skalen gesondert für die einzelnen

Im Detail erfolgt die Berechnung der korrelativen Zusammenhänge zwischen den Daten der Erstuntersuchung und den TAB-Skalen gesondert für die einzelnen Meßzeitpunkte (iTAB, TAB_1, TAB_2) und die TAB-Unterskalen. Dieses Datenmaterial ist im Anhang in den Tabellen 38–41 niedergelegt.

Der besseren Übersicht wegen beziehen wir uns im folgenden auf die Auswertung von TAB-Gesamtskalen aus Therapeuten- und Patientensicht, die alle Items zu beiden Zeitpunkten umfassen. Dadurch wird der Niveauunterschied zwischen beiden Zeitpunkten vernachlässigt, aber der inhaltliche Zusammenhang zwischen Erstuntersuchung und Arbeitsbeziehung herausgehoben.

Analog zu der Prädiktorenuntersuchung für die Indikationsentscheidung und Therapierealisierung (Kap. 3) wurden auf seiten der Erstuntersuchung 127 Variablen/Faktorskalen, Indizes oder Einzelitems in die Berechnungen einbezogen. Sie entstammen aus folgenden Bereichen:

Befunde (neurotische Interaktionsmuster im PSKB);
Sozialdaten (aktuelle soziale Situation und Krankheitsverhalten);
Genese (soziale und psychologische Bedingungen der Biographie);
prognostische Einschätzung (strukturelle Beurteilung des Therapeuten);
Beziehungsskalen (persönliche Einstellungen zwischen Patient und Therapeut);
Patientenselbsteinschätzung (PSKB-Selbst-Skalen, FAPK, Therapieerwartung, semantisches Differential von Selbst- und Objektrepräsentanzen).

Wegen der großen Zahl der geprüften Zusammenhänge wurde eine α-Adjustierung vorgenommen, so daß nur hoch signifikante Korrelationen auf dem 1 %- bzw. 1 °/oo-Niveau bei der inhaltlichen Auswertung berücksichtigt werden.

Stichprobenauswahl: Bei den stationär behandelten Patienten stützt sich die Untersuchung auf die TAB-Einschätzungen für 162 Patienten, in der ambulanten Therapie sind es 149.

4.7.1 Prädiktoren für die therapeutische Arbeitsbeziehung aus der Sicht des Therapeuten

Wir beginnen mit der Arbeitsbeziehung aus der Sicht des *Therapeuten*. In Tabelle 34 sind nur die Merkmale der Erstuntersuchung zusammengestellt, die einen signifikanten korrelativen Zusammenhang mit der TAB-Gesamtskala (Sicht des Therapeuten) aufweisen.

Tabelle 34. Zusammenhang zwischen der Erstuntersuchung und TAB (Therapeut)

	Stationär	Ambulant
Befundskalen PSKB (Th)		
Emotionale Distanz (Dis)	-0,28	-0,26
Narzißtische Züge (Nar)	-0,25	
Enttäuschungsprotest (Ep)	-0,27	
Soziale Desintegration (Soz)	-0,38	
Sozialdaten(Th)		
Intensives Krankheitsverhalten (KRAVER)	-0,30	
Ökonomische Belastung (OEKBEL)	-0,20	
Geneseskalen (Th)		
Internalisierung positiver Wertvorstellungen (gemeinschaftlich aktiv) 111	0,25	
Internalisierung positiver Wertvorstellungen (Verantwortung) 113	0,33	
Ängstlich zu Geschwistern (GE 071)		-0,18
Sonderstellung gegenüber Geschwistern (GE 075)		-0,20
Prognostische Skalen und Items (Th)		
Motivation, Umstellungsfähigkeit (MOTIV)	0,52	0,39
Regressive Abwehr (ABWreg)	-0,50	-0,28
Kompensatorische Abwehr (ABWkomp)	-0,33	-0,32
Prognose (PROG)	0,49	0,37
Negative Einstellung (NegEin)	-0,20	-0,19
Beziehungsskalen (Th, Pat)		
SDOR-Pat	0,21 - 0,42	0,21 - 0,32
Gegenübertragung (GÜ)	0,41	0,34
initiale Therapeutische Arbeitsbeziehung (iTAB)	0,60	0,54
Selbsteinschätzung (Pat)		
SDOR ("jemandem mißtrauen")	0,24/0,27	

Die Zusammenstellung der signifikanten Korrelationen zwischen der Erstuntersuchung und der therapeutischen Arbeitsbeziehung im Behandlungsverlauf zeigt zunächst einmal, daß die Güte der Arbeitsbeziehung aus Therapeutensicht fast ausschließlich mit *Therapeuteneinschätzungen* aus der Erstuntersuchung korreliert; Patientenaussagen aus dem Erstgespräch spielen eine untergeordnete Rolle (s. auch Tabelle 35). Des weiteren sind die Zusammenhänge im stationären Bereich ausgeprägter als im ambulanten.

In beiden Therapieformen läßt sich die Entfaltung der therapeutischen Arbeitsbeziehung aus der Sicht des Therapeuten durch seine *prognostischen Einschätzungen* und *Beziehungseinschätzungen* im Erstgespräch am besten vorhersagen. Diese Faktoren beschreiben, wie bereits in den vorausgegangenen Untersuchungen zur Indikation und Therapierealisierung, gleichzeitig die Therapieeignung des Patienten, seine Bereitschaft zur therapeutischen Zusammenarbeit und die Wertschätzung des Therapeuten. Den höchsten Wert zeigt die Skala "initiale Therapeutische Arbeitsbeziehung", die offenbar geeignet ist, die künftige therapeutische Zusammenarbeit im Kern vorauszusagen. Auch die Gegentendenz, die v. a. in der regressiven Abwehrhaltung verborgen ist, haben wir in früheren Auswertungen schon kennengelernt. Für die Untersuchung des inhaltlichen Zusammenhangs an Prädiktoren stützen wir uns auf folgende mit Hilfe einer Faktorenanalyse gewonnenen Bündelung der genannten Merkmale (die Faktorenanalyse dient dabei als *Interpretationshilfe*, einen beweisenden Charakter kann sie in diesem Zusammenhang nicht haben, da die Faktorisierung auch auf nichtprädiktiven Varianzanteilen der verwendeten Variablen beruhen kann):

Faktor 1 (ambulant): Motiviertheit und Umstellungsfähigkeit (MOTIV), Prognose (PROG), initiale therapeutische Zusammenarbeit (iTAB), Gegenübertragung (GÜ);

Faktor 1 (stationär): Motiviertheit und Umstellungsfähigkeit (MOTIV), Prognose (PROG), initiale therapeutische Zusammenarbeit (iTAB), Gegenübertragung (GÜ), Abwehr (AbwReg, AbwKomp), negative Einstellung (NegEin).

Im stationären Bereich belasten Abwehrhaltungen des Patienten und ablehnende Einstellung zusätzlich die Zusammenarbeit, vermutlich weil hier Patienten trotz dieser ungünstigen prognostischen Merkmale behandelt werden. Ähnliches gilt für das chronifizierte Krankheitsverhalten (KRAVER) und die ökonomische Belastung (OEKBEL), die bei stationären Patienten die Entfaltung der Arbeitsbeziehung belasten.

Unter den *Befundmerkmalen* fällt in beiden Therapieformen besonders die emotionale Distanz (Dis) auf, die als strukturell verankerte Vermeidetendenz von emotionaler Nähe und Gefühlsbindung den Aufbau einer vertrauensvollen therapeutischen Beziehung erschwert.

Eine Reihe weiterer Befunde verweist auf das schwierigere interaktionelle Angebot der stationären Patienten (narzißtisch-kämpferische (Nar), enttäuscht-protestierende (Ep) und sozial desintegrierte (Soz) Züge). Auch hier dürfte bei der ambulanten Behandlung bereits initial eine Selektion stattgefunden haben in dem Sinne, daß Patienten und Therapeuten unter derart ungünstigen interaktionellen Voraussetzungen keine Behandlung beginnen.

Günstig für die Entwicklung der Arbeitsbeziehung im stationären Milieu ist es, wenn der Therapeut initial wahrnimmt, daß der Patient aus seiner Vorgeschichte *(Geneseskalen)* positive Wertmaßstäbe von wichtigen Personen übernommen hat, die ihn zur Anteilnahme, zu sozialem Engagement und zur Auseinandersetzung mit seiner Umgebung motivieren (G-POS 111, 113).

Fassen wir die Einzelergebnisse nochmals zusammen, so zeigt sich, daß die anfängliche Einschätzung *prognostischer* Gesichtspunkte v. a. im Hinblick auf die mögliche therapeutische Zusammenarbeit und die emotionale Wertschätzung des Therapeuten die größte Bedeutung zur Vorhersage der Arbeitsbeziehung TAB aufweist. Das Ergebnis scheint banal und ist doch bedeutsam: Der beste Prädiktor für die therapeutische Arbeitsbeziehung ist diese Beziehung selbst, die bereits im Anamnesengespräch beobachtet werden kann. Einige Stunden intensiven diagnostischen Kontakts genügen für den erfahrenen Therapeuten, um ein Großteil der Chancen und Schwierigkeiten des künftigen Miteinander zu erfassen. Sie genügen jedenfalls, um einschätzen zu können, was auf ihn zukommt; wie er es bewältigt, hängt von seiner therapeutischen Kompetenz, seinen persönlichen Ressourcen und den Entwicklungstendenzen seines Patienten ab.

In Ergänzung dieser bereits wiederholt beobachteten Zusammenhänge sehen wir die Arbeitsbeziehung im stationären Bereich dadurch beeinträchtigt, daß diese Patienten ein ausgeprägtes Krankheitsverhalten aufweisen, ökonomisch belastet und sozial desintegriert sind und ihr interaktionelles Angebot durch Gefühle der

Gekränktheit und Enttäuschung sowie durch Versorgungsansprüche und Ersatzbefriedigungstendenzen geprägt ist.

Betrachten wir abschließend die in multiplen Regressionsanalysen errechnete gemeinsame Erklärungskraft der Prädiktoren im Zusammenhang (Tabelle 35):

Tabelle 35. Erklärungskraft der Prädiktoren[a]

Ambulant	Alle	Nur Ther.-Einschätzung	Nur Pat.-Einschätzung
Multiple Korrelation	0,67	0,65	0,34
Erklärte Varianz	36%	36%	10%

Stationär	Alle	Nur Ther.-Einschätzung	Nur Pat.-Einschätzung
Multiple Korrelation	0,72	0,72	-
Erklärte Varianz	43%	43%	-

[a] Zur Berechnung der erklärten Varianz wurde ein korrigierter R^2-Wert verwendet, der die Varianz auf Grundlage der Fall- und Prädiktorenzahl schätzt. Dieses Maß ist konservativer und erlaubt zudem den Vergleich von Regressionsanalysen, denen unterschiedliche Fall- und Prädiktorenzahlen zugrundeliegen.

Führt man alle einzelnen Prädiktoren in eine Regressionsanalyse ein, so ergibt sich eine multiple Korrelation von .0,67 (ambulant) bzw. 0,72 (stationär), was einem erklärten Varianzanteil von 36 % bzw. 43 % (korrigierter quadrierter multipler Korrelationskoeffizient) entspricht. Nach der Definition von Hegerl u. Stieglitz (1988) wird, unabhängig von der statistischen Signifikanz des Zusammenhangs zwischen Prädiktor und Kriterium die *praktische Signifikanz* als groß bezeichnet, wenn mit diesem Verfahren mehr als 25 % der Varianz erklärt werden können.

Die Gegenüberstellung der Anteile erklärter Varianz in getrennt durchgeführten Regressionsanalysen von Einschätzungen der Patienten und Therapeuten läßt darüber hinaus erkennen, daß die Vorhersage der TAB aus der Sicht des Therapeuten nahezu ausschließlich aus den Erstuntersuchungsdaten des Therapeuten selbst gewonnen wird und die Patientenaussagen eher eine untergeordnete Bedeutung besitzen.

4.7.2 Prädiktoren für die therapeutische Arbeitsbeziehung aus der Sicht des Patienten

Die folgende Auswertung bezieht sich auf die TAB-Einschätzungen von 159 stationär behandelten und 141 ambulant behandelten Patienten. Die von ihnen eingeschätzte Güte der Arbeitsbeziehung wird wiederum mit den 126 Variablen des Erstgesprächs korreliert. In der folgenden Tabelle 36 sind die signifikanten Einzelzusammenhänge aufgelistet, wobei wiederum des besseren Überblicks wegen ein Gesamt-TAB-Maß verwendet wird (die Ergebnisse der korrelativen Zusammenhänge zwischen den Daten der Erstuntersuchung und den TAB-Skalen zu den verschiedenen Meßzeitpunkten befinden sich in Tabelle 40, 41).

Tabelle 36. Zusammenhang zwischen Daten des Erstgesprächs und der therapeutischen Arbeitsbeziehung (Sicht des *Patienten*). Signifikante Korrelationen $p \leq 0,01$

	Gesamt-TAB Patient	
	stationär	ambulant
Befund		
PSKB-Skalen (Th)		
Emotional distanziert (Dis)	-0,22	-0,29
Ängstlich gegenüber Menschen (Ä)	-0,22	
Angstsymptomatik (ASy)	-0,20	
Sozialdaten (Th)		
Alter		0,24
Ausbildung (AUSBER)	0,24	
Geneseskalen (Th)		
Prognostische Einschätzungen (Th)		
Prognose (PROG)	0,25	
Regressive Abwehr (ABWreg)		-0,20
Negative Einstellung (negEin)	-0,18	
Beziehungsskalen (Th, Pat)		
Gegenübertragung (GÜ)		0,26
Semantisches Differential Patient	0,20 - 0,29	0,20 -0,28
iTAB		0,27
Patientenselbsteinschätzung		
Ängstlich im Kontakt (PSKB-Se Äkt)		-0,20
Therapieerwartung resigniert (TherW1)		-0,25
Realitätsbezug (FAPK 1)		0,24
Beziehungsleere (FAPK 2)		-0,24
Semantisches Differential: Selbst sympathisch	0,24	
SD: Selbst aktiv	0,27	0,22
SD: Therapeut sympathisch	0,30	0,35
SD: Therapeut aktiv	0,20	0,29
SD: Vater sympathisch	0,21	
SD: Mißtrauen = sympathisch		0,29

Da die vorliegenden Auswertungen sich auf ein Kriterium aus der Sicht des Patienten (TAB-Pat) beziehen, so verwundert es nicht, daß auch mehr Zusammenhänge mit der initialen Selbsteinschätzung des Patienten gefunden wurden - ohne daß jedoch die Therapeutensicht völlig herausbleibt. Mehr als bisher sehen wir hier ein Zusammenspiel von Patienten- und Therapeuteneinschätzungen. Zur inhaltlichen Interpretation wollen wir uns wieder auf faktorenanalytisch gefundene Zusammenhänge stützen und zunächst den jeweils wichtigsten ersten Faktor für beide Therapieformen herausheben.

Faktor 1 (stationär): Realitätsbezug (FAPK 1) SD selbst aktiv, SD selbst sympathisch, SD Vater: sympathisch, emotionale Distanz (neg), als Kind ängstlich (neg).

Im Zentrum dieser Prädiktorengruppe steht eine Selbstbeschreibung des Patienten, der sich eher als aktiv und entschieden und emotional ausdrucksfähig erlebt, einen guten Realitätsbezug besitzt und gern mit anderen Menschen zusammen ist bzw. keine emotionalen Vermeidehaltungen zeigt.

Faktor 1 (ambulant): Emotionale Distanz (Dis), Ängstlichkeit mit Menschen (Ä) (Therapeutenurteil), Ängstlichkeit im Kontakt (Äkt) (Patientenselbsteinschätzung), Angstsymptomatik (Asy), regressive Abwehr (AbwReg), fehlende Aktivität des Selbst, Opferhaltung und Enttäuschung in der Biographie.

Wir sehen hier faktisch den gleichen Sachverhalt wie in dem vorgenannten Faktor, jedoch aus der umgekehrten Perspektive. Wurde oben die interessierte Zugewandtheit eines stabilen Selbst zur Objektwelt beschrieben, so sehen wir hier die Ängstlichkeit und Vermeidehaltung gegenüber der Objektwelt.

Die Tatsache erscheint bedeutsam, daß Patientenselbsteinschätzung und Therapeutenurteil hier einen vergleichbaren Sachverhalt beschreiben. Ein Patient, der sich in der Erstuntersuchung als selbstunsicher und ängstlich, mißtrauisch gegenüber Menschen erlebt, wird im Therapieverlauf die Qualität seiner therapeutischen Arbeitsbeziehung ungünstiger einschätzen, darin stimmen Patient und Therapeut unabhängig von der Therapieform überein.

Es ist ferner interessant, daß die für den Therapeuten so wichtigen Einschätzungen der Prognose und der Beziehung auch mit der TAB-Einschätzung des Patienten korrelieren: Der Patient schätzt die Arbeitsbeziehung günstiger ein, wenn der Therapeut initial eine positive Gegenübertragung registriert hat, den Patienten im semantischen Differential emotional positiv beurteilt, die Prognose günstig sieht und die initiale therapeutische Arbeitsbeziehung positiv bewertet. Vielleicht darf man vermuten, daß dieser positive "Entwurf" des Therapeuten den Patienten auch im Behandlungsverlauf trägt. Außerdem bewerten auch jene Patienten die Arbeitsbeziehung günstiger, die ihren Therapeuten in der Erstuntersuchung positiv, d. h. emotional und aktiv, erlebt haben.

Schließlich ist festzuhalten, daß jene interaktionellen Momente, welche offenbar den Therapeuten belasten (narzißtisch-kämpferische Züge des Patienten, Enttäuschungsprotest, soziale Desintegration) aus der Patientenperspektive keine Bedeutung für die Qualität der Arbeitsbeziehung besitzen. Sie scheinen einseitig bedeutsam für die Therapeutenseite der Beziehung. Ähnliches gilt für die sozialen Merkmale (chronifiziertes Krankheitsverhalten und ökonomische Belastung). Bei dieser Diskrepanz müssen wir zunächst offenlassen, ob im Bereich enttäuschter, vorwurfsvoller narzißtischer Haltungen vom Therapeuten etwas überbewertet oder vom Patienten etwas nicht wahrgenommen wird.

4.7.3 Therapeutische Arbeitsbeziehung aus der Sicht des Patienten und des Therapeuten - ein Vergleich

Ein Vergleich der therapeutischen Arbeitsbeziehung aus Patienten- und Therapeutensicht läßt folgendes erkennen: die positive emotionale Einstellung des Therapeuten zum Patienten im semantischen Differential (SDOR) sagt eine günstige Entwicklung der Arbeitsbeziehung aus Patienten- und Therapeutensicht in ambulanter und stationärer Therapie voraus. Das Gegenteil ist der Fall, wenn der Therapeut initial ausgeprägte Züge von emotionaler Distanz registriert.

Auch sonst fällt auf, daß die initiale Einschätzung des Therapeuten, sei es im positiven Sinne die gute Prognose, die positive Gegenübertragung, die gute initiale therapeutische Arbeitsbeziehung oder in negativer Hinsicht die regressive Abwehr oder ablehnende Einstellung des Patienten eine Vorhersage über die Arbeitsbeziehung nicht nur auf der Seite des Therapeuten selbst, sondern auch auf der des Patienten erlaubt. Das gilt häufiger für ambulante als für stationäre Behandlungen.

Umgekehrt bildet die positive Gefühlseinstellung des Patienten zum Therapeuten keinen Prädiktor für die Therapeuteneinschätzung der Arbeitsbeziehung (wohl aber für den Patienten selbst). Vereinfacht ausgedrückt: Der Patient ist zur Entfaltung einer guten Arbeitsbeziehung auf die positive Einstellung seines Therapeuten angewiesen, der Therapeut jedoch nicht auf die seines Patienten, jedenfalls nicht offensichtlich.

Interessant sind auch die unterschiedlichen Prädiktoren von Patient und Therapeut, die sich auf vergleichbare Sachverhalte beziehen. Das gilt z. B. für die vom Therapeuten registrierten angstgetönten Befundmerkmale, die in der Patientenselbsteinschätzung ihre Entsprechung als Selbstentwertung, Gefühlsvermeidung oder eingeschränkter Realitätsbezug finden.

Schließlich bleiben die Merkmalsgruppen zu nennen, die für Therapeuten- und Patientenperspektive spezifisch erscheinen. Die Einschätzung von Selbst- und Objektrepräsentanzen ist für Patienten besonders bedeutsam, während strukturelle Einschätzungen (z. B. bezüglich Motiviertheit und Umstellungsfähigkeit oder kompensatorischer Abwehr), soziologische Beurteilungen (z. B. von chronifiziertem Krankheitsverhalten oder ökonomischen Belastungen und Genesebewertungen (z. B. bezüglich internalisierter positiver Wertvorstellungen) allein für den Therapeuten von Belang sind. Abschließend sollen die wichtigsten Prädiktoren der Arbeitsbeziehung nochmals im Überblick dargestellt werden:

Tabelle 37. Welche Befunde und Einschätzungen aus dem diagnostischen Erstgespräch stellen Prädiktoren der therapeutischen Arbeitsbeziehung (TAB) dar?

Prädiktoren der TAB aus *Therapeuten*sicht	Prädiktoren der TAB aus *Patienten*sicht
Initiale Zusammenarbeit (Th)	Prognostische Einschätzung (Th)
Motiviertheit, Umstellungsfähigkeit (Th)	Einstellung zur Therapie (Th)
	Gegenübertragung (Th)
Prognostische Einschätzung (Th)	Regressive Abwehr (Th)
Gegenübertragung (Th)	Kontaktängstlichkeit (Th)
Objektrepräsentanz des Patienten (Th)	Emotionale Nähe-Distanz (Th)
Regressive Abwehr (Th)	Kontaktängstlichkeit (Pat)
Kompensatorische Abwehr (Th)	Realitätsbezogenheit (Pat)
Emotionale Nähe-Distanz (Th)	Angsterfahrungen in der Kindheit (Th)
Soziale (Des-)Integration (Th)	
Chronifiziertes Krankheitsverhalten (Th)	Selbstrepräsentanz (Pat)
Positive Introjekte (Th)	Objektrepräsentanz des Patienten
(Th)	
	Objektrepräsentanz (Vater) (Th)
	Therapieerwartung (Pat)

Th vom Therapeuten erhobener Befund
Pat Selbsteinschätzung des Patienten

4.7.4 Tabellarischer Überblick: Korrelation zwischen Erstgespräch und therapeutischer Arbeitsbeziehung

Tabelle 38. *Stationäre* Therapie: Korrelationen zwischen Daten des Erstgesprächs und der therapeutischen Arbeitsbeziehung (Sicht des *Therapeuten)*

	iTAB-Th	TAB1-Th	TAB2-Th	negTAB1-Th	negTAB2Th
Befund(PSKB-Skalen)					
Nar	-0,26*		-0,19		
Ep	-0,22*				
Dis	-0,22*	-0,25*			
Soz	-0,19*	-0,34*	-0,30*		
Sozialdaten					
Alter					
Ausbildung					
OEKBEL					
KRAVER	-0,35*		0,26*		
Geneseskalen (Th)					
G-POS 111	0,18	0,27*			
G-POS 113	0,25*	0,34*			
G-Geschw				0,26	
G-Oekbel			-0,22		
Prognostische Einschätzung					
Prognose	0,45*	0,51*	0,44*	-0,36*	
Motivation	0,49*	0,47*	0,49*	-0,23	
Regressive Abwehr	-0,34*	-0,48*	-0,40*		
Kompensatorische Abwehr	-0,35*	-0,29*	-0,26*		
NegEin	-0,30*	-0,32*	-0,23		
Beziehungsskalen					
GÜ	0,43*	0,37*	0,47*	-0,19	-0,24
SD-Pat					
SD-Ther					
Patientenselbsteinschätzungen					

Tabelle 39. *Ambulante* Therapie: Korrelationen zwischen Daten des Erstgesprächs und der therapeutischen Arbeitsbeziehung (Sicht des *Therapeuten*)

	iTAB-Th	TAB1-Th	TAB2-Th	negTAB1-Th	negTAB2Th
Befund (PSKB-Skalen)					
Nar	-0,30*			0,27*	
Ep	-0,28*			0,25	
Dis	-0,26*	-0,25*	-0,25		
Soz	-0,20*				
Sozialdaten					
Genesedaten					
Opferhaltung (ME 083)				0,20	0,22
Entt.von Menschen(ME 084)		-0,21			
Pos.Introjekte (POS 112)	-0,21*				
Geschw.Enge				0,26	0,30
ÖEKBEL				0,34	0,26
Prognostische Einschätzungen des Therapeuten					
PROG	0,34*	0,36*	0,35*	-0,24*	
MOTIV	0,34*	0,38*	0,30*		
ABWreg	-0,24*	-0,23	-0,28*		0,24
ABWkomp	-0,29*	-0,27*	-0,27*		
NegEin	-0,30*				
Beziehungsskalen					
GÜ	0,28*	0,31*	0,32*	-0,28	
SD Pat. Zahlen noch einsetzen					
SD Ther.					
Patientenselbsteinschätzungen					

Tabelle 40. *Stationäre* Therapie: Korrelation zwischen Daten des Erstgesprächs und der therapeutischen Arbeitsbeziehung (Sicht des *Patienten*)

	TAB1-Pt	TAB2-Pt	TAB1-Pt,a	TAB2-Pt,a	TAB1-Pt,b	TAB2-Pt,b
Befund PSKB-Skalen Therapeut						
Dis	-0,23				-0,25	
Ä						
ASy						
Sozialdaten						
Alter						
Ausbildung		0,23	0,20	0,26		
Geneseskalen						
Prognostische Einschätzungen						
PROG	0,21	0,28		0,19	0,20	0,31
NegEin	-0,19	-0,30			-0,20	-0,35
Beziehungsskalen						
GÜ						
SDOR Pat						
iTAB						
Patientenselbsteinschätzung						
ÄKT						
FAPK 1	0,20				0,22	
FAPK 2	-0,21				-0,22	
FAPK 3		-0,30				-0,35
SDA 4						
SDB 4						
SDA 6						
SDB 6						
SDA 9						
SDA 2						

Tabelle 41. *Ambulante* Therapie: Korrelationen zwischen Daten des Erstgesprächs und der therapeutischen Arbeitsbeziehung (Sicht des *Patienten*)

	TAB1-Pt	TAB2-Pt	TAB1-Pt,a	TAB2-Pt,a	TAB1-Pt,b	TAB2-Pt,b
Befund PSKB-Skalen						
Dis	-0,21	-0,27	-0,22	-0,30		
Sozialdaten						
Alter	0,24		0,28			
Geneseskalen						
G O83		-0,27		-0,32		
G O84		-0,22	-0,22	-0,25		
Prognostische Einschätzungen						
PROG						
ABWreg				-0,32		
Beziehungsskalen						
GÜ	0,24		0,21		0,21	
Patientenselbsteinschätzung						
ÄKT						
FAPK 1						
FAPK 2						
SDA 6						
SDB 6						
SDA 4	0,28	0,34	0,33	0,36		0,28
SDB 4	0,22	0,24	0,28	0,29		
THERW 1	-0,26	-0,23			-0,27	-0,23

4.8 Muster therapeutischer Zusammenarbeit zwischen Patient und Therapeut*

Bisher wurde die therapeutische Arbeitsbeziehung getrennt nach Patienten- und Therapeuteneinschätzung untersucht. Im folgenden wird der Versuch unternommen, die Trennung der Patienten- und Therapeutenperspektive aufzuheben und statt ihrer ein ganzheitliches Bild vom Zusammenwirken der beiden Interaktionspartner zu gewinnen. Zu diesem Zweck werden die TAB-Einschätzungen des Patienten *und* des Therapeuten für jedes Patient-Therapeut-Paar zusammengefaßt und clusteranalytisch auf ihre Ähnlichkeit hin untersucht. Die Patient-Therapeut-Dyaden werden somit nach der Qualität ihrer beiderseitigen TAB-Einschätzungen gruppiert. Auf diese Weise sollen mögliche qualitativ *Muster* der therapeutischen Beziehung identifiziert werden. Die Gruppierung von Personen durch Cluster, die in dieser Studie wiederholt vorgenommen wird, bietet die Möglichkeit, "Typen" zu bilden und die Ergebnisse dadurch anschaulicher zu machen als es z. B. die Darstellung von Dimensionen vermag.

4.8.1 Methodik

Mit Hilfe der Clusteranalyse wurden die Patienten-Therapeuten-Dyaden nach der Ähnlichkeit ihrer TAB-Einschätzungen zu Gruppen zusammengefaßt. Wir verwendeten dabei den allokativ-hierachischen Algorithmus nach Ward und das iterativ-partielle Verfahren nach Mc Queen (Wishart 1984). Eine Erörterung der Methodik haben wir an anderer Stelle vorgenommen (Porsch et al. 1988).

Die Berechnungen stützen sich auf die therapeutische Arbeitsbeziehung zum ersten Verlaufszeitpunkt, d. h. in der initialen Behandlungsphase bei ambulanten und stationären Therapien. Insgesamt wurden 235 Patient-Therapeut-Dyaden berücksichtigt. Die Patient-Therapeut-Dyaden wurden mit Hilfe des allokativ-hierarchischen Algorithmus nach Ward bis auf 20 Cluster reduziert, woran sich das iterativ-partielle Verfahren nach Mc Queen anschloß, das nach der Iteration weitere hierarchische Fusionen nach Ward durchführt. Hierbei wird für jede Patient-Therapeut-Dyade geprüft, ob sie nicht besser einem anderen Cluster zugeordnet werden soll, weil dort eine geringere Distanz zum Clusterzentroiden besteht. Mit Hilfe des Struktogramms wurde schließlich die Anzahl der Cluster ausgewählt. Dabei wurde diejenige Clusteranzahl gewählt, *vor* der ein deutlicher Zuwachs der Fehlerquadratsumme beobachtet wird. Auf diesem Wege wurden 5 Cluster ermittelt. Diejenigen Items wurden berücksichtigt, deren Varianz innerhalb eines Clusters kleiner oder gleich der Hälfte der Varianz der Gesamtstichprobe betrug.

---

*) Unter Mitarbeit von U. Porsch.

4.8.2 Beschreibung und Interpretation der TAB-Muster

Die Betrachtung der 5 clusterananlytisch gebildeten Muster bezüglich ihrer inhaltlichen Zusammensetzung erlaubt meist prima vista keine eindeutige Bewertung der Arbeitsbeziehung. In jedem einzelnen Cluster finden sich nebeneinander von seiten den Patienten wie des Therapeuten positive und negative Urteile, zusätzlich kompliziert durch die Tatsache, daß positive und negative Aussagen bejaht oder verneint werden können. Um die Inhalte deskriptiv besser erfassen zu können, werden die Aussagen in positive und negative aufgeteilt (positiv, Zustimmung zu positiver Aussage oder Verneinung einer negativen Aussage; negativ, Zustimmung zu einer negativen Aussage oder Verneinung einer positiven Aussage). Darüber hinaus wird darauf geachtet, ob die Aussagen zur Person (des Patienten oder Therapeuten) oder zu der gemeinsamen Arbeit gemacht werden. Damit ist eine gewisse Formalisierung erreicht: Patienten und Therapeuten treffen unterschiedlich zahlreiche positive und negative Aussagen zu ihrer Beziehung und ihrer Arbeit. Daraus läßt sich bereits etwas von der Güte und dem Stil der therapeutischen Arbeitsbeziehung ableiten. Um jedoch nicht bei Vermutungen stehen bleiben zu müssen und die klinische Bedeutung der TAB-Muster besser zu erfassen, werden die Daten der anamnestischen Situation - die vom Therapeut erhobenen Befunde und die vom Patient abgegebenen Selbsteinschätzungen - herangezogen. Es liegt auf der Hand, daß sich die therapeutische Zusammenarbeit z. B. mit einem psychosomatischen Patienten anders darstellt als mit einem angstneurotischen, daß die jeweilige psychische Struktur und Lebensrealität des Patienten die therapeutische Zusammenarbeit wesentlich beeeinflußt .Wir werden daher (varianzanalytisch bzw. diskriminanzanalytisch) untersuchen, welche Bedeutung folgende anamnestischen Datengruppen für die 5 TAB-Muster besitzen.

- soziodemographische Daten (Alter, Geschlecht, schulische und berufliche Qualifikation, aktuelle ökonomische Belastungen);
- Krankheitsverhalten (Arztbesuch, Krankschreibung, Klinikaufenthalte);
- Diagnosen;
- Interaktionsmuster, Neurosenbefund, PSKB;
- Übertragungsbereitschaften;
- Gegenübertragungstendenz des Therapeuten;
- Therapieerwartung des Patienten;
- prognostische Einschätzungen des Therapeuten.

Die vollständige Darstellung der Teilergebnisse würde viel Raum einnehmen, wir werden uns daher darauf beschränken, die relevanten Ergebnisse im Zusammenhang mit den fünf TAB-Mustern zu diskutieren. Einige interessante Teilergebnisse werden im Anschluß daran dargestellt, ausführliche Angaben finden sich in unserem Projektbericht (Rudolf et al. 1987).

TAB-Muster 1 "Gute Beziehung" (n=36 Patienten)
Im Vergleich der 5 Muster finden wir hier sowohl von Patienten- wie von Therapeutenseite die höchste Anzahl signifikanter Aussagen zur Arbeitsbeziehung. Die übrigen Muster wirken dagegen weniger ausgeglichen und spärlicher. Besonders auffallend ist die hohe Anzahl positiver Voten des Patienten, die sich zumeist auf die Person des Therapeuten beziehen.

Im Kontrast zu dem einhellig positiven Votum des Patienten fallen die Einschätzungen des Therapeuten weitaus weniger eindeutig aus: hier stehen 7 positive 6 negativen Einschätzungen gegenüber. Es wird zu prüfen sein, ob sich darin die Ambivalenz des Therapeuten ausdrückt oder ob diese Mischung von Zweifeln und positiver Bezogenheit eher eine offene und somit positive Beziehungsform widerspiegelt.

Tabelle 42. TAB-Muster 1

Patient	Therapeut
⊕ kann alle wichtigen Themen besprechen	⊕ nicht: habe Mühe einzufühlen
⊕ Gefühl, Therapeut will mir helfen	⊕ nicht: Patient sucht bessere Möglichkeit
⊕ Therapeut wirkt sachkundig	⊕ nicht: Art des Patienten lehne ich ab
⊕ Hoffnung, mit Hilfe des Therapeuten Probleme zu lösen	⊕ nicht: Patient mobilisiert Strenge ⊕ nicht: es gibt häufig Mißverständnisse
⊕ Glaube, daß Therapeut mich respektiert mich	⊕ nicht: Patient reagiert ablehnend auf
⊕ empfindet die Art des Therapeuten als freundlich	⊕ nicht: Patient hat Abbruchtendenzen
⊕ nicht: Therapeut zeigt wenig Interesse	
⊕ nicht: Glaube, es gibt bessere Möglichkeiten	
⊕ nicht: Therapeut wirkt unsicher	
⊕ nicht: Therapeut mißbilligt mich	
⊕ nicht: Zweifel, ob Therapie weitermachen	
	⊖ Zweifel, ob Therapie fortführen
	⊖ Patient kommt nicht weiter
	⊖ vergebliche Anstrengung
	⊖ Zweifel an Entwicklungsmöglichkeit
	⊖ Patient kann mit Therapie wenig anfangen
	⊖ Patient versucht mich persönlich zu verwickeln

Die Betrachtung der klinischen Ausgangsdaten dieser Patientengruppe (Tabelle 47) läßt erkennen, daß sie vom Therapeuten insgesamt prognostisch am günstigsten beurteilt wurde. Diagnostisch werden gehäuft depressive Neurosen beschrieben, körperorientiertes Krankheitsverhalten ist gering ausgeprägt, die Therapieerwartung ist nach Selbsteinschätzung der Patienten am wenigsten auf körperliche Schonung ausgerichtet und am wenigsten ratlos resigniert.

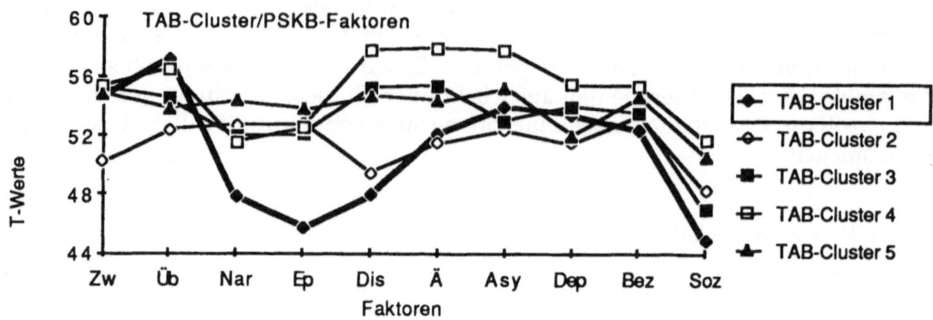

Abb. 30. PSKB-Profil von Patienten des TAB-Musters 1

Das Profil der neurotischen Interaktionsmuster des PSKB läßt ein Vorherrschen der Befunde erkennen, die uns inzwischen als prognostisch günstig bekannt sind: Zwanghaftigkeit (Zw) und Überfürsorglichkeit (Üb) sowie eine geringe Ausprägung der prognostisch schwierigen Faktoren Enttäuschungsprotest (Ep) und Narzißtisch-kämpferisch (Nar). Eindrucksvoll positiv ausgeprägt ist die Gegenübertragungsbereitschaft des Therapeuten - hier gemessen an der Ähnlichkeit zwischen den Selbst- und Objektrepräsentanzen des Therapeuten selbst und seiner Einschätzung des Patienten. Der rechnerische Vergleich der Einschätzungen läßt erkennen, daß der Therapeut den Patienten in die Nähe seines Selbstbildes und seiner positiven Objekte (Partner, Freund, guter Lehrer, jemand, den ich beneide) stellt. Das Bild des Patienten hat die geringste Ähnlichkeit mit Objekten, die der Therapeuten "nicht leiden kann".

Die Übertragungsbereitschaft des Patienten - im Vergleich seiner Objektrepräsentanzen mit der Person des Therapeuten - zeigt keine herausragend positive Tendenz. Der Therapeut hat wenig Ähnlichkeit mit "jemandem, den ich nicht leiden kann", doch gilt das gleiche für drei TAB-Muster. Ja, es ist sogar so, daß der Patient den Therapeuten in gewissem Umfange wie jemanden sieht, "dem ich mißtraue". Aus dem positiven Verlauf der therapeutischen Entwicklung muß man annehmen, daß es sich dabei um ein Stück "gesundes Mißtrauen" handelt, mit dem der Patient auf das positive Kontaktangebot des Therapeuten antwortet.

TAB-Muster 2 "Gute Zusammenarbeit" (n=75 Patienten)
Etwas seltener als in dem vorher beschriebenen Muster aber immer noch zahlreicher als in den folgenden finden sich hier positive Aussagen des Patienten zur Therapeutischen Arbeitsbeziehung. Die Einschätzungen des Therapeuten scheinen noch günstiger als im Muster 1, der Therapeut gibt acht positive und ein negatives Urteil ab. Bei beiden Partnern steht mehr die therapeutische Arbeit als die Person des Gegenübers im Vordergrund.

Tabelle 43. TAB-Muster 2

Patient	Therapeut
⊕ Therapeut hört aufmerksam zu	⊕ arbeite gerne mit diesem Patienten
⊕ Art des Therapeuten wirkt sympathisch	⊕ Patient nutzt Anregungen
⊕ Der Aufwand lohnt sich	⊕ sehe nächster Sitzung gerne entgegen
⊕ nicht: mehr Hoffnung auf Medikamente	⊕ Therapie läuft gut
⊕ nicht: am liebsten aufhören	⊕ Patient hat Einblick gewonnen
	⊕ Patient nimmt emotionale Belastung auf sich
	⊕ nicht: Zweifel am Sinn der Therapie
	⊕ nicht: Patient nimmt Hilfe nicht an
	⊖ Zweifel an der Entwicklung des Patienten

Bezüglich der klinischen Charakteristik ist diese Patientengruppe in vielem unauffällig. Es finden sich keine bestimmte Diagnosen gehäuft, das Krankheitsverhalten ist wenig ausgeprägt, soziale Belastungen bestehen nicht. Im Neurosenbefund (Abb. 31) läßt sich gegenüber der vorgenannten sehr günstigen Gruppe ein ausgeglichenes Befundniveau im unteren Bereich erkennen, wobei bereits deutlich mehr Enttäuschungsbereitschaft (Ep) vorliegt und die Skala "gescheiterte Beziehungen" (Bez) den relativen Gipfel des Befundniveaus darstellt. Relativ geringe Werte für "emotionale Distanz" (Dis) und "Zwanghaftigkeit" (Zw) verweisen auf die gute Beziehungsfähigkeit des Patienten.

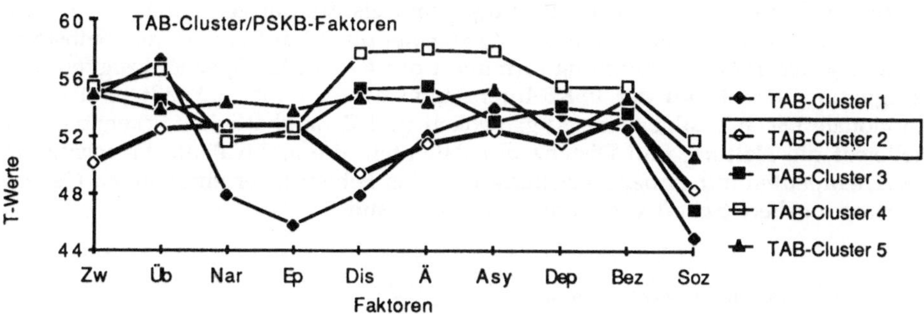

Abb. 31. PSKB-Profil von Patienten des TAB-Musters 2

In seiner Gegenübertragungsbereitschaft (Tabelle 47) läßt der Therapeut ähnlich positive Tendenzen erkennen wie im vorgenannten TAB-Muster, indem er den Patienten in die Nähe seiner guten Objekte und seines Selbst rückt. Im Kontrast zu dem positiven Muster 1 spielt in der Gegenübertragungsbereitschaft des Therapeuten aber auch Mißtrauen eine Rolle. Die gesamtprognostische Einschätzung des Therapeuten ist nach Muster 1 die zweitgünstigste.

TAB-Muster 3 "distanzierte Beziehung" (n=53 Patienten)
Die Struktur dieses Musters ist eine deutlich andere als in den beiden vorausgegangenen. Der Patient ist mehr oder weniger "stumm", das einzig signifikante

Item auf seiner Seite signalisiert Zweifel, daß mit Hilfe der Therapie die Probleme gelöst werden können. Der Patient läßt also keinen Bezug zur Person des Therapeuten erkennen und nimmt keine Bewertungen der Zusammenarbeit vor. Von seiten des Therapeuten gehen sechs positive und fünf negative Einschätzungen in das Muster ein. Darunter finden sich keine, die auf die Person des Patienten gemünzt sind.

Tabelle 44. TAB-Muster 3

Patient	Therapeut
⊖ nicht: Hoffnung, daß ich mit Hilfe des Therapeuten Probleme löse	⊕ Therapie läuft gut ⊕ Patient nutzt Anregungen ⊕ Patient greift Erfahrungen auf ⊕ Patient arbeitet engagiert ⊕ Ich arbeite gerne mit dem Patienten ⊕ nicht: Patient sucht Ersatzbefriedigung ⊖ vergebliche Anstrengung ⊖ Patient kommt nicht weiter ⊖ Zweifel an Entwicklungsmöglichkeiten ⊖ Patient kann mit Therapie wenig anfangen ⊖ nicht: ich kann mit meiner Behandlungstechnik gut helfen

Die Heranziehung der klinischen Ausgangsdaten läßt erkennen, daß die Patienten dieser Gruppe im Durchschnitt jünger sind als die übrigen Patienten, zudem findet sich bei ihnen die Diagnose "Zwangsneurose" häufiger. In der Selbsteinschätzung der Therapieerwartung formuliert der Patient häufiger Ratlosigkeit und Resignation. Das Profil der PSKB-Interaktionsmuster (Abb. 32) läßt relativ viel emotionale Distanz, allgemeine Ängstlichkeit und Zwanghaftigkeit erkennen, was vielleicht die Haltung und Distanz des Patienten, die ambivalente Einschätzung des Therapeuten zur Arbeitsbeziehung und das Fehlen einer eindeutigen Gegenübertragungsbereitschaft verständlich machen kann.

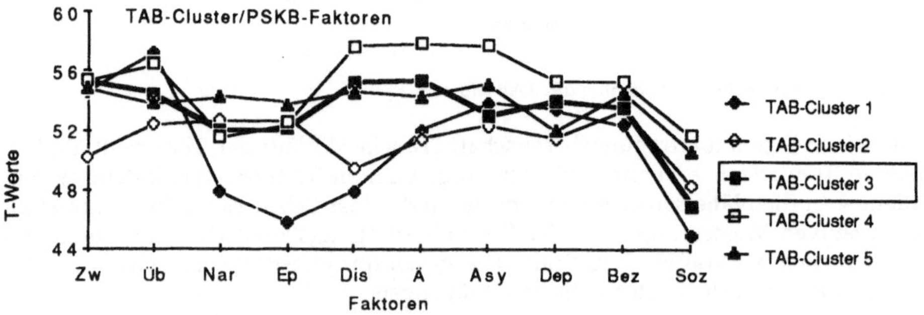

Abb. 32. PSKB-Profil der Patienten im TAB-Muster 3

TAB-Muster 4 "Aufgeben des Patienten - Bemühen des Therapeuten" (n=30 Patienten)

Wieder nimmt der Patient wenig Bezug auf den Therapeuten, seine einzige Äußerung verweist auf die Tendenz, angesichts schmerzlicher Erfahrungen die Therapie aufzugeben. Vier positive und 4 negative Voten des Therapeuten beziehen sich vorwiegend auf den Arbeitsaspekt der Therapie. Ein inhaltlicher Vergleich der Therapeutenaussagen aus Muster 3 und 4 läßt im letztgenannten weniger Zuversicht erkennen. Unter den 9 Aussagen von Patient und Therapeut findet sich nur eine direkte, d. h. nicht durch eine Negation zustande gekommene Aussage.

Tabelle 45. TAB-Muster 4

Patient	Therapeut
	⊕ nicht: vergebliche Anstrengung
	⊕ nicht: Patient kommt nicht weiter
	⊕ nicht: Patient kann nichts mit Therapie anfangen
	⊕ nicht: Patient vermeidet emotionale Belastung
⊖ nicht: ich gebe nicht auf	⊖ Zweifel am Sinn der Therapie
	⊖ nicht: Therapie läuft gut
	⊖ nicht: Patient bereit, sich zu belasten
	⊖ nicht: Patient arbeitet engagiert mit

Die Untersuchung der klinischen Ausgangsdaten (Abb. 33) läßt eine prognostisch schwierigere Patientengruppe erkennen, sie weisen ein ausgeprägteres somatisches Krankheitsverhalten auf und leiden unter massiveren, aktuellen ökonomischen Belastungen als alle übrigen Patienten (dazu gehören z. B. Stagnation im Beruf, geringe berufliche Stellung, Arbeitslosigkeit, Berentung, niedriges Einkommmen, Schulden etc.). Bei dieser Patientengruppe findet sich die höchste Quote der Diagnose "reaktive Störung" (die weniger ein langfristiges intrapsychisches Geschehen, sondern eine krisenhafte Zuspitzung angesichts äußerer Belastungen beschreibt).

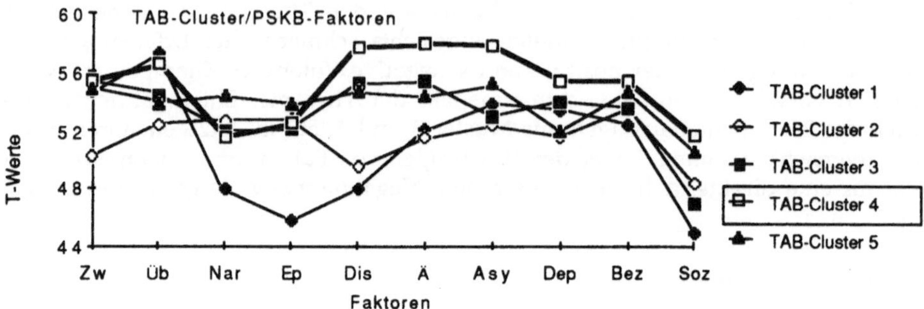

Abb. 33. PSKB-Profil bei Patienten des TAB-Musters 4

Der Neurosenbefund (Abb. 33) zeigt ein herausragend hohes Auffälligkeitsniveau in nahezu allen Dimensionen, ausgenommen der narzißtisch-kämpferischen. Während der Therapeut somit die ausgeprägteste Störung dokumentiert, formuliert der Patient in seiner Therapieerwartung (Tab. 47) am stärksten die Hoffnung auf körperliche Schonung und unterstreicht so seine regressive Orientierung.

Es liegt auf der Hand, daß das Krankheitsverhalten und die Therapieerwartung des Patienten wenig zu dem Behandlungsangebot des Therapeuten passen. So verwundert es nicht, daß auch in der Übertragungs-Gegenübertragungs-Beschreibung viel Distanz sichtbar wird. Aus der Perspektive des Patienten steht die Person des Therapeuten in der Nähe solcher Personen, die er "nicht leiden kann". Umgekehrt sieht der Therapeut - bzw. wird es so rechnerisch ermittelt - den Patienten am weitesten entfernt von seinem eigenen Selbstbild, von seinem Partner und einer beneideten Person. Offenbar handelt es sich bei dieser Distanzierung des Therapeuten jedoch nicht eigentlich um emotionale Ablehnung, denn das Bild des Patienten ist entfernt von jemandem, dem der Therapeut mißtraut oder den er nicht leiden kann.

Ein Blick auf den institutionellen Hintergrund des Therapeuten läßt erkennen, daß diese schwierigen Therapien vorwiegend in den psychosomatischen Fachkliniken freier Träger durchgeführt werden.

TAB-Muster 5 "Patient verleugnet schwierige Beziehung" (n=43 Patienten)

In diesem Muster findet sich die geringste Zahl von verwertbaren Aussagen auf seiten des Patienten und des Therapeuten. Von den 4 Therapeutenurteilen sind zudem 3 negativ. Der Therapeut verweist darauf, daß er unzufrieden mit dem Therapieverlauf ist und sich selbst nicht im Stande sieht, diesem Patienten zu helfen. Erstaunlicherweise betont der Patient in seinen 3 Äußerungen die positive Beziehung zur Person des Therapeuten. Er hebt hervor, daß der Therapeut nicht unsicher sei, nicht interesselos und nicht mißbilligend.

Tabelle 46. TAB-Muster 5

Patient	Therapeut
⊕ nicht: Therapeut unsicher ⊕ nicht: Therapeut wenig Interesse ⊕ nicht: Therapeut mißbilligt	⊕ nicht: Patient vermeidet emotionale Belastung ⊖ bin nicht zufrieden mit der Therapie ⊖ nicht: Therapie läuft gut ⊖ nicht: will diesem Patienten helfen

Die Betrachtung des anamnestischen Befundes (Tabelle 47) zeigt, daß diese Patienten im Durchschnitt älter sind als alle übrigen Patienten, sie weisen aktuelle ökonomische Belastungen und ausgeprägtes Krankheitsverhalten auf. Der Neurosenbefund (Abb. 34) läßt ein generelles hohes Niveau erkennen mit besonders stark ausgeprägten Zügen von Enttäuschungsprotest. Die Therapieerwartung der Patienten ist ebenfalls auf körperliche Schonung ausgerichtet. Deutliche Übertragungssignale des Patienten lassen sich in der Erstuntersuchung nicht erkennen, dafür aber deutliche Gegenübertragungsmomente des Therapeuten. Es läßt sich ermitteln, daß sein Bild vom Patienten solchen Menschen ähnelt, denen er mißtraut und die er nicht leiden kann.

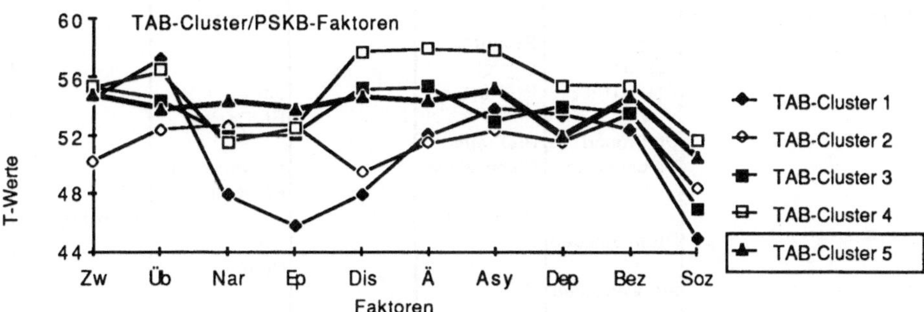

Abb. 34. PSKB-Profil der Patienten des TAB-Musters 5

Die Verteilung der diagnostischen Akzente gibt wahrscheinlich den wichtigsten Hinweis auf die zugrundeliegende Problematik: bei dieser Patientengruppe wird die Diagnose Abhängigkeit, Sucht am häufigsten gestellt. So läßt sich vermuten, daß die Diskrepanz zwischen der oft negativen TAB-Einschätzung des Therapeuten und der immer noch positiven Einstellung des Patienten als Ausdruck seiner Konfliktverleugnung verstanden werden kann. Auch diese Patientengruppe findet sich ähnlich wie die zuvor beschriebene gehäuft in den stationären Einrichtungen.

Abschließend werden die Zusammenhänge der TAB-Muster mit den anamnestischen Daten und Einschätzungen in einer Übersicht zusammengestellt (Tabelle 47):

Tabelle 47. Zusammenhänge zwischen anamnestischen Daten und TAB-Mustern

	TAB-Muster ①	②	③	④	⑤
Daten der Erstuntersuchung					
Geschlecht	.	.	.	.	.
Alter			jünger		älter
Schulische und berufliche Qualifikation	.	.	.	.	.
Aktuelle ökonomische Belastung				+ +	+
Krankheitsverhalten				+ +	+
Diagnosen					
Abhängigkeit Sucht					+ +
reaktive Störung				+ +	
depressive Neurose	+			-	-
Zwangsneurose			+		
PSKB-Interaktionsmuster	viel Üb Dep wenig Ep Dis	Ep wenig Dis allg. niedrig	Zw Dis Ä	sehr hohes Niveau	hohes Niveau
Übertragungsbereitschaft				Ther=nicht leiden	
Gegenübertragungsbereitschaft	Pt=Selbst	Pt=Selbst		am wenigsten t=Selbst	
	Pt=guter Lehrer	Pt=guter Lehrer			
	Pt=Partner	Pt=Partner		am wenigsten Pt=Partner	
	Pt=Freund	Pt=Freund			
	Pt=beneiden	Pt=beneiden		am wenigsten Pt=beneiden	
		Pt=mißtrauen			am wenigsten
	Pt=mißtrauen				
				Pt=mißtrauen	
	am wenigsten Pt=n. leiden Pt=n. leiden				
Therapieerwartung des Patienten					
ratlos		am wenigsten		+ +	
Schonung		wenig	wenig		+ +
Prognose	+ +	+		-	-

4.8.3 Zusammenhang zwischen den 5 Mustern therapeutischer Arbeitsbeziehung und Daten der Erstuntersuchung

In dem vorausgegangenen Abschnitt wurde eine zusammenfassende Darstellung gewählt, um die Arbeitsbeziehungsmuster zu charakterisieren. Im folgenden werden einige der aus der Erstuntersuchung stammenden klinischen Daten, die besonderen Einfluß auf die Arbeitsbeziehung ausüben im einzelnen diskutiert.

4.8.3.1 Sozialdaten, Prognose und Therapieerwartung

Unter den äußeren sozialen Realitäten des Patienten hatte dir Schulbildung und berufliche Qualifikation keinen wesentlichen Einfluß auf die Gestaltung der therapeutischen Zusammenarbeit gezeigt. Auch das ist ein Ergebnis, da nicht selten die Vermutung geäußert wird, die Güte der Arbeitsbeziehung zwischen Patient und Therapeut hinge stark vom Bildungsgrad der Patienten ab. Einflußreicher ist dagegen die ökonomische Situation der Patienten, speziell ihre ökonomische Belastung - hier im Sinne von wirtschaftlicher Notlage durch unterqualifizierte Arbeit, Arbeitslosigkeit oder Berentung (s. Abb. 35). Damit verbunden und gleichsinnig wirksam auf die Arbeitsbeziehung ist das chronifizierte Krankheitsverhalten - im Sinne häufiger Arztbesuche, zahlreicher Krankschreibungen, Klinikaufenthalte. Dazu fügt sich, daß die Therapieerwartung der Patienten mit stärkerer ökonomischer Belastung und chronifiziertem Krankheitsverhalten auch am ehesten auf körperliche Schonung (THERW 4) ausgerichtet ist und somit wenig auf die aktiv-kooperative psychotherapeutische Konfliktlösung zielt. Entsprechend wenig güngstig ist gerade bei diesen Patienten die Einschätzung der Prognosen durch die Therapeuten.

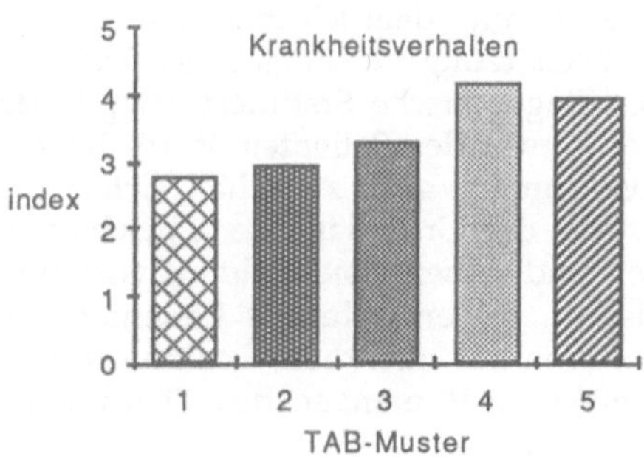

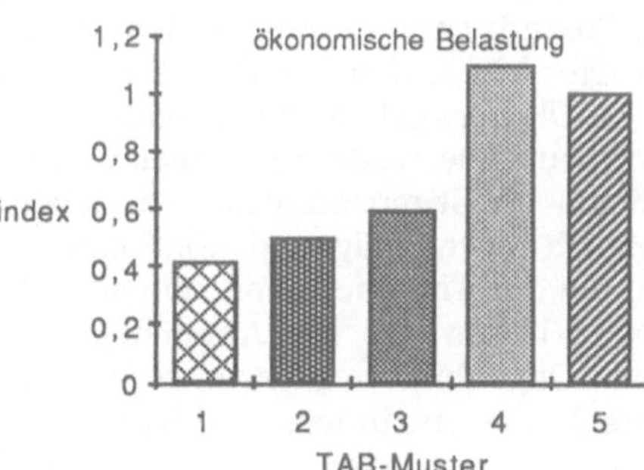

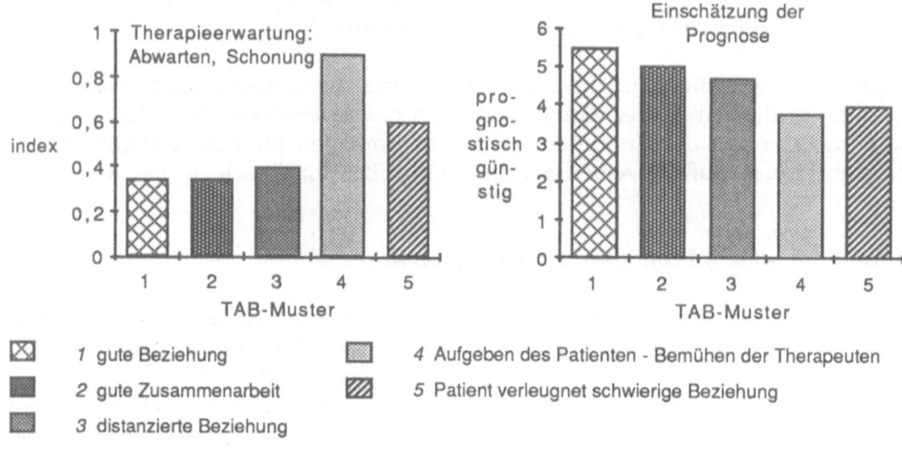

Abb. 35. **Anamnestische Befunde und Tab-Muster**

4.8.3.2 Gegenübertragung der Therapeuten - Übertragungsbereitschaft der Patienten

Als besonders aussagekräftig zur Charakterisierung der TAB-Muster haben sich die *Gegenübertragungstendenzen des Therapeuten* erwiesen. Der Hintergrund dieser Untersuchung soll hier nachgetragen werden. Zu Beginn des Projekts hatte der Therapeut für sein Selbstbild und wichtige Objektbilder (Vater; Mutter; Partner; Freund; Lehrer; jemand, den ich beneide; jemand, dem ich mißtraue; jemand, den ich nicht leiden kann) eine einmalige Einschätzung im semantische Differential SDOR abgegeben. Im Anschluß an jedes diagnostische Erstinterview gibt der Therapeut eine weitere Einschätzung für die Person des Patienten ab (es handelt sich um 10 Gegensatz-Paare in sieben Abstufungen, z. B. zwischen sicher und ängstlich, nachgiebig und dominant usw.). Auf der Grundlage der Einschätzungen, die der Therapeut von seinem Patienten und seinen Objektbildern vornimmt (SDOR) lassen sich die Ähnlichkeiten zwischen seinem Bild des Patienten und seinen Objektbildern berechnen. Wir gehen davon aus, daß diese Position des Patientenbildes im inneren Bildersaal der Objektrepräsentanzen des Therapeuten etwas von dessen Gegenübertragung widerspiegelt.

Methodische Anmerkung:

Die Ähnlichkeiten zwischen der Einschätzung der inneren Objekte und der des Patienten wurden mittels euklidischer Distanzen über die vorgegebenen 10 Eigenschaftspaare berechnet und varianzanalytisch auf Unterschiede im therapeutischen Arbeitsbündnis hin untersucht. Zur besseren Darstellung erfolgte eine Transformation der euklidischen Distanzen in ein modifiziertes Profilähnlichkeitsmaß Rp nach Cattell et al. (1966), das einen Wertebereich von $0 < Rp < 2$ aufweist. Der Wert von 2 bedeutet identische Beschreibung der Rollen, 0 maximale Unähnlichkeit.

Im Gegensatz zu vielen leicht durchschaubaren Instrumenten, welche dem Patienten erwünschte Antworten und Einschätzungen ermöglichen, ist das semantische Differential wenig manipulierbar, da anschauliche Ergebnisse erst durch die Berechnung entstehen: die semantischen Gegensatzpaare werden für alle die eingeschätzten Selbst- und Objektrepräsentanzen getrennt zu zwei Faktorskalen (Wärme, Sympathie versus Aktivität, Entschiedenheit) verdichtet. Es entsteht so ein Achsenkreuz, auf dem die einzelnen Personen (Objektrepräsentanzen) abgebildet und auf ihre Nähe und Distanz zueinander hin bestimmt werden können (vgl. Abb. 36). Bei der Besprechung der TAB-Muster war schon angeklungen, daß der Therapeut jene Patienten, mit denen sich später eine günstige therapeutische Zusammenarbeit entwickelt, bereits beim Erstgespräch in die Nähe positiver Objektbilder (wie Partner, Freund, Lehrer) und in die Nähe des eigenen Selbstbildes stellt. Nach unserer Definition ist somit positive Gegenübertragung gleichbedeutend mit der psychologischen Nähe des Patienten zum Selbstbild und zu positiven Objektbildern des Therapeuten. Umgekehrt ist eine negative Gegenübertragung nicht gleichbedeutend mit dem Fehlen dieser positiven Züge. Die mangelnde Nähe zum Selbst und zu den positiven Objektbildern verweist auf schwierige Behandlungen mit sehr kranken und sozial belasteten Patienten (z. B. TAB-Muster 4). Eine negative Gegenübertragungsbereitschaft dürfen wir am ehesten in dem TAB-Muster 5 vermuten, wo der Patient in die Nähe negativer Objektbilder (jemand, den ich nicht leiden kann, dem ich mißtraue) gerückt ist. Interessanterweise gilt hier auch das Umgekehrte: auch die Person des Therapeuten steht für den Patienten in der Nähe von Personen, die er nicht leiden kann.

Am Rande sei festgehalten, daß der Therapeut nach diesen Berechnungen die Person seines Patienten niemals in die Nähe seines Mutter- oder Vaterbildes stellt.

Es ist schon erwähnt worden, daß die *Übertragungsbereitschaft* des Patienten - auf dem selben Wege bestimmt als Nähe der Therapeutenperson zu den inneren Objektbildern des Patienten - weniger bedeutsam für das Verständnis der Arbeitsbeziehung ist als die Gegenübertragungstendenz des Therapeuten. Insbesondere lassen sich keine Signale positiver Übertragungsbereitschaft auf diesem Wege identifizieren, es ist vielmehr so, daß die positiven TAB-Muster initial ein gewisses Mißtrauen des Patienten gegenüber dem Therapeuten erkennen lassen. Lediglich für das negative TAB-Muster 5 beschreibt der Patient Ähnlichkeiten zwischen dem Therapeuten und jemandem, den er nicht leiden kann.

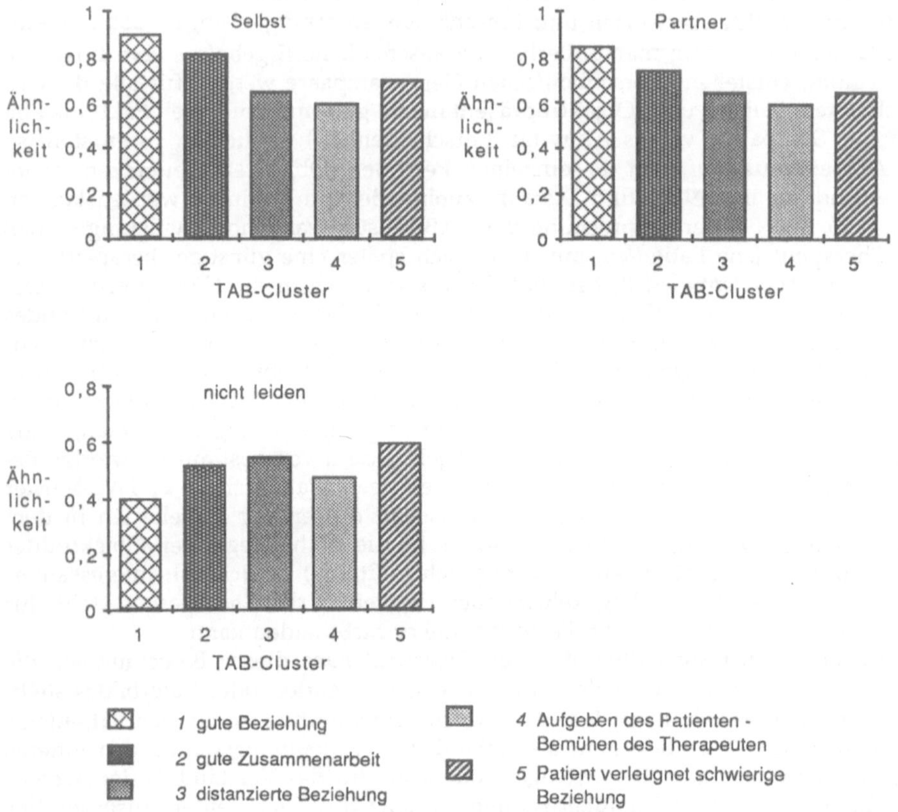

Abb. 36. **Wie ähnlich beurteilt der Therapeut den Patienten bezogen auf sein eigenes Selbstbild, seinen Partner, jemanden, den er nicht leiden kann?**

4.8.3.3 Neurotische Interaktionsmuster

Die deskriptive Neurosendiagnostik des PSKB erfaßt in den 10 faktorenanalytisch gebildeten Interaktionsmustern jene symptomwertigen zwischenmenschlichen Verhaltensbereitschaften des Patienten, die im Erstinterview für den Therapeuten sichtbar werden und von denen gezeigt wurde, daß sie die weitere therapeutische Zusammenarbeit wesentlich beeinflussen. Bei der Darstellung der einzelnen TAB-Muster sind die jeweils vorherrschenden Interaktionsbereitschaften aus dem Erstgespräch bereits erwähnt worden. Abschließend soll eine vergleichende Charakterisierung der 5 Muster hinsichtlich ihrer initialen Interaktionsdiagnostik vorgenommen werden.

Mit Hilfe der Diskriminanzanalyse werden PSKB-Befunddimensionen ermittelt, welche die 5 TAB-Muster voneinander zu trennen vermögen. Die Berechnungen ergeben 2 Diskriminanzfunktionen: eine ist charakterisiert durch die PSKB-Dimensionen "depressive Ohnmacht" (Dep) und "Überfürsorglichkeit" (Üb) auf dem einen Pol und "Enttäuschungsprotest" (Ep) auf dem anderen Pol; die andere Funktion ist wesentlich durch das Vorhandensein bzw. Fehlen von "emotionaler Distanzierung" (Dis) gekennzeichnet. Die beiden Funktionen bilden ein Achsenkreuz, auf dem die Positionen der fünf TAB-Muster abgebildet werden können (s. Abb. 37).

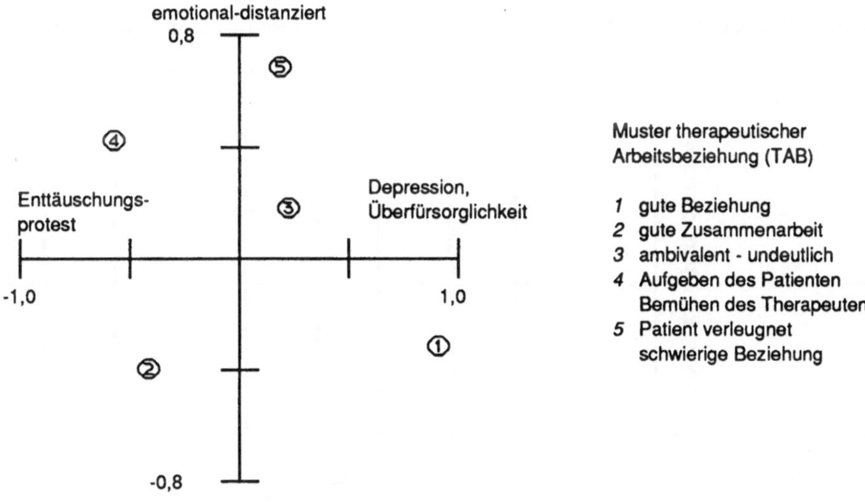

Abb. 37. Die 5 TAB-Muster und der Neurosenbefund (PSKB)

Es zeigt sich die besonders günstige Position des Muster 1 (gute Beziehung): weit entfernt von Enttäuschung und emotionaler Distanz und statt dessen nah dem depressiven, überfürsorglichen Pol. Diametral entgegengesetzt liegt die Position der schwierigen Arbeitsbeziehung, die sich in Muster 4 ausdrückt, die Patienten erscheinen gleichermaßen enttäuschungsbereit und emotional zurückhaltend. Die Patienten des Musters 2 sind obwohl enttäuschungsbereit doch emotional zugänglich. Für das negative Muster 5 (Patient verleugnet Therapieschwierigkeit) tritt v. a. die ausgeprägte emotionale Distanz in Erscheinung. Das ambivalent undeutliche Muster 3 liegt sichtlich zwischen allen Extremen. Abschließend bleibt zu bemerken, daß die beiden PSKB-Diskriminanzfunktionen einen hohen Anteil der Varianz aufklären können (Funktion 1: 48 %, Funktion 2: 34 %).

Ingesamt kann die hier gewählte Art der Darstellung Ähnlichkeiten und Unterschiede von Mustern therapeutischer Zusammenarbeit im Hinblick auf die den Neurosenbefund prägenden Interaktionsmuster besonders anschaulich werden lassen.

4.8.4 TAB-Muster bei einzelnen Therapeuten und in unterschiedlichen Institutionen

Die TAB-Muster wurden durch Einschätzungen des Patienten und des Therapeuten gebildet. In den letzten Abschnitten wurde gezeigt, daß die Gegenübertragungsbereitschaft des Therapeuten und die von ihm erhobenen Befunde offenbar auch den Stil der Zusammenarbeit wesentlich mitgestalten. Es wird daher häufig gefragt, ob nicht einzelne Therapeutenpersönlichkeiten mit unterschiedlichen Patienten immer wieder ähnliche TAB-Muster ausbilden. Diese Frage kann mit einem Blick auf Tabelle 48 verneint werden.

Tabelle 48. Häufigkeiten der TAB-Muster von einzelnen Therapeuten (A-F ambulant, G-M stationär)

		TAB-Muster				
		①	②	③	④	⑤
Therapeut ambulant	A	1	3	4	1	
	B		1	5		2
	C		2	6	1	3
	D	1	3	4		1
	E		3	1		3
	F	2	6			
Stationär	G		2	2	3	
	H	1	3	2	1	
	I		7	3	5	6
	K		6	4	7	7
	L	4	4		2	12
	M	6		2	7	

Hier ist die Häufigkeitsverteilung der TAB-Muster der einzelnen Therapeuten aufgeführt. Es sind nur jene Behandler einbezogen worden, die mehr als 7 Patienten in die Studie einbrachten, dadurch entfallen jene, die, wie z. B. manche niedergelassenen Psychoanalytiker, nur wenige neue Behandlungen im Jahr der Studie begonnen haben. Die Streuung der Zahlen läßt erkennen, daß die Therapeuten mit unterschiedlichen Patienten durchaus verschiedenartige TAB-Muster entwickeln.

Am ehesten läßt sich zwischen den ambulanten und stationären Behandlungen eine gewisse Ungleichverteilung von günstigen und weniger günstigen Beziehungsmustern erkennen. In der folgenden Abb. 38 sind *alle* ambulanten und stationären Therapien einbezogen und ihrer prozentualen Verteilung auf günstige TAB-Muster (1 und 2), ambivalente (3) und weniger günstige TAB-Muster (4 und 5) dargestellt.

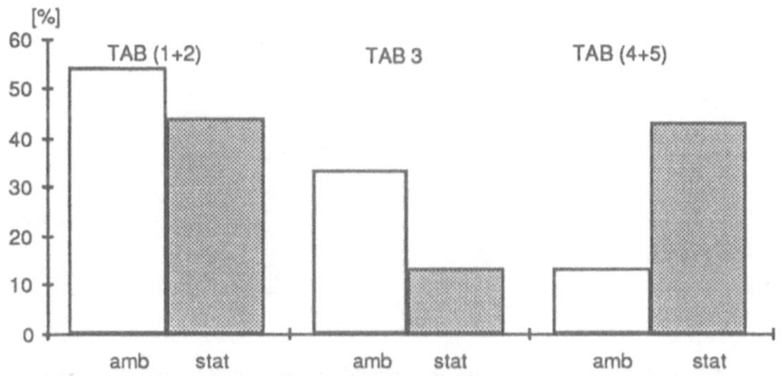

Abb. 38. Verteilung der TAB-Muster auf ambulante und stationäre Therapien

Die Abbildung läßt erkennen, daß hinsichtlich der günstigen TAB-Muster 1 und 2 relativ geringe Unterschiede zwischen den ambulanten und stationären Therapien bestehen, sich jedoch die ungünstigen TAB-Muster 3 und 4 weitgehend auf die stationären Einrichtungen beschränken. Die größere Zahl des ambivalent undeutlichen TAB-Musters 3 findet sich in den ambulanten Behandlungen.

4.8.5 Zusammenhang zwischen TAB-Mustern und dem Behandlungsergebnis

Mit welcher Gewißheit läßt sich aus der Güte der Arbeitsbeziehung auf die Qualität des Behandlungsergebnisses schließen? In 4.5.4 wurde der generelle Zusammenhang zwischen TAB und Behandlungsergebnis anhand korrelativer Berechnungen dargestellt. Im folgenden wird nachgetragen, mit welcher Wahrscheinlichkeit die einzelnen TAB-Muster in günstige oder ungünstige Therapieergebnisse einmünden. Was im einzelnen die "günstigen" und "ungünstigen" Ergebnismuster definiert, können wir in diesem Zusammenhang nicht im einzelnen erörtern, dieses Thema findet seine ausführliche Darstellung in 5.1.6 ff. (qualitative Muster der Befundveränderung).

Im folgenden wird für die *stationäre Psychotherapie* beschrieben, wieviel Prozent der TAB-Muster 1–5 in das günstigste Therapieergebnismuster (aus Therapeuten- und Patientensicht) einfließen (Abb. 39).

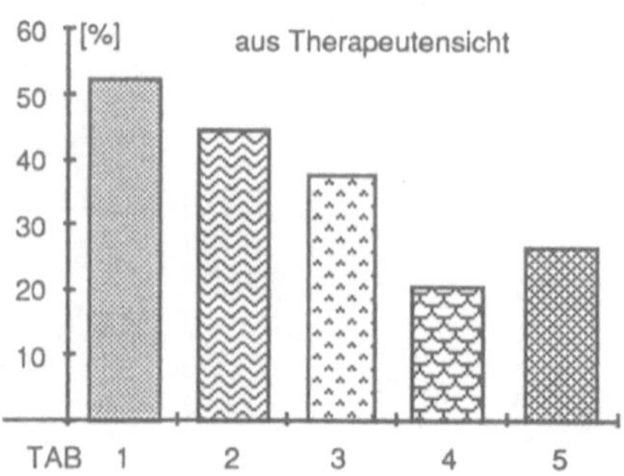

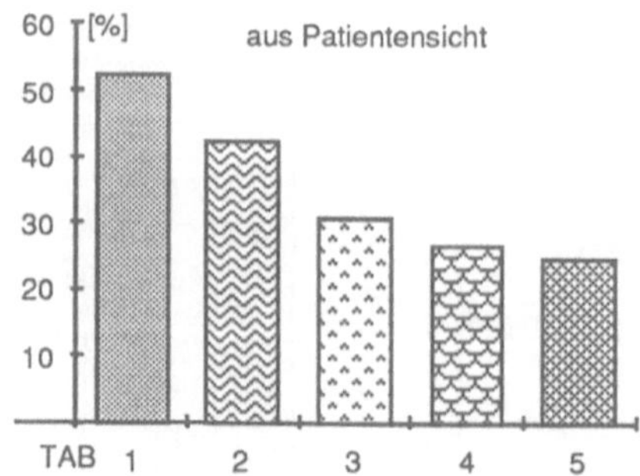

Abb. 39. Prozentualer Anteil der TAB-Muster, die zu dem günstigsten Ergebnismuster führen

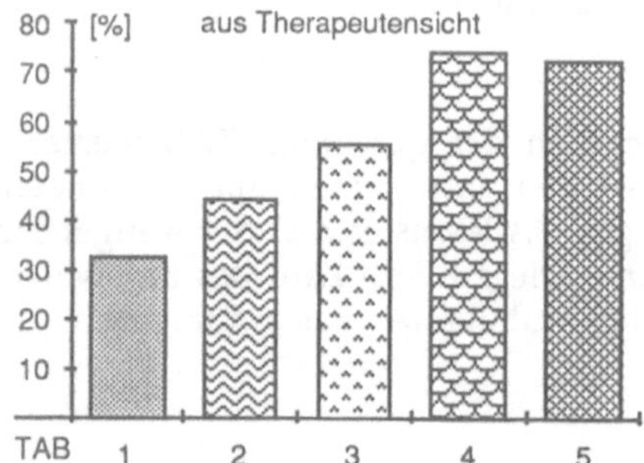

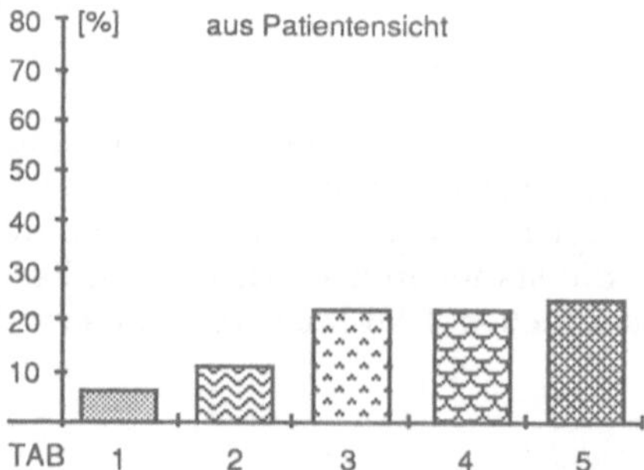

Abb. 40. Prozentualer Anteil der TAB-Muster, die zu dem ungünstigsten Ergebnismuster führen

Die oben erfolgte Bewertung der TAB-Muster wird durch diese Befunde bestätigt. Patienten und Therapeuten stimmen darin überein, daß die Übergangswahrscheinlichkeit von einer guten Arbeitsbeziehung in ein gutes Therapieergebnis doppelt so groß ist wie die Wahrscheinlichkeit, von einer ungünstigen Arbeitsbeziehung zu einem guten Behandlungsergebnis zu gelangen. Zugleich wird aber auch deutlich, daß rund die Hälfte der Patienten aus den besonders günstigen Arbeitsbeziehungen sich nicht in der günstigsten Ergebnisklasse wiederfinden. Umgekehrt gelangen rund 25 % der Patienten mit schwierigen Arbeitsbeziehungen dennoch in die günstigste Ergebnisgruppe. Die "Dennochentwicklungen" im Einzelnen zu verstehen wäre besonders interessant, muß aber einer späteren Untersuchung vorbehalten werden.

Eine weitere Auffälligkeit wird sichtbar, wenn wir den Übergang der TAB-Muster in das ungünstigste Ergebnismuster (aus Therapeuten- und Patientensicht) (Abb. 49) untersuchen. Die Therapeutenperspektive läßt eine spiegelbildliche Entwicklung zu dem oben beschriebenen erkennen: je ungünstiger die Arbeitsbeziehung, desto größer die Wahrscheinlichkeit, daß die Patienten der ungünstigen Ergebnisgruppe zugeordnet werden. Ganz anders sehen die Dinge aus, wenn die Ergebnisbeurteilung aus Patientensicht herangezogen wird. Hier ist der Zusammenhang zwischen Arbeitsbeziehung und ungünstigem Behandlungsergebnis viel weniger prägnant. Auf das Thema der "rätselhaften" Patienteneinschätzung von Behandlungsergebnissen wird später ausführlich eingegangen werden (s. 5.1.8 ff.).

Bei der Untersuchung der *ambulanten Psychotherapie* stehen wir vor der Schwierigkeit, daß die kleinen Fallzahlen eine Berechnung des Zusammenhangs zwischen 5 TAB-Mustern und 4 Ergebnismustern nicht sinnvoll erscheinen lassen. Um die Verhältnisse in der ambulanten Psychoanalyse dennoch veranschaulichen zu können, greifen wir das relativ beste Ergebnismuster (getrennt nach Therapeuten- und Patientensicht) heraus und zeigen, in welcher prozentualen Häufigkeit die fünf TAB-Muster dahin geführt haben.

Tabelle 49. Wieviel Prozent des günstigsten Ergebnismusters stammen von den 5 TAB-Mustern ?

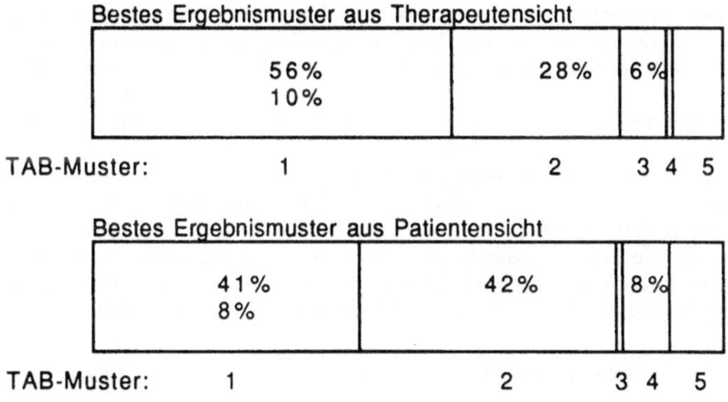

Bestes Ergebnismuster aus Therapeutensicht

TAB-Muster:	1	2	3	4	5
	56%	28%	6%		10%

Bestes Ergebnismuster aus Patientensicht

TAB-Muster:	1	2	3	4	5
	41%	42%		8%	8%

Wegen der kleinen Ausgangszahlen sollen diese Befunde nicht überbewertet werden. Es läßt sich aber als qualitatives Ergebnis festhalten, daß aus der Therapeuten- wie aus Patientensicht rund 80 % der Patienten des positivsten Ergebnisclusters aus den positiven TAB-Mustern 1 und 2 stammen, während die problematischen TAB-Muster 4 und 5 hier nur wenig vertreten sind. Bei dem relativ ungünstigsten Ergebnismuster (innerhalb der generell guten Ergebnisse) steigt der Anteil der schwierigen TAB-Muster 3 und 4 auf rund 30 %.

4.9 Veränderungsmuster der Arbeitsbeziehung im Verlauf der stationären Psychotherapie*

Die folgende Untersuchung wird den *Verlauf* der therapeutischen Arbeitsbeziehung über 3 Zeitpunkte hinweg einbeziehen. Zugrundegelegt sind 121 Therapieverläufe, die von 18 Therapeuten in 4 unterschiedlichen Kliniken dokumentiert wurden. Der 1. Meßzeitpunkt t_1 fällt mit der Erstuntersuchung zusammen (hier gibt nur der Therapeut eine Einschätzung ab). Der 2. Zeitpunkt t_2 liegt 2–3 Wochen nach Behandlungsbeginn, der dritte Meßzeitpunkt t_3 3–5 Wochen nach Therapiebeginn, wobei jeweils Patient und Therapeut die Qualität der therapeutischen Beziehung einschätzen. Aus diesen 5 Einschätzungen zu drei Zeitpunkten werden clusteranalytisch Verlaufstypen ermittelt.

---

*) Mit Textbeiträgen von T. Grande.

Die Bildung der TAB-Verlaufsmuster

Methodische Anmerkung:
Über die insgesamt 5 Messungen zur therapeutischen Arbeitsbeziehung (3 von seiten des Therapeuten, 2 von seiten des Patienten) wurden verschiedene Clusteranalysen berechnet, um bestimmte Typen des Verlaufs der therapeutischen Zusammenarbeit zu identifizieren (Kombination von hierarchischer Fusion und iterativer Relokalisierung, unter Verwendung der euklidischen Distanz als Ähnlichkeitsmaß). Aufgrund inhaltlicher Erwägungen und formaler Kennzeichen der Clusterlösungen wurde schließlich eine vierclusterlösung ausgewählt, die den anschließenden Berechnungen zugrundeliegt. Verschiedene Prüfungen machten wahrscheinlich, daß ein globales Optimum gefunden wurde; außerdem wurde sichergestellt, daß das Ergebnis der Clusteranalyse nicht entscheidend durch den Umstand beeinflußt wird, daß von den eingehenden 5 Variablen die Mehrzahl (3) von Therapeutenseite stammen.

Prüfungen zeigten, daß sich die 18 an der Untersuchung beteiligten Therapeuten nicht auffällig über die 4 Cluster verteilten, so daß spezifische Urteilstendenzen von dieser Seite her unwahrscheinlich sind; es konnte andererseits jedoch festgestellt werden, daß die Patienten des Clusters 3 häufiger in einer bestimmten Klinik behandelt wurden. Unsere deskriptiven Statistiken zeigen, daß in dieser Klinik gehäuft Patienten mit Suchtproblematik behandelt werden, d. h. mit jener spezifischen Symptomatik, die die Patienten des Clusters 3 mehrheitlich charakterisiert; die Häufung der Patienten des Clusters 3 in dieser Klinik ist daher plausibel und relativiert nicht die psychologische Charakterisierung der verschiedenen Cluster (s. die Ausführungen weiter unten).

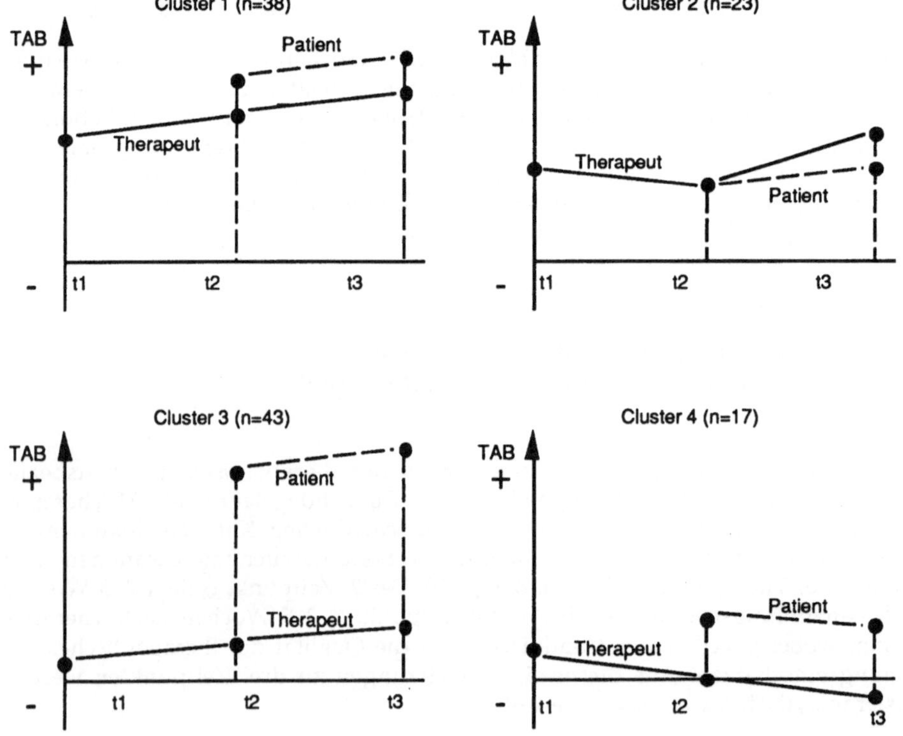

Abb. 41. TAB-Verlaufsmuster

Clusteranalytisch wurden 4 Verlaufstypen identifiziert (vgl. Abb. 41). Am Niveau der Linien läßt sich ablesen, wie die Qualität der Arbeitsbeziehung von Patient oder Therapeut eingeschätzt wird. Vom allgemeinen Eindruck her kann man festhalten, daß sich der Trend über die Meßzeitpunkte hinweg nicht abrupt verändert; eine anfänglich vorgenommene Beurteilung der Arbeitsbeziehung wird auch im weiteren Verlauf der Behandlung nur in engen Grenzen modifiziert. Außerdem ist erkennbar, daß sich die Cluster im wesentlichen durch ihr Niveau in der Bewertung der Arbeitsbeziehung unterscheiden. Cluster 3 fällt außerdem durch die krasse gegensätzliche Beurteilung der Arbeitsbeziehung durch Patient und Therapeut auf.

Auf dem Hintergrund dieses ersten Eindrucks könnte man argumentieren, daß die vorgenommene Kategorisierung der 121 untersuchten Therapeut-Patient-Dyaden möglicherweise wenig ergiebig ist, da sie im wesentlichen (abgesehen von Cluster 3) Niveauunterschiede zutage fördert. Die nun folgende inhaltliche Charakterisierung der Cluster kann jedoch deutlich machen, daß diese Kategorisierung insofern lohnend ist, als mit ihrer Hilfe voneinander deutlich unterschiedbare Qualitäten therapeutischer Beziehung identifiziert werden können. Die Charakterisierung erfolgt auf Basis von Varianzanalysen, deren Ergebnisse tabellarisch in einem Anhang am Ende dieses Abschnitts festgehalten sind und die auf den Beurteilungen des Therapeuten und auf der Selbsteinschätzung des Patienten zum Zeitpunkt der Erstuntersuchung und zum Zeitpunkt des Abschlusses der Therapie beruhen. Einige methodische Anmerkungen und die recht umfangreichen Ergebnisse der Varianzanalysen finden sich dort; hier werden die 4 Cluster in der Form einer Zusammenfassung nacheinander kurz diskutiert und inhaltlich beschrieben.

Verlaufsmuster 1

Im 1. Cluster finden wir über alle 3 Zeitpunkte hinweg eine sehr günstige Einschätzung der Arbeitsbeziehung durch Therapeut und Patient. Diese Einschätzung verbessert sich sogar noch im Verlauf der Behandlung; diese Tendenz ist für beide Seiten der Dyade signifikant (s. Abb. 41).

Im psychischen und sozialkommunikativen Befund (PSKB) dokumentieren die Therapeuten vor Beginn der Therapie bei den Patienten des Clusters 1 relativ wenig Merkmale emotionaler Distanz und sozialer Desintegration; die beiden so benannten PSKB-Skalen hängen nach anderen Berechnungen regelhaft mit einer negativen Prognose zusammen. Dieser günstige Eindruck verdeutlicht sich noch entscheidend bis zum Zeitpunkt der Beendigung der Therapie, wo die Patienten des ersten Clusters im Hinblick auf fast alle Skalen des PSKB ein relativ positives Bild abgeben. In ihrer Ausprägung auf den Skalen Narzißmus, emotionale Distanz, Ängstlichkeit, Angstsymptomatik und soziale Desintegration unterscheiden sie sich hier vorteilhaft von den Patienten der übrigen Cluster. Tendenziell ist auch die Zahl ihrer Körpersymptome zu Therapiebeginn geringer und ihr Krankheitsverhalten in der Vergangenheit weniger intensiv ausgeprägt; dies sind jedoch lediglich Hinweise, die statistisch nicht signifikant sind. Zu diesem eher wenig ausgeprägten Krankheitsbefund bei diesen Patienten kommt aus Sicht des Therapeuten eine sehr günstige Prognose hinzu, ihre Motivation erscheint gut und ihre Abwehr eher wenig ausgebildet. Ihre Einstellung zur tiefenpsychologischen Untersuchung ist nach dem Eindruck des Therapeuten positiv. Dieses prognostisch günstige Bild bleibt auch bei Beendigung der Therapie im Verhältnis zu den anderen Clustern erhalten. Da die therapeutische Arbeitsbeziehung zu diesen Patienten von den Untersuchern ebenfalls positiv beurteilt wird, erstaunt es nicht weiter, daß sie von ihnen auch einen günstigen persönlichen Eindruck haben: sie beurteilen diese Patienten als sympathisch, interessiert, fähig und beweglich (s. Tabelle 50 a, c).

Die Selbsteinschätzung der Patienten des Clusters 1 fördert weniger eindeutige Kennzeichen zutage. Die positive Einstellung des Therapeuten wird von dem Patienten durch eine ebenfalls positive gefühlshafte Reaktion beantwortet, d. h. auch er beurteilt den Therapeuten (verglichen mit den Patienten der anderen Cluster) als besonders warm, sympathisch und tolerant. Darüber hinaus dokumentiert der Patient Einstellungen, die therapieförderlich sind: er ist gegenüber gefühlshaften Themen aufgeschlossen und kann sie verbalisieren (geringe emotionale Beziehungsleere); in seinen Einstellungen zu Themen des sozialen Umgangs zeigt er sich wenig festgelegt und autoritär eingestellt, vielmehr erscheint er lernbereit und tolerant (wenig ausgeprägte autoritäre Einstellungen). Die einzelnen Items dieser beiden zuletzt genannten Skalen betreffen die Beweglichkeit in der sozialen Interaktion und die Offenheit für Gefühle und konflikthafte Themen; eine aufgeschlossene und flexible Haltung in diesen beiden Bereichen kommt der therapeutischen Arbeit direkt zugute. Bei Beendigung der Therapie dokumentieren diese Patienten in ihrer Selbsteinschätzung zusätzlich einen guten Realitätsbezug, indem sie sich selbst in ihrer Auseinandersetzung mit äußeren Konflikten und Aufgaben als aktiv, kritisch und expansiv beschreiben (in signifikant größerem Ausmaß als die Patienten der anderen Cluster) (s. Tabelle 50 b, d).

Insgesamt wirken die Patienten dieses Clusters weniger krank als die der übrigen Cluster, sie sind gut motiviert, kontaktbereit und entwicklungsfähig; außerdem bringen sie Einstellungen und Fähigkeiten mit, die für die therapeutische Zusammenarbeit förderlich sind. Die therapeutische Beziehung ist von wechselseitiger Wertschätzung getragen.

Verlaufsmuster 2

Im 2. Cluster finden wir eine Einschätzung der therapeutischen Arbeitsbeziehung auf mittlerem Niveau. Die Entwicklungstendenz ist - zumindest aus Sicht des Therapeuten - signifikant positiv.

Im psychischen und sozialkommunikativen Befund (PSKB) haben diese Patienten auf den verschiedenen Skalen eine mittlere Ausprägung. Diese Stellung innerhalb der 4 Patientengruppen bleibt bis zum Therapieende weitgehend unverändert; im Abschlußbefund betonen die sie behandelnden Therapeuten lediglich eine ausgeprägtere emotionale Distanz (verglichen mit den Patienten des Clusters 1). Diesem - bezogen auf die Gesamtgruppe der Patienten - durchschnittlichen Befund steht eine sehr günstige Beurteilung prognostischer Gesichtspunkte gegenüber. In dieser Hinsicht unterscheiden sich diese Patienten nicht von denen des 1. Clusters: ihre Motivation wird als gut beurteilt, ihre regressive und kompensatorische Abwehr als wenig ausgeprägt. Das Entwicklungspotential wird günstig eingeschätzt, und es fällt auf, daß die Therapeuten gerade bei diesen Patienten am wenigsten Problemverleugnung feststellen (zumindest vor dem Beginn der Therapie). Dieser im Hinblick auf prognostische Gesichtspunkte sehr günstige Eindruck bleibt bis zum Zeitpunkt der Therapiebeendigung im wesentlichen erhalten. Die gefühlshafte Reaktion des Untersuchers auf den Patienten des zweiten Clusters ist positiv, wenn auch weniger ausgeprägt als bei Cluster 1. Auffällig ist schließlich noch, daß diese Patienten im Vergleich zu den anderen Gruppen eine deutlich schlechtere Ausbildung vorweisen (s. Tabelle 50 a, c).

Die Selbsteinschätzung der Patienten gibt weiteren Aufschluß: Sehr im Unterschied zu den Patienten des 1. Clusters dokumentieren die Patienten des 2. Clusters zahlreiche Merkmale emotionaler Beziehungsleere, d. h. sie vermeiden gefühlshafte Themen und Konflikte und sind damit wenig auf das psychotherapeutische "Klima" eingestellt. In der sozialen Auseinandersetzung bevorzugen sie tendenziell autoritäre Konfliktlösungen (ausgeprägtere autoritäre Einstellungen), was bei Therapiebeendigung noch deutlicher wird. Zu diesem Zeitpunkt dokumentieren sie zudem, daß sie in bezug auf äußere Aufgaben und Auseinandersetzungen besonders passiv, ängstlich und wenig konfliktbereit eingestellt sind (d. h. ein eher schlechter Realitätsbezug). Bei Betrachtung der übrigen Ergebnisse fällt auf, daß die Patienten des 2. Clusters im Vergleich zu den Patienten der übrigen Cluster die sie behandelnden Therapeuten von allen Patientengruppen am wenigsten als warm, sympathisch und tolerant einschätzen. Man könnte dies in Zusammenhang bringen mit den Schwierigkeiten dieser Patienten, Gefühle offen Ausdruck zu verleihen. Auf seiten der Therapeuteneinschätzung entspricht dem möglicherweise die schon erwähnte emotionale Distanz, die bei diesen Patienten wahrgenommen wird. Im Hinblick auf die Erwartungen der Patienten im Zusammenhang mit der Behandlung wird als Tendenz sichtbar, daß diese Patienten trotz ihrer offensichtlichen Bereitwilligkeit die Psychotherapie noch nicht völlig zu einem eigenen Anliegen gemacht haben: 63,6 % geben an, daß sie eine Psychotherapie vor allem deshalb versuchten, weil man es ihnen geraten hat (s. Tabelle 50 b, d).

Insgesamt finden wir hier Patienten mit einem Befund mittlerer Ausprägung und günstigen prognostischen Merkmalen. Es scheint, daß diese Patienten ihre Problematik selbst recht gut erkennen (wenig Problemverleugnung), jedoch im Hinblick auf den therapeutischen Kontakt ängstlich und zurückhaltend sind: sie beurteilen den Therapeuten zunächst eher vorsichtig (vergleichsweise wenig als warm, sympathisch und tolerant) und nehmen die psychotherapeutische Behandlung eher aus Gefügigkeit (weil man es ihnen geraten hat) auf sich. Auf dem Hintergrund der geringeren Ausbildung dieser Patienten ist zu vermuten, daß sie u. a. wegen ihrer Schichtzugehörigkeit weniger geübt sind in den Verhaltensweisen, die im Rahmen einer Therapie gefordert sind, nämlich die Verbalisierung emotionaler Konflikte und Themen. Man kann vermuten, daß sie deshalb trotz ihrer grundsätzlichen Therapiebereitschaft einen relativ distanzierten Eindruck machen.

Verlaufsmuster 3

Das 3. Cluster wird gekennzeichnet durch eine gleichbleibend sehr positive Beurteilung der Arbeitsbeziehung durch den Patienten, während der Therapeut die Beziehung pessimistisch einschätzt. Diese Einschätzung von seiten des Therapeuten verbessert sich im Laufe der Behandlung ansatzweise.

Die Patienten dieses Clusters werden von ihren Therapeuten in jeder Hinsicht negativ beschrieben. Vor Therapiebeginn weisen sie im PSKB zahlreiche Merkmale sozialer Desintegration auf. Am Ende der Behandlung erscheinen sie im Vergleich zu den anderen Patienten außerdem als narzißtischer, emotional distanzierter, und ihre Angstsymptomatik ist auffälliger. Auch ihre prognostische Beurteilung fällt sehr ungünstig aus: die Motivation erscheint als schwach, die regressive und kompensatorische Abwehr als sehr stark ausgeprägt. Mehr als die Patienten der übrigen Cluster tendieren sie zur Verleugnung von Problemen. Ihre Einstellung zur tiefenpsychologischen Untersuchung beurteilen die Therapeuten als negativ. Auf diesem Hintergrund überrascht es nicht, daß auch die gefühlshafte Reaktion des Untersuchers auf den Patienten ungünstig ist, d. h. er findet sie eher unsympathisch, uninteressiert, unfähig und festgelegt. Dieser insgesamt kritische Eindruck des Untersuchers wird zum Zeitpunkt der Therapiebeendigung etwas modifiziert (in Übereinstimmung mit einer leicht positiven Tendenz bei der Beurteilung der Arbeitsbeziehung). Die Patienten des Clusters 3 erscheinen dann verglichen mit Cluster 4 als etwas besser motiviert und weniger abwehrend; auch die Verleugnungstendenzen werden zu diesem Zeitpunkt etwas weniger betont (s. Tabelle 50 a, c).

Dieser sehr ungünstigen Therapeutenbeurteilung entspricht auf Patientenseite zunächst keine ähnlich kritische Selbsteinschätzung. Im Hinblick auf ihre Einstellungen (d. h. im Bezug auf Merkmale des Realitätsbezugs, der emotionalen Beziehungsleere und autoritärer Einstellungen) erscheinen sie unauffällig. Ihre Bereitschaft zur therapeutischen Zusammenarbeit wirkt sogar außerordentlich gut: 81 % dieser Patienten geben an, sie hätten ihre Probleme schon selbst erkannt, bräuchten jedoch Hilfe, um sie zu lösen. Auch in ihrer persönlichen Haltung gegenüber den sie behandelnden Therapeuten zeigen sich diese Patienten als zugeneigt. Sie beurteilen diese als warm, sympathisch und tolerant. Im leichten Widerspruch zu dieser zugewandten und motivierten Einstellung markiert die Hälfte dieser Patienten andererseits, sie bräuchten erst einmal Ruhe und Abschalten; diese Tendenz ist jedoch statistisch nicht auffällig, da wir auch bei Patienten der ersten beiden Cluster diese Angabe gehäuft finden (s. Tabelle 50 b, d).

Zunächst kann man bei diesem Cluster nur eine stark widersprüchliche Beurteilung der Patienten in Selbsteinschätzung und Fremdbefund (durch den Therapeuten) konstatieren, die der entgegengesetzten Einschätzung der therapeutischen Arbeitsbeziehung entspricht (s. Abb. 41) und für die es zunächst keine plausible Erklärung zu geben scheint. Indessen gibt es jedoch einen Hinweis, der es wahrscheinlich macht, daß die Patienten des Clusters 3 in ihrer positiven Selbstbeschreibung und in ihrer optimistischen Sicht der therapeutischen Zusammenarbeit ihre realen Schwierigkeiten massiv verleugnen. Es zeigt sich nämlich, daß 51,5 % dieser Patienten (weit mehr als die Patienten der anderen Cluster mit durchschnittlich ca. 24 %) aktuell mit Suchtproblemen zu tun haben (vor allem mit Medikamenten- und Alkoholabusus). Auf dem Hintergrund der spezifischen Persönlichkeitsstruktur von Patienten mit Suchtproblematik ist daher anzunehmen, daß sie mit Hilfe ihrer betont optimitischen Beurteilungen ihre persönlichen Schwierigkeiten überspielen. Dem entspricht auch, daß die Therapeuten bei diesen Patienten am meisten Tendenzen zur Problemverleugnung markieren.

Verlaufsmuster 4

Das 4. Cluster zeigt eine besonders ungünstige Einschätzung der Arbeitsbeziehung mit negativer Entwicklungstendenz, zumindest aus Sicht des Therapeuten.

Die Patienten dieses Clusters zeigen einen sehr ausgeprägten Befund (PSKB), die diesbezüglichen Unterschiede zu den Patienten aus anderen Clustern verschärfen sich bis zum Zeitpunkt der Therapiebeendigung noch. In der Erstuntersuchung fällt vor allem die ausgeprägte emotionale Distanz dieser Patienten auf, während sie bei Beendigung der Behandlung im Vergleich zu den anderen Patienten in fast allen Belangen als relativ stark beeinträchtigt erscheinen (Narzißmus, Ängstlichkeit, Angstsymptomatik, soziale Desintegration). Prognostisch erscheinen sie als außerordentlich ungünstig, ihre Motivation ist schwach ausgeprägt und ihre Haltung regressiv getönt. Allerdings werden die prognostischen Gesichtspunkte bei den Patienten dieses Clusters zunächst weniger ungünstig beurteilt als bei den Patienten des Clusters 3, was einer ähnlichen Relation bei der Beurteilung der therapeutischen Arbeitsbeziehung zum Zeitpunkt 1 entspricht (s. Abb. 41). Am Ende der Behandlung verkehrt sich dieses Verhältnis in der Weise, daß nun die negativere Beurteilung der Patienten des Clusters 3 leicht in positiver Richtung modifiziert wird, während die Patienten des Clusters 4 nun durchweg sehr ungünstig beurteilt werden, wobei z. B. positive prognostische Merkmale völlig fehlen. Zusätzlich finden wir bei den Patienten des Clusters 4 tendenziell (statistisch nicht signifikant), daß ihr Krankheitsverhalten in der Vergangenheit sehr intensiv war und sie aktuell zahlreiche Körpersymptome angeben. Es kann deshalb vermutet werden, daß diese Patienten in ihrem Lebensgefühl relativ stark auf ihre Erkrankung zentriert sind. Die gefühlshafte Reaktion des Untersuchers ist bei diesen Patienten eher negativ, jedoch zunächst (bei der Erstuntersuchung) günstiger als bei den Patienten des Clusters 3 (s. Tabelle 50 a,d c).

In der Selbsteinschätzung der Patienten des 4. Clusters fällt zunächst auf, daß sie besonders autoritär eingestellt sind und in sozialen Interaktionen Unterordnung und autoritäre Konfliktlösungen bevorzugen. Diese besonders betonte Haltung der Patienten findet sich auch zum Zeitpunkt der Therapiebeendigung wieder. Im Hinblick auf ihre Behandlungserwartungen ist bemerkenswert, daß nur 41,2 % der Patienten angeben, sie hätten ihre Probleme schon erkannt und bräuchten Hilfe, um sie zu lösen; 76,5 % der Patienten hingegen bejahen, daß sie sich zunächst einmal Gelegenheit zu Ruhe und Abschalten wünschen (s. Tabelle 50 b, d).

Insgesamt erscheinen diese Patienten als wenig motiviert für eine Psychotherapie; es scheint, als würden sie den Aufenthalt in der Klinik als Kur im Sinne von "Ruhe und Abschalten" verstehen und kein eigentliches Hilfeersuchen an den Therapeuten herantragen. Die Therapeuten auf der anderen Seite dokumentieren diese fehlende Bereitschaft als ausgeprägte Abwehrhaltung, so daß alles in allem der Eindruck entsteht, daß diese Patienten nicht therapeutisch kooperieren *wollen* oder es aufgrund ihrer Persönlichkeitsproblematik nicht *können* (möglicherweise wegen einer relativ ausgeprägten Körpersymptomfixierung; s. Tabelle 50 a).

Zur Charakterisierung der Cluster wurden (von Ausnahmen abgesehen) einfaktorielle Varianzanalysen über eine größere Zahl von Befundmerkmalen und Selbsteinschätzungen der Patienten berechnet. Es wurden dabei Messungen sowohl aus der Erstuntersuchung als auch aus dem Abschlußbefund verwendet. Bei der Beurteilung der in den folgenden Tabellen zusammengestellten Ergebnisse ist zu berücksichtigen, daß insgesamt ca. 100 Skalen und Einzelitems geprüft wurden, so daß (wegen der zahlreichen Tests) bei der Interpretation eine Verschärfung des alpha-Niveaus vorgenommen werden muß (α-Adjustierung). In den Tabellen sind daher alle p-Werte über 0,01 lediglich als Tendenz zu lesen und isoliert nicht interpretierbar.

Zur besseren Veranschaulichung wurde auf die Angabe genauer Zahlen verzichtet und die relative Position der Mittelwerte der vier Patientengruppen nach einem einfachen Algorithmus den verschiedenen Markierungen zugeordnet; dabei bezeichnen ++ und -- die relativen Extrempositionen, +- den mittleren (neutralen) Bereich. Für die in Klammern gesetzten Positionen ergaben sich keine signifikanten Mittelwertsunterschiede zu anderen Patientengruppen im paarweisen Vergleich der Cluster (Scheffes-Test, 5 %-Niveau); vorhandene signifikante Mittelvertsunterschiede wurden durch Zahlenpaare gekennzeichnet, so daß 2 Gruppen mit jeweils gleicher Zahl sich im Test voneinander signifikant unterscheiden.

Tabelle 50. Zur Charakterisierung der TAB-Verlaufscluster

a Befund zum Zeitpunkt der Erstuntersuchung (Beurteilung des Therapeuten ; einfaktorielle Varianzanalysen)

	CL 1	CL 2	CL 3	CL 4	p
a) Psychischer und Sozialkommunikativer Befund (PSKB)					
Narzißmus	(-)	(- -)	(+ +)	(+ +)	0,049
Emotionale Distanz	- - 1	(-)	(+ -)	+ + 1	0,011
Ängstlichkeit	keine signifikanten Unterschiede				
Angstsymptomatik	keine signifikanten Unterschiede				
Depression	keine signifikanten Unterschiede				
Soziale Desintegration	- - 1	(+ -)	+ + 1	(+ +)	0,005
b) Prognose, Motivation und Abwehr					
Prognose	+ + 1 2 3	+ - 1	- - 2	- - 3	0,000
Motivation	+ + 1 2	+ + 3 4	- - 1 3	- - 2 4	0,000
Regressive Abwehr	- - 1 2	- 3	+ + 1 3	+ 2	0,000
Kompensatorische Abwehr	- - 1	- - 2	+ + 1 2	(+ +)	0,000
Einzelitems: Entwicklungspotential	+ + 1 2	+ + 3	- - 1 3 4	+ - 2 3 4	0,000
Kontaktbereitschaft	+ + 1	(+ -)	- - 1	(- -)	0,000
Problemverleugnung	(+ -)	- - 1	+ + 1	(+ +)	0,002
Positive Einstellung zur tiefenpsychologischen Untersuchung	+ + 1	(+)	- - 1	(- -)	0,005
c) Gefühlshafte Reaktion des Untersuchers auf den Patienten					
Der Patient wirkt auf den Untersucher sympathisch	+ + 1 2	(+ -)	- - 1	- 2	0,000
interessiert	+ + 1 2	+ 3	- - 1 3	- 2	0,000
fähig	+ + 1 2	(+ -)	- - 1	- - 2	0,000
beweglich	+ + 1	(-)	- - 1	(- -)	0,000
d) Verschiedene Einzelitems					
Umfang der Körpersymptomatik	(+ +)	(+ -)	(- -)	(+ +)	0,056
Intensität des Krankheitsverhaltens	(- -)	(- -)	(+)	(+ +)	0,118
Ökonomische Belastung	(- -)	(+ -)	(-)	(+ +)	0,111
Ausbildung	(+)	- - 1	+ + 1	(-)	0,014
Suchtsymptomatik	18,4%	30,4%	51,5%	23,5%	0,012*

* χ^2-Test

b Selbsteinschätzung des Patienten in der Erstuntersuchung

	CL 1	CL 2	CL 3	CL 4	p
a) Einstellungen des Patienten (einfaktorielle Varianzanalysen)					
Guter Realitätsbezug	keine signifikanten Unterschiede				
Emotionale Beziehungsleere	- - 1	+ + 1	(-)	(-)	0,012
Autoritäre Einstellungen	- - 1	(+)	(+ -)	+ +	0,013
b) Gefühlshafte Reaktion des Patienten auf den Untersucher (einfaktorielle Varianzanalyse)					
warm, sympathisch, tolerant	+ + 1	- - 1	(+)	(- -)	0,007
c) Erwartungen des Patienten im Zusammenhang mit der Behandlung (Prozentsatz der Ja-Antworten, Chi²-Test)					
"Ich habe meine Probleme selber schon erkannt, aber ich brauche Hilfe, um sie zu lösen"	75,5%	69,6%	81,0%	41,2%	0,019
"Ich brauche erst einmal Ruhe und Abschalten"	35,1%	45,5%	50,0%	76,5%	0,044
"Ich will eine Psychotherapie versuchen, weil man es mir geraten hat"	38,9%	63,6%	39,0%	18,8%	0,044

c Befund zum Zeitpunkt der Therapiebeendigung (Beurteilung des Therapeuten) (Einfaktorielle Varianzanalysen)

	CL 1	CL 2	CL 3	CL 4	p
a) *Psychischer und Sozialkommunikativer Befund (PSKB)*					
Narzißmus	- - 1 2	(- -)	+ 1	+ + 2	0,044
Emotionale Distanz	- - - 1 2 3	+ + 1	+ + 2	+ + 3	0,000
Ängstlichkeit	- - 1	(+ +)	(+ -)	+ + 1	0,015
Angstsymptomatik	- - 1 2	(+ -)	+ + 1	+ + 2	0,002
Depression	(- -)	(+)	(+)	(+ +)	0,035
Soziale Desintegration	- - 1 2	(+)	+ + 1	+ + 2	0,000
b) *Motivation und Abwehr*					
Motivation	+ + 1 2	+ 3 4	- 13	- - 2 4	0,000
Regressive Abwehr	- - 1 2	- 3	+ 1	+ + 2 3	0,000
Kompensatorische Abwehr	- - 1 2	- - 3	+ 1	+ + 2 3	0,000
Einzelitems: Entwicklungspotential	+ + 1 2	+ 3 4	- - 1 3	- - 2 4	0,000
Kontaktbereitschaft	+ + 1 2	+ 3	+ - 2 4	- - 3 4	0,000
Problemverleugnung	- - 1 2	- 3	+ - 1	+ + 2 3	0,000

d Selbsteinschätzungen des Patienten bei Therapiebeendigung Einstellungen des Patienten (einfaktorielle Varianzanalysen)

	CL 1	CL 2	CL 3	CL 4	p
Guter Realitätsbezug	+ + 1	- - 1	(+ -)	(+ -)	0,025
Emotionale Beziehungsleere	- - 1	+ + 1	(-)	(+)	0,000
Autoritäre Einstellungen	- - 1 2	+ 1	(+ -)	+ + 2	0,000

4.9.1 Bedeutung der Verlaufsmuster für die Vorhersage des Therapieergebnisses

In dem vorangegangenen Abschnitt wurde gezeigt, daß die clusteranalytische Kategorisierung der Verläufe in der Arbeitsbeziehung insofern lohnend ist, als mit ihrer Hilfe voneinander deutlich unterscheidbare Qualitäten therapeutischer Interaktionsmuster identifiziert werden. Obwohl sich z. B. Cluster 1 und Cluster 2 im Hinblick auf die TAB-Beurteilungen nur im Niveau unterscheiden (s. Abb. 41), entsprechen diesem Unterschied in den übrigen Einschätzungen (Fremd- und Selbstbeurteilung des Patienten) keine einfachen Verschiebungen in der Ausprägung; vielmehr liegt die besondere Qualität der Patienten des 2. Clusters gerade darin, daß sie (vermutlich auf dem Hintergrund einer schlechteren Ausbildung und einer anderen Schichtzugehörigkeit) trotz grundsätzlicher Therapiebereitschaft und Krankheitseinsicht ungeübt sind in den spezifischen Fertigkeiten, die für die therapeutische Zusammenarbeit erforderlich sind (d. h. sich auf eine emotionale Beziehung mit dem Therapeuten einlassen, konflikt- und gefühlshafte Themen verbalisieren). Ebenso sind die Patienten des 4. Clusters nicht einfach dadurch charakterisiert, daß bei ihnen alle positiven Merkmale fehlen, vielmehr treten sie mit einer bestimmten regressiven und passiven Erwartung in das klinische Setting ein ("ich brauche erst einmal Ruhe und Abschalten"), die allen denkbaren psychotherapeutischen Bemühungen entgegenwirken muß.

Es soll nun gezeigt werden, daß die vorgestellte Klassifikation der Therapeut-Patient-Dyaden im Verlauf auch für die Vorhersagemöglichkeiten bestimmter Therapieergebniskriterien nützlich ist. Dazu werden 4 Kriterien verwendet, von denen 3 das Therapieergebnis zum Zeitpunkt der Beendigung der Behandlung messen (GSV, BEV, SEV) und eines zum Zeitpunkt der katamnestischen Untersuchung ca. ein Dreivierteljahr nach Therapieabschluß.

Die Kriterien stellen faktorenanalytische Zusammenfassungen einer größeren Anzahl von Ergebnisvariablen dar (Definition s. 5.3.3). GSV beschreibt die globale strukturelle Veränderung aus Sicht des Therapeuten, BEV die Befundveränderung aus Therapeutensicht, SEV ist die Befundveränderung in der Patientenselbsteinschätzung und KAT ein Veränderungsfaktor aus Patientensicht zum Zeitpunkt der Katamnese.

In Abb. 42 werden die Unterschiede der 4 Patientengruppen bezüglich der genannten Ergebniskriterien veranschaulicht. Zur Prüfung der Gruppenunterschiede wurden jeweils Varianzanalysen gerechnet; im Falle eines signifikanten Ergebnisses wurden paarweise Einzelvergleiche zwischen den Gruppen vorgenommen (Scheffe-Test).

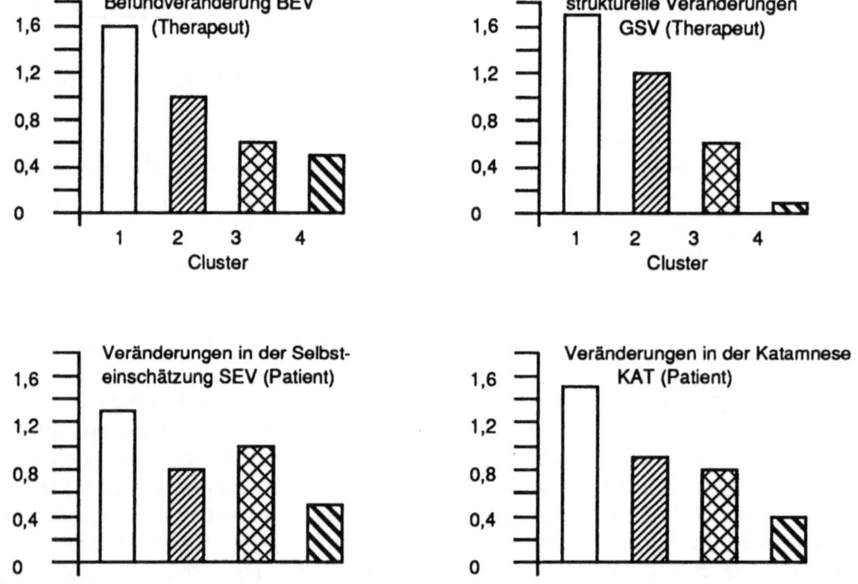

Abb. 42. Therapieergebnisse der 4 TAB-Verlaufscluster

In der 1. der 4 Graphiken sind die Befundveränderungen zum Zeitpunkt des Therapieabschlusses aus Sicht des Therapeuten (BEV) veranschaulicht. Die Unterschiede sind insgesamt hochsignifikant, im einzelnen unterscheidet sich das Cluster 1 von Cluster 3 und 4 signifikant, während Cluster 2 eine mittlere Position ohne signifikante Unterschiede zu den anderen Gruppen einnimmt. Die Rangordnung der 4 Patientengruppen auf dem Hintergrund dieses Abschlußkriteriums entspricht genau den Beurteilungen der therapeutischen Arbeitsbeziehung durch den Therapeuten im gesamten Verlauf der Behandlung (vgl. Abb. 41): Die Patienten des günstig charakterisierten 1. Clusters sind am erfolgreichsten, die Patienten des 4. Clusters, die gegenüber der psychotherapeutischen Behandlung eher ablehnend eingestellt sind, zeigen vergleichsweise wenig Veränderungen. Eine entsprechende Rangfolge ergibt sich auch bei der Beurteilung der strukturellen Veränderungen durch den Therapeuten (GSV). Hier sind die Unterschiede noch wesentlich deutlicher; in den Einzelvergleichen unterscheidet sich das Cluster 1 von den Clustern 3 und 4 signifikant, außerdem gibt es signifikante Unterschiede zwischen Cluster 2 und 4.

Die beiden übrigen Graphiken der Abb. 42 beziehen sich auf Kriterien, die auf Basis von Einschätzung des Patienten gebildet wurden. In dem ersten dieser beiden Kriterien werden Veränderungen in der Selbsteinschätzung des Patienten zum Zeitpunkt des Therapieabschlusses gemessen (SEV). Die Rangfolge der verschiedenen Patientengruppen entspricht hier ungefähr der Beurteilung der Arbeitsbeziehung durch den *Patienten* über den Verlauf der gesamten stationären Psychotherapie hin (vgl. Abb. 41). Insbesondere beurteilen die Patienten des Clusters 3, die im krassen Gegensatz zu dem Therapeuten die Arbeitsbeziehung kontinuierlich günstig einschätzen, auch ihre Veränderungen relativ positiv. Es ist dabei anzumerken, daß die Gruppenunterschiede insgesamt das Signifikanzniveau verfehlen und hier lediglich als Tendenz gelesen werden können.

In der katamnestischen Untersuchung (ca. ein Dreivierteljahr nach Therapiebeendigung) finden wir ein in aufschlußreicher Weise verändertes Bild. Der Patient beurteilt hier im Rückblick Veränderungen seit Beginn der stationären Psychotherapie (KAT). Die Unterschiede sind hier insgesamt signifikant, insbesondere unterschieden sich die Cluster 1 und 4 wiederum deutlich voneinander. Auffallend ist, daß die optimistische Sicht der Patienten des 3. Clusters sich ein wenig relativiert hat, so daß die nun entstehende Rangfolge der 4 Cluster tendenziell eher der Beurteilung der Arbeitsbeziehung durch den *Therapeuten* im Therapieverlauf entspricht (vgl. Abb. 41). Dies läßt vermuten, daß die Patienten aus Cluster 3 - entsprechend der skeptischen Beurteilung durch den Therapeuten - eher wenig von der stationären Behandlung profitiert haben, was wegen ihrer wahrscheinlich sehr ausgeprägten Verleugnungstendenzen in ihrer Selbstbeurteilung zum Zeitpunkt der Therapiebeendigung zunächst nicht zum Ausdruck kam. In der rückblickenden Beurteilung der Veränderungen durch diese Patienten zum Zeitpunkt der Katamnese erscheint ihre optimistische Haltung etwas brüchig geworden zu sein.

Ergänzend dazu muß jedoch angemerkt werden, daß die Patienten des 3. Clusters eine positive Bewertung ihres stationären Aufenthaltes aufrecht erhalten. Die Prüfung einzelner Items aus der Katamnese zeigt, daß sie im Vergleich zu den Patienten aus den anderen Clustern besonders zufrieden mit der stationären Behandlung waren und den Aufenthalt in der Klinik Bekannten und Freunden besonders empfehlen würden. In dieser günstigen Beurteilung der Klinik und ihres Behandlungsangebotes übertreffen sie signifikant die Patienten des Clusters 2, die in der rückblickenden Beurteilung - genau wie in ihren Beurteilungen während der Therapie selbst (s. oben) - auffallend zurückhaltend bleiben. Diese Ergebnisse zeigen, daß die charakteristischen Eigenschaften dieser beiden Patientengruppen über das Therapieende hinaus tendenziell erhalten bleiben.

5 Therapieergebnisse: Ausmaß und Qualität therapiebedingter Veränderungen*

5.1 Behandlungsergebnisse stationärer Psychotherapie

Die empirische Psychotherapieforschung hat lange Zeit ihre Aufmerksamkeit darauf konzentriert, zu prüfen, *ob* Psychotherapien greifbare Ergebnisse zeigen bzw. - aus der parteilichen Sicht einzelner Therapieschulen - nachzuweisen, *daß* sie gute Effekte erzielen und zwar möglichst bessere als konkurrierende Richtungen. Ein großer Teil der wissenschaftlichen Bemühungen galt der Frage, *wie* der Behandlungserfolg in der Psychotherapie erfaßt werden kann - also der Kriterienproblematik - und welche Anforderungen an das Untersuchungsdesign und die Untersuchungsmethodik gestellt werden müssen, damit ihre Ergebnisse als empirisch fundiert gelten dürfen.

Die Literatur zu diesen Themen ist sehr umfangreich und findet sich in zahlreichen Übersichtsarbeiten zusammengefaßt (Beutler et al 1986; Fürstenau 1972; Garfield 1986; Grawa 1981; Gurman u. Razin 1977; Kächele 1975, 1981, 1986; Malan 1973; Orlinsky u. Howard 1986; v. Rad u. Senf 1986). Ferner wurden großangelegte Versuche unternommen, die Ergebnisse der inzwischen sehr zahlreichen empirischen Studie (es werden knapp 1000 genannt) zu agglutinieren und vergleichend zu bewerten (z. B. Luborsky u.a. 1971, 1975; Rohrmeyer 1982; Shapiro 1987; Smith u. Glass 1977). In diesen nicht unumstrittenen Versuchen der Metaanalyse trat die unterschiedliche Güte der einzelnen Studien besonders deutlich zutage. Als Reaktion darauf wurden differenzierte Bewertungskataloge für die Qualität von empirischen Therapiestudien erstellt, die es gestatten, Ergebnisse von Untersuchungen durch genaue Kenntnis ihres Zustandekommens und ihrer wissenschaftlichen Verläßlichkeit zu bewerten, um sie sodann besser vergleichen zu können (z. B. Baumann et al. 1978; Grawe 1988; Siegfried u. Grawe 1987).

Wenn die Ergebnisse der wissenschaftlichen Bemühungen in wenigen Worten zusammengefaßt werden sollen, lassen sie sich am ehesten folgendermaßen charakterisieren: Es ist in ausreichendem Maße nachgewiesen, *daß* Psychotherapien Ergebnisse bewirken, ihre globale Wirkquote wird am häufigsten in der Größenordnung von Zweidrittelbesserungen angegeben. Daher verschiebt sich das aktuelle Interesse vom Ergebnisnachweis in Richtung der Frage, *wie* Veränderungen zustande kommen. Therapieprozeßanalysen und stärkere Beachtung des Einzelfallverlaufs kennzeichnen diesen Trend. Auf die Frage nach den angemessenen Ergebniskriterien gibt es außerordentlich viele Antworten. Das Problem ist weni-

---

*) Unter Mitarbeit von T. Grande.

ger, welche davon die "richtigen" sind, sondern mehr, wie sie - da alle berechtigt erscheinen - integriert werden können. Insbesondere wurde deutlich, daß das Therapieergebnis nicht eindimensional zu betrachten ist, sondern daß es eine Vielzahl von Veränderungen beinhaltet. Die Aufmerksamkeit richtet sich daher darauf, die Muster der Veränderungen und somit die Qualität des Ergebnisses zu erfassen.

Unser Anliegen in den folgenden Abschnitten ist es, die *Qualität* von Veränderungen zu untersuchen. Dabei werden wir uns solcher Veränderungskriterien bedienen, die für unseren Untersuchungsansatz stimmig sind, insbesondere wird das Thema der *Perspektive* von Therapeut und Patient eine wichtige Rolle spielen. Die Frage nach der *Besserungsrate* wird gleichfalls aufgegriffen, weniger in der Absicht, ein weiteres Mal die Zweidrittelbesserungen nachzuweisen, als vielmehr, um die Problematik einer solchen formalen Festlegung aufzuzeigen.

Unserer umfassenden Befunddokumentation entsprechend wird ein breites Spektrum von Veränderungsmaßen berücksichtigt. Dabei wird geprüft, welche Unterschiede zwischen dem Befundniveau *vor* der Therapie und bei ihrem *Abschluß* bestehen.

Es sind 4 Instrumente, die zum Zeitpunkt der Erstuntersuchung und des Abschlusses verwendet wurden. Auf Therapeutenseite handelt es sich um den "psychischen und sozialkommunikativen Befund" (PSKB) als zentrale Persönlichkeitsbeschreibung und um die Einschätzungen zu Motiviertheit, Umstellungsfähigkeit und Abwehr des Patienten (MOT, ABW), die prognostische Elemente erfassen. Auf der Patientenseite wird die Selbsteinschätzungsform des psychischen und sozialkommunikativen Befundes (PSKB-Selbst) verwendet, ferner die ersten 3 Skalen des "Fragebogens zur Abschätzung psychosomatischen Krankheitsgeschehens" (FAPK), die etwas vom Problemlösungsverhalten des Patienten erkennen lassen. Insgesamt wurden aus den 4 Instrumenten 26 Faktorskalen gebildet, für die ein Vergleich zwischen Anfangs- und Abschlußbefund angestellt werden kann. Der Vergleich wurde für alle Patienten mit regulärem Therapieabschluß durchgeführt (Die Dropoutrate nach Beginn stationärer Therapie beträgt 11 %).

Von der Methode her ist anzunehmen, daß derartige Veränderungsprüfungen mit dem Problem der internen Validität zu kämpfen haben. Dies wird teilweise durch die Vorteile hinsichtlich der externen Validität aufgewogen, die Studien unter naturalistischen Bedingungen - wie in unserem Fall - bieten. Vergleichsgruppen finden sich überdies in den weiter unten diskutierten ambulanten Langzeittherapien, den dynamischen Psychotherapien und in den abgebrochenen Behandlungen.

Die Ergebnisbeurteilungen der Therapeuten beruhen auf einer Stichprobe von 167 Patienten mit regulärem Behandlungsabschluß. Da nicht alle Patienten eine abschließende Selbsteinschätzung zur Verfügung gestellt haben, basieren die Berechnungen der Patientenbeurteilungen auf 143 Patienten. Für die graphische Darstellung wurden alle Skalen zunächst auf der Basis der Gesamtgruppe der Patienten (n = 739) t-transformiert und dann für die Gruppe der stationären Patienten eine Differenz zwischen Vorher- und Nachher-Messungen berechnet.

In 5.1.1 wird geprüft, in welchen von insgesamt 26 verwendeten Veränderungsskalen die Gesamtgruppe der stationären Patienten statistisch auffällige Veränderungen erfährt. Es soll dabei beschrieben werden, welche Befundmerkmale, Verhaltensweisen und Haltungen von Patienten im Rahmen einer stationären Behandlung veränderbar sind und welches Veränderungsmuster die Gesamtgruppe der Patienten zeigt.

In 5.1.3 wird der Versuch gemacht zu bestimmen, wie groß der Prozentsatz derjenigen Patienten ist, bei denen man von einer erfolgreichen Therapie sprechen kann; die Erfolgsquote wird anhand ausgewählter Items aus der Abschlußuntersuchung und der Katamnese bestimmt.

Die Frage nach dem Zustandekommen der Veränderungsmuster wird in 5.3 aufgegriffen, wobei nun auch die Perspektiven von Patient und Therapeut in Beziehung gesetzt und verglichen werden.

In 5.4 wird mit Hilfe von Clusteranalysen ein weiterer Versuch unternommen, Muster therapiebedingter Veränderungen zu identifizieren und dabei den Einfluß der unterschiedlichen Perspektiven von Patient und Therapeut zu berücksichtigen.

Was die stationäre Psychotherapie an Behandlungsmaßnahmen in sich vereinigt, ist in Kap. 3 im Zusammenhang mit den geplanten Therapiemaßnahmen beschrieben worden. Nun, aus dem Rückblick, kann noch der zeitliche Umfang der Behandlungen nachgetragen werden.

Tabelle 51. Behandlungsdauer bei stationärer Psychotherapie

Behandlungsdauer (Monate)	1-2	3-4	5-6	7-12	12 und mehr
Patienten [%]	75	16	6	2	1

Die durchschnittliche Aufenthaltsdauer für die Gesamtgruppe beträgt 2,6 Monate, für den größten Teil der Patienten (72 %) wird ein Zeitraum von 2 Monaten angegeben.

5.1.1 Vorher-nachher-Vergleich von Befunden aus Therapeutensicht

Der 1. Vorher-nachher-Vergleich bezieht sich auf 10 Skalen, die aus dem psychischen und sozialkommunikativen Befund (PSKB) entwickelt wurden (s. 1.3.1.1). Die Abbildung stellt die Veränderungen auf diesen Skalen dar.

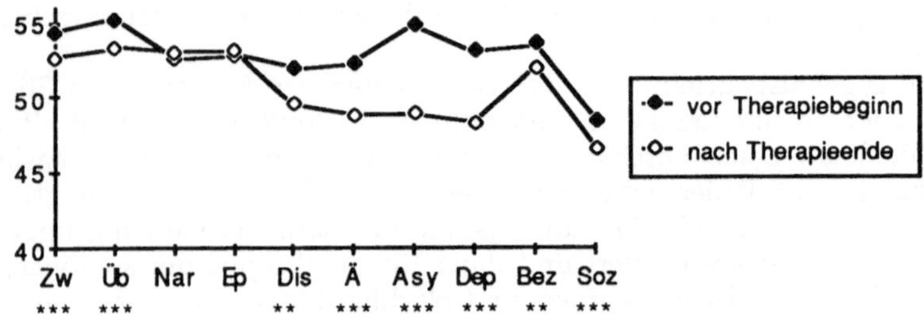

Abb. 43. Stationäre Psychotherapie : Vorher-nachher-Vergleich von Befunden (Therapeuteneinschätzung)

Bei Betrachtung der Abbildung fällt zunächst auf, daß über den Zeitraum der Therapie in fast allen Bereichen ein Abklingen der Pathologie festzustellen ist; insgesamt entdeckt der Therapeut nach Abschluß der Therapie weniger Auffälligkeiten als zu ihrem Beginn. Daraus könnte man schließen, daß die stationäre Psychotherapie in fast allen Bereichen (mit Ausnahme der Skalen Narzißmus Nar und Enttäuschungsprotest Ep) deutlich positive Wirkungen zeigt.

Andererseits erlaubt die Abbildung eine Beobachtung, die diese Schlußfolgerungen möglicherweise etwas relativiert. Die Skalen Bez 9 ("Scheitern in Beziehungen") und Soz 10 ("soziale Desintegration") betreffen Sachverhalte, für die eine Änderung während des Klinikaufenthaltes nicht zu erwarten ist, da sie sich auf Umstände außerhalb des stationären Settings beziehen (z. B. Beeinträchtigung der Leistungsfähigkeit und sozialen Einordnung sowie Schwierigkeiten in der Partnerbeziehung). Beide Skalen beziehen sich auf Verhaltensweisen des Patienten, für deren Veränderungen eine Realitätsprüfung erforderlich wäre, die im Rahmen der Klinik eher nicht möglich ist. Wenn die Abbildung ein Abklingen des Befundes auch in diesen Bereichen nahelegt, so könnte dies daher eine Aufmerksamkeitsverschiebung des Therapeuten widerspiegeln: Während der Therapeut zu Beginn des Kontaktes mit dem Patienten darauf aus ist, sich ein möglichst vollständiges Bild von der Lebenssituation und der Persönlichkeit des Patienten zu verschaffen, konzentriert sich sein Bemühen im Verlauf der Therapie mehr auf einzelne, konflikthaltige Themen, so daß insbesondere solche Probleme, die außerhalb des stationären Settings liegen, eher in den Hintergrund treten.

Diese Vermutungen veranlaßten uns, uns bei der Interpretation der Abb. 43 auf diejenigen Skalen zu konzentrieren, bei denen entweder eine besonders günstige Entwicklung sichtbar wird oder aber jede Veränderung fehlt. Eine besonders günstige Entwicklung ist bei den Skalen 6–8 ("Ängstlichkeit", "Angstsymptomatik", "Depression") zu erkennen. Dies sind diejenigen Skalen, die die psychische Symptomatik des Patienten im engeren Sinne abbilden, während in den meisten anderen Skalen charakterlich-strukturelle Merkmale stärker betont sind. Abbildung 43 zeigt somit, daß die stationäre Therapie besonders im Hinblick auf die psychische Symptomatik des Patienten wirksam ist und ihr Abklingen fördert. Dabei ist immer zu beachten, daß in dem vorliegenden Vergleich die *Gesamt-gruppe* der 167 Patienten mit regulärem Abschluß betrachtet wird; bei einzelnen Patienten können die Veränderungen in den 10 Skalen durchaus unterschiedlich aussehen.

Völlig unverändert bleibt die Gruppe der Patienten im Hinblick auf die Merkmale "Narzißmus" und "Enttäuschungsprotest" (Skalen 3 und 4). Das könnte damit zusammenhängen, daß narzißtische bzw. enttäuscht-protestierende Patienten schwer in eine Therapie einzubinden sind und daher nicht leicht beeinflußt werden können. Sie gehören zu denjenigen Interaktionsstrukturen, die im Hinblick auf die therapeutische Arbeitsbeziehung am ungünstigsten beurteilt werden müssen. Da die besondere Art der durch sie gekennzeichneten Beziehungsstörungen eine wirksame Therapie selbst verhindert, ist das Persistieren dieser Strukturen nicht weiter überraschend.

Abbildung 44 enthält 3 Skalen zu Abwehr und Motivation der Patienten. Die Skalen sind in 1.3.4 beschrieben. Hochsignifikante Veränderungen finden sich lediglich auf der Skala "Motiviertheit und Umstellungsfähigkeit" (MOTIV), in der entwicklungsförderliche Merkmale wie Eigenaktivität, Einsichtsfähigkeit, emotionale Kontaktbereitschaft zum Untersucher und das Fehlen von Problemverleugnungen beschrieben werden. Offenbar gelingt es, den Patienten im Verlauf der stationären Psychotherapie zu mobilisieren und eine aktive Auseinandersetzung mit seiner Problematik in Gang zu setzen. Dem entspricht ein leicht signifikanter Abfall der "regressiven Abwehr" in der 2. Skala. Am wenigsten Veränderungen finden wir im Bereich der "kompensatorischen Abwehr", die Tendenzen zur Versachlichung, zu Problemverleugnungen und zu kompensatorischen Haltungen abbildet. Dieses Ergebnis ist insofern nicht überraschend als die kompensatorische Abwehr Ausdruck einer relativ schwerbeweglichen Haltungsstruktur ist, die über die relativ kurze zeitliche Distanz einer stationären Psychotherapie wenig gelokkert werden kann.

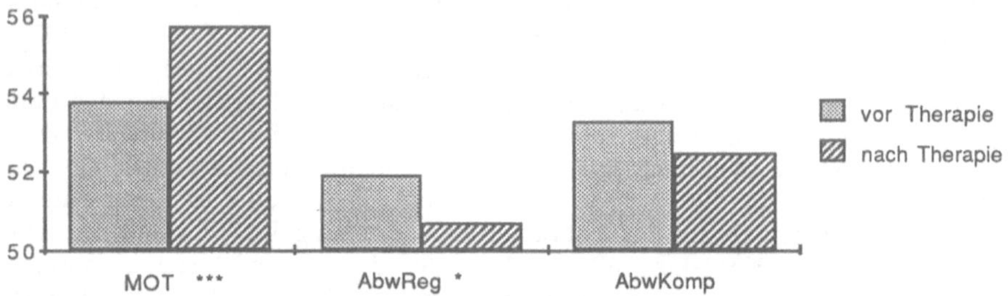

Abb. 44. Die Veränderung von Motiviertheit und Umstellungsfähigkeit (MOT) und von 2 Abwehrformen im Verlauf stationärer Psychotherapie

Die Beurteilung der Körpersymptomatik spielt für die Ergebnisbeurteilung bei stationären Patienten eine besondere Rolle, da in diesem Setting gehäuft Patienten mit somatischen Beschwerden und chronifizierten Verläufen behandelt werden. Da die 10 PSKB-Skalen mit Ausnahme der angstgetönten Körpersymptomatik in der Skala Angstsymptomatik (ASy) keine ausdrückliche Beschreibung von Somatisierungstendenzen ermöglicht, wird das Einzelitem "Körpersymptomatik" des PSKB gesondert herangezogen. Für die Gesamtgruppe der stationären Patienten wird im Vorher-nachher-Vergleich folgende Veränderung der "Körpersymptomatik" registriert:

Tabelle 52. Veränderung der Körpersymptomatik

Durchschnitts-wert vorher	Durchschnitts-wert nachher	Mittlere Differenz	Streuung	Signifikanz
2,05	1,38	0,66	0,70	* * *

Für die Gesamtgruppe ergibt sich eine durchschnittliche Reduzierung der Körpersymptomatik von mittelstarker Ausprägung bei Behandlungsbeginn auf leichte Ausprägung bei Behandlungsende. Die unterschiedlich hohe Streuung weist jedoch darauf hin, daß für den einzelnen Patienten unterschiedlich hohe Veränderungswerte vorliegen können.

5.1.2 Vorher-nachher-Vergleich von Selbsteinschätzungen des Patienten

Aus der Selbsteinschätzung des Patienten soll zunächst der psychische und Sozialkommunikative Befund (PSKB-Se) und seine Veränderungen im Verlauf der stationären Psychotherapie diskutiert werden (Abb. 45).

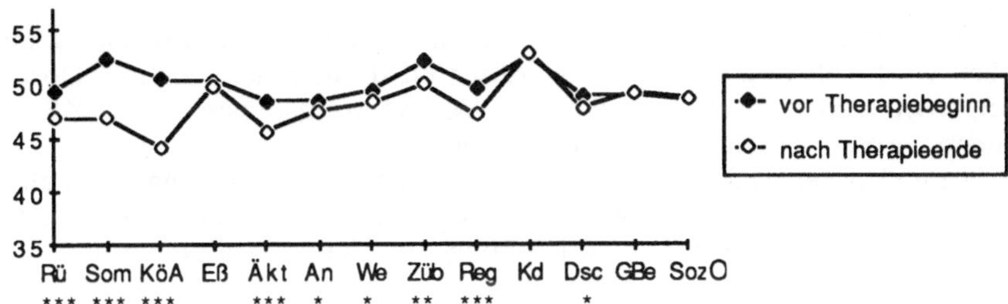

Abb. 45. Stationäre Psychotherapie : Vorher-nachher-Vergleich von Patientenselbsteinschätzungen (PSKB-Se-Skalen)

Auch hier finden wir in der Tendenz eine deutliche Verbesserung des Befundes: In 9 von insgesamt 13 Skalen verändert sich die Selbsteinschätzung der Patienten auf signifikante Weise günstig. Wiederum finden wir (wie schon in der Beurteilung des Befundes durch den Therapeuten) die deutlichsten Veränderungen im Bereich der psychischen Symptomatik im engeren Sinne, die durch die Skalen 1–4 repräsentiert wird. Die Patienten beschreiben sich nach Abschluß der Behandlung als weniger ängstlich im Kontakt (Äkt), sie klagen weniger über Körpersymptome (Som) und sie erleben weniger körperbezogene Angst (Herzklopfen, Schwindel, Anspannung, Atemnot; KöA). Sie sind zudem etwas weniger "depressiv-suizidal" (DSc), d. h. sie dokumentieren weniger Suizidalität, gedrückte Stimmung, Antriebsmangel und Fremdheitsgefühle. Dieser depressive Symptombereich ist jedoch offenbar weniger beweglich als Ängstlichkeit, Körpersymptomklage oder körperbezogene Angst.

Sehr deutliche günstige Veränderungen finden wir außerdem in bezug auf "Rücksichtsforderungen" und "regressive Bindungen" (Rü und Reg). Wie schon die Veränderungen bezüglich der "Motivation und Umstellungsfähigkeit" des Patienten aus der Sicht des Therapeuten gezeigt haben, gelingt im Verlaufe der stationären Behandlung für den Durchschnitt der Patienten eine Mobilisierung und Aktivierung in der Auseinandersetzung mit ihrer psychischen Problematik. Diese günstige Entwicklung wird auch aus Patientensicht durch die Veränderungen in den beiden genannten Skalen dokumentiert. Die Patienten fordern nach Abschluß der Therapie im Schnitt weniger Rücksicht und Schonung aufgrund ihrer Erkrankung, sie beharren weniger auf ihrer Anerkennung als Kranke. Zugleich können sie sich - gewiß mit Hilfe der räumlichen Distanz, die durch einen Klinikaufenthalt meist gegeben ist - aus ihren regressiv getönten Bindungen an Geschwister und Eltern etwas lösen; sie erleben sich als weniger ängstlich, nachgiebig oder hilfsbedürftig.

Diese Ergebnisse zeigen, daß der Patient als Folge der Anregungen, die er im Verlaufe der Behandlung erhält, sein bisheriges Krankheitsverhalten in Frage stellen kann, Bequemlichkeitshaltungen und passiven Rückzug korrigiert und eine aktive Auseinandersetzung mit seiner psychischen Problematik beginnt. In der

Tendenz werden damit Chronifizierungsprozesse gestoppt und der Einbau der Erkrankung in das Lebenskonzept des Patienten gebremst bzw. rückgängig gemacht.

Die Skalen "hoher Anspruch" (An) und "Wertorientierung" (We), 2 eher kompensatorische Haltungen, die geeignet sind, Unsicherheit und Kränkbarkeit zu verbergen, können durch die stationäre Therapie ebenfalls, wenngleich in geringerem Maße gelockert werden. Auch zwanghafte Züge (Züb) werden in Maßen korrigiert.

Was hier als mittlere Veränderung für ein Kollektiv von 167 Patienten beschrieben wird, soll in einem späteren Abschnitt differenziert werden. Dort wird geprüft, inwieweit sich charakteristische Veränderungsmuster im PSKB-Se für Untergruppen von Patienten auffinden lassen.

Ein letzter Vorher-nachher-Vergleich gilt der Selbsteinschätzung des Patienten im "Fragebogen zur Abschätzung des psychosomatischen Krankheitsgeschehens". Hier findet sich eine deutliche Verbesserung der Skala "Realitätsbezug". Sie beschreibt die Tendenz zur konfliktbereiten Auseinandersetzung mit der sozialen Wirklichkeit. Einschränkend muß angemerkt werden, daß der Klinikaufenthalt für eine Prüfung dieser Einstellungen unter alltäglichen Bedingungen wenig Gelegenheit bietet. Ebenfalls, wenn auch weniger deutlich, wird die Skala "emotionale Beziehungsleere" gebessert, welche die bewußte Gefühlsabwehr zum Ausdruck bringt. Unverändert bleibt dagegen das Ausmaß der "sozialen Anpassung". Sie spiegelt die Tendenz, soziale Konflikte durch Unterordnung und Anpassung zu bewältigen, eine Haltung, die im Rahmen stationärer Therapie offenbar wenig beeinflußt werden kann.

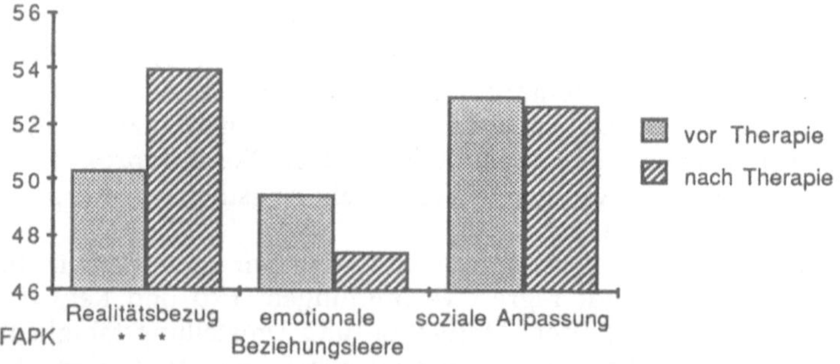

Abb. 46. Veränderungen im Fragebogen zur Abschätzung des psychosomatischen Krankheitsgeschehens (FAPK)

5.1.3 Rate erfolgreicher Psychotherapien zum Zeitpunkt der Beendigung der stationären Behandlung

In diesem Abschnitt wird versucht, die Erfolgsrate der Therapien im stationären Bereich absolut zu bestimmen. Dieser Versuch ist bereits vom Ansatz her mit Schwierigkeiten belastet, da jede Angabe darüber, welche Patienten erfolgreich bzw. erfolglos waren, im hohen Maße von der Art und Weise abhängen muß, mit der Erfolg oder Mißerfolg festgestellt wird. Die deskriptive Darstellung der therapiebedingten Veränderungen im vorausgegangenen Abschnitt anhand von 26 Dimensionen der Fremd- und Selbsteinschätzung (hinter denen wiederum einige hundert Einzelitems stehen), zeigt, wie schwer es ist, nun ein einzelnes Maß festzusetzen, das Erfolg und Nichterfolg zu trennen vermag. Die bisher verwendeten Faktorskalen taugen in erster Linie für korrelative Untersuchungen, weniger aber zur Beantwortung der Frage, ob ein Patient erfolgreich therapiert wurde oder nicht.

So sind wir, um Erfolgsraten absolut zu bestimmen, gezwungen, einige wenige Einzelitems auszuwählen. Auch wenn diese Auswahl inhaltlich vollständig expliziert wird, erscheint dieses Verfahren dennoch relativ willkürlich und wenig befriedigend. Wenn dieser Ansatz trotz der genannten Schwierigkeiten verfolgt wird, so deshalb, weil unter pragmatischen Gesichtspunkten absolute Angaben über Erfolg und Mißerfolg gefordert werden (z. B. von Versicherungen oder Klinikbetreibern). Unter Maßgabe wissenschaftlicher und methodenkritischer Gesichtspunkte halten wir jedoch korrelative bzw. probatorische Aussagen (derart, daß mit dem Vorliegen eines Merkmals die Wahrscheinlichkeit für das Vorliegen eines zweiten Merkmals bzw. für das Eintreten eines bestimmten Ereignisses steigt oder sinkt) für sinnvoller.

Dies vorausgeschickt, wird in den folgenden Abschnitten der Versuch beschrieben, die Anzahl erfolgreicher Therapien zum Zeitpunkt des Therapieendes und der Katamnese absolut zu bestimmen. Dabei wird insbesondere die inhaltliche Bedeutung der als Kriterien ausgewählten Items und ihrer einzelnen Stufen genau zu erörtern sein.

5.1.3.1 Auswahl der Kriterien und Untersuchung ihrer inhaltlichen Bedeutung

In einem späteren Abschnitt (5.3.3) werden 3 globale Ergebniskriterien beschrieben, die eine größere Anzahl von untergeordneten Ergebnismaßen bündeln und die wichtigsten Ebenen und Beurteilungsperspektiven des Therapieergebnisses abzudecken scheinen. Dazu gehört einmal die Beurteilung der Veränderungen in Befund und Symptomatik durch den Patienten (SEV), 2. die Beurteilung der Befundveränderung durch den Therapeuten (BEV) und 3. die Beurteilung der strukturellen Veränderungen ebenfalls durch den Therapeuten (GSV). Es wird gezeigt werden, daß sich v. a. die beiden Beurteilungen des Therapeuten als bedeutungsvoll im Hinblick auf ihre Vorhersagbarkeit aus der Erstuntersuchung (Erstbefund) und aus der therapeutischen Arbeitsbeziehung erweisen. Es wurde daher entschieden, für die absolute Beurteilung des Therapieerfolges 2 Items auszuwählen, die aus der Beurteilung des Therapieergebnisses durch den Therapeuten stammen und auf der einen Seite die strukturellen Veränderungen des Patienten, auf der anderen Seite seine Veränderungen bezüglich der Symptomatik abbilden.

Das Item zur Bestimmung der *strukturellen Veränderung* des Patienten ist eine 7stufige Schätzskala mit dem Titel "neue Konfliktlösungsstrategien und reifere Abwehr- und Anpassungsmuster" und reicht von dem negativen Pol "alte Abwehrstruktur und Wiederholungszwang bestehen fort" bis zum positiven Pol "sehr positive Entwicklungen". Von der inhaltlichen Formulierung benennt dieses Item neu gewonnene Möglichkeiten, wie sie durch eine Lockerung struktureller Fixierungen gewonnen werden, und scheint daher für eine Abbildung der strukturellen Veränderung des Patienten besonders geeignet. Wie Berechnungen zeigen, korreliert dieses Item mit dem globalen Ergebnisindikator "Beurteilung der strukturellen Veränderung durch den Therapeuten" mit 0,80 (Pearson-Korrelation), außerdem mit einem noch expliziter auf strukturelle Veränderungen ausgerichteten Indikator (TSV) mit 0,90 (Pearson-Korrelation). Das Item scheint daher in besonderem Maße geeignet, den Therapieerfolg in diesem Aspekt wiederzugeben.

Zur Abbildung des Therapieerfolges im Hinblick auf die *Symptomatik* des Patienten wurde ein Item mit dem Titel "Veränderungen bezüglich der Symptomatik" ausgewählt. Dieses Item ist 5stufig und reicht von der negativen Seite "Symptomatik verschlimmert, neu aufgetreten" über 3 weitere Stufen ("Symptomatik unverändert, Sympatomatik etwas gemildert, Symptomatik deutlich vermindert") bis zu dem positiven Pol "Symptomatik völlig abgeklungen". Dieses Item ist explizit auf die Veränderungen bezüglich der Symptomatik hin formuliert und deckt sich daher inhaltlich mit dem in späteren Abschnitten verwendeten globalen Ergebnismaß, welches verschiedene Aussagen des Therapeuten bezüglich der Befundverbesserung zusammenfaßt (s. 5.1.5). Daß das ausgewählte Item dieses Maß gut wiedergibt, wird durch eine Korrelation von 0,89 (Pearson-Korrelation) erwiesen. Es ist somit besonders geeignet, als einzelnes Item den Inhalt dieses komplexen und globalen Ergebnismaßes abzudecken.

5.1.3.2 Prozentanteile erfolgreicher und erfolgloser Patienten bei Therapieende

Wie im vorigen Abschnitt erläutert, werden die strukturellen Veränderungen des Patienten durch ein 7stufiges Item abgebildet. Ein niedriger Wert auf dieser Schätzskala bedeutet, daß alte Abwehrstrukturen und Wiederholungszwänge fortbestehen und somit keine neuen Konfliktlösungsstrategien bzw. reiferen Abwehr- und Anpassungsmuster im Verlaufe der Therapie erworben werden konnten. Da im Falle der Persönlichkeitsstruktur des Patienten von einer Verschlechterung im eigentlichen Sinne nicht die Rede sein kann, weil strukturelle Merkmale im Laufe der Genese erworben und im Laufe einer Therapie evtl. gelockert werden können, sich jedoch andererseits nicht verschärfen, bedeuten niedrigere Ausprägungen auf der Skala einen Fortbestand der Struktur und damit eine negative Entwicklung; die ersten beiden Stufen der Skala beschreiben somit Patienten, bei denen die Therapie im Hinblick auf ihre strukturellen Merkmale erfolglos verlief. Bei der 3. und 4. Stufe markiert der Therapeut Veränderungen, diese bleiben jedoch ansatzweise und undeutlich, so daß von einem eigentlichen Therapieerfolg noch nicht die Rede sein kann. Erst die oberen 3 Stufen der Skala mit dem positiven Pol "sehr positive Entwicklungen" markieren eindeutige Verbesserungen bezüglich der Struktur des Patienten, so daß wir erst hier von einem Therapieerfolg im eigentlichen Sinne sprechen wollen.

Die folgende Tabelle 53 enthält die Häufigkeiten und Prozentanteile der Patienten, bezogen auf die 3 genannten Gruppen:

Tabelle 53. Neue Konfliktlösungsstrategien und reifere Abwehr und Anpassungsmuster

Alte Abwehrstruktur und Wiederholungszwang bestehen fort	28	17,4%
Ansatzweise Lockerung der Struktur	42	26,1%
Deutlich positive Entwicklungen	91	56,5%
	161	100,0%

Die vorgenommene Aufteilung der 7stufigen Skala ist relativ konservativ bezüglich der Einschätzung des Erfolges, insofern lediglich die 3 obersten Stufen der Skala als eindeutig erfolgreich gewertet werden. Unter Maßgabe dieser vorsichtigen Beurteilung des Therapieergebnisses ergibt sich, daß 56,5 % der Patienten eine deutlich positive Entwicklung nehmen und bei ihnen als Folge der stationären Therapie eine sichtbare Lockerung der Persönlichkeitsstruktur stattgefunden hat. Bei weiteren 26,1 % gibt es Ansätze zu solchen Veränderungen, sie sind jedoch noch undeutlich und können nicht eindeutig positiv gewertet werden. Bei den restlichen 17,4 % der Patienten ist die Beurteilung pessimistisch, strukturelle Veränderungen sind nicht zu sehen.

Auch im 2. Item "Veränderungen bezüglich der Symptomatik" wurde bei der Aufteilung der Patienten in verschiedene Gruppen konservativ vorgegangen. Von einem relativen Mißerfolg der Therapie sprechen wir, wenn der Therapeut eine der beiden unteren Stufen (Symptomatik verschlimmert, neu aufgetreten bzw. Symptomatik unverändert) markiert. Der Erfolg der Therapie ist unentschieden, wenn der Therapeut angibt, daß die Symptomatik des Patienten etwas gemildert ist (Stufe 3). Erst wenn angegeben wird, daß die Symptomatik deutlich vermindert bzw. völlig abgeklungen ist, sprechen wir von einem Therapieerfolg bezüglich der Veränderungen in der Symptomatik.

Mit dieser Aufteilung ergeben sich folgende Häufigkeiten und Prozentanteile in den 3 genannten Patientengruppen (Tabelle 54):

Tabelle 54. Veränderungen bezüglich der Symptomatik:

Symptomatik verschlimmert, neu aufgetreten bzw. unverändert	24	14,9%
Symptomatik etwas gemildert	55	34,2%
Symptomatik deutlich vermindert, völlig abgeklungen	82	50,9%
	161	100,0%

Die Häufigkeiten in der Tabelle zeigen, daß unter stationärer Therapie bei 50,9 % der Patienten bezüglich der Symptomatik ein unverkennbarer Erfolg eingetreten ist. Bei weiteren 34,2 % gibt es Veränderungen, wenn auch undeutlich und nicht klar als Erfolg zu werten. Bei immerhin 14,9 % der Patienten ist die Symptomatik unverändert oder sogar verschlimmert bzw. neu aufgetreten.

5.1.3.3 Zusammenhang zwischen den beiden Ergebniskriterien

Wie nicht anders zu erwarten, hängen beide Items zur Bestimmung des Therapieerfolges miteinander zusammen; sie sind jedoch keinesfalls identisch, da Veränderungen bezüglich der Symptomatik durchaus bei Fortbestand der Persönlichkeitsstruktur des Patienten möglich ist und andererseits strukturelle Veränderungen nicht unbedingt unmittelbar einen Rückgang der Symptomatik zur Folge haben. In der folgenden Kreuztabelle 55 ist der Zusammenhang zwischen beiden Klassifikationen der Patienten erkennbar. Die Rangkorrelation (Kendall-τ) zwischen beiden Items beträgt 0,39 und ist (wie auch der χ^2-Wert) hoch signifikant.

Tabelle 55. Zusammenhang zwischen strukturellen Veränderungen und Veränderungen bezüglich der Symptomatik:

	Symptomatik verschlimmert, neu aufgetreten bzw. unverändert	Symptomatik etwas gemildert	Symptomatik deutlich verändert, völlig abgeklungen	
Alte Abwehrstruktur und Wiederholungszwang bestehen fort	15 9,3%	9 5,6%%	4 2,5%	28
Ansatzweise Lockerung der Struktur	4 2,5%	19 11,8%	19 11,8%	42
Deutlich positive Entwicklungen	5 3,1%	27 16,8%	59 36%	91
	24	55	82	161

Die Tabelle macht den Zusammenhang zwischen den beiden Veränderungsitems augenscheinlich. Ein Gleichbleiben der Symptomatik bei deutlicher Veränderung der Struktur des Patienten ist relativ unwahrscheinlich, es kommt nur in 5 Fällen (3,1 %) vor; ähnlich unwahrscheinlich ist eine Veränderung der Symptomatik bei Fortbestehen der alten Abwehrstruktur (4 Fälle, 2,5 % der Patienten). Überdies ist erkennbar, daß relativ viele Patienten, die in einem der beiden Kriterien erfolgreich sind, es auch im anderen sind (59 Patienten, 36 % der Fälle). Zählt man alle Patienten zusammen, die mindestens in einem der beiden Kriterien zur eindeutig erfolgreichen Gruppe gehören und in dem anderen mindestens zur mittleren Gruppe, so kommen wir auf eine Anzahl von insgesamt 105 erfolgreichen Patienten, was insgesamt 64,6 % der Fälle ausmacht (s. dick umrandetes Feld in Tabelle 55). Dieser Prozentsatz entspricht in etwa dem, was in Psychotherapiestudien allgemein über den Prozentsatz an erfolgreichen Therapien berichtet wird.

Diese ausführliche Beschreibung des Vorgehens bei der Ermittlung der Erfolgsquoten kann auch verdeutlichen, wie Ergebnisse zustandekommen. Je nach Interpretation der Antwortstufen läßt sich der "Therapieerfolg" zwischen 50 % und 80 % variieren. Diese Eckwerte markieren die Größenordnung, innerhalb derer der Erfolg sich bewegt. Die Festlegung auf einen präzisen Prozentwert erscheint jedoch als Pseudogenauigkeit, wenn damit komplexe Persönlichkeitsveränderungen bewertet werden sollen. Nur wenn die Therapie auf die Beseitigung eines umschriebenen Einzelmerkmals zielen würde, wäre ein solches Vorgehen angemessen. Bei den Patienten der psychotherapeutischen Klinik oder Praxis stehen jedoch selten Einzelsymptome isoliert im Vordergrund. Hier handelt es sich regelhaft um ein Geflecht von psychischen, somatischen und sozialen Beeinträchtigungen, die vom Therapeuten oder vom Patienten in unterschiedlichem Umfang als krankhaft und behandlungsbedürftig erlebt werden und die in ein lebensgeschichtlich gewachsenes Muster von Krankheitsverhalten und Sozialverhalten integriert sind.

Selbst dort, wo Störungen wie Magersucht oder Fettsucht die Quantifizierung des Behandlungsergebnisses an dem herausragenden Einzelsymptom (als Gewichtsverlust oder Gewichtszunahme) nahelegen, ist diese Präzision trügerisch. Der stationär erreichte Gewichtsverlust des Adipösen ist kaum je von langer Dauer, die Gewichtszunahme der Magersüchtigen kann durch Manipulation (Wassertrinken vor dem Wiegen) bewirkt sein.

5.2 Katamnestische Untersuchung stationär behandelter Patienten*

5.2.1 Änderungen in der Symptomatik

Die Katamnese, ein dreiviertel Jahr nach Beendigung der stationären Behandlung durchgeführt, ist in anderem Zusammenhang ausführlich beschrieben worden (Wilke et al. 1988). Aus organisatorischen Gründen wurden die katamnestischen Gespräche von einer begrenzten Zahl der ehemaligen Therapeuten durchgeführt, so daß nur ein Teil der stationär behandelten Patienten nachuntersuch werden konnte. Die Untersucher berichteten, daß ihre eigenen Patienten nahezu vollständig erschienen sind, während die nicht von ihnen behandelten Patienten in größerem Umfang von dem Gespräch Abstand nahmen. Insgesamt wurden 50 % der 161 stationär behandelten Patienten katamnestisch nachuntersucht. Im Blick auf die Befunde des diagnostischen Erstgesprächs unterscheiden sich die nachuntersuchten und die nicht zur Nachuntersuchung gekommenen Patienten in einigen Dimensionen: die nicht erschienen Patienten sehen sich in der Selbsteinschätzung als weniger zwanghaft, pflichtbewußt, verantwortungsvoll, ferner werden sie vom Therapeuten in höherem Maße narzißtisch-kämpferisch eingestuft. Ferner wird bei ihnen ein stärkeres Vermeideverhalten registriert. Dies mag zu einem Teil erklären, daß diese Patienten der Einladung zu einer Nachuntersuchung nicht "pflichtbewußt" nachkommen, sondern eher mit Protest und Verweigerung reagieren.

Die katamnestische untersuchte Patientengruppe beschreibt das Therapieergebnis durchgehend positiv. Zwei Drittel berichten, daß ihre damalige Symptomatik abgeklungen und ihr jetziger Zustand eindeutig gebessert seien. Der stationäre Aufenthalt und die Auswirkungen im persönlichen Bereich werden von bis zu 89 % der ehemaligen Patienten positiv bewertet.

Von besonderem Interesse ist die Frage der Weiterbehandlung nach stationärer Psychotherapie: 25 % der Patienten haben im ersten Jahr nach der Klinikbehandlung eine ambulante Psychotherapie begonnen, 6 % suchten erneut eine stationäre Psychotherapie auf. Die Quote des Psychopharmakagebrauchs ist im Vergleich zum Erstbefund deutlich abgesunken (von 69,5 % bei der Aufnahme auf 24,7 % bei der Katamnese).

Im folgenden untersuchen wir die Rate der katamnestisch bestätigten Therapieerfolge. Zu diesem Zweck stützen wir uns ähnlich wie im vorigen Abschnitt auf

*) Unter Mitarbeit von S. Wilke.

einzelne Items aus der katamnestischen Untersuchung. Das 1. ausgewählte Item beinhaltet die Frage "Was ist aus der Symptomatik geworden, die Sie damals in die Psychotherpie geführt hat?". Dieses Einzelitem zeigt hohe Korrelationen mit dem katamnestischen Gesamtergebnis, auf dessen Zusammenzetzung an dieser Stelle nicht näher eingegangen wird.

Die folgende Tabelle enthält Häufigkeiten und Prozentanteile der Patienten bezogen auf 3 Antwortkategorien zu der Itemfrage.

Tabelle 56. Was ist aus der Symptomatik geworden, die Sie damals in die psychotherapeutische Behandlung geführt hat ?

		[%]
Verschlechtert	11	13,6
Unverändert	19	23,4
Gebessert	51	63,0
Gesamt	81	100,0

Tabelle 56 läßt erkennen, daß bei einem relativ hohen Prozentsatz (verglichen mit der Erhebung zum Abschluß der Therapie) die Symptomatik als gebessert beurteilt wird (51 Patienten, 63,0 % der Fälle). Zur Interpretation dieses Ergebnisses sind 2 Umstände zu beachten: Erstens muß berücksichtigt werden, daß die Beurteilungen auf dieser Skala durch den Patienten und den Therapeuten *gemeinsam* vorgenommen wird. Beide einigten sich im Gespräch auf die zutreffende Bewertung.

Zweitens ist zu beachten, daß nur ein Teil der Patienten, die die stationäre Therapie bis zum Abschluß durchlaufen haben, auch zur Katamnese erschienen sind. Es ist durchaus denkbar, daß diejenigen Patienten, deren Symptomatik sich seit dem Zeitpunkt der Therapiebeendigung negativ entwickelte, von der Katamnese fernblieben, so daß sich eine unrealistisch günstige Verschiebung der Erfolgsrate ergibt. Auf der anderen Seite muß betont werden, daß die Untersuchung der Unterschiede zwischen Patienten, die an der Katamnese teilnahmen bzw. nicht teilnahmen, eindeutig ergeben hat, daß sich diese beiden Gruppen bezüglich ihres Therapieerfolges zum Zeitpunkt der Therapiebeendigung *nicht* unterscheiden. Somit kann *nicht* argumentiert werden, daß solche Patienten, die von der stationären Psychotherapie weniger profitiert haben (gemessen zum Zeitpunkt des Therapieabschlusses), der Katamnese eher fernbleiben. Es könnte lediglich möglich sein, daß solche Patienten, bei denen sich die Symptomatik *zwischen* Therapieende und Katamnese negativ entwickelt, eher *nicht* zur Katamnese erscheinen.

Den Angaben der Therapeuten, die die katamnestische Untersuchung vornahmen, ist zu entnehmen, daß in erster Linie diejenigen Patienten für die Katamnese motiviert werden konnten, die von den Untersuchern selbst ehemals behandelt wurden. Dies würde bedeuten, daß eine Selektion der Patienten in der Weise stattfand, daß diejenigen Patienten nicht erfaßt werden konnten, deren Therapeuten an der katamnestischen Untersuchung nicht teilnehmen konnten. Daraus ist der Schluß zu ziehen, daß es nicht in erster Linie spezifische Patientenmerkmale sind, die die Selektion entscheidend beeinflußt haben.

Der Umstand, daß Therapeut und Patient die Beurteilung auf der Skala gemeinsam vornehmen, setzt voraus, daß sich beide über die Entwicklung der Symptomatik einigen. Beurteilt der Therapeut die Symptomatik skeptischer als der Patient, so ist es denkbar, daß diese Skepsis durch die Beurteilung des Patienten gewissermaßen "überstimmt" wird. Natürlich kann dies auch gerade umgekehrt geschehen. Insgesamt wäre es denkbar, daß durch diese Dynamik eher eine positive Beurteilung der Veränderungen bezüglich der Symptomatik die Oberhand gewinnt und Skepsis eher unterdrückt wird, da ja eine Fortsetzung der Therapie im Anschluß an die katamnestische Untersuchung nicht intendiert ist.

Diese Argumente lassen es denkbar erscheinen, daß die katamnestische Beurteilung der Veränderungen in der Symptomatik eher zu günstig ausfallen; andererseits sind die Gründe für diese Vermutung keinesfalls gewiß und fraglos, so daß es keinen direkten Anlaß gibt, die Quote der Patienten in den verschiedenen Kategorien nicht als Abbildung einer tatsächlichen Verteilung anzusehen.

5.2.2 Anhalten der inneren Auseinandersetzung

Als 2. Item zur Bestimmung der Erfolgsrate zum Zeitpunkt der katamnestischen Untersuchung wurde ein Item ausgewählt, das folgende Frage beinhaltet: "Gibt es jetzt noch Veränderungsprozesse im Erleben oder Verhalten? Hält die innere Auseinandersetzung an, die während des stationären Aufenthaltes begann?" Das Merkmal wird ausdrücklich alleine durch den Untersucher selbst beantwortet, so daß die erwähnte Dynamik zwischen Patient und Therapeut hier entfällt. Dieses Item repräsentiert relativ gut eine spezifische. Faktorskala zum katamnestischen Befund ("Änderungen der inneren Einstellung, Anhalten der inneren Auseinandersetzung").

Das Item ist dichotom und enthält die Alternative ja - nein, je nachdem ob es anhaltende Veränderungsprozesse und innere Auseinandersetzungen gibt. Die Patienten teilen sich folgendermaßen in die beiden Kategorien auf:

Tabelle 57. Gibt es jetzt noch Veränderungsprozesse im Erleben oder Verhalten? Hält die innere Auseinandersetzung an, die während des stationären Aufenthaltes begann ?

Nein	15	19,5%
Ja	62	80,5%
	77	100,0%

Für die Interpretation der Ergebnisse gelten im Prinzip dieselben Überlegungen, die für die Beurteilung von Tabelle 56 (Veränderungen in der Symptomatik) bedeutsam erschienen. Im Unterschied zu den dortigen Erläuterungen wird diesmal die Beurteilung allerdings allein von dem Therapeuten vorgenommen.

Ein besonderes Gewicht dürfte bei dem vorliegenden Kriterium allerdings der Überlegung zukommen, daß Patienten, die zum Katamnesetermin erscheinen, mit sehr hoher Wahrscheinlichkeit noch innerlich mit ihrem stationären Aufenthalt beschäftigt sind und sich insofern in einer anhaltenden innerlichen Auseinandersetzung befinden. Daher könnte der hohe Prozentsatz der positiven Antworten zu dieser Frage zumindest teilweise daher rühren, daß gerade solche

Patienten für eine Nachuntersuchung motiviert werden können, die noch innerlich mit der stationären Therapie beschäftigt sind.

5.2.3 Zusammenhang zwischen den ausgewählten Kriterien

Der statistische Zusammenhang zwischen den beiden ausgewählten Kriterien ist relativ gering. Die Rangkorrelation (Kendall-τ) beträgt 0,21 und ist signifikant auf dem 5 %-Niveau, der χ^2-Wert dagegen ist nicht signifikant. Aus der folgenden Kreuztabelle ist die Verteilung der Items in Abhängigkeit voneinander zu ersehen

Tabelle 58. Anhalten der Veränderungsprozesse und der inneren Auseinandersetzung

Veränderungen in der Symptomatik	Ja	Nein	
Gebessert	40 54,1%	6 8,1%	46
Unverändert	12 16,2	6 8,1%	18
Verschlechtert	7 9,5%	3 4,1	10
	59	15	74

Die Häufigkeitsverteilung zeigt ebenfalls, daß der Zusammenhang zwischen den beiden Kriterien relativ schwach ist; 40 Patienten (54,1 %) zeigen sich im Hinblick auf beide Items als erfolgreich. Fügt man diesen Patienten weitere 12 hinzu, bei denen die Symptomatik zwar unverändert bleibt, jedoch anhaltende Veränderungsprozesse und innere Auseinandersetzungen eine prognostisch günstige Beurteilung erlauben, dann ergibt sich eine Zahl von 52 Patienten (70,3 %, s. umrandetes Feld in Tabelle 58), für die die Wirkungen der stationären Therapie zum Zeitpunkt der Katamnese günstig beurteilt werden kann (zu beachten ist, daß in der vorliegenden Kreuztabelle einige Patienten unberücksichtigt bleiben, für die die eine oder andere Angabe im Katamnesebogen fehlt; vgl. Tabellen 56, 57).

5.3 Dimensionen der Veränderung

Im folgenden wird beschrieben, wie eine kleine Anzahl von umfassenden Veränderungsdimensionen gebildet wurde. Sie stellen globale Veränderungsmaße dar, welche eine Vielzahl von Veränderungs- und Abschlußmessungen einschließen und dadurch die verschiedenen Aspekte des Therapieergebnisses verknüpfen sollen.

Die Konstruktion der Veränderungsdimensionen geschah zugleich mit dem Ziel, den Zusammenhang der Maße untereinander darzustellen und dadurch die inhaltliche Struktur der Veränderungsdimensionen zu erhellen. Besonders interessant für uns war die Frage, wie sich die Beurteilung durch den Therapeuten und den Patienten zueinander verhalten und welche Überschneidungen und Unterschiede es zwischen ihren Perspektiven der Veränderung gibt.

In die Auswertungen gehen 210 Beurteilungen aus Therapeutensicht und 157 Beurteilungen aus Patientensicht ein. Insgesamt werden 13 Veränderungsmaße gebildet, 7 dieser Kriterien entstammen der Abschlußbeurteilung des Patienten, 6 der Abschlußbeurteilung des Therapeuten.

5.3.1 Methodische Vorgehensweise

Zwei der 13 Maße für die Beurteilung des Therapieerfolges wurden auf Basis von Einschätzungen entwickelt, mit denen der Therapeut zum Zeitpunkt des Therapieabschlusses die in der Therapie erreichten Veränderungen global beurteilt. Aus inhaltlichen Gründen wurde entschieden, eines dieser Items (*Symp*) für sich isoliert als Maß *für die Veränderungen in der Symptomatik des Patienten* stehenzulassen. Die anderen Items zur globalen Beurteilung des Therapieerfolgs beziehen sich eher auf strukturelle Veränderungen des Patienten; die faktorenanalytische Prüfung der Interkorrelationen unter den 7 Items, die die strukturellen Veränderungen des Patienten betreffen, zeigte einen engen inneren Zusammenhang unter ihnen auf und führte daher zu der Entscheidung, diese Einschätzungen zu einer einzigen Skala zu kombinieren. Aufgrund der Einfaktorenlösung (Hauptkomponentenanalyse) wurden daher die Ladungen der einzelnen Items auf dem Faktor bestimmt und eine Faktorskala gebildet, in die die einzelnen Items mit dem Gewicht ihrer jeweiligen Ladung eingehen. Die entstandene Skala bezeichnen wir als Maß für *"strukturelle Veränderungen"* (StrV). Die Kriterien Symp und StrV werden unten inhaltlich genauer charakterisiert.

Ein weiteres Veränderungsmaß erfaßt die körperlichen Beschwerden des Patienten in dessen eigener Wahrnehmung. Im PSKB (Selbsteinschätzung) beurteilt der Patient seine körperlichen Beschwerden in 32 Items. Ein einfaches Kriterium für die Veränderungen in der Körpersymptomatik erhält man, indem für den Therapiebeginn und den Therapieabschluß die Anzahl der Items bestimmt wird, in denen der Patient das Vorliegen eines Symptoms markiert. Damit erhält man einen Summenscore sowohl für Therapiebeginn als auch für Therapieabschluß; als Veränderungsmaß wurden die Residuen der durch eine Regressionsgleichung vorhergesagten Therapieergebniswerte verwendet, um Einflüsse des Ausgangsniveaus auf die erreichten Veränderungen zu korrigieren. Damit ist ein Maß für die Veränderung der Körpersymptomatik des Patienten gewonnen, die z. B. mit der Beurteilung der Symptomveränderungen durch den Therapeuten verglichen werden kann. Das Kriterium wird *"Veränderungen in der Körpersymptomatik"* (Körp Sy) genannt.

Weitere Veränderungsmaße betreffen die Skalen des FAPK, des PSKB, des PSKB-SELBST und die Skalen zur Abwehr und Motivation. Für alle in diesen Untersuchungsinstrumenten enthaltenen Skalen (insgesamt 26) wurden für jeden einzelnen Patienten Differenzwerte berechnet zwischen der Erstbeurteilung zum Zeitpunkt der Anamneseerhebung und der abschließenden Beurteilung bei Therapieende bzw. Therapieabbruch. Um unerwünschte Effekte (z. B. unterschiedlich stark ausgeprägte Veränderungen von Patienten mit unterschiedlichem Befundniveau zu Therapiebeginn) zu vermeiden, wurde dazu methodisch in der Weise vorgegangen, daß mit Hilfe von Regressionsanalysen für jede einzelne Skala pro Patient ein Erwartungswert für die Veränderungen berechnet wurde; die Abweichung von diesem Erwartungswert (Residuen) wurde darauf als Maß für die individuelle Veränderung pro Patient interpretiert. Statistisch gesehen wird bei diesem Verfahren gewissermaßen die Varianz in der Anfangsmessung aus der abschließenden Messung herauspartialisiert. Für das intuitive Verständnis kann man dieses Veränderungsmaß jedoch als einfache Differenz zwischen Vorher- und Nachhermessung interpretieren.

In einem 2. Schritt wurde daraufhin geprüft, welche Veränderungen in den verschiedenen Skalen gleichzeitig und gleichsinnig verlaufen. Mit anderen Worten wurde die Vielzahl der sich ergebenden Veränderungsmaße dadurch reduziert, daß sie faktorenanalytisch (Hauptkomponentenanalyse mit Varimaxrotation) auf weniger Dimensionen reduziert wurden. Dies geschah zunächst für die einzelnen Instrumente getrennt, weil auf dieser Stufe der Analyse die verschiedenen Beobachtungsebenen (Befund, Einstellungen, Haltungen etc.) und Beurteilungsperspektiven (Patient bzw. Therapeut) noch *nicht* miteinander vermischt werden sollten. Somit wurden über die 4 erwähnten Untersuchungsinstrumente getrennt Faktorenanalysen berechnet, wobei (wie erläutert) als einzelne Variablen die beschriebenen Differenzwerte zwischen Vorher- und Nachhermessungen in die Berechnungen eingeführt wurden.

Aus der Faktorenanalyse über die Differenzmaße im PSKB ergaben sich daraufhin 3 Faktoren (PSKB-A, PSKB-B, PSKB-C), im PSKB-SELBST ebenfalls 3 Faktoren (PSKB-SE A, PSKB-SE B,

PSKB-SE C) und bezüglich der Beurteilung zu Abwehr und Motivation ein einziger Faktor (AbMo), in dem die Veränderungen bezüglich Motivation, regressiver und kompensatorischer Abwehr zusammengefaßt sind. Die Faktorenanalyse über den FAPK ergab, daß die Unterskalen des Tests den 3 Hauptskalen sehr eng zugeordnet sind und in ihnen inhaltlich ausreichend repräsentiert sind. Es wurde daher entschieden, die 3 Hauptskalen des FAPK (Realitätsbezug, emotionale Beziehungsleere, soziale Überangepaßtheit) als Basis für Veränderungsmaße zu benutzen, die den Wandel der Einstellungen des Patienten in bezug auf die 3 darin angesprochenen thematischen Bereiche repräsentieren; die entsprechenden Abschlußkriterien sind daher "Veränderungen im Realitätsbezug" (FAPK-A), "Veränderungen bezüglich der emotionalen Beziehungsleere" (FAPK-B) und "Veränderungen bezüglich der sozialen Anpassung" (FAPK-C).

Aufgrund der Faktorenanalysen über die einzelnen Differenzmaße wurden im PSKB, im PSKB-SELBST und in der Beurteilung zu Abwehr und Motivation Faktorskalen gebildet, wobei die in die Skala eingehenden Variablen mit dem Wert ihrer Ladungen gewichtet wurden; einbezogen wurden dabei Ladungen mit einem Wert über 0,40. Damit erhalten wir für jeden der genannten Faktoren ein Abschlußkriterium, dessen Benennung den bereits erwähnten Namen der Faktoren entspricht. Damit sind die wichtigsten methodischen Schritte zur Konstruktion der Abschlußkriterien beschrieben.

5.3.2 Veränderungsdimensionen aus Therapeuten- und Patientensicht

Die aus dem Vergleich von Befunden und Selbsteinschätzungen vor Therapiebeginn und bei Therapieabschluß ermittelten 13 Veränderungsskalen liefern uns in ihrer Zusammensetzung Hinweise darauf, welche therapiebedingten Veränderungen gleichsinnig erfolgen. Zunächst sollen die Veränderungsdimensionen, die später in korrelativen Berechnungen als Abschlußkriterien dienen, inhaltlich kurz charakterisiert werden.

Veränderungsdimensionen (Therapeut):

PSKB-A: "Veränderungen bezüglich der sozialkommunikativen Symptomatik" (emotionale Distanz (Dis) und Ängstlichkeit (Ä) haben in dieser Skala das größte Gewicht, es kommen hinzu Veränderungen bezüglich der Angstsymptomatik (ASy), Depressivität (Dep), sozialen Desintegration (Soz). In dieser Dimension sind zusammengefaßt symptomwertige Störungen des subjektiven Befindens und der sozialen Kompetenzen).

PSKB-B: "Veränderungen bezüglich sozialer Überangepaßtheit" (sie betreffen die Skalen "zwanghafte Ordnung" (Zw) und Überfürsorglichkeit (Üb), welche ein übersozialisiertes Verhaltensmuster beschreiben).

PSKB-C: "Veränderungen bezüglich Narzißmus und Enttäuschungsbereitschaft" (es sind die kämpferisch-protestierenden Haltungen der Skalen Nar und Ep, welche im Therapieverlauf gleichsinnige Veränderungen erfahren).

StrV: "strukturelle Veränderungen" (es sind die Einsichten in die eigene Persönlichkeit, die neu erworbenen Konfliktlösungsstrategien und sozialen Verhaltensmöglichkeiten, das breitere Erlebensspektrum und bessere Selbstwertgefühl, das nach dem therapeutischen Umgang mit der eigenen Abwehr und der Auseinandersetzung mit der eigenen Lebensgeschichte möglich wird).

AbMo: "Veränderungen bezüglich Abwehr/Motivation" (sie betreffen die aktive Lebensbewältigung, Einsichtsfähigkeit und Entwicklungsfähigkeit (MOTIV) sowie die Verringerung regressiver und kompensatorischer Abwehrhaltungen (ABWreg und ABWkomp).

Symp: "Veränderungen in der Symptomatik" (globales Einzelitem der Symptombeurteilung, variierend von "Symptomatik völlig abgeklungen" bis "Symptomatik neu aufgetreten".

Veränderungsdimensionen (Patient):

PSKB-SE-A: "Veränderungen bezüglich der sozialkommunikativen Symptomatik" (ähnlich wie bei der Therapeutenbeurteilung PSKB-A findet sich hier eine Verknüpfung symptomwertiger Verhaltenseinschränkungen, die auch als Klage über körperliche und psychische Beeinträchtigung verstanden werden können. Sie betreffen Ängstlichkeit im Kontakt (Äkt), körperbetonte Angst (KöA), Körpersymptomatik (Som) und Rücksichtsforderung als Kranker (Rü).

PSKB-SE-B: "Veränderungen im Anspruch an sich und andere" (es sind die Faktoren An und ÄKT verknüpft, sie beschreiben, wie der Patient an sich und andere Anforderungen stellt und sich dabei konkurrierend bzw. drängend verhält, sich zugleich aber selbst unsicher und ängstlich fühlt).

PSKB-SE-C: "Veränderungen bezüglich sozialer Überangepaßtheit" (die Faktoren ZÜB und REG beschreiben das Bemühen um Ordnung und Sicherheit, Verantwortlichkeit und Rücksichtnahme, zugleich aber auch ängstlich-hilfesuchender Bindung an nahe Angehörige).

KörpSy: "Veränderungen in der Körpersymptomatik" (Veränderungen in der Anzahl der Körpersymptome, die der Patient in der Selbsteinschätzung angibt).

FAPK-A: "Veränderungen im Realitätsbezug" (der Patient äußert veränderte Einstellungen zur Realität und Realitätsbewältigung, zeigt mehr Konfliktlösungsbereitschaft und aktives Handeln in der Auseinandersetzung mit der sozialen Wirklichkeit).

FAPK-B: "Veränderungen bezüglich der emotionalen Beziehungsleere" (der Patient zeigt Veränderungen in der bewußtseinsnahen Tendenz, Gefühle bei sich zu verleugnen oder sie abzuwehren; seine Haltung gegenüber gefühlsmäßigen Dingen ist verändert).

FAPK-C: "Veränderungen bezüglich der sozialen Anpassung" (die Einstellungen des Patienten zu Fragen der Unterordnung und Anpassung im sozialen und gesellschaftlichen Bereich sind verändert).

5.3.3 Innerer Zusammenhang der Veränderungsdimensionen

Um den Zusammenhang der Abschlußkriterien untereinander zu analysieren (insbesondere den Zusammenhang von Therapeuten- und Patienteneinschätzung), wurden verschiedene Verfahren benutzt, deren Ergebnisse im folgenden vorgestellt werden.

Analyse der Interkorrelationen und Faktorenanalyse

Wir beginnen unsere Überlegungen anfhand einer Korrelationstabelle von Patienten- und Therapeutenbeurteilungen, in die alle Korrelationen von über 0,20 eingetragen sind.

Tabelle 59. Korrelativer Zusammenhang der Dimensionen

Therapeut / Patient	PSKB-A	PSKB-B	PSKB-C	Symp	AbMo	StrV
PSKB-Se-A	0,40		0,26	0,35	0,20	-0,26
PSKB-Se-B	0,24			0,22		
PSKB-Se-C						
FAPK-A	-0,32			-0,33		
FAPK-B						
FAPK-C						
KörpSy	0,41		0,24	0,39	0,24	-0,20

Zum Verständnis der Tabelle muß bemerkt werden, daß alle Veränderungsmaße - abgesehen von FAPK-A und StrV - Veränderungen in der Pathologie bzw. Symptomatik des Patienten beschreiben, so daß ein Patient sich um so mehr positiv verändert hat, je geringer die Werte auf den Veränderungsskalen werden. Dies gilt nicht für die Skala FAPK-A, die den Realitätsbezug des Patienten beschreibt; diese Skala beschreibt ein positives Potential, so daß eine positive Veränderung des Patienten dann vorliegt, wenn er auf dieser Skala einen relativ hohen Wert hat. Das Gleiche gilt für die Skala StrV, auf der der Therapeut beurteilt, ob der Patient strukturelle Veränderungen aufweist oder nicht. Gibt der Therapeut dem Patienten eine höhere Ausprägung auf der Skala, dann liegt eine positive Veränderung des Patienten vor. Auf dem Hintergrund dieser Erläuterungen wird verständlich, warum wir bei den Skalen FAPK-A und StrV in der Tabelle negative Korrelationen finden.

Nach dieser formalen Vorbemerkung wird inhaltlich aus der Korrelations-tabelle folgendes deutlich:Zunächst ist bemerkenswert, daß die Korrelationen zwischen Therapeuten- und Patientenbeurteilungen erstaunlich gering sind; die höchste Korrelation finden wir zwischen den Kriterien PSKB-A und KörpSy, sie beträgt 0,41. Aus dieser Beobachtung ist zu schließen, daß Therapeut und Patient aus ihrer Sicht jeweils verschiedene Veränderungen feststellen und markieren.

Wenn man allein die höheren Korrelationen (ab 0,35) in Betracht zieht, so ergibt sich ein Hinweis darauf, in welchem Bereich die Beurteilung der Veränderungen durch Patient und Therapeut am ehesten übereinstimmt. Am engsten hängen zusammen "Veränderungen bezüglich der sozialkommunikativen Symptomatik" (PSKB-A) bzw. die "Veränderungen in der Symptomatik" (Symp) auf Therapeutenseite und die "Veränderungen in der sozialkommunikativen Symptomatik" (PSKB-Se-A) bzw. die "Veränderungen in der Körpersymptomatik" (Körp Sy) auf Patientenseite. Alle diese 4 Kriterien fokussieren die körperliche und psychische Symptomatik des Patienten, wie die inhaltliche Charakterisierung zeigt: In beiden Kriterienskalen des PSKB (Selbst und Fremd) geht es um die Symptomatik in zwischenmenschlichen Beziehungen, Ängstlichkeit, emotionale Distanz und Selbstwertprobleme. In den beiden anderen dieser 4 Skalen hingegen geht es explizit um Symptomatik im engeren Sinne: einerseits um die Körpersymptomatik aus der Sicht des Patienten (Körp Sy) und andererseits die Symptomatik im allgemeinen aus Therapeutensicht (Symp). *Zusammengefaßt kann gefolgert werden, daß Therapeut und Patient bei der Beurteilung der in der Therapie erreichten Veränderungen am ehesten dann übereinstimmen, wenn es um die körperliche und psychische Symptomatik des Patienten geht. In allen anderen Bereichen scheint die Übereinstimmung überraschend gering zu sein.*

Die Tabelle erlaubt zudem eine weitere interessante Feststellung: Es zeigt sich, daß positive Veränderungen im Realitätsbezug des Patienten (FAPK-A) mit einer Verringerung der psychischen und körperlichen Symptomatik aus Sicht des Therapeuten zusammenhängen (PSKB-A, Symp). Diese Beobachtung kann dahingehend interpretiert werden, daß *eine verbesserte Fähigkeit des Patienten, sich mit der äußeren Realität, anderen Menschen und Problemen aktiv auseinanderzusetzen, in engem Zusammenhang steht mit Verringerungen der Tendenz, psychische und somatische Symptome zu bilden.*

In einem 2. Anlauf wurden über sämtliche 13 Ergebnismaße von Patient und Therapeut Faktorenanalysen berechnet wieder mit dem Ziel, den inneren Zusammenhang der Veränderungsmaße sichtbar zu machen. Diese Faktorenanalysen sollten aufzeigen, welche der verschiedenen Veränderungsmaße untereinander ähnlich sind und sich inhaltich überschneiden. Mit dieser Absicht wurde eine Hauptkomponentenanalyse mit Varimaxrotation berechnet und für die Interpretation zunächst eine Zweifaktorenlösung, darauf eine Dreifaktorenlösung ausgewählt. Die folgende Tabelle enthält diese Lösungen und listet alle Ladungen von über 0,40 auf (Ladungen zwischen 0,30 und 0,40 gibt es von Ausnahmen abgesehen nicht). Auch für diese Tabellen gilt die formale Anmerkung zur Tabelle 59: Es wurde dort darauf hingewiesen, daß die Veränderungsmaße FAPK-A und StrV negativ auf den einzelnen Faktoren laden, da sie mit umgekehrten Vorzeichen interpretiert werden müssen.

Tabelle 60. Faktorenanalysen über die Ergebnismaße

	Zweifaktorenlösung		Dreifaktorenlösung		
	Faktor 1	Faktor 2	Faktor 1	Faktor 2	Faktor 3
PSKB-A		0,70		0,88	
PSKB-B		0,46		0,46	
PSKB-C		0,49		0,46	
Symp		0,71		0,53	0,43
AbMo		0,64			0,69
StrV		-0,68			-0,80
PSKB-Se-A	0,87		0,86		
PSKB-Se-B	0,83		0,81		
PSKB-Se-C	0,51		0,52		
FAPK-A	-0,53		-0,51		
FAPK-B	0,57		0,58		
FAPK-C					
KörpSy	0,41		0,45	0,40	

Beide Faktorenlösungen zeigen, daß *bei der Beurteilung des Therapieergebnisses Patient und Therapeut jeweils mit sich selbst am besten übereinstimmen* und daher die Beurteilungen innerhalb der beiden Perspektiven am besten gebündelt werden können. Diese Beobachtung wird auch aus anderen Untersuchungen ähnlicher Art in der Literatur berichtet (Bergin u. Lambert 1978). Das Ergebnis konnte auf dem Hintergrund der relativ schwachen Korrelation zwischen Patienten- und

Therapeutenbeurteilungen (s. Tabelle 59) bereits vermutet werden; der Zusammenhang zwischen den beiden Beurteilungsperspektiven reicht nicht hin, um in den faktorenanalytischen Fragen eine Variablenbündelung zu bewirken, die perspektiveübergreifend wäre.

In der Dreifaktorenlösung ergibt sich gegenüber der Zweifaktorenlösung eine zusätzliche inhaltliche Differenzierung. Obwohl die Trennung der Perspektiven nahezu vollständig aufrechterhalten wird (lediglich das Veränderungsmaß KörpSy lädt mit 0,40 auf dem symptomorientierten Faktor 2 des Therapeuten), bringt die Differenzierung von Faktor 2 oder 3 einen deutlichen Informationsgewinn. Der Faktor 2 umfaßt Ergebniskriterien, die der Tendenz nach eher symptomorientiert sind (insbesondere PSKB-A und Symp, die die höchsten Ladungen auf den Faktor aufweisen), während der Faktor 3 eher strukturelle Veränderungen beinhaltet (hier laden die "strukturellen Veränderungen" (StrV) und "Veränderungen bezüglich Abwehr/Motivation" (AbMo) am höchsten). Der Faktor 1 vereinigt - abgesehen von der Skala "Veränderungen bezüglich der sozialen Anpassung" (FAPK-C) alle Ergebnisbeurteilungen des Patienten.

Aufgrund der oben beschriebenen Faktorenanalyse 2. Ordnung über die Veränderungsmaße entschieden wir uns für die Verwendung dreier globaler Veränderungskriterien.

Faktor 1:

SEV (Selbstbeurteilung der Veränderung durch den Patienten)

Der Patient beschreibt eine Verminderung seiner Angst im Kontakt mit Menschen, seiner Körpersymptomatik und Angstsymptomatik, ein Nachlassen seiner Ansprüche und seiner zwanghaft engen und regressiven Gebundenheit (PSKB-Se: Äkt, Som, KöA, An, Züb, Reg)

Ferner verbessert sich nach Einschätzung des Patienten seine Fähigkeit, mit den Schwierigkeiten der äußeren Realität aktiv umzugehen (FAPK 1).

Schließlich hat die Anzahl der Körpersymptome bei Behandlungsende im Vergleich zum Zeitpunkt der Erstuntersuchung abgenommen (KörpSy).

Faktor 2:

BEV (Befundveränderung aus der Sicht des Therapeuten)

Nach der Einschätzung des Therapeuten hat sich der Patientenbefund verbessert bezüglich aller PSKB-Interaktionsmuster, v. a. bezüglich der emotionalen Distanzierung und Ängstlichkeit des Patienten sowie seiner Depressivität, Angstsymptomatik und sozialen Desintegration (PSKB Dis, Ä, Asy, Dep, Soz).

Ferner beschreibt der Therapeut in einem Globalitem das Nachlassen von Symptomatik schlechthin.

Faktor 3:

GSV (globale strukturelle Veränderungen aus der Sicht des Therapeuten)

Der Therapeut registriert eine Verminderung der kompensatorischen und regressiven Abwehrhaltungen des Patienten und eine Zunahme seines aktiven Bemühens um Veränderungen, Einsicht und Reflektion (AbwReg, AbwKomp, MOTIV).

Den 2. Aspekt bildet die Einschätzung struktureller Veränderungen des Patienten aufgrund der Skala STRV, wo vom Erwerb neuer Konfliktlösungsstrategien, dem Verstehen der eigenen Lebensgeschichte, dem Zugewinn von Erlebnissen, Möglichkeiten der Verbesserung des Selbstwertgefühls und neuen sozialen Verhaltensmöglichekeiten die Rede ist.

Kanonische Korrelationen zwischen Therapeuten- und Patientenbeurteilung: Das Verfahren der kanonischen Korrelation erlaubt es, die Patientenbeurteilungen auf der einen Seite mit den Therapeutenbeurteilungen auf der anderen Seite in Beziehung zu setzen. Damit kann geprüft werden, in welchem Maße die verschiedenen Perspektiven übereinstimmen bzw. wie sehr Patient und Therapeut das Therapieergebnis redundant beurteilen. In die Analyse gehen somit einmal die 7 Kriterien des Patienten ein, als 2. Variablengruppe die sechs Kriterien des Therapeuten.

In der Analyse ergibt sich lediglich *eine* kanonische Korrelation von 0,54, die auf dem 5%-Niveau signifikant ist; dies bedeutet eine gemeinsame Varianz der beiden Beurteilungsperspektiven von ca. 29 %. Das Verfahren bildet für beide Variablengruppen (die Kriterien vom Therapeuten bzw. Patienten) eine kanonische Variable, auf der die einzelnen Ergebniskriterien unterschiedlich hoch laden. Aus der folgenden Auflistung der Ladungen läßt sich dann ersehen, welches die Veränderungsmaße sind, in denen sich Therapeut und Patient am ehesten einig sind. Die Tabelle enthält lediglich alle Ladungen über 0,30.

Tabelle 61. Kanonische Korrelation zwischen Patienten- und Therapeutenkriterien

r=0,54

	Kanonische Variable Patient		Kanonische Variable Therapeut
PSKB-Se-A	0,72	PSKB-A	0,57
PSKB-Se-B		PSKB-B	
PSKB-Se-C		PSKB-C	
FAPK-A	-0,34	StrV	
PAPK-B		AbMo	
FAPK-C		Symp	0,49
KörpSy	-0,45		

Die Analyse der kanonischen Variablen zeigt erneut (wie auch die Korrelationstabelle), daß Patient und Therapeut sich v. a. in der Beurteilung der Veränderungen der psychischen und körperlichen Symptomatik relativ einig sind. Auf der Seite des Therapeuten erhält das Kriterium "Veränderungen bezüglich der sozialkommunikativen Symptomatik" (PSKB-A) und das Kriterium "Veränderungen in der Symptomatik" (Symp) ein bemerkenswertes Gewicht; auf der Seite des Patienten finden wir wiederum die Kriterien "Veränderungen in der sozialkommunikativen Symptomatik" (PSKB-Se-A) und "Veränderungen in der Körpersymptomatik" (KörpSy), außerdem das Kriterium "Veränderungen im Realitätsbezug" (FAPK-A), dessen enger Zusammenhang mit den Veränderungen in der Symptomatik bereits schon erwähnt wurde.

Auf Therapeutenseite bleiben die Veränderungen bezüglich der Persönlichkeitsstruktur des Patienten (StrV, AbMo) im wesentlichen ohne Bezug zu den Therapieveränderungen, wie sie von dem Patienten wahrgenommen werden; gleichfalls wenig Bezug findet sich zwischen den Skalen zur Beurteilung der "Veränderungen bezüglich der Überangepaßtheit" (PSKB-B) und zu "Veränderungen bezüglich Narzißmus und Enttäuschungsbereitschaft" (PSKB-C) und dem Patientenurteil über das Therapieergebnis. Für die Patientenseite zeigt sich, daß die Skalen "Veränderung bezüglich der emotionalen Beziehungsleere" (FAPK-B), "Veränderungen bezüglich der sozialen Anpassung" (FAPK-C) und die

Skala "Veränderungen bezüglich Überfürsorglichkeit und Bindungsenge" (PSKB-Se-C) einen eher geringen Bezug zu den Ergebnisbeurteilungen des Therapeuten aufweisen.

Zusammenfassend kann festgestellt werden, *daß Patient und Therapeut bei der Beurteilung des Therapieergebnisses nur z. T. überschneidende Perspektiven besitzen und daher die erreichten Veränderungen unterschiedlich beschreiben und bewerten.* Für das hergebrachte Verständnis der Wirkungen, die durch eine Therapie erreicht werden, scheint es v. a. aufschlußreich, daß *die Wahrnehmung der strukturellen Veränderungen durch den Therapeuten keine direkte Widerspiegelung der Selbstwahrnehmung des Patienten hat.* Allerdings sind die Selbsteinschätzungen des Patienten wesentlich erlebnisnäher und verständlicherweise weniger distanziert und objektivierend. Vom Patienten selbst kann nicht erwartet werden, daß er eine abstrahierende Einschätzung seiner "Struktur" abgibt.

5.4 Qualitative Muster der Befundveränderung bei stationärer Psychotherapie

In dem vorangegangenen Abschnitt war gezeigt worden, daß bestimmt Befunde - subjektive Beschwerden und objektivierbare Auffälligkeiten von Patienten - im Behandlungsverlauf abklingen, ferner, daß auf manchen Befunddimensionen stärkere Befundveränderungen zu beobachten sind und auf anderen weniger ausgeprägte und schließlich daß manche Befundveränderungen gleichsinnig erfolgen und andere voneinander unabhängig. Um diese noch recht abstrakten Ergebnisse anschaulich werden zu lassen, wollen wir versuchen, *Muster* der therapiebedingten Veränderungen im Befund des Patienten herauszuarbeiten. Dabei bleiben wir wegen der größeren Streubreite der Befunde weiterhin bei den stationären Behandlungen

Unserem Vorgehen entsprechend wollen wir wieder die Sicht des Patienten derjenigen des Therapeuten gegenüberstellen. Wir beginnen mit der Perspektive des Patienten, die besonders geeignet ist, bestimmte Qualitäten der Gesamtveränderung aus zahlreichen Einzelbefunden abzuleiten. Methodisch geschieht das durch die *Clusterung der Veränderungswerte* (Residuen, s. 5.3.1) in den 13 PSKB-Se-Skalen. Das verwendete Verfahren ist im Einzelnen in 4.3.1 beschrieben worden.

5.4.1 Veränderungsmuster aus Patientenperspektive

Grundlage der Clusterbildung ist die Differenz zwischen der Patientenselbsteinschätzung (PSKB-Se) vor Behandlungsbeginn und nach Therapieabschluß. Damit die Gruppenbildung nicht zu sehr durch die starke oder geringe Ausprägung des Anfangsbefundes bestimmt ist, wurde das Ausgangsniveau, wie bereits erwähnt, regressionsanalytisch herauspartialisiert, so daß die folgende Analysen auf den Residualwerten basieren Unter den möglichen Lösungen entschieden wir uns aus formalen und inhaltlichen Gründen für eine Dreiclusterlösung.

In einem 1. Schritt vergleichen wir pro Cluster die Ausprägungen der Patientengruppe in den PSKB-Se-Skalen zum Zeitpunkt des Therapiebeginns und des Therapieabschlusses.

In einem 2. Schritt vergleichen wir ebenfalls pro Cluster die Ausprägung der *gleichen* Patientengruppe in den PSKB-Skalen, die von den *Therapeuten* eingeschätzt wurden. Die Cluster wurden mit folgenden mit folgenden Kurzbenennungen charakterisiert:

PSKB-Veränderungscluster:

1) "partielle Befundveränderung" (67 Patienten);
2) "generelle Befundveränderung" (49 Patienten);
3) "Verschlechterung des Befunds" (22 Patienten).

Zur Interpretation der Veränderungsmuster aus Patientensicht sollen diese Cluster samt den korrespondierenden (d. h. für diese 3 Patientengruppen abgegebenen) Einschätzungen des Therapeuten betrachtet werden.

Cluster 1 (partielle Befundveränderung):
Die Patienten des Veränderungsclusters 1 beschreiben eine gewisse Befundverbesserung, die allerdings bei weitem nicht so ausgeprägt ist wie jene in Cluster 2. Am deutlichsten beschreiben sie einen Nachlassen körperlicher Beschwerden (Som) und körpernaher Ängste (KöA) verbunden mit einem Nachlassen der Rücksichtserwartungen bezüglich des eigenen Krankseins (Rü); ferner registriert der Patient eine Minderung der Depressivität (Dsc).

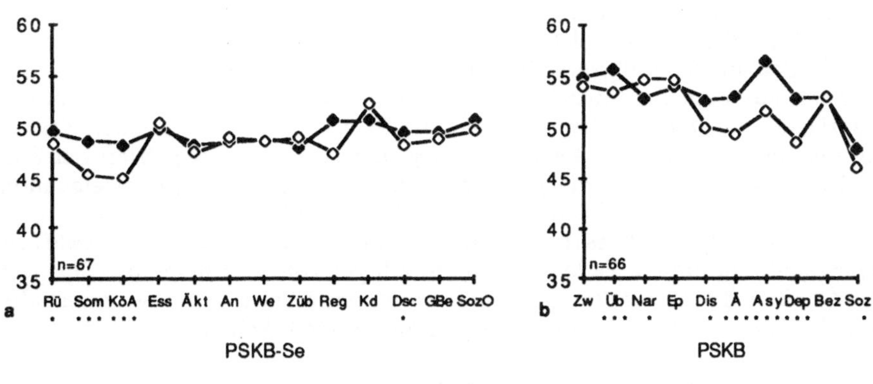

Abb. 47 a, b. PSKB-Se-Veränderungscluster 1 (partielle Befundveränderung).
a) Patientenselbsteinschätzung (PSKB-Se) vor und nach stationärer Therapie;
b) Therapeutenbefund (PSKB) vor und nach stationärer Therapie

Im Unterschied zu dieser Patientenselbsteinschätzung einer partiellen Besserung registriert der *Therapeut* für diese Patientengruppe ausgeprägtere Befundverringerungen, so beobachtet er die signifikante Besserung in 6 von 10 PSKB-Dimensionen, dazu gehören "körpernahe Angst" (Asy), "soziale Ängstlichkeit" (Ä), "emotionale Distanzierungstendenz" (Dis) und "überhöhte Verantwortung für andere" (Üb) sowie das Erleben "despressiver Ohnmacht" (Dep) und "Züge sozialer Desintegration" (Soz).

Patienten und Therapeuten stimmen am ehesten darin überein, daß körpernahe Beschwerden und depressive Bereitschaft verringert sind. Uneins scheinen sie über das Ausmaß der Besserungen in diesem Bereich und über einige Besserungen, die der Therapeut registriert, nicht jedoch der Patient (v. a. im Bereich zwischenmenschlicher Ängste, Rückzugstendenzen und Verpflichtungsgefühle).

Sehr bemerkenswert ist freilich die Tatsache, daß der Therapeut nicht nur Verbesserungen, also Verringerungen des Befundniveaus registriert, sondern im Bereich der narzißtisch-kämpferischen Haltungen (Nar) gar eine signifikante Zunahme. Ferner gibt es aus Therapeutensicht keine Verringerung des Enttäuschungsprotests (Ep), der bei dieser Patientengruppe schon initial eine hohe Ausprägung besaß.

Wenn wir zur Interpretation nun die beiden Voten zusammenfassen, dann äußert der Patient : "Mir geht es partiell besser, v. a. körperlich." Der Therapeut : "Es geht dem Patienten in verschiedenen Bereichen deutlich besser, er ist weniger ängstlich, depressiv, abhängig, übersozial, allerdings hat er auch stärkere kämpferisch-narzißtische Züge entwickelt und enttäuscht-vorwurfsvolle Einstellungen beibehalten."

Wenn wir die beiden Voten verknüpfen, so lassen sie sich im Rahmen eines Gesamtbildes interpretieren. Der Patient untermauert seine neu gewonnene Autonomie durch narzißtische Objektentwertung und Vorwurfshaltung an enttäuschende Objekte. Mit Blick darauf ist es nicht zu erwarten, daß der Patient dem Therapeuten und der Therapie ein allzu großes Eingeständnis ihrer Wichtigkeit und Effektivität liefert (durch die Beschreibung eines guten Behandlungserfolges), weil das für ihn ein Angewiesensein auf andere bedeutet und die neugewonnene Autonomie relativieren würde.

Daß die Hypothese einer solchen Reserviertheit keineswegs nur spekulativ ist, belegt ein Blick auf die mit denVeränderungsmustern (Abb. 48) verbundenen Einschätzungen aus dem Erstinterview. Die Patienten dieser Gruppe zeigen in den Erstgesprächen die stärkste Skepsis gegenüber dem konfliktaufdeckenden Verfahren der tiefenpsychologischen Anamnese (Neg. Ein), außerdem registriert der Therapeut bei diesen Patienten die geringste Ausprägung der prognoserelevanten Skala "Motiviertheit und Umstellungsfähigkeit (MOTIV).

Das Beispiel zeigt, daß es gerade die im Befund enthaltenen Aspekte der "Abwehr" sind - in diesem Falle eine narzißtisch gefärbte Charakterabwehr - welche die Qualität des Behandlungsergebnisses mitgestalten und insbesondere diskrepante Urteile von Patient und Therapeut mit erklären helfen.

Cluster 2 (generelle Befundveränderung):

In dieser Gruppe stimmen Patienten und Therapeuten darin überein, daß eine generelle Befundverbesserung erzielt werden konnte. Der Patient markiert signifikante Verbesserungen in 12 von 13 PSKB-SE-Dimensionen. Der Therapeut sieht signifikante Besserungen in 6 von 10 PSKB-Skalen. Körperliche Beschwerden sind ebenso gebessert wie soziale Ängste, zwanghaft überfürsorgliche Bindungen, depressive Ohnmacht und sozialer Rückzug (Asy, Zw, Üb, Dep, Soz).

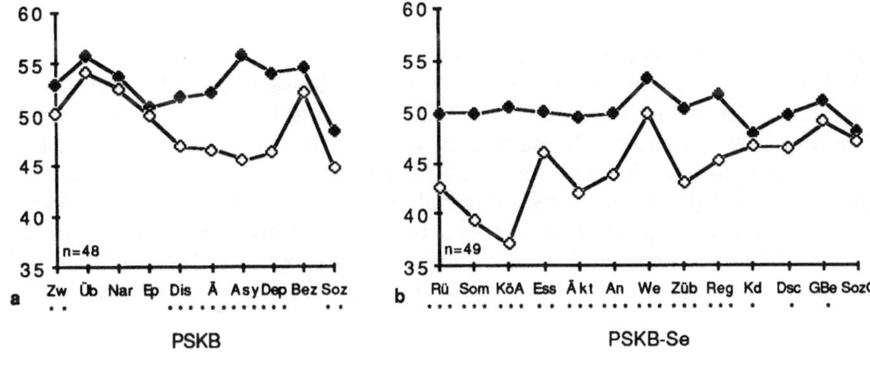

Abb. 48 a, b. PSKB-Se-Veränderungscluster 2 (generelle Befundveränderung).
a) Patientenselbsteinschätzung (PSKB-Se) vor und nach stationärer Therapie;
b) Therapeutenbefund (PSKB) vor und nach stationärer Therapie

Wieder ist es der Befund des Therapeuten, der, als "Kommentar" zum Patientenbefund gelesen, diesen verständlich machen kann. Nach Therapeutenmeinung war bereits zum Zeitpunkt der Erstuntersuchung die Ausprägung der Skala "Enttäuschungsprotest" (Ep) mit ihren Signalen von Protest, Vorwurf, Enttäuschung, Anklage gering, während auf der anderen Seite die Skala "Überfürsorglichkeit und Verpflichtung" (Üb) im Anfangsbefund sehr ausgeprägt war und sich im Verlauf nicht wesentlich verringert hat (sie signalisiert beim Patienten Tendenzen der sozialen Verantwortung, der Gefügigkeit, der Fürsorglichkeit für andere, des Schuldgefühls und der Ordentlichkeit).

Der außenstehende Beobachter kann daraus folgendes schließen: ein Patient, der strukturell wenig Enttäuschungsaggression spürt und eher dazu neigt, sich in neurotisch betonter Weise "sozial" zu verhalten, ist wahrscheinlich auch eher bereit, dem Therapeuten am Ende der Behandlung umfassende Besserung zu attestieren.

Auch hier stützt sich die Vorstellung von der Zugewandtheit und Kooperationsbereitschaft des Patienten nicht nur auf eine nachträgliche Vermutung, sie läßt sich bereits in der Erstuntersuchung nachweisen. Diese Patienten markieren in ihrer Selbsteinschätzung am ausgeprägtesten eine kooperative Therapieeinstellung (Therw 3). Der Therapeut registriert bei ihnen die ausgeprägtesten positiven Faktoren (Skala "Motiviertheit und Umstellungsfähigkeit"), am seltensten eine ausgeprägt ablehnende Einstellung, die beste initiale therpeutische Zusammenarbeit und daher auch die beste Prognose (PROG, MOTIV, negEin, iTAB, s.Abb. 50). So verwundert es nicht zu sehen, daß auch die Güte der therapeutischen Zusammenarbeit im Behandlungsverlauf (TAB) aus der Sicht von Patient und Therapeut günstiger eingeschätzt wird als in den beiden anderen Gruppen.

In dieser Gruppe beobachten wir anstelle der distanzierenden Objektentwertung (in Cluster 1) eher die betonte (vielleicht sogar neurotisch gesteigerte) Zuwendung zum guten Objekt. Anstelle der Enttäuschungsaggression (Ep in Cluster 1) zeigt sich ein prosoziales Verhalten, das in seiner neurotischen Ausprägung auch als Reaktionsbildung verstanden werden kann. Auch hier ist es wieder die Qualität des strukturellen Befundes, die unter dem Gesichtspunkt von Abwehr darüber entscheidet, wie das Behandlungsergebnis erlebt und beurteilt wird.

Cluster 3 (Verschlechterung des Befundes):
Die Patienten dieses Clusters markieren fehlende Besserung und sogar signifikante Verschlechterung in 4 Dimensionen. Am ausgeprägtesten ist die Befundverschlechterung aus Patientensicht bezüglich der "oralen Problematik" (SozO), es folgen die "gescheiterten Beziehungen" (GBe), der "hohe Anspruch" (An) und die "Körpersymptomklage" (Som). Absolut gesehen - wenngleich nicht signifikant - markiert auch der Therapeut in seiner Abschlußbeurteilung eine höhere Ausprägung in zwei Dimensionen, die bereits wiederholt als prognostisch bedenklich aufgetaucht sind : "Enttäuschungsprotest" (Ep) und "emotionale Distanz" (Dis).

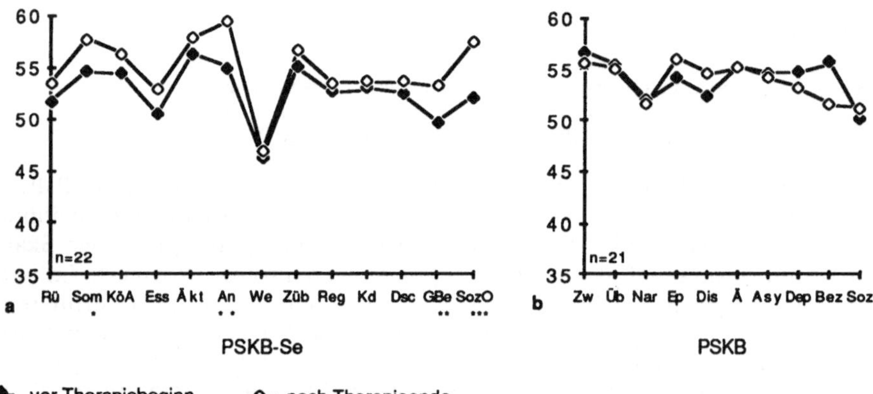

Abb. 49 a, b. PSKB-Se-Veränderungscluster 3 (Verschlechterung des Befundes);
a) Patientenselbsteinschätzung (PSKB-Se) vor und nach stationärer Therapie.
b) Therapeutenbefund (PSKB) vor und nach stationärer Therapie

Obgleich bei der Clusterbildung das Ausgangsniveau der Befunde keine Rolle gespielt hat, sehen wir hier eine Patientengruppe mit auffallend hohem Anfangsbefund : in 11 von 13 PSKB-SE-Dimensionen markieren diese Patienten - verglichen mit den beiden anderen Clustern - das höchste Niveau. Signifikant ausgeprägter als das Anfangsniveau der anderen Cluster sind ihre Selbsteinschätzungen in den Skalen "Ängstlich im Kontakt" (Äkt), "kKörpernahe Angst" (KöA), "zwanghaft überfürsorglich" (Züb), "hohe Ansprüche" (An). Wir können diese Selbsteinschätzung des Patienten mit ihren vielfältigen starken Auffälligkeiten im Bereich körperlicher Angst, zwischenmenschlicher Befürchtungen, starker Ansprüche an sich selbst, zwanghaft verantwortlicher Bindungen usw. auch als *Ausdruck seiner "Klage"* verstehen. Diese Selbstdarstellung wird unterstrichen durch die im Vergleich zu den anderen Gruppen deutlichste Selbsteinschätzung in der Skala "soziale Unterordnung" (FAPK). Darin bringt der Patient zum Ausdruck, daß er an sich den Anspruch hat, Kritik zu vermeiden, Konflikte zu umgehen und sich Autoritäten unterzuordnen.

Auch der Therapeut registriert in seiner Beschreibung dieser Patientengruppe ein hohes Auffälligkeitsniveau, es hat absolut gesehen die höchsten Werte in den

Skalen Zw, Ep, Ä, Dep, Bez, Soz. Im Behandlungsverlauf verstärkt sich dieser Eindruck des Therapeuten, er sieht abschließend, wenn auch nicht signifikante, so doch absolut gesehen eine Verstärkung der Faktoren Enttäuschungsprotest (Ep), emotionale Distanz (Dis), Soziale Desintegration (Soz). Diese Trias (Ep, Dis, Soz) ist, wie wir in früheren Untersuchungen gesehen haben, der prognostisch negative Faktor schlechthin. Ein hohes Maß von emotionaler Distanz (Dis) erschwert den Aufbau einer therapeutischen Beziehung, Enttäuschungsprotest (Ep) belastet die Atmosphäre durch Anklage und Vorwürfe, soziale Desintegration (Soz) signalisiert den Rückzug aus sozialen Bindungen in Richtung der Ersatzbefriedigung, d. h. in den meisten klinischen Fällen mit Medikamenten- und Alkoholabusus.

In der Abschlußeinschätzung des Patienten tritt die bereits initial sehr ausgeprägte Klage verstärkt auf, wobei v. a. die "orale" Problematik (SozO) hervortritt, die zu einem Teil "früher vorhandene" soziale Auffälligkeiten oraler Natur (Alkohol, Rauchen, Drogen, Geldprobleme, Schulden) beschreibt. Wenn wir davon ausgehen, daß sich der Patient nicht etwa während seines Klinikaufenthaltes neue soziale Probleme eingehandelt hat, so kann es nur bedeuten, daß er seine soziale Problematik am Ende der stationären Therapie massiver in den Vordergrund stellt. Vielleicht liegt es daran, daß er diesen Konflikt deutlicher wahrnimmt, ihn massiver beklagt - es ist aber auch denkbar, daß er seine ausgeprägte Polysymptomatik auf eine soziale Notlage bezieht, die freilich durch eine stationäre Behandlung nicht bearbeitet werden kann. In ähnlicher Weise können wir die signifikante Verschlechterung in der Skala "gescheiterte Beziehungen" (GBe) interpretieren, die gleichfalls ein äußeres und früheres Ereignis (Partnerverlust) zum Inhalt hat und somit ebenfalls eine Externalisierung darstellt.

Das Bild dieser Patientengruppe verknüpft über den Therapieverlauf hinweg alle prognostisch ungünstigen Elemente, die bereits in den Untersuchungen zur Vorhersage des Therapieverlaufs negativ zu Tage getreten sind : soziale Rückzugstendenzen, die in ihrer "oralen" Tönung Tendenzen der Ersatzbefriedigung (Abhängikeit, Sucht) und sozialer Desintegration beinhalten; Bereitschaft zu Enttäuschung und Vorwurfshaltung speziell im Hinblick auf gescheiterte Partnerbeziehungen; Vermeidung des emotionalen Kontakts und der zwischenmenschlichen Auseinandersetzung; autoritäre Konfliktlösungen; wachsende Somatisierungstendenzen. Hier ist es fast eher verwunderlich, daß für diese von vornherein aussichtslose Patientgruppe die initialen prognostischen Einschätzungen gar nicht so desolat ausfallen (Abb. 50). Warum trotz der zahlreichen, bedenklichen Signale die prognostische Einschätzung nicht schlechter ausfällt, läßt sich bis zu diesem Zeitpunkt nicht erklären.

Die Zusammenhänge zwischen den 3 Veränderungsmustern und Daten der Erstuntersuchung wurden bereits angedeutet. Der gut gebesserten Gruppe (Cluster 2) wird bereits im Erstgespräch vom Therapeuten eine signifikant bessere prognostische Einschätzung gegeben (PROG), ebenso wie ihr ein signifikant höheres Maß an Motiviertheit und Umstellungsfähigkeit (MOTIV) und ein geringeres Maß an ablehnender Einstellung (negEin) zugeschrieben wird (Abb. 50) (Signifikanzprüfungen im Rahmen einfaktorieller Varianzanalyse).

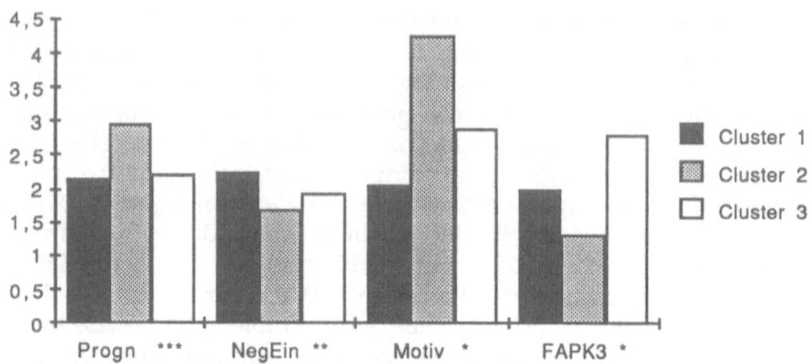

Abb. 50. Zusammenhang zwischen Daten der Erstuntersuchung und Veränderungscluster

In der Patientenselbsteinschätzung zum Zeitpunkt der Erstuntersuchung weisen die später gut gebesserten Probanden des Clusters 2 das geringste Maß des Faktors "passive Therapieerwartung" (THERW 2) auf, ferner zeigen sie die geringste Ausprägung in der "sozialen Unterordnung" (FAPK 3).

Die Arbeitsbeziehung für die gut gebesserte Gruppe (Cluster 2) wird aus Patienten- wie aus Therapeutensicht signifikant günstiger beurteilt als in den beiden übrigen Clustern. Damit besteht ein geschlossener Zusammenhang von der günstigen Bewertung in der Erstuntersuchung, über die günstige Einschätzung der Arbeitsbeziehung bis hin zur positiven Einschätzung des Therapieergebnisses.

5.4.2 Veränderungsmuster aus Therapeutenperspektive

Im vorausgegangenen Abschnitt wurden Ergebnismuster stationärer Psychotherapie auf der Grundlage von Patientenselbsteinschätzungen gebildet und im Zusammenhang mit den zugehörigen Therapeutenurteilen interpretiert. Im folgenden wird mit den gleichen methodischen Mitteln der umgekehrte Weg beschritten : die Therapeuteneinschätzung der erreichten Veränderungen wird zur Grundlage der Musterbildung genommen und die Patientenselbsteinschätzung ihr zugeordnet. In diesem Falle entschieden wir uns für eine Dreiclusterlösung. Sie enthält je eine Gruppe mit gutem und weniger gutem Therapieergebnis und ein dritte, kleine Gruppe mit besonders günstigem Behandlungserfolg. Die 3 Cluster wurden wie folgt charakterisiert:

PSKB-Veränderungscluster 1: "wenig Befundveränderung" (88 Patienten);
PSKB-Veränderungscluster 2: "deutliche Befundveränderung" (61 Patienten);
PSKB-Veränderungscluster 3: "sehr ausgeprägte Befundveränderung" (12 Patienten).

Abbildung 51 gibt einen Überblick über die signifikanten Befundveränderungen in den drei Patientengruppen, unterteilt nach PSKB-Einschätzung des Therapeuten und PSKB-Se-Einschätzung des Patienten.

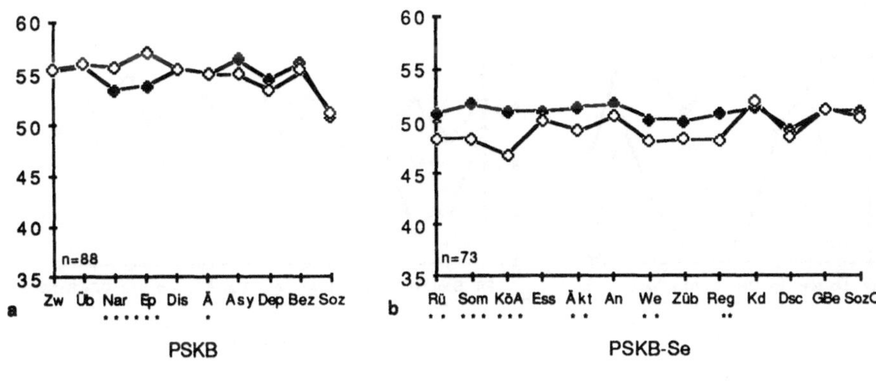

Abb. 51 a, b. PSKB-Veränderungscluster 1 (wenig Veränderung).
a) Patientenselbsteinschätzung (PSKB-Se) vor und nach stationärer Therapie;
b) Therapeutenbefund (PSKB) vor und nach stationärer Therapie

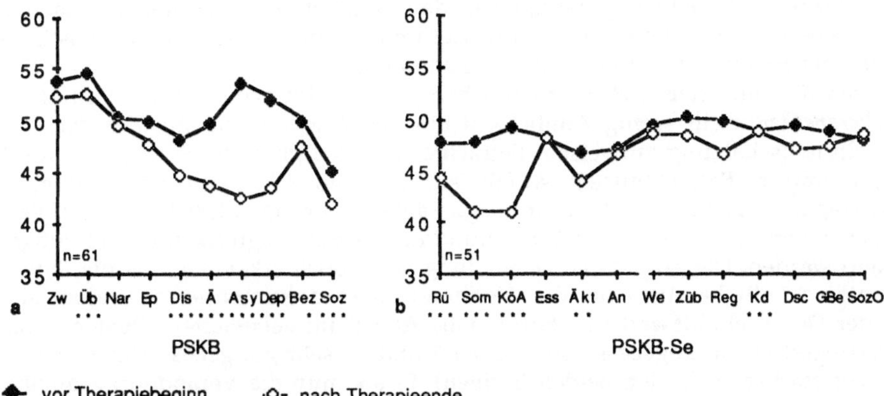

Abb. 52 a, b. PSKB-Veränderungscluster 2 (deutliche Befundveränderung).
a) Patientenselbsteinschätzung (PSKB-Se) vor und nach stationärer Therapie;
b) Therapeutenbefund (PSKB) vor und nach stationärer Therapie

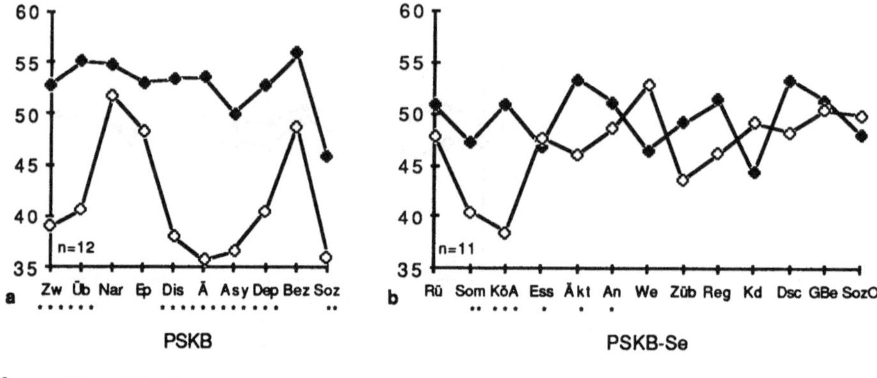

Abb. 53 a, b. PSKB-Veränderungscluster 3 (sehr ausgeprägte Befundveränderung).
a) Patientenselbsteinschätzung (PSKB-Se) vor und nach stationärer Therapie;
b) Therapeutenbefund (PSKB) vor und nach stationärer Therapie

Die Interpretation der 3 Veränderungsmuster stützt sich auf das Therapeutenurteil (PSKB) und sucht Ergänzungen in den zugehörigen Patienteneinschätzungen (PSKB-Se). Zusätzlich werden die Zusammenhangsmaße mit prognostische Urteilen der Erstuntersuchung (Abb. 55) herangezogen.

Hieran fällt auf, daß die kontrastreichen Clusterbildungen auf der Grundlage des *Therapeuten*urteils wenig Ähnlichkeit mit den zugehörigen Mustern der *Patienten*selbsteinschätzung aufweisen. Betrachtet man lediglich die Signifikanzen der Veränderung im Patientenurteil, so entsteht der Eindruck, daß - gleichgültig, ob die Therapeuten gar keine oder sehr ausgeprägte Besserungen feststellen - auf Patientenseite stets in den gleichen 5–6 Befunddimensionen signifikante Besserungen markiert werden. Die graphische Darstellung läßt jedoch erkennen, daß die Patienten unterschiedliche *Ausmaße* der Veränderungen dokumentieren (indem sich etwa der Durchschnittswert für "körpernahe Angst" im gebesserten Cluster 2 stärker verringert als im ungebesserten Cluster 1 und im sehr gut gebesserten Cluster 3 nochmals stärker als in den beiden übrigen). Es soll nun die Veränderungsqualität der einzelnen Cluster betrachtet werden.

Cluster 1 (wenig Befundveränderung):
Das Charakteristikum dieses Musters ist eine nur geringfügige Befundverbesserung (weniger allgemeine Ängstlichkeit), dagegen aber eine signifikante Zunahme der Auffälligkeiten im Bereich der narzißtisch-kämpferischen Haltung (Nar) und des Enttäuschungsprotests (Ep). Dieses Bild der sich verstärkenden narzißtischen Abwehr war uns bereits bei den Veränderungsclustern aus Patientensicht begegnet, wo es mit einer partiellen Befundverbesserung einherging. Gleichzeitig finden sich in diesem Therapeutencluster "wenig Befundveränderung" Fakten, wie wir sie in dem Patientencluster 3 (Verschlechterung der Befunde) kennengelernt haben : ein im Vergleich zu den anderen Clustern hohes initiales Befundniveau in prognostisch bedenklichen Dimensionen. Entsprechende varianzanalytische Untersuchungen zeigen, daß der Ausgangsbefund in den Dimensionen "emotionale Distanz" (Dis), "Ängstlichkeit" (Ä), "gescheiterte Beziehungen" (Bez),

"soziale Desintegration" (Soz) signifikant erhöht ist. Die prognostische Bedeutung dieses Befundes wurde bereits erwähnt: die Tendenz zum emotionalen Rückzug (Dis) und zum sozialen Ausweichen (Soz) markieren 2 Vermeidehaltungen ("avoiding styles"), welche den Aufbau einer therapeutischen Beziehung und die effektive Zusammenarbeit erschweren. Zusätzlich signalisiert der Faktore "Soz" nicht selten Suchtprobleme und damit verbundene Verleugnungstendenzen. Das ungünstige Behandlungsergebnis aus Therapeutensicht verknüpft also narzißtische Stabilisierung und Festhalten an der Enttäuschung, was auf dem gerade erörteren Hintergrund stimmig ist.

Die Einbeziehung der Prädiktoren aus der Erstuntersuchung (Abb. 55) unterstreicht, daß der Therapeut diese ungebesserten Patienten bereits initial prognostisch ungünstig eingeschätzt hatte. Er sah bei ihnen wieder verglichen mit den beiden anderen Gruppen die geringste Ausprägung von "Motiviertheit und Umstellungsfähigkeit" und registrierte am ehesten eine ungünstige Gegenübertragung. Zwei weitere Befunde charakterisieren diese ungünstige Gruppe: das ausgeprägte somatische Krankheitsverhalten (KRAVER) und die sehr stark ausgeprägte regressive Abwehrhaltung (AbwReg). Es ist also offenkundig, daß der Therapeut hier auf Patienten stößt, die mit einem eher somatischen Krankheitskonzept, passiv-regressiven Behandlungserwartungen und Vermeidehaltungen im emotionalen Kontakt zur Behandlung kommen und v. a. in der emotionalen Auseinandersetzung einem psychotherapeutischen Angebot skeptisch gegenüberstehen und im Therapeuten weniger prognostische Zuversicht mobilisieren als andere Patienten. Dieses Ergebnis unterstreicht die Wichtigkeit des in der Prädiktorenuntersuchung herausgehobenen Faktors "therapeutische Zusammenarbeit und persönliche Wertschätzung (PROG, MOTIV, Gü, iTAB, AbwReg). So verwundert es nicht, daß auch die therapeutische Arbeitsbeziehung vom Therapeuten durchgängig ungünstiger eingeschätzt wird (Abb. 54).

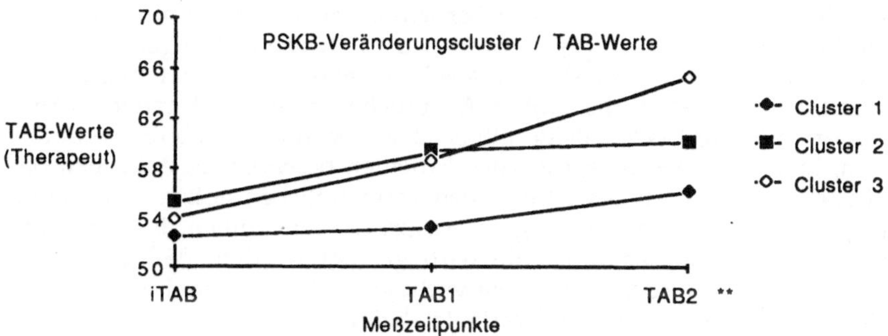

Abb. 54. TAB-Werte der Veränderungscluster

Erstaunlich bleibt die Tatsache, daß diese vom Therapeuten initial, im Verlauf und im Ergebnis ungünstig beurteilten Patienten in ihrer Selbsteinschätzung durchaus eine gewisse Besserung beschreiben. In diesem vergleichsweise ungünstigen Cluster 1 finden sich offenbar nicht jene Patienten mit dem ausgeprägten und persistierenden Klageverhalten, die im Patientenselbsteinschätzungscluster 3 (Befundverschlechterung) beschrieben werden. Die Konstellation zwischen negativurteilendem Therapeuten und mäßig positiv urteilenden Patienten ist uns erstmals in der Analyse der Therapeutischen Arbeitsbeziehung begegnet (s. 4.8). In jenem Zusammenhang hatten wir die asymmetrische Einschätzung mit Blick auf die in dem TAB-Cluster 5 gehäufte Suchtproblematik und die damit verbundenene Verleugnungstendenz der Patienten interpretiert.

Cluster 2 (deutliche Befundveränderung):
Diese Patientengruppe bildet den Gegentypus zu dem Cluster 1 (wenig Befundveränderung). Der Therapeut markiert hier signifikante Verbesserungen in 7 von 10 PSKB-Dimensionen, am ausgeprägtetsten im Bereich von Angst und Depression, am geringsten im charakterologischen Bereich (Narzißmus und Enttäuschung), der jedoch initial nicht sehr ausgeprägt war. Die zugehörige Patienteneinschätzung beschreibt signifikante Verbesserungen, vorwiegend im Bereich körperlicher Beschwerden, sozialer Ängste und regressiver Familienbindung. Klar erscheint, daß hier ebenso wie im folgenden Cluster 3 die nach Therapeutenurteil sehr deutliche Verringerung auf der depressiven Dimension (Dep), in der Patienteneinschätzung keine Entsprechung findet. Dieser Befund wird uns auch bei den Veränderungsmustern im ambulanten Bereich wieder begegnen und soll dort diskutiert werden.

Im Gegensatz zum ungebesserten Cluster 1 wird die Patientengruppe des Clusters 2 bereits im Erstgespräch vom Therapeuten prognostisch auf allen Ebenen am günstigsten beurteilt (Abb. 55).

Cluster 3 (sehr ausgeprägte Befundveränderung):
Wegen des geringen Stichprobenumfanges ist diese Gruppe nur bedingt mit den beiden vorgenannten vergleichbar. Sie wurde jedoch mit einbezogen, weil sie vielleicht etwas für die Bedingungen besonders günstiger Ergebnisbeurteilung vermitteln kann. Qualitativ zeigen sich ähnliche Befundveränderungen wie in der günstigen Gruppe 2, lediglich das Ausmaß der Veränderungen ist aus Therapeuten- und Patientensicht größer. Besonders eindrücklich ist nach Therapeutenurteil die Minderung der Zwanghaftigkeit und der Überfürsorglichkeit. In dieser Patientengruppe scheint die Minderung von Über-Ich-Normen und Verpflichtungen eine wichtige Rolle zu spielen. Dagegen werden narzißtische Haltungen wenig beeinflußt. Ein Blick auf den Anfangsbefund aus Patientenselbsteinschätzung läßt 2 Gipfel erkennen. Sie betreffen die "hohen Ansprüche an sich und andere" (An) und die "Wertorientierung" (We). Beide bilden den Gegenpol zu regressivem Sichgehenlassen, indem sie den Anspruch des Patienten beschreiben, Aufgaben perfekt und möglichst rational zu bewältigen, den vermeintlichen hohen Anforderungen anderer gerecht zu werden und eigene Ansprüche zu erfüllen. Bei der Untersuchung der ambulanten Therapiefälle wird gezeigt werden, daß gerade dieses Thema bei Psychoanalysepatienten eine wichtige Rolle spielt und auch dort einen Prädiktor für günstige Behandlungsverläufe abgibt.

Bei der Diskussion der Cluster wurde bereits erörtert, daß sie in unterschiedlichem Maße mit der prognostischen Einschätzung des Therapeuten im Rahmen des Erstgeprächs zusammenhängen. Die wichtigsten signifikanten Zusammenhänge sind in Abb. 55 zusammengestellt. Diese Ergebnisse beantworten nochmals die Frage, welche frühzeitigen therapeutischen Kontakte gewonnenen Eindrücke geeignet sind, Schlußfolgerungen auf das zu erwartende Behandlungsergebnis zu ermöglichen.

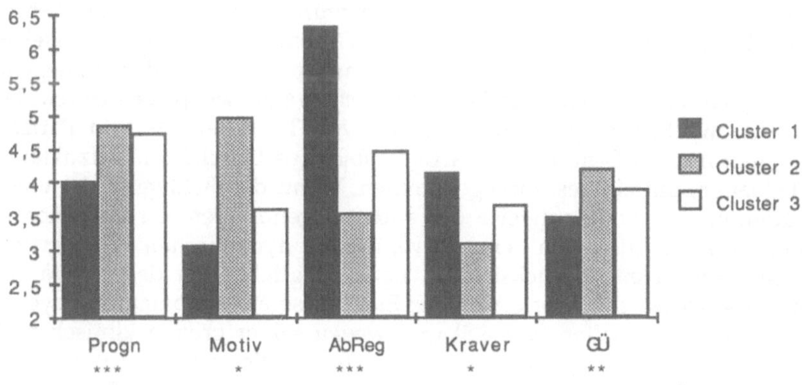

Abb. 55. Zusammenhang zwischen Daten der Erstuntersuchung und den Veränderungsclustern

5.4.3 Übereinstimmung der Veränderungscluster aus Patienten- und Therapeutensicht

Zum Zwecke einer Zuordnung von Therapeuten- und Patientenmustern werden die Cluster in 2 Gruppen von Behandlungsergebnissen - eher günstige und eher ungünstige - aufgeteilt.

Wollte man davon ausgehen, daß beide Interaktionspartner eigentlich übereinstimmen sollten, dann sehen wir diese Erwartung nur zu 63 % bestätigt: In 41 % der Fälle stimmen Patient und Therapeut darin überein, daß wenig Besserung erzielt wurde, in 22 % sind sie sich einig, daß eine Besserung vorliegt. In den übrigen 37 % sind sie unterschiedlicher Meinung über das Behandlungsergebnis (Tabelle 62).

Tabelle 62. Übereinstimmung zwischen Patienten und Therapeuten bezüglich der Veränderungscluster

		Patientenselbsteinschätzung (PSKB-Se)		
		Cluster 1+3 (wenig verändert/ verschlechtert)	Cluster 2 (deutlich gebessert)	
Therapeuteneinschätzung (PSKB)	Cluster 1 (wenig gebessert)	n = 55 (41 %)	n = 18 (13 %)	n = 73
	Cluster 2+3 (deutlich gebessert)	n = 32 (24 %)	n = 30 (22 %)	n = 62
		n = 87	n = 48	n = 135 (100 %)

Wenn wir von der Vorstellung ausgehen würden, daß die Übereinstimmung zwischen Patient und Therapeut eine Art Gütemerkmal ihres wechselseitigen Verstehens und damit ihrer Beziehung sei, dann müßten wir das vorliegende Ergebnis als recht ernüchternd ansehen. Inzwischen sind wir jedoch durch das Verfahren einer wechselseitigen Interpretation von Therapeuten- und Patientenbeschreibungen in dem Bemühen, derartige subjektive Unschärfen aufzuklären statt sie zu beklagen, um einiges vorangekommen. Wenn die Sichtweise der einen Partei als Kommentar zur Sichtweise der anderen genommen wird, erwachsen aus einer solchen interaktionellen Perspektive, die die dynamischen Hintergründe der wechselseitigen Urteile berücksichtigt, neue Möglichkeiten des Verständnisses. Das Thema wird bei der Erörterung der Ergebnisse aus ambulanten Psychotherapien nochmals aufgegriffen (s. 5.6.5) und wegen seiner großen klinischen Bedeutung abschließend gesondert diskutiert (s. 5.8). An dieser Stelle sei erwähnt, daß weiter zurückliegende Untersuchungen (Strupp u. Bloxom 1975) den gleichen Sachverhalt fehlender Übereinstimmung erbrachten. In den dort erwähnten Untersuchungen wurde ein korrelativer Zusammenhang zwischen der Einschätzung des Behandlungsergebnisses durch den Therapeuten und den Patienten daher von 0,57 (Storrow 1960) und 0,49 (Koegler u. Brill 1967) ermittelt. Die Annahme, daß ein geschulter Beobachter mit den Patienten besser übereinstimmen würde als der Therapeut, ließ sich nicht bestätigen, die Korrelation betrug 0,51 bzw. 0,43. Die besten übereinstimmungen fanden sich dagegen einerseits zwischen wenig geschulten Beobachtern (Medizinstudenten) und Patienten (0,71) und andererseits zwischen gut geschulten Therapeuten und Beobachtern (0,79). Es liegt die Vermutung nahe, daß die Konzepte der Fachleute (Therapeuten und Beobachter) gut übereinstimmen und ebenso die der Laien (Patienten und Studenten). Die Sichtweise von Therapeuten und Patienten stimmt im Vergleich dazu weniger überein.

5.5 Behandlungsergebnisse ambulanter Psychotherapien

In dem vorausgegangenen Abschnitt über Behandlungergebnisse stationärer Psychotherapie wurden die methodischen Voraussetzungen für die Ergebnisbeurteilung ausführlich erörtert und die Veränderungsmuster im Detail dargestellt. Wir können uns daher im folgenden kürzer fassen und in manchem auf das Vorausgegangene berufen. Es drängt sich natürlich die Frage auf, ob die im Vergleich zu der stationären Psychotherapie sehr viel zeitaufwendigere ambulante psychoanalytische Behandlung auch entsprechend "bessere" Ergebnisse zu erbringen vermag. In ähnlicher Weise könnte man fragen, wie ein Vergleich der ambulanten Langzeitpsychoanalyse mit anderen ambulanten Therapieverfahren ausfällt, die weniger Sitzungen oder kürzere Zeit in Anspruch nehmen. Wir möchten aber statt eines solchen Wettbewerbs die Aufmerksamkeit wieder auf die Frage richten, ob sich in den einzelnen Therapieformen qualitativ spezifische Ergebnismuster auffinden lassen.

Die Laufzeit und Anzahl der Sitzungen läßt sich innerhalb unserer Untersuchung für die ambulante Langzeittherapie nicht definitiv angeben, da ein Drittel dieser Therapien zu diesem Zeitpunkt noch nicht als abgeschlossen registriert sind. Viele Langzeitpsychoanalysen haben eine längere Auslaufphase mit einer niederen Frequenz regelmäßiger Sitzungen oder gelegentlichen Wiedermeldungen. Die durchschnittliche Sitzungszahl der Psychoanalysen 3 Jahre nach Beginn der Studie beträgt 265, sie variiert von 160–470 Sitzungen. Zum Arbeitsstil der hier beteiligten Psychoanalytiker gehört es, Psychoanalysen in einem zeitlichen Umfang von 200–400 Sitzungen durchzuführen. Bei der kleineren Stichprobe der analytischen Gruppentherapien beträgt die Durchschnittssitzungszahl 115, sie variiert von 50–224 Sitzungen.

5.5.1 Vorher-nachher-Vergleiche von Befunden des Therapeuten

Diese Stichprobe umfaßt 60 Patienten, die mit psychoanalytischer Einzel- oder Gruppentherapie behandelt wurden. Einbezogen wurden alle Patienten, die zu einem Zeitpunkt 3 Jahre nach Beginn der Studie mindestens 160 Sitzungen bzw. eine Behandlungszeit von mindestens 30 Monaten aufwiesen. So wurden alle zu diesem Zeitpunkt regulär abgeschlossenen Langzeittherapien erfaßt, aber auch die übrigen zu dem Dreijahreszeitpunkt noch laufenden Behandlungen durch eine Befunderhebung des Therapeuten und eine Selbsteinschätzung des Patienten miteinbezogen.

Im folgenden werden wir die Veränderungsmuster der 60 ambulant behandelten Patienten im Vergleich zu den Befundänderungen der schon ausführlich diskutierten stationär behandelten Patienten darstellen (Abb. 56). Bezüglich der methodischen Anmerkungen verweisen wir auf die entsprechende Diskussion im Zusammenhang mit der stationären Psychotherapie (s. 5.1).

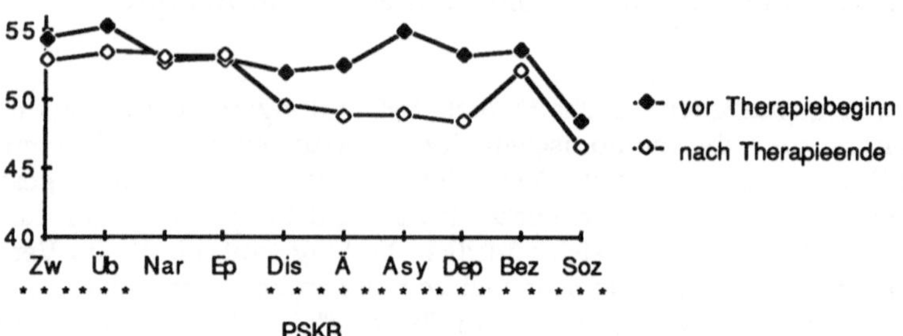

Abb. 56. *Stationäre* Psychotherapie: Vorher-Nachher-Vergleich von PSKB-Befunden (Therapeuteneinschätzung) in der Gesamtgruppe

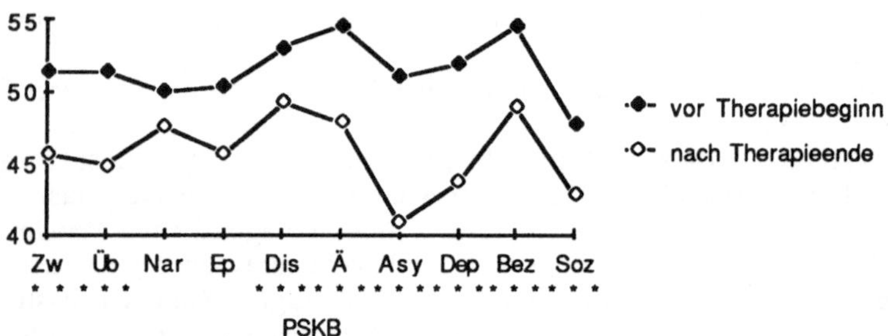

Abb. 57. *Ambulante* Psychotherapie: Vorher-nachher-Vergleich von PSKB-Befunden (Therapeuteneinschätzung) in der Gesamtgruppe

Generell ist das *Ausmaß* der Befundveränderung in der ambulanten Langzeittherapie ausgeprägter als im stationären Bereich. Das deutlichste Absinken des Auffälligkeitsniveaus findet sich hier im Bereich der "Angstsymptomatik" und der "depressiven Ohnmacht". Relativ am geringsten verbessert sind auch hier die charakterologischen Bereiche - "narzißtische Züge" und "Enttäuschungsprotest".

Wir werden später untersuchen, welche Veränderungsdimensionen (s. 5.6.1) und Veränderungsmuster (s. 5.6.3) sich aus der hier global vorgestellten Veränderungsbilanz herausarbeiten lassen.

Zunächst sollen noch einige Vorher-nachher-Vergleiche aus Therapeuteneinschätzung erwähnt werden. Die Skalen "Motiviertheit und Umstellungsfähigkeit", "regressive Abwehr" und "kompensatorische Abwehr" - die sich in anderem Zusammenhang als prognostisch bedeutsam erwiesen haben - verbessern sich zwischen Therapieanfang und Therapieende in ihrer Ausprägung nicht mehr signifikant. Wir führen das auf die Tatsache zurück, daß die langzeitbehandelten Patienten in diese Skalen bereits bei Therapiebeginn signifikant günstigere Werte aufweisen als alle übrigen Patienten. Eine weitere Verbesserung (noch mehr Positives oder noch weniger Abwehrendes) ist daher weder klinisch noch rechnerisch wahrscheinlich.

Eine gesonderte Betrachtung gilt der in den PSKB-Dimensionen nicht deutlich hervortretenden *Körpersymptomatik*, sie erfährt für die Gesamtgruppe der ambulanten Patienten eine hochsignifikante Besserung:

Tabelle 63. Verringerung der Körpersymptomatik (PSKB-item) in ambulanter Psychotherapie

Durchschnittswert vorher	Durchschnittswert nachher	Mittlere Differenz	Streuung	Signifikanz
1,78	1,21	0,58	0,96	* * *

Die breite Streuung verweist auf die für Untergruppen oder einzelne Individuen unterschiedlichen Veränderungen im Bereich der Körpersymptomatik.

5.5.2 Vorher-nacher-Vergleiche der Selbsteinschätzung von Patienten

Die globale Befundveränderung aus Sicht der 60 ambulant behandelten Patienten ist in Abb. 59 dargestellt. Der Vergleich mit den früher ausführlich diskutierten Veränderungen der stationär behandelten Patienten soll die Interpretation erleichtern (Abb. 58).

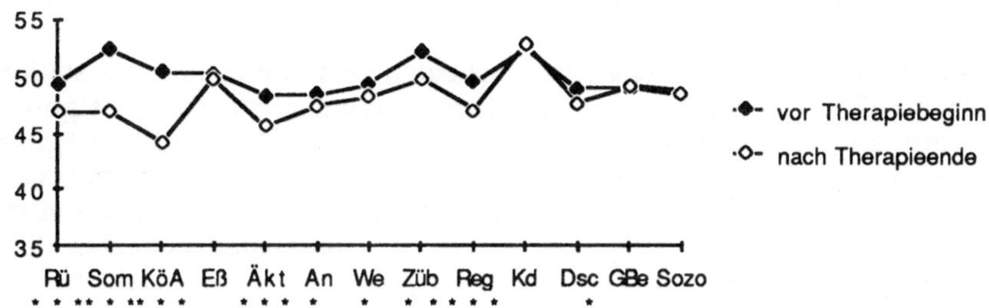

Abb. 58. *Stationäre* Psychotherpie: Vorher-nachher-Vergleich von Patientenselbsteinschätzungen in der Gesamtgruppe

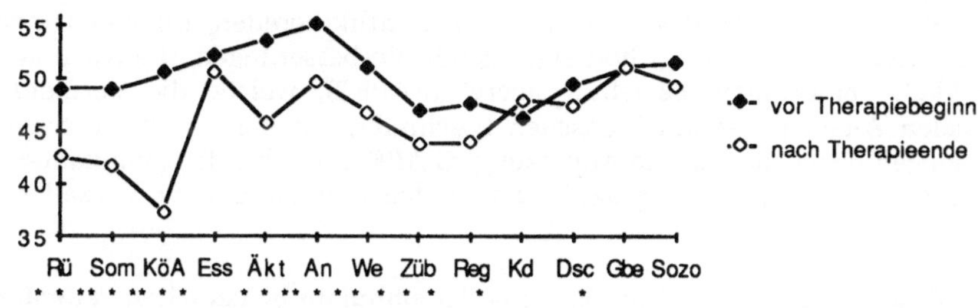

Abb. 59. *Ambulante* Psychoanalyse: Vorher-nachher-Vergleich von Patientenselbsteinschätzungen in der Gesamtgruppe

Der Vergleich der signifikant gebesserten Befunddimensionen in beiden Therapieformen läßt weitgehende Ähnlichkeiten erkennen. In den gleichen neun von dreizehn Dimensionen werden signifikante Verbesserungen registriert, hochsignifikant auf dem 0,001 % - Niveau sind 4 Dimensionen im ambulanten und 5 im stationären Bereich. Ähnlich wie die Therapeuten beschreiben auch die Patienten in der ambulanten Therapieform ausgeprägtere Befundverbesserungen als in der stationären Behandlung.

In der Selbstbeschreibung der *ambulant* behandelten Patienten fällt auf, daß die deutlichsten Befundverbesserungen für Körperbeschwerden und Ängste (KöA, Som, Äkt) angegeben werden (dem entspricht aus Therapeutensicht die deutliche Besserung der PSKB-Skala Asy). Weniger ausgeprägt ist nach der Patienteneinschätzung die Besserung zwischenmenschlicher Problematik, wie sie etwa in der Skala "gescheiterte Beziehungen" (Gbe) oder auch "depressiv suizidal" (Dsc) zum Ausdruck kommt. Hier markieren die Patienten geringfügige oder keine signifikante Verbesserung, während die Therapeuten - unabhängig vom ambulanten oder stationären Setting - hochsignifikante Besserungen markieren (in den Skalen "depressive Ohnmacht" (Dep) und "gescheiterte Beziehungen" (Bez)). Man darf sich fragen, ob die Behandler hier optimistischer urteilen als die Patienten oder ob die Patienten trotz erfolgter Besserung noch am Thema ihrer enttäuschenden Beziehungserfahrungen und an ihrem depressiv reduzierten Selbstkonzept festhalten.

Wie ein direkter Vergleich zeigt, unterscheiden sich ambulante und stationäre Patienten bei Therapiebeginn in 5 Selbsteinschätzungsdimensionen signifikant voneinander. Bei den ambulanten Patienten verweist die höhere Ausprägung in den Faktoren "ängstlich im Kontakt" (Äkt) und "hohe Ansprüche" (An) auf die Tatsache, daß sie ihre Problematik in starkem Maße als psychisch und zwischenmenschlich bedingt erfahren. Dagegen ist bei den stationären Patienten die Dimension der "Körpersymptomklage" (Som) ausgeprägter. Ferner steht bei ihnen die enge und verantwortliche Bindung an Partner und Kinder (Züb, Kd) stärker im Vordergrund, sie betonen weniger Beziehungsschwierigkeiten und soziale Ängste als es die ambulanten Patienten tun, sondern finden Sicherheit und Rückhalt in betont engen Bindungen.

Untersuchen wir weitere Selbsteinschätzungsskalen der ambulant behandelten Patienten in Bezug auf Veränderungen zwischen Therapiebeginn und Therapieende, so erhalten wir ähnliche Ergebnisse wie in der stationären Therapie: die Skala "Realitätsbezug" (FAPK1), welche den konfliktbereiten, offenen Umgang mit Menschen ausdrückt, zeigt hochsignifikante Verbesserungen, die Ausprägung in der Skala "emotionale Beziehungsleere" (FAPK2), welche die Vermeidung emotionalen Austausches mit Menschen beschreibt, verringert sich hochsignifikant. Dagegen bleibt die "soziale Anpassung" (FAPK3), die bei den ambulanten Patienten ohnehin geringer ausgeprägt ist als bei den stationären ohne Veränderung.

5.5.3 Initiale prognostische Einschätzung der ambulant behandelten Patienten

Vergleichen wir die ambulanten und stationären Patienten bezüglich der in der Erstuntersuchung festgehaltenen prognostischen Gesichtspunkte, so wird die durchweg günstigere Ausgangssituation der ambulanten Patienten sichtbar (Tabelle 64). Ihre Prognose (PROG), Motivation und Umstellungsfähigkeit (MOTIV), ihre initiale therapeutische Zusammenarbeit (iTAB) wird signifikant besser, ihre Abwehrhaltungen (AbwReg) werden signifikant als geringer eingeschätzt. Für fast alle diese Werte ist bei ambulanten Patienten die Streuung signifikant geringer als bei den stationär behandelten, woraus auf eine größere Homogenität in der Gruppe der ambulant behandelten Patienten geschlossen werden darf. In der stationären Gruppe findet sich von vornherein eine größere Variationsbreite zwischen prognostisch günstig und prognostisch ungünstig beurteilten Patienten (Tabelle 64).

Tabelle 64. Vergleich von Varianz und Mittelwerten prognostischer Variablen bei ambulanten und stationären Therapien

	Ambulant n=60 $\bar{x}$	Stationär n=161 $\bar{x}$	Differenz	Ambulant n=60 σ	Stationär n=161 σ	Differenz
PROGN	4,95	4,40	**	1,21	1,12	
GÜ	4,13	3,84		1,08	1,21	(*)
NegEin	1,20	2,03	**	0,41	0,98	**
iTAB	4,73	2,13	**	3,62	4,75	**
MOTIV	17,29	13,84	**	3,18	4,22	**
AbwReg	4,20	5,15	**	4,22	4,15	
AbwKomp	6,18	6,69		3,27	3,09	

(*) Tendenz; * 5%-Niveau; ** 1%-Niveau

5.5.4 Rate erfolgreicher ambulanter Psychotherapien

In 5.1.3 wurde für die stationäre Psychotherapie eingehend erörtert, welche methodischen Probleme bei dem Versuch entstehen, eine globale Erfolgsrate zu bestimmen. Wir verweisen auf diese Diskussion und stellen im folgenden die Besserungsraten für die ambulant psychoanalytisch behandelten Patienten unter den dort erörterten einschränkenden Voraussetzungen dar. Wie im stationären Bereich werden 2 Kriterien verwendet, welche die Besserung im Bereich der Symptomatik und in der Umstrukturierung der Persönlichkeit abbilden. Es handelt sich um die Skala "neue Konfliktlösungsstrategien und reifere Abwehr- und Anpassungsmuster" und die Skala "Veränderungen bezüglich der Symptomatik". Die Begründung für die Wahl dieser Kriteriumsvariablen und ihr enger korrelativer Zusammenhang mit den Maßen des Gesamtergebnisses sind gleichfalls auf S. 165 dargestellt. Wie dort werden auch hier die 7fach gestuften Antwortalternativen zu 3 Antwortkategorien zusammengefaßt.

Tabelle 65. Neue Konfliktlösungsstrategien und reifere Abwehr- und Anpassungsmuster

Alte Abwehrstruktur und Wiederholungszwang bestehen fort	1	1,7%
Ansatzweise Lockerung der Struktur	4	6,7%
Deutlich positive Entwicklungen	55	91,7%
	60	100,0%

Eine deutlich positive Umstrukturierung der Persönlichkeit wird vom Therapeuten am Ende der ambulanten Langzeitpsychotherapie bzw. 3 Jahre nach Beginn der Behandlung für 91,7 % der Patienten markiert (im stationären Bereich sind es 56,5 %). Etwas niedriger aber immer noch sehr hoch ist die Rate der deutlichen Symptombesserung (Tabelle 66) mit 83,1 % (im Vergleich zu 50,9 % im stationären Bereich).

Tabelle 66. Veränderungen bezüglich der Symptomatik

Symptomatik verschlimmert, neu aufgetreten bzw. unverändert	-	-
Symptomatik etwas gemildert	10	16,9%
Symptomatik deutlich vermindert, völlig abgeklungen	49	83,1%
	59	100,0%

Der Zusammenhang zwischen diesen beiden Erfolgskriterien ist in Tabelle 67 dargestellt.

Tabelle 67. Zusammenhang zwischen strukturellen Veränderungen und Veränderungen bezüglich der Symptomatik

	Symptomatik verschlimmert, neu aufgetreten bzw. unverändert	Symptomatik etwas gemildert	Symptomatik deutlich verändert, völlig abgeklungen
Alte Abwehrstruktur und Wiederholungszwang bestehen fort	0 0,0%	0 0,0%	1 1,7%
Ansatzweise Lockerung der Struktur	0 0,0%	4 6,8%	0 0,0%
Deutlich positive Entwicklungen	0 0,0%	6 10,2%	46 81,4%

Faßt man die Patienten zusammen, die jeweils in einem der beiden Bereiche sehr gut und in einem zweiten etwas gebessert sind (s. stark umrandetes Feld in Tabelle 67), so ergibt sich eine Quote von 91,6 % erfolgreicher Behandlungen (in der stationären Therapie 64,6 %).

Das bedeutet letztlich, daß nahezu alle Patienten, die in eine analytische Langzeittherapie gelangen und sie nicht abbrechen, von ihrem Therapeuten als gut gebessert eingeschätzt werden. Ein Nichterfolg psychoanalytischer Langzeitbehandlung könnte am ehesten darin zum Ausdruck kommen, daß eine Behandlung vorzeitig abgebrochen wird.

Das Thema der Behandlungsabbrüche wird später (5.3) dargestellt. Hier nur folgende kurze Anmerkung: die Quote der Therapieabbrüche in der psychoanalytischen Einzelbehandlung ist relativ niedrig : von 51 begonnenen Analysen wurden 4 (8 %) vorzeitig abgebrochen. Ganz anders stellt sich die Situation bei der Gruppentherapie dar. Hier haben von 25 Patienten, die die Behandlung begonnen haben, 12 (48 %) die Therapie vorzeitig beendet. Der oben beschriebenen Gruppe von 60 Patienten mit regulär abgeschlossener Langzeittherapie steht also eine

Gruppe von 16 Abbrechern gegenüber. Wenn wir die abgebrochenen Therapie als erfolglos betrachten wollen und sie in die obige Erfolgsbilanz hineinrechnen, so können wir wieder einmal die so oft erzielte Quote von $^2/_3$ Besserungen bestätigen. Die vorausgegangene Erörterung macht aber zugleich deutlich, welche unterschiedlichen Details in einem solchen Globalmaß zusammengefaßt sind.

5.6 Qualitative Muster der Befundveränderung bei ambulanter Psychotherapie

Die Darstellung der globalen Veränderungen in der Gesamtgruppe ambulant behandelter Patienten hat bereits ansatzweise erkennen lassen, in welchen Bereichen des Befundes am ehesten Änderungen zu erwarten sind und in welchen nicht. Ähnlich wie in der Erörterung stationärer Therapieergebnisse soll auch für die ambulante Therapie untersucht werden, welche Befunde aus Therapeutensicht und aus Patientensicht sich gleichsinnig verändern. Diese Frage wird wiederum in 2 Auswertungsschritten angegangen. Zunächst untersuchen wir diese Frage im Rahmen faktorenanalytisch identifizierter Veränderungsdimensionen (5.2.5.1), danach werden die Patienten im Hinblick auf die Qualität ihrer Befundveränderung durch ein clusteranalytisches Verfahren gruppiert (5.2.5.2). Beide Vorgehensweisen werden jeweils auf der Grundlage der Therapeutenbefunde und Patientenselbsteinschätzung durchgeführt.

5.6.1 Dimensionen der Befundveränderung

In einem komplexen und mehrschichtigen Verfahren, wie für die stationären Patienten beschrieben (5.3), werden die Unterschiede zwischen den PSKB- bzw. PSKB-Se-Werten zu Therapiebeginn und Therpaieabschluß als Veränderungswerte dargestellt. Da bei einem hohen Ausgangsniveau des Befundes die Wahrscheinlichkeit einer Veränderung größer ist als bei geringem Befund, wurde der Einfluß des Ausgangsniveaus regressionsanalytisch eleminiert (herauspartialisiert), so daß sich als Differenzwerte Residuen ergeben. Der innere Zusammenhang der Differenzmaße wurde faktorenanalytisch ermittelt. Die in den einzelnen Faktoren versammelten Merkmale verändern sich im Vorher-nachher-Befundvergleich in Abhängigkeit voneinander. Wir betrachten die drei Faktoren somit als Veränderungsdimensionen.

Veränderungsdimensionen (Sicht des Therapeuten)

PSKB-A: Diese Dimension beschreibt sozialkommunikative Symptomatik im Sinne von sozialen Ängsten (Ä), emotionalem Rückzug (Dis), depressiver Resignation (Dep) und symptomwertigen Ängsten (Asy). Das Gemeinsame der Dimension liegt in der Entwertung des Selbst und der Einschränkung sozialer Kompetenzen. Der Vorher-nachher-Vergleich für die Gesamtgruppe der ambulanten Patienten läßt gerade in diesen Merkmalen die stärksten therapiebedingten Veränderungen erkennen (Abb. 57).

PSKB-B: Diese Dimension beschreibt Veränderungen in den zwanghaft genauen und altruistisch prosozialen Einstellungen des Patienten (Zw, Üb). Auch dieser Bereich wird in der ambulanten (und stationären) Therapie positiv beeinflußt, wenngleich weniger ausgeprägt als die erstgenannte angstgetönte Dimension.

PSKB-C: Im Kontrast zu den ängstlich vermeidenden Einstellungen der Dimension PSKB-A und den pflichtbetont fürsorglichen Haltungen der Dimension PSKB-B sammeln sich hier Beziehungsmuster, welche geeignet sind, die zwischenmenschliche Atmosphäre zu belasten : objektentwertende, kämpferisch-narzißtische Einstellungen (Nar), die am Objekt enttäuschte, protestierende Haltung (Ep), die Erfahrung gescheiterter Beziehungen (Bez), die sich aus dauerhaften sozialen Bindungen zurückziehende Haltung (Soz). Allen gemeinsam ist das Thema der Aggressionsverarbeitung. Unter dem Gesichtspunkt der Bewältigung lassen sich diese Züge auch als Charakterabwehr zusammenfassen. Für diese Gesamtdimension finden sich im Vorher-nachher-Vergleich die relativ geringsten Veränderungen.

Ein Vergleich dieser Veränderungsdimensionen mit denen, die wir bei den entsprechenden Analysen der stationär behandelten Patienten gefunden haben, zeigt eine große Ähnlichkeit dieser Strukturen.

Veränderungsdimensionen (Sicht des Patienten)

PSKB-SE-A: (Som, Köa, Rü). Diese Gruppe betrifft die körpernahen Beschwerden und die daraus abgeleiteten Rücksichtsforderungen des Patienten.

PSKB-SE-B: (Äkt, An). Die beiden Merkmalsgruppen bringen etwas von dem Druck zum Ausdruck, unter den der Patient sich durch andere Menschen und durch seine inneren Anforderungen gesetzt fühlt.

PSKB-SE-C: (Züb). Diese Veränderungsdimension betrifft die soziale Überangepaßtheit und verpflichtete Gebundenheit des Patienten.

Die Grundstruktur der Veränderungsdimensionen ist für die Selbsteinschätzung der ambulanten und stationären Patienten ähnlich, es sind nur einzelne Befundmerkmale, welche in den beiden settings unterschiedlichen Veränderungsdimensionen zugeordnet werden.

5.6.2 Veränderungsmuster aus Therapeutenperspektive

Die globale Veränderung aller psychoanalytischen Langzeitpatienten wurde unter 5.2.1 dargestellt. Es wird nun der Frage nachgegangen, ob sich innerhalb dieser Gesamtstichprobe unterschiedliche Veränderungstypen auffinden lassen. Im Bereich stationärer Psychotherapie hatten sich ja deutliche Untergruppierung ergeben, wir müssen bei dieser Fragestellung jedoch beachten, daß die Gruppe der ambulant psychoanalytisch behandelten Patienten deutlich kleiner und homogener ist, so daß wir weniger spektakuläre Unterschiede in der Qualität der Veränderung erwarten können.

Auch für die ambulanten Patienten wurde auf der Grundlage der Vorher-nachher-Befundveränderungen aus der Sicht des Therapeuten eine Clusteranalyse durchgeführt. Das methodische Vorgehen entspricht dem im stationären Bereich. Wir entschieden uns für eine Vierclusterlösung:

PSKB-Veränderungscluster 1 "generell sehr gut gebessert (n=26)
PSKB-Veränderungscluster 2 "gut gebessert" (n= 6)
PSKB-Veränderungscluster 3 "weniger depressiv (n=19)
PSKB-Veränderungscluster 4 "entängstigt" (n= 9)

***Cluster 1** (generell sehr gut gebessert)*

Augenscheinlich weist diese Gruppe von Patienten verglichen mit den anderen Gruppierungen den deutlichsten Therapieeffekt auf. Nach Therapeutenurteil sind die Patienten in allen 10 PSKB-Dimensionen signifikant gebessert. Auch die zugehörige Patientenselbsteinschätzung (PSKB-Se) läßt das höchste Ausmaß von Besserungen erkennen. Wegen der geringen Zahl der Patienten in den einzelnen Gruppen sind die folgenden Überlegungen im Sinne einer Exploration mit allen Einschränkungen in Bezug auf ihre Generalisierbarkeit zu verstehen. Der Versuch rechtfertigt sich jedoch mit dem Blick auf die Seltenheit des zur Verfügung stehenden Materials, das die Möglichkeit einer differenzierten Betrachtung von Veränderungen in sehr langen Behandlungen bietet.

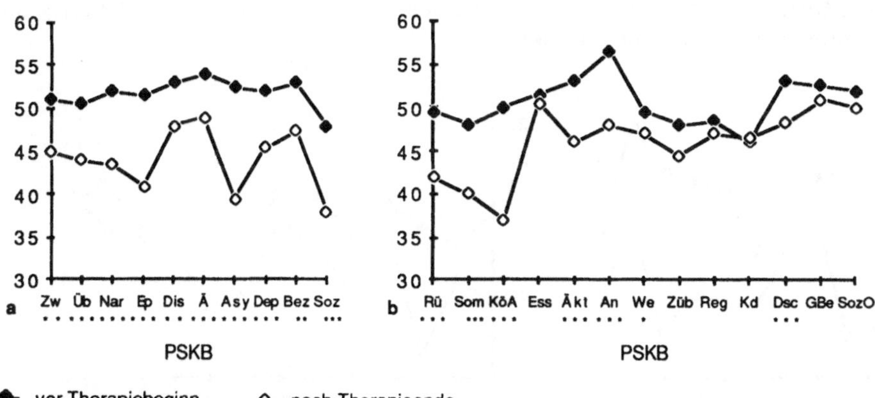

Abb. 60 a, b. Ambulante Psychoanalyse: Vorher-nachher-Vergleich in Cluster 1.
a) Therapeuteneinschätzung;
b) zugehörige Patientenselbsteinschätzung

Im Gegensatz zu den übrigen 3 Veränderungsgruppen zeigen diese Patienten deutliche Verbesserungen in den PSKB-Skalen "narzißtisch" (Nar), "Enttäuschungsprotest" (Ep) und "soziale Desintegration" (Soz). Diese bilden den Kern der im vorigen Abschnitt 5.2.5.1 Veränderungsdimension PSKB-C, die wir als die interaktionelle Atmosphäre belastend charakterisiert haben (weil sie Züge von Objektentwertung, Enttäuschung am Objekt und resignierte Meidung der Objekte widerspiegelt).

Die Patienten dieses Typs sind also dadurch ausgezeichnet, daß sie generell ein hohes Maß an Befundverbesserung aufweisen und darüber hinaus auch in der - oft therapieresistenten - Dimension PSKB-C gebessert sind. Die hochsignifikante Besserung aus Patientensicht konzentriert sich auf die Verbesserung der körperbezogenen Beschwerden (Som, Köa, Rü), der ängstlich angespannten Haltungen (Äkt, An), der Depression (Dsc) und der Wertorientierung (We).

Die Betrachtung der anamnestischen Daten kann das gute Behandlungsergebnis dieser Gruppe nicht ausreichend erklären. Wenn der Therapeut die Umstrukturierung des schwierigen charakterologischen Bereichs (Enttäuschungsprotest, Narzißmus, soziale Desintegration) registriert, dann sieht er auch Besserungen in allen übrigen Befundsektoren, und der Patient stimmt ihm in dieser positiven Sicht zu. Was es aber im einzelnen diesen Patienten und diesen Therapeuten möglich gemacht hat, die schwierige Aufgabe zu bewältigen, läßt sich aus den vorliegenden Daten nicht erschließen. Für eingeschränkte Behandlungserfolge jedoch, wie sie in den folgenden Veränderungsmustern beschrieben wurden, lassen sich eher Begründungen finden.

Cluster 2 (gut gebessert)

Diese kleine Gruppe von 6 Patienten weist gleichfalls eine gute Befundverbesserung auf. Doch ist die Qualität der Veränderungen eine andere als im vorangehenden Muster. Wegen der geringen Patientenzahl sind die folgenden Überlegungen in ihrer Aussagekraft beschränkt.

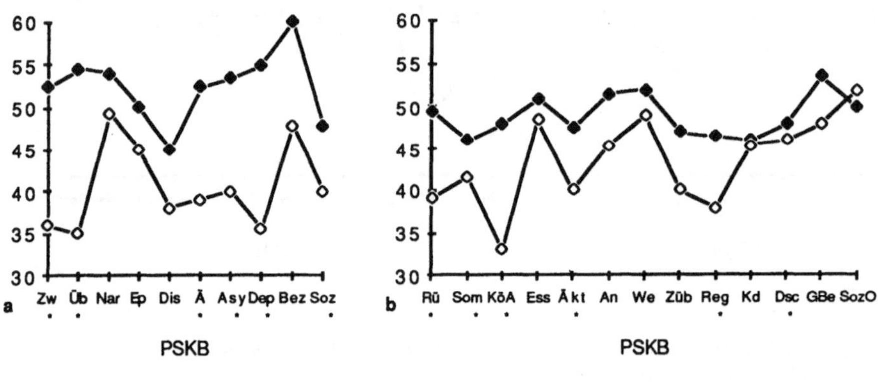

Abb. 61 a, b. Ambulante Psychoanalyse: Vorher-nachher-Vergleich in Cluster 2.
a) Therapeuteneinschätzung;
b) zugehörige Patientenselbsteinschätzung

Bereits im diagnostischen *Erstgespräch* registrieren die Therapeuten, daß diesen Patienten die Ausrichtung auf andere Menschen besonders wichtig ist: die PSKB-Skala "Überfürsorglichkeit" (Üb) ist sehr ausgeprägt, ebenso die emotionale Reaktion auf Partnerverluste (Bez) und die "depressive Ohnmacht" (Dep) - die geringe Ausprägung der Skala "emotionale Distanz" (Dis) unterstreicht diese objektnahe Haltung. In eben diesen Bereichen - der zwanghaft überfürsorglichen Bindung und der depressiv-ängstlichen Einstellung werden zugleich auch die deutlichsten Besserungen registriert. Die zugehörige Patientenselbsteinschätzung fällt gleichfalls günstig aus, sie vermerkt Besserungen in 6 Dimensionen.

Dieses Muster läßt sich aus den Erstuntersuchungsbefunden leichter verstehen als das vorgenannte. Der Therapeut gibt für diese Patienten verglichen mit den anderen drei Clustern die relativ günstigste prognostische Einschätzung ab und beurteilt auch die therapeutische Zusammenarbeit (TAB) am positivsten. Die Patientenselbsteinschätzung zum Zeitpunkt des Erstgesprächs läßt ein positives Übertragungsangebot vermuten.

Cluster 3 (weniger depressiv)

Die therapiebedingte Veränderung konzentriert sich in diesem Muster auf die Verringerung der "Depression" (Dep), sowie der "Angstsymptomatik" (Asy) und der "emotionalen Distanz" (Dis). Die absoluten Werte für "Narzißmus" (Nar) und "Enttäuschungsprotest" (Ep) hingegen liegen bei Therapieabschluß sogar über dem Ausgangsniveau. Im Kontrast zu dem gut gebesserten Muster 1 konnte hier offenbar die Charakterabwehr nicht aufgelöst werden, sie scheint eher konsolidiert. In der Patientenselbsteinschätzung finden sich nicht unbeträchtliche Besserungen im Bereich der "Depression" (Dsc) und vor allem der "körpernahen Symptomatik" (Som, KöA, Rü).

Ein Blick auf die anamnestischen Daten dieser Patienten läßt die relativ schwierigste Ausgangssituation innerhalb der 4 Gruppen erkennen: die Patienten haben das ausgeprägteste somatische Krankheitsverhalten, sie sind absolut gesehen weniger gut ausgebildet, ökonomisch belasteter und rufen beim Therapeuten relativ ungünstige Einschätzungen hervor. Die Selbsteinschätzung der Patienten signalisiert ihre Tendenz zur sozialen Unterordnung (FAPK 3) und zur Entwertung ihres Selbstbildes (SDOR). In der Selbstbeschreibung zum Zeitpunkt des Erstgesprächs zeigt die PSKB-Selbsteinschätzung dieser Patientengruppe in vielen Skalen das höchste Niveau. Auch die Therapeutenbeschreibung im Rahmen des PSKB zeigt zu diesem Zeitpunkt in einigen Dimensionen die höchsten Werte, speziell für "emotionale Distanz" (Dis), "Ängstlichkeit" (Ä) und "Enttäuschungsprotest" (Ep). In diesem Falle läßt sich also das begrenzte Behandlungsergebnis auf die relativ schwierigste Ausgangslage beziehen.

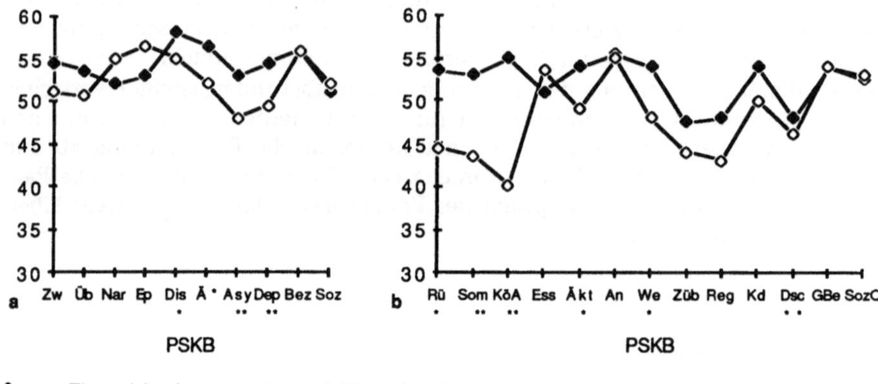

Abb. 62 a, b. Ambulante Psychoanalyse: Vorher-nachher-Vergleich in Cluster 3.
a Therapeuteneinschätzung;
b zugehörige Patientenselbsteinschätzung

Cluster 4 (entängstigt)

Diese Gruppe von 9 Patienten repräsentiert wiederum einen anderen Veränderungstypus. Nach Einschätzung der Therapeuten erfolgt hier eine ausgeprägte Minderung der Angstsymptomatik (Asy), ferner ein Nachlassen von Depression (Dep) und Beziehungsproblematik (Bez). Die übrigen Dimensionen werden nicht signifikant verändert. In den Skalen Narzißmus, Enttäuschung und emotionale Distanz liegen die Abschlußwerte absolut gesehen *über* den Ausgangswerten. Die Patientenselbsteinschätzung bestätigt die punktuelle Befundminderung im Bereich von körpernaher Angst (KöA) und Körpersymptomatik (Som). Das Ausgangsniveau dieser Patienten liegt im Vergleich zu den anderen drei Gruppen nach der Therapeuteneinschätzung und nach der Patienten-selbsteinschätzung eher im *unteren* Auffälligkeitsbereich.

Die Einbeziehung der anamnestischen Daten läßt vermuten, daß der vom Therapeuten bei Behandlungsende so deutlich gesehene Narzißmus von ihm möglicherweise initial unterschätzt wurde. Der Patient zeigt in der Darstellung seiner Selbst- und Objektbilder (SDOR) die Person des Therapeuten als *wenig* aktiv und sympathisch, während er sich selbst und seine Mutter positiv charakterisiert. Auch schreibt er sich selbst eine relativ günstige Fähigkeit zur Konfliktlösung (FAPK 1) und die geringste Gefühlsabwehr (FAPK 2) zu. Diese Hinweise auf narzißtische Persönlichkeitsanteile werden durch die Selbstbeschreibung im PSKB-Se unterstrichen, wo die Dimensionen "Wertorientierung " (We) und "hoher Anspruch" (An) (die generell mit der Therapeuteneinschätzung von "Narzißmus" korrelieren) besonders deutlich zutage treten und sich im Behandlungsverlauf nicht signifikant verringern. Wegen der geringen Patientenzahl in dieser Gruppe verstehen sich diese Überlegungen wiederum als Anregung und Versuch, psychotherapeutische Veränderungen auf dem Hintergrund persönlichkeitsspezifischer Entwicklungslinien zu deuten.

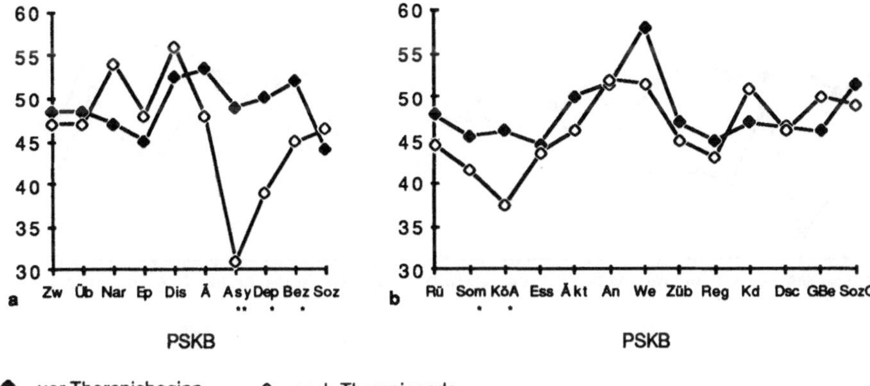

Abb. 63 a, b. Ambulante Psychoanalyse: Vorher-nachher-Vergleich in Cluster 4.
a Therapeuteneinschätzung;
b zugehörige Patientenselbsteinschätzung

5.6.3 Veränderungsmuster aus Patientenperspektive

Aus der Clusteranalyse über die Differenzwerte von Selbsteinschätzungen (PSKB-Se) vor und nach der ambulanten Langzeitpsychotherapie wählte wir eine Dreiclusterlösung:

Cluster 1 "generell gut gebessert" (n=14);
Cluster 2 "weniger depressiv ängstlich" (n=22);
Cluster 3 "narzißtisch stabilisiert" (n=10).

Die sprachliche Charakterisierung der Cluster soll lediglich eine Tendenz markieren, da aufgrund der Homogenität der Gesamtgruppe alle Teilgruppen gute Behandlungsergebnisse aufweisen. Es soll im folgenden mehr auf eventuell qualitative Unterschiede der insgesamt erfolgreichen Gruppen geachtet werden, wie sie sich unter Einbeziehung der Therapeutenurteile aufdecken lassen.

Cluster 1 (generell gut gebessert)

Die Patienten dieser Gruppe markieren signifikante Besserungen in 9 von 13 PSKB-Se-Skalen, wobei die Veränderungen in 6 der 9 Skalen signifikant ausgeprägter sind als in den übrigen Clustern, wie ein direkter Vergleich zeigt. Das Bild des rundherum erfolgreich behandelten Patienten umfaßt Besserungen im körperlichen und psychisch interaktionellen Bereich, außerdem bezüglich der Depressivität und in den neurotisch engen Bindungen. Der Therapeut bestätigt den positiven Eindruck, indem er 7 von 10 PSKB-Dimensionen als gut gebessert einschätzt.

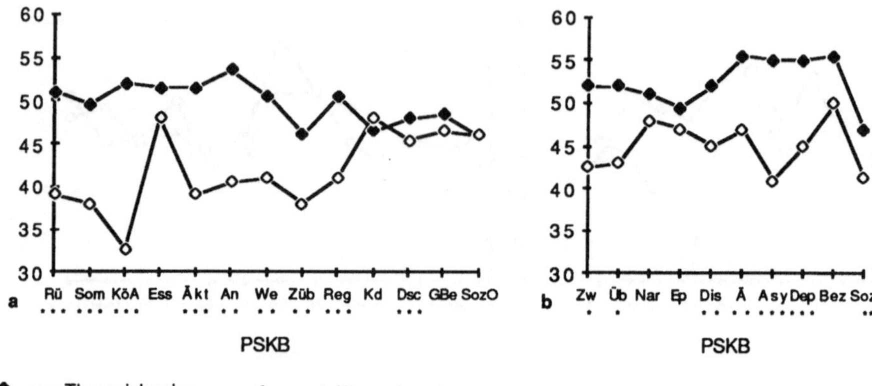

Abb. 64 a, b. PSKB-Se-Veränderungscluster 1 (generell gut gebessert).
a Patientenselbsteinschätzung (PSKB-Se): Anfangs- und Endbefund;
b Therapeutenbefund (PSKB): Anfangs- und Endbefund

Cluster 2 (weniger depressiv ängstlich)

Die Patienten dieser Gruppe beschreiben signifikante Besserungen in 6 von 13 PSKB-Skalen. Auffallend ist die Tatsache, daß die Skala An, welche die hohen Ansprüche an sich und andere sowie drängend rivalisierende Haltungen beschreibt, auch bei Therapieende stark ausgeprägt bleibt. Von Therapeutenseite wird bei generell guter Besserung beschrieben, daß die emotionaler Distanz (Dis) und die Ängstlichkeit (Ä) am Ende der Behandlung noch deutlich - signifikant stärker als bei den übrigen Patientengruppen - fortbestehen.

Wir dürfen hier Patienten vermuten, die bei allgemeiner Besserung durch die Behandlung weiterhin unter normativem Druck von innen und außen stehen und, da sie ihm nicht genügen können, ihren Mitmenschen ängstlich, unsicher und distanziert begegnen. Zwanghaft überfürsorgliche Seiten konnten sie hingegen korrigieren.

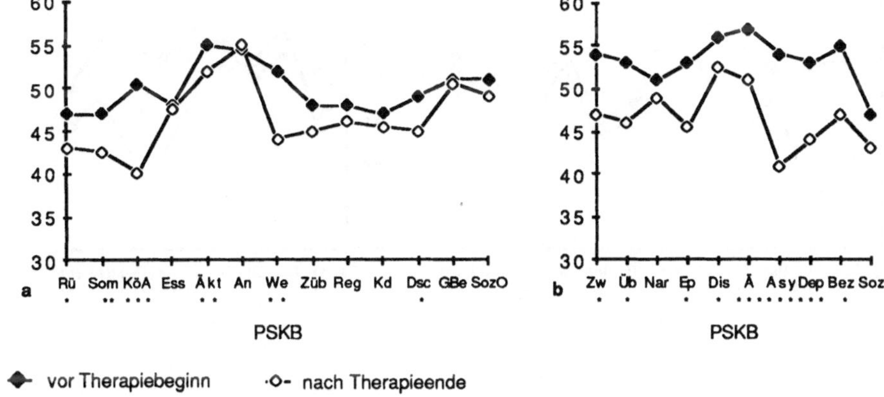

Abb. 65 a, b. PSKB-Se-Veränderungscluster 2 (weniger depressiv ängstlich).
a Patientenselbsteinschätzung (PSKB-Se): Anfangs- und Endbefund;
b Therapeutenbefund (PSKB): Anfangs- und Endbefund

Cluster 3 (narzißtisch stabilisiert)

Auch diese Patienten nennen signifikante Besserungen in den 6 von 13 PSKB-Se Skalen, und zwar im körperlichen und psychisch interaktionellen Bereich. Auffallend bei ihnen sind hohe Ausgangswerte der Faktoren "Wertorientierung" (We) und "hoher Anspruch" (An), die in dieser Kombination narzißtisch zwanghafte Züge vermuten lassen. Trotz signifikanter Besserung in der Skala An bleibt diese auch bei Behandlungsende ausgeprägt, die Skala "Wertorientierung" zeigt sogar unverändert hohe Werte. Der Therapeut bestätigt diese Auffälligkeit durch bleibend hohe - absolut gesehen sogar erhöhte - Werte der Skalen "narzißtisch-kämpferisch" (Narz) und "Enttäuschungsprotest" (Ep), die wir in der Funktion der Charakterabwehr schon wiederholt diskutiert haben.

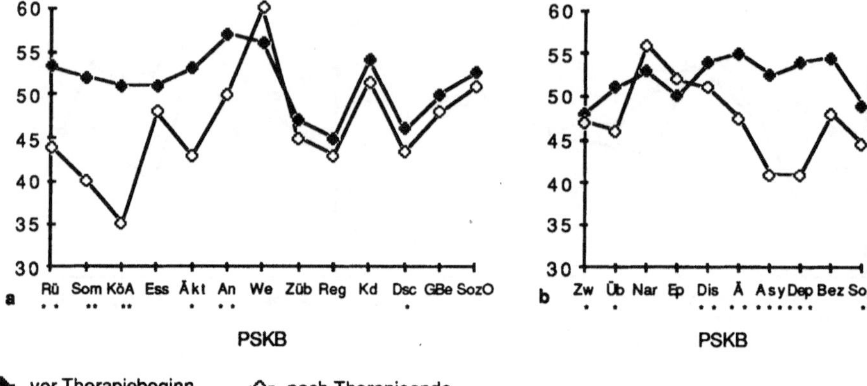

Abb. 66 a, b. PSKB-Se-Veränderungscluster 3 (narzißtisch stabilisiert).
a Patientenselbsteinschätzung (PSKB-Se): Anfangs- und Endbefund;
b Therapeutenbefund (PSKB): Anfangs- und Endbefund

5.6.4 Übereinstimmung der Veränderungscluster aus Patienten- und Therapeutensicht

Der Versuch, Patienten- und Therapeuteneinschätzungen hinsichtlich der Veränderungsmuster in einen Zusammenhang zu bringen, führt, wie bereits im stationären Bereich (s. 5.4.3), zu einem bescheidenen Ergebnis. Wenn wir die Veränderungmuster in 2 Gruppen zusammenfassen (generelle und partielle Besserung), so stimmen Patient und Therapeut darin überein, daß 22 % der Patienten der Gruppe genereller Besserung zugehören und 35 % der partiellen Besserung. Somit besteht für 57 % der Patienten Übereinstimmung bezüglich der groben Ergebniseinschätzung. Angesichts einer zufällig zu erwartenden Übereinstimmung von 50 % kann man folgern, daß die Patienten- und Therapeutenperspektive bei der Einschätzung von Behandlungsergebnissen zu verschiedenen Ergebnissen führen.

Tabelle 68. Übereinstimmung zwischen Patienten und Therapeuten bezüglich der Veränderungsmuster

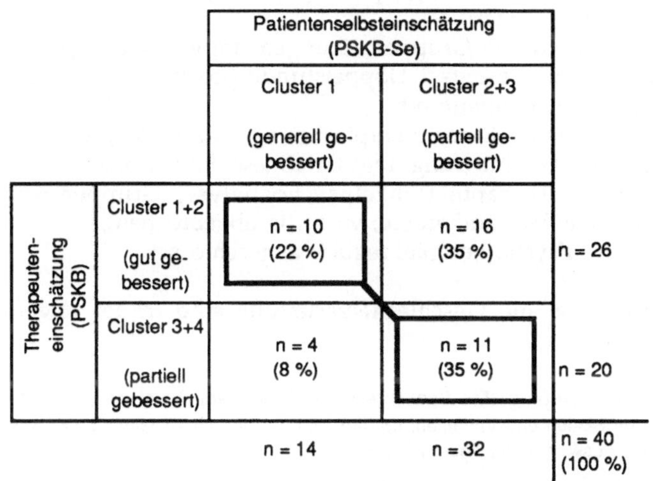

		Patientenselbsteinschätzung (PSKB-Se)		
		Cluster 1 (generell gebessert)	Cluster 2+3 (partiell gebessert)	
Therapeuten-einschätzung (PSKB)	Cluster 1+2 (gut gebessert)	n = 10 (22 %)	n = 16 (35 %)	n = 26
	Cluster 3+4 (partiell gebessert)	n = 4 (8 %)	n = 11 (35 %)	n = 20
		n = 14	n = 32	n = 40 (100 %)

Angesichts der geringen Fallzahlen ist das Ergebnis nicht überzubewerten. Es ähnelt jedoch in der Größenordnung weitgehend dem Ergebnis, das anhand von zahlreicheren stationären Behandlungen ermittelt wurde. Im Fall der ambulanten Behandlungen dürfte zudem die höhere Homogenität zu den differierenden Klassifikationen führen, da bei einer generell großen Ähnlichkeit unter den Patienten schon geringfügige Merkmalunterschiede für die Clusterzuordnung verantwortlich werden können. Es soll abschließend noch einmal der Erkundungscharakter der vorausgegangenen Untersuchung betont und der Versuch mit dem Hinweis auf die Dringlichkeit gerechtfertigt werden, auch die im Rahmen psychoanalytischer Langzeitbehandlungen stattfindenden Veränderungen besser kennenzulernen.

5.7 Vergleich von unterschiedlichen Psychotherapieverfahren und Therapieabbrüchen

In den vorangegangenen Abschnitt wurden die therapiebedingten Veränderungen bei stationärer Psychotherapie und ambulanter psychoanalytischer Langzeittherapie dargestellt. Die folgende vergleichende Untersuchung bezieht diese beiden Behandlungsformen ein und ergänzt sie um die niederfrequente, dynamische Psychotherapie. Als eine weitere Gruppe werden jene Patienten zusammengefaßt, die eine ambulante Psychotherapie *abgebrochen* haben. Ziel des Vergleichs ist es zu prüfen,

- ob sich in den verschiedenen Behandlungsgruppen unterschiedliche qualitative Veränderungsmuster beobachten lassen (5.7.1) und
- wie die Situation der Therapieabbrecher eingeschätzt wird (5.7.2).

Die Gruppen sind wie folgt definiert :

1. PSA: mindestens 150 Sitzungen psychoanalytischer Einzeltherapie, frequent regelmäßig, 2–3 Sitzungen pro Woche; regulär abgeschlossen oder noch andauernd oder:
psychoanalytische Gruppensitzungen, mindestens 1 Jahr, frequent regelmäßig, mindestens 1 Doppelstunde pro Woche; regulär abgeschlossen oder noch andauernd;
2. DYN: niederfrequente Einzeltherapiesitzungen, einmal pro Woche oder seltener nach Vereinbarung; regulär abgeschlossen oder noch andauernd;
3. ABBR: ambulante Therapie (Einzelpsychoanalyse, Gruppenpsychotherapie, dynamische Psychotherapie; vorzeitig abgebrochen);
4. STAT: stationäre Psychotherapie, regulär abgeschlossen.

Stichprobenumfang und Geschlechtsverteilung sind in der folgenden Tabelle zusammengestellt:

Tabelle 69. Stichprobenumfang (Die Spannbreite der Zahlen ergibt sich aus fehlenden Angaben bei einzelnen Skalen und Variablen, so daß sich die Berechnungsgrundlage zwischen den statistischen Auswertungen ändern kann.)

	PSA	DYN	ABBR	STAT
Fremdeinschätzung Therapeut	44–55	35–40	38	143
Selbsteinschätzung Patient	43–44	25–26	5–6(!)	126–128

Tabelle 70. Geschlechtsverteilung

	PSA	DYN	ABBR	STAT	Gesamtgruppe der 739 erstuntersuchten Patienten
Anteil Frauen	73 %	67 %	59 %	68 %	65 %
Anteil Männer	27 %	33 %	41 %	32 %	35 %

Stationäre und dynamische Psychotherapie entsprechen in der Geschlechtsverteilung der Gesamtstichprobe, in der Psychoanalyse hat der Anteil der Frauen, bezogen auf die Erstuntersuchung in psychoanalytischen Praxen (69 %) noch geringfügig zugenommen. Dagegen ist in der Gruppe der Therapieabbrecher die Quote der Frauen am niedrigsten (59 %).

5.7.1 Befundveränderungen bei dynamischer Psychotherapie

35 % aller in der Studie untersuchten ambulanten Psychotherapien werden als dynamische Psychotherapie geführt (die übrigen sind zu 45 % Psychoanalysen und zu 20 % Gruppentherapien). Drei Jahre nach der Erstuntersuchung sind 10 % der Behandlungen im Rahmen dynamischer Psychotherapie noch nicht abgeschlossen, die durchschnittliche Zahl der bisherigen Sitzungen beträgt 60 bei einer Streuung zwischen 5 und 200 Sitzungen.

Zahl der Sitzungen	5-30	31-50	51-80	81-160	161-200
Patienten (absolut)	13	11	5	9	2

Zeitraum in Monaten	2-6	7-12	13-24	25-36	über 36
Patienten (absolut)	7	7	11	11	4

Diese Daten lassen als Charakteristikum der dynamischen Psychotherapie ihre große Variabilität in der Zeitdauer und Sitzungszahl erkennen. Dahinter verbergen sich offensichtlich sehr unterschiedliche Vorgehensweisen von der kurzfristigen fokalen Konfliktbearbeitung bis zur langfristigen niederfrequenten Psychotherapie.

In Abb. 67 sind die Befundveränderungen aus Patienten- und Therapeutensicht für die Gesamtgruppe dargestellt.

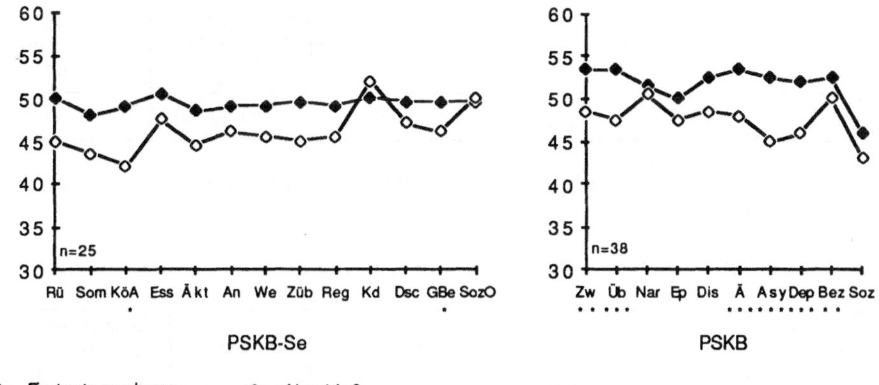

Abb. 67. Dynamische Psychotherapie: Vorher-nachher-Vergleich von Patientenselbsteinschätzung (PSKB-Se) und Befunden des Therapeuten (PSKB)

Im Gegensatz zu der Ergebnisbeurteilung der Therapeuten läßt die Patientenselbsteinschätzung Veränderungen in bescheidenerem Umfang erkennen. Die meisten Auffälligkeiten sind absolut gesehen verringert, jedoch nur in 2 Dimensionen ("körpernahe Angst" und "Gescheiterte Beziehungen") sind die Differenzen signifikant gebessert.

Die in der dynamischen Psychotherapie erreichte Veränderung des Befundniveaus unterscheidet sich rechnerisch kaum von den Veränderungen unter psychoanalytischer Therapie und stationärer Psychotherapie. Bei einem direkten Vergleich der Veränderungen im Befundniveau des PSKB zeigt sich kein signifikanter Unterschied zwischen Patienten, die mit psychoanalytischer Therapie und mit dynamischer Psychotherapie behandelt wurden. Auch bei einem Vergleich der Selbsteinschätzungen ist die Veränderung in der Psychoanalyse nur in einer Dimension signifikant ausgeprägter. Es hat also den Anschein, daß unterschiedliche

Behandlungsverfahren zu ähnlichen Befundveränderungen führen, so daß die "Leistung" der einzelnen Therapien nicht spezifisch erfaßt werden kann. Grawe (1988) hat anhand von vergleichenden Therapieuntersuchungen darauf hingewiesen, daß sich die Globalergebnisse unterschiedlicher Behandlungen kaum unterscheiden, daß jedoch die Einbeziehung von Verlaufsmessungen auf vielen Befundebenen zur Ermittlung spezifischer Verlaufs- und Ergebnismuster der einzelnen Therapien führt.

5.7.2 Abbruch der ambulanten Psychotherapie

Die Gegenüberstellung von begonnenen und vorzeitig beendeten Therapien in Tabelle 71 zeigt unterschiedlich hohe Abbruchquoten für die einzelnen ambulanten Behandlungsgruppen: die Psychoanalyse (PSA) hat relativ selten Behandlungsabbrüche zu verzeichnen (8 %), die dynamische Psychotherapie (DYN) (35 %) und vor allem die Gruppentherapie (GR) (48 %) sind mit höheren Abbruchquoten belastet.

Tabelle 71. Abbruchquote in unterschiedlichen Psychotherapien

	PSA	GR	DYN	Alle Ambulanten	STAT
Begonnen	51	25	62	138	164
Abgebrochen	4 (8%)	12 (48%)	22 (35%)	38 (27%)	19 (12%)

Die Frage, zu welchem Zeitpunkt der Behandlungsabbruch erfolgte, läßt sich aus Tabelle 72 entnehmen.

Tabelle 72. Anzahl der Abbrüche (absolute Zahlen) in unterschiedlichen Therapieabschnitten

Zahl der Sitzungen che	1. - 10.	11. - 30.	31. - 80.	81. - 240.	Gesamtzahl der Abbrü-
PSA	1	-	2	1	4
Gr	2	8	2	-	12
DYN	8	7	5	2	22
STAT	8	8	2	1	19

Es bestätigt sich, daß die frühen Abbrüche (bis zur 30. Sitzung) rund 75 % aller Behandlungsabbrüche ausmachen, wobei die einzelnen Verfahren leicht variieren.

Mit Blick auf die Laufzeit der Therapien erfolgen knapp 50 % der Abbrüche im ersten halben Jahr, knapp 80 % bis zum Ende des 1. Jahres.

Monate bis zum Abbruch	1–6	7–12	13–24	25–36	36–48
(absolut)	16	14	3	4	1

Im folgenden werden wir die Patienten, die unterschiedliche ambulante Therapien abgebrochen haben, als eine *Gesamtgruppe* betrachten, da sich weder für die Unterteilung in Früh- und Spätabbrecher noch bei der Gruppierung nach Therapieverfahren signifikante Mittelwertunterschiede in den wichtigsten der von uns verwendeten Veränderungsmaßen zeigten.

Im Zusammenhang mit Patienten, die eine ambulante Therapie vorzeitig beenden, interessieren 2 Fragen besonders :

1. Was führt zum Therapieabbruch ?
2. Ist Abbruch gleichbedeutend mit ergebnisloser Therapie ?

Wir beginnen mit der Frage nach den Ergebnissen vorzeitig abgebrochener Behandlungen.

Der erste Blick auf den Vorher-nachher-Vergleich des Befundes aus Therapeutensicht zeigt außer einer schwach signifikant gebesserten Dimension (Überfürsorglichkeit) keine Veränderungen (Abb. 68).

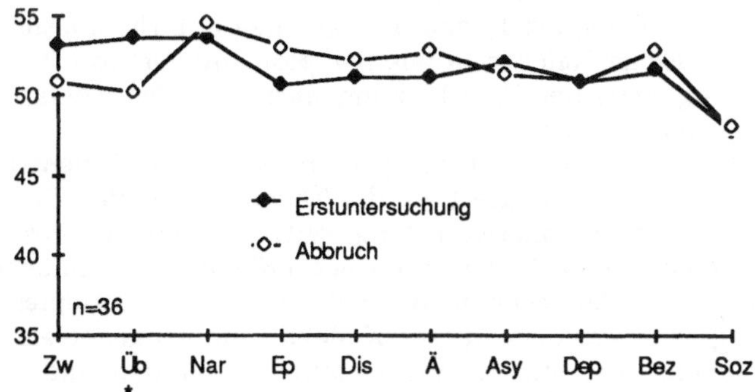

Abb. 68. PSKB-Befunde zum Zeitpunkt von Erstuntersuchung und Therapieabbruch

Ein entsprechender Vergleich aus Patientensicht ist nicht möglich, da nur 6 von 38 Patienten eine abschließende Einschätzung abgegeben haben, was deutlich genug auf ihre zu diesem Zeitpunkt unkooperativ ablehnende Einstellung hinweist.

Einer ungünstigen Beurteilung steht entgegen, daß die Therapeuten in ihrem standardisierten Abschlußprotokoll durchaus positive Ansätze im Bereich struktureller Entwicklung und symptomatischer Besserungen (für 30 % der Abbrecher) beschreiben. Bezieht man die ansatzweise erkennbare Symptomlinderungen mit ein, sind es sogar rund 70 % günstige Entwicklungen im Symptombereich.

Die vorzeitige Beendigung der therapeutischen Zusammenarbeit (in der Regel durch den Patienten) schafft offenbar eine schwer zu beurteilende Situation. Der Patient kommuniziert dadurch, daß er aus der Therapie wegbleibt und auch keine Selbsteinschätzungen mehr abgibt, indirekt Protest und Eigenwilligkeit, u. U. Enttäuschung und Vorwurf, zuweilen wohl auch Resignation und Aufgeben, vielleicht aber auch ausreichende Besserung. Der abschließend vom Therapeuten erstellte Befund unterscheidet sich allerdingswenig von dem Befund des diagnostischen Erstgesprächs. Dennoch dokumentiert der Therapeut in *anderen* Teilen der abschließenden Beurteilung in nicht wenigen Fällen Symptombesserung und persönliche Umstrukturierung. Es darf angenommen werden, daß bei diesem Anteil der Patienten zum Zeitpunkt des Abbruchs eine gewisse Entlastung und Stabilisierung (auch der Abwehr) eingetreten ist, so daß sie auf die anstehende intensivere Durcharbeitung ihrer Problematik verzichten. Der Therapeut stellt sich - das entspricht seiner beruflichen Haltung - auf die Seite der Hoffnung, wenn er die Entscheidung des Patienten als Akt der Selbständigkeit und Eigeninitiative akzeptiert und einem Teil der Abbrecher reifere Konfliktlösungsstrategien und Symptomentlastung attestiert. Bei knapp 40 % der Patienten allerdings beschreibt er ein Fortbestehen der alten Abwehrstruktur oder auch die Zunahme von Abwehrhaltungen. So dürfen wir davon ausgehen, daß die Gruppe der Therapieabbrecher letztlich nicht homogen ist.

In einer Untersuchung zusammen mit Reimann (1989) haben wir im Detail untersucht, in welchen klinischen und interaktionellen Bereichen sich die Patienten mit Therapieabbrüchen von jenen unterscheiden, die eine Therapie regulär beendet haben. Dieser Vergleich der anamnestischen Ausgangsdaten gibt eine Reihe von wichtigen Hinweisen, ohne freilich das Phänomen des Abbruchs völlig erklären zu können. Dazu müßten wahrscheinlich Prozeßdaten im Umfeld dieser Entscheidung (der vorzeitigen Beendigung) analysiert werden.

An unserem Material zeigt sich, daß die Patienten mit Therapieabbrüchen hinsichtlich grober klinischer Kategorien wie Symptomatik, Neurosestruktur, Krankheitsverhalten, prognostischer Einschätzung *nicht* von den Therapievollendern unterschieden werden können.

Hinsichtlich der sozialen Realität dagegen erscheinen die Patienten mit Therapieabbruch weniger sozial integriert als die Therapievollender. Sie sind durchschnittlich jünger, seltener vollerwerbstätig, seltener allein für ihren Lebensunterhalt verantwortlich. Das bedeutet aber keine Präferenz von Unterschicht, vielmehr finden sich in der Abbrechergruppe gehäuft auch Abiturienten, Studenten, Facharbeiter. Insgesamt erscheint dieses Kollektiv inhomogener als die Gruppe der Therapievollender, die eher partnerschaftlich gebunden und beruflich auf mittlerem Niveau integriert sind.

Die Situation der Partnerschaft bei den therapieabbrechenden Patienten ist - was zu ihrem etwas jüngeren Lebensalter paßt - durch eine kürzere Dauer der Beziehung gekennzeichnet, es finden sich aber auch häufiger ledige und getrennte Patienten als in der Vollendergruppe.

Die im Rahmen der Erstuntersuchung vom Therapeuten vorgenommene Einschätzung der Interaktionsbereitschaften des Patienten (im PSKB) gibt ein weiteres wichtiges Signal, indem sie bei den Patienten mit späteren Therapieabbrüchen häufiger emotional distanzierende Züge registriert: Gefühl der Fremdheit gegenüber Menschen; phobische Kontaktvermeidung; seltener anklammernde Partnerbindung. Diese generell geringere Bindungsbereitschaft fügt sich zu der Tatsache, daß die gleichen Patienten ihre Beziehungen zum Therapeuten nach kurzer Behandlungsdauer abbrechen.

In der differenzierten Beschreibung, die der Therapeut im Hinblick auf seine Einstellung zum Patienten in dem Beziehungsdynamikeinschätzungsbogen BDE (Bettex) abgibt, lassen sich gegenüber der Abbrechergruppe initial *negative* Akzente erkennen: der Therapeut fühlt sich gegenüber diesen Patienten signifikant stärker "uninteressiert, beeinflußbar, einfältig" (im Kontrast zu "interessiert, unabhängig, reflektiert"). Er erlebt die Patienten signifikant häufiger als "schwerfällig und träge" (statt "spontan und initiativ"). In der Skala "initiale therapeutische Arbeitsbeziehung" markiert der Therapeut häufiger das Item "Die schwierigen Seiten des Patienten wecken mein Engagement", was offenkundig auf existierende

Schwierigkeiten hinweist, welche der Therapeut mit forciertem Bemühen angeht. In dem semantischen Differential SDOR, in welchem der Therapeut den Patienten charakterisiert, fällt auf, daß für die Gruppe der Therapieabbrecher im Vergleich zu den Therapievollendern signifikant häufiger mittlere Einschätzungen (eher ja, eher nein) gewählt werden und seltener eindeutige Einschätzungen erfolgen (ja genau, nein durchaus nicht).

Ein Signal für die Qualität der initialen Verständigung liefert schließlich die Feststellung der Therapeuten, daß bei der späteren Abbrechergruppe die symptomauslösende Situation entweder nur für den Therapeuten oder gar nicht klar wurden, während sich bei der Therapievollendergruppe Patient und Therapeut über den symptomauslösenden Konflikt verständigen konnten.

Alle beschriebenen Elemente zusammen genommen liefern Hinweise darauf, daß die initiale Qualität der therapeutischen Zusammenarbeit bei den späteren Therapieabbrechern vom Therapeuten bereits in den initialen Kontakten ungünstiger eingeschätzt wurden, wobei insbesondere die Möglichkeiten einer verbindlichen Zusammenarbeit an einem gemeinsam festgelegten Ziel reduziert scheinen.

Abschließend sei ein etwas kurios wirkendes Ergebnis berichtet, das wir festhalten wollen, weil es uns bereits in einer früheren Untersuchung an einer anders gearteten Stichprobe begegnet ist. Es handelt sich um die Tatsache, daß der Therapeut im Rahmen des psychischen Befundes auch auf "früher vorhandene Suchtzüge" und in der Anamnese auf "früher vorhandenen Tablettenmißbrauch" hinweist. Er tut dies aber nicht, wie vielleicht erwartet wurde, bei der Abbrechergruppe, sondern bei den Therapievollendern! An verschiedenen Stellen dieser Studie haben wir die prognostisch negative Auswirkung von Suchtzügen nachgewiesen, die üblicherweise mit sozialer Desintegration, Leistungsproblematik, sozialem Rückzug sowie Beziehungs- und Bindungsschwierigkeiten einhergehen und darüber hinaus häufig mit ökonomischer Notlage und mit einer Tendenz der Konfliktverleugnung verbunden sind. Wir haben die Vermutung, daß die prognostisch negative Wirkung der Suchtthematik dann besonders groß ist, wenn sie *aktuell* besteht oder wenn sie anamnestisch zurückliegend massive soziale Folgen hinterlassen hat. Bei den Suchtzügen der Therapievollender handelt es sich offenbar um eine *früher bestehende* Symtomatik ohne allzu starkes aktuelles Gewicht. Das könnte bedeuten, daß die Patienten im Begriff sind, eine früher bestehende, aktuell bereits überwundene Suchtproblematik aufzuarbeiten; es könnte aber auch heißen, daß die anamnestische Mitteilung früherer Suchttendenzen etwas von jenem Geständniszwang in sich birgt, den wir gerade bei sozial gut integrierten, Überich-gesteuerten zwanghaften Patienten begegnen können.

In Tabelle 73 sind die wichtigsten Unterscheidungen zwischen Patienten mit Therapieabbruch und regulärem Therapieabschluß nochmals zusammengestellt.

Tabelle 73. Patienten mit Therapieabbruch und regulärem Therapieabschluß

	Therapieabbruch	Regulärer Therapieabschluß
Klinisches Bild, Symptomatik, Diagnose	keine Unterschiede	
	Beruflich noch nicht oder nicht mehr integriert	Berufliche Integration auf mittlerem Niveau
Soziale Situation	Häufiger ledig, getrennt kurze Dauer von Partnerbeziehungen	Häufiger feste Partnerbindung längere Dauer von Parnerbeziehungen
PSKB	Emotionale Distanzierung Fremdheit von Menschen, phobische Kontaktvermeidung	Anklammernde Partnerbindung
Einstellung zum Patienten		
BDE	Uninteressiert, beeinflußbar, einfältig	Interessiert, unabhängig, reflektiert
SDOR	Häufiger uneindeutige Einschätzungen (eher ja, eher nein)	Häufiger eindeutige Einschätzungen (ja genau, nein durchaus nicht)
iTAB	Häufiger: schwierige Seiten des Patienten wecken mein Engagement	
Konfliktfokus	Keine Einigung über symptomauslösende Konfliktsituation	Einigung über symptomauslösende Konfliktsituation

5.8 Einschätzung von Therapieergebnissen aus interaktioneller Sicht

Wir besitzen wenig bewährte Modelle für das Zusammenspiel von Patient und Therapeut in der Psychotherapie. Die schlichteste Idee wäre es, anzunehmen, Patient und Therapeut erlebten die gleiche Situation spiegelbildlich von verschiedenen Seiten und müßten daher in ihren Wahrnehmungen und Einschätzungen weitgehend übereinstimmen.

Doch schon ein kurzer Blick auf die Dynamik von Paaren, Familien oder Gruppen weist in die umgekehrte Richtung. So beschreibt etwa das Modell der Kollusion die Teilhabe am gleichen unbewußten Konflikt aus durchaus konträren Haltungen heraus. Ein Mann z. B. erlebt seine Frau als bedrängend, sie empfindet ihren Mann als distanziert. Ihr gemeinsames Thema ist das richtige Maß an Nähe und Distanz. Je distanzierter der eine Partner sich verhält, desto stärker bemüht sich der andere um Annäherung; je drängender die Nähewünsche des einen werden, desto eher fühlt sich der andere zu Rückzug und Verweigerung berechtigt. Das Bild dieser Beziehung setzt sich nicht aus 2 deckungsgleichen Teilbildern zusammen, vielmehr sind es die widerstreitenden Lösungsvorschläge für das gemeinsame Konfliktthema, das die Partner vereint. Es ist das Schlüssel-Schloß-Prinzip, das Zueinanderpassen von komplementären Strukturen. Der Blick von außen auf das Ganze zeigt die Einheit einer solchen Beziehungsgestalt. Die subjektive Sicht eines jeden einzelnen unterstreicht das Individuelle seines Erlebens, das sich vom Erleben des anderen u. U. weit entfernt. Das Gestaltprinzip der Übersummenhaftigkeit - daß das Ganze qualitativ anders sei als die Summe seiner Teile - kommt auch hier zur Geltung.

Mit gewissen Einschränkungen kann das Modell auch auf die Patient-Therapeut-Beziehung übertragen werden. Bleiben wir bei dem erwähnten Nähe-Distanz-Beispiel, so sehen wir nicht selten beim Patienten Züge von Mißtrauen und Distanz. Aus problematischen Lebenserfahrungen heraus erwartet der Patient mehr oder weniger unbewußt Ablehnung, Bestrafung, Verachtung und Kontaktabbruch und verhält sich daher vorsorglich mißtrauisch und distanziert. Die Reaktion des Therapeuten auf dieses Interaktionsangebot - das er über seine Gegenübertragung zu registrieren gelernt hat - ist in der Regel gleichbleibend freundlich und von wohlwollender Distanz. Der Therapeut tritt gewissermaßen den Gegenbeweis an, daß nicht alle Menschen den Patienten ablehnen müssen, sondern daß er es wert ist, akzeptiert zu werden. So stehen sich ein skeptisch mißtrauischer Beziehungsentwurf des Patienten und ein eher wohlwollend hoffnungsvoller Entwurf des Therapeuten gegenüber. Das Widersprüchliche der Entwürfe markiert zugleich ein zentrales Arbeitsthema der Behandlung, in diesem Fall das Bemühen, das verlorengegangene Vertrauen in nahe Menschen wiederherzustellen.

Vor dem Hintergrund solcher Überlegungen kann eine glatte Übereinstimmung zwischen der Sicht des Patienten und der des Therapeuten eigentlich gar nicht erwartet werden. Daraus folgt, daß die fehlende Übereinstimmung zwischen ihren Einstellungen nicht oder zumindest nicht in jedem Falle als Mißlingen der Beziehung zu interpretieren ist, sondern in ihrem dynamischen Zusammenspiel von widerstreitenden Interaktionstendenzen verstanden werden muß.

Für das wissenschaftliche Vorgehen haben wir 2 Möglichkeiten: Zum einen können wir zwischen der Perspektive des Patienten und des Therapeuten hin und her wechseln, um so das Subjektive des Beziehungserlebens hervorzuheben. Zum anderen können wir einen Außenstandpunkt einnehmen und die Beziehung als systemisches gestalthaftes Ganzes interpretieren, was dann zu einer eher objektivierenden Haltung führt. Aus dieser Einstellung heraus kann das Beziehungsthema systemtheoretisch, kommunikationstheoretisch, informationstheoretisch, spieltheoretisch "erklärt" werden.

In der Beurteilung der therapeutischen Zusammenarbeit und des Therapieergebnisses ist die Sichtweise des *Therapeuten* durch ihre Konstanz gekennzeichnet. Der Therapeut entwickelt in den ersten Kontakten eine Einstellung zu seinem Patienten, die er dann im weiteren Verlauf aufrechterhält. Ohne Verwendung von Fachbegriffen lautet eine solche Grundeinstellung z. B.: "Das ist eine schwierige Situation, aber wahrscheinlich wird es schon werden." Bei weitaus dem größten Teil der Behandlungen wird diese initiale Therapeuteneinstellung bis zum Behandlungsende durchgehalten. Nur bei einem kleinen Teil der Patienten erlebt der Therapeut die Überraschung, daß die Entwicklung eine ganz andere Richtung nimmt. Wir könnten sagen, der Therapeut nimmt bereits bei der Erstuntersuchung probatorisch den Abschlußbefund vorweg, indem er sich vorstellt, wie der Patient ohne seine neurotischen Persönlichkeitsanteile nach außen erscheinen und sich subjektiv erleben könnte. Schultz-Hencke (1954) unterstreicht dieses prospektive Element und fordert den Therapeuten nachdrücklich auf, sich eine "Idee" seines Patienten zu machen, ein Bild von ihm, wie er sein wird, wenn er keine Symptomatik mehr hat.

Das bedeutet nicht, daß der Therapeut eine Festlegung der konkreten Entwicklung seines Patienten vornimmt, vielmehr schafft er sich einen konzeptuellen Rahmen, innerhalb dessen der Patient voraussichtlich seine konkreten Entscheidungen treffen wird. So kann, um ein Beispiel zu nennen, der Therapeut zuversichtlich sein, daß es dem Patienten gelingen wird, an eine ungelöste, möglicherweise verdrängte Seite seiner Vaterproblematik heranzukommen und sie zu lösen. *Wie* diese Lösung im einzelnen aussehen wird - ob er sich von dem Vater abwendet, ob er sich mit ihm identifiziert und ihm nachfolgt, welche Kompromisse zwischen widerstreitenden Regungen er im einzelnen wählt - ist in dem Vorentwurf des Therapeuten nicht festgelegt. Sie beschränken sich lediglich auf die Zuversicht, *daß* der Patient ein zentrales Problem angehen und in ersten Ansätzen lösen wird, ohne daß sich die Handlungskonsequenzen der Lösung bereits absehen ließen.

Im Gegensatz zu dem Therapeuten, bei dem das initiale Urteil, die Einschätzungen im Therapieverlauf und die Bewertung des Ergebnisses auf einer Linie liegen, erscheint die Ergebnisbewertung des *Patienten* weniger in sich geschlossen und weniger aus früheren Aussagen abzuleiten. Um die Unterschiedlichkeit der Patienten- und Therapeutensituation deutlich zu machen, wollen wir die kommunikative Funktion einer Abschlußbeurteilung für beide untersuchen. An wen wendet sich der Therapeut, wenn er einen Abschlußbefund erhebt, eine Schätzskala ausfüllt oder einen Bericht anfertigt? Am ehesten an seine Kollegen oder Vorgesetzten, denen er damit eine Probe seines Könnens liefert. Nur in Ausnahmefällen institutioneller Abhängigkeit wird er vielleicht den Beweis antreten, daß die Behandlung nichts erbracht hat, etwa, um seinem überweisenden Vorgesetzten zu beweisen, daß es sich von vornherein um eine Fehlindikation gehandelt hat. Mit einiger Sicherheit dürfen wir annehmen, daß der Therapeut sich mit seinem Abschlußbefund nicht an seinen *Patienten* wendet. Vielmehr urteilt er *über* seinen Patienten im sicheren Wissen, daß dieser den Bericht nie lesen wird. Insofern ist der dokumentierte Abschlußbericht des Therapeuten nicht kommunikativ im Rahmen der Patient-Therapeut-Beziehung (ganz im Gegensatz zu der mündlichen Erörterung von Behandlungsverlauf und Behandlungsergebnis, wie sie in den letzten Sitzungen einer jeden Psychotherapie eine wichtige Rolle auch für die abschließende Klärung der therapeutischen Beziehung hat).

Wie steht es um die kommunikative Funktion einer abschließenden Stellungnahme, die der *Patient* in einer standardisierten schriftlichen Einschätzung niederlegt. In der vorliegenden Studie wird der Patient in der abschließenden Selbsteinschätzung nicht nach dem Behandlungs*ergebnis* gefragt, sondern nach seinem aktuellen Befinden und Erleben. Das Ergebnis wird durch den Vorher-nachher-Vergleich der Befunde errechnet. Der Patient hat in der abschließenden Einschätzung die Möglichkeit zur *Klage*, indem er beschreibt, wieviele seelische, körperliche oder soziale Beschwerden er z. Z. hat. Er kann betonen, wie normal oder unauffällig er ist, wie gut es ihm geht, indem er möglichst viele Beschwerden und Schwierigkeiten verneint. Die Aufforderung des Therapeuten oder des begleitenden Forschers an den Patienten, nach dem Ende der Behandlung nochmals sein Befinden zu beschreiben, mobilisiert ganz zweifellos *kommunikative Bereitschaften* des Patienten, z. B. im Sinne von "mir geht es trotz Therapie sehr schlecht" oder "mir geht es dank der Therapie recht gut". Dieses sind stets an den Therapeuten gerichtete Voten, sie sollen ihm wichtiges mitteilen, ihn z. B. unterschiedliche emotionale Verfassungen des Patienten spüren lassen (z. B. Anhänglichkeit, Dankbarkeit, Besorgnis, Enttäuschung, Wut, Verachtung etc.). Sie sollen wie jedes kommunikative Signal Handlungsanweisungen des Patienten an den Therapeuten übermitteln - etwa, die Behandlung fortzuführen, weil sie noch keinen Erfolg hatte - oder - den Patienten in seiner Autonomie anzuerkennen, weil er seine Schwierigkeiten nun allein bewältigen kann - oder - der Therapeut möge sich für unfähig erklären und seinen Beruf an den Nagel hängen, weil er außerstande war, die Erwartungen des Patienten zu erfüllen. Alles dies sind natürlich weitgehend unbewußte Vorgänge. Sie berühren, wie unschwer zu erkennen ist, v. a. den Bereich der Übertragungs-Gegenübertragungs-Beziehung. Wir können somit die Ergebniseinschätzung des Patienten nicht verstehen, wenn wir diesen kommunikativen Hintergrund unberücksichtigt lassen.

Zugleich wird an dieser Stelle sichtbar, wie bedeutsam die *Persönlichkeitsstruktur* des Patienten für seine Einschätzung des Behandlungsergebnisses ist. Die therapeutische Erfahrung zeigt, daß Patienten stets aus ihrer Struktur heraus handeln, folglich kann auch die Beantwortung eines vom Therapeuten gegebenen Fragebogens nicht auf einer völlig sachlich objektivierenden konfliktfreien Ebene verstanden werden. Bei der vergleichenden Betrachtung von Patienten- und Therapeuteneinschätzungen der Behandlungsergebnisse haben wir einige bedeutsame interaktionelle Einflußgrößen kennengelernt:

- Patienten mit ausgeprägt überfürsorglichen zwanghaften Zügen sind sehr auf die positive Nähe eines starken Objekts ausgerichtet, in ihrem Tun an Pflichten und Normen orientiert und vermeiden aggressive Auseinandersetzungen. Sie machen dem Therapeuten von Anfang an ein positives Beziehungsangebot und bestätigen bei Behandlungsabschluß deren positives Resultat. Sie sind, auch wenn ihre Freundlichkeit partiell als Reaktionsbildung gegen aggressive Regung zu verstehen ist, "dankbare" Patienten.
- Patienten mit ausgeprägter Charakterabwehr - sie sind aus Therapeutensicht als Narzißmus und Enttäuschungsprotest, in Patientenselbsteinschätzung als Wertorientierung im Zusammenhang mit hohem Anspruch beschrieben - betonen umgekehrt ihre Autonomie und Objektunabhängigkeit; diese führt meist nicht zu Beziehungslosigkeit, sondern häufig zu rivalisierend-kämpferischen Beziehungsangeboten mit Entwertungshaltungen gegenüber dem Therapeuten. In manchen Behandlungen gelingt es nicht, diese Strukturen zu verändern, sie erscheinen bei Abschluß geradezu gefestigt (während gleichzeitig depressiv resignierte und ängstlich besorgte Züge durchaus günstig beeinflußt wurden). Unter diesen strukturellen Voraussetzungen hält der Patient an der Entwertung des Therapeuten fest, indem er ein wenig günstiges Behandlungsergebnis dokumentiert. - Daß es sich bei dem Gemeinten nicht um statische Charakterzüge, sondern die Dynamik von Angstabwehr handelt, braucht hier nicht ausgeführt zu werden.
- Patienten mit einer Verbindung der Interaktionsmuster Enttäuschungsprotest, emotionale Distanz und soziale Desintegration in starker initialer Ausprägung signalisieren eine intensive Klage, die in ihrem Beziehungsangebot auch Spuren der Anklage erkennen läßt. Die Klage verweist auf nicht gutzumachende Traumen, soziale Not und Benachteiligung, unbeeinflußbare, meist körperliche Beschwerden. Das Beziehungsangebot unterstellt den mächtigen Helfer und die große eigene Bedürftigkeit, zugleich vereitelt die autoagressiv quälerische Seite der Enttäuschung, daß die Situation sich zum Guten wenden kann. Emotionale Distanz, wenn stark ausgeprägt, unterbindet zusätzlich den Kontakt zum Therapeuten, und soziale Desintegration signalisiert den Rückzug aus der sozialen Beziehung, hin in die Einsamkeit der Ersatzbefriedigung von Tabletten- und Alkoholabusus. Es ist klar, daß Enttäuschungsbereitschaft und Rückzugstendenzen des Patienten, je weniger sie therapeutisch umstrukturiert

werden können, seinem Bild von der therapeutischen Beziehung und dem Behandlungsergebnis ihren Stempel aufdrücken - indem, wie z. B. in Cluster 3 der stationären Behandlung, die deutliche Zunahme der Beschwerden dokumentiert wird. Ob die Klage des Patienten als Externalisierung zu verstehen ist (statt innerer Schwierigkeiten werden äußere Probleme wahrgenommen) oder ob sie zu recht auf äußere Mißstände hinweist, soll hier nicht entschieden werden. Sicher ist beides denkbar.

Die Veränderungsmuster in stationärer und ambulanter Therapie haben erkennen lassen, daß die beschriebenen interaktionellen Muster unterschiedliche Chancen der therapeutischen Beeinflussung haben. Auch bei gut verlaufender Behandlung müssen wir annehmen, daß eine Grundtendenz der Interaktionsbereitschaft erhalten bleibt und in die Urteilsbildung des Patienten eingeht.

Ein kurzes Fallbeispiel soll die Situation verdeutlichen: Eine 42jährige Borderlinepatientin wird in der letzten Sitzung ihrer Gruppentherapie von einer neuen Patientin darauf angesprochen, was die Therapie ihr gebracht habe. Die Patientin betont, daß es ihr schlecht gehe und sie insbesondere große Probleme mit anderen Menschen habe. Die Therapie habe so im Rückblick nichts gebracht, es sei daher auch richtig, nun, nach 3 Jahren, endlich damit aufzuhören. In dieses Gespräch mischen sich Mitpatienten ein, die schildern, wie deutlich verändert sie die Patientin erleben. Früher habe man sie gar nicht verstehen können, sie habe nur merkwürdig "außen vor" und "durch den Wind" gewirkt, v. a. sei sie immer bereits nach wenigen Worten in ein massives Mißtrauen geraten und habe sich mit allen angelegt. Das Gespräch bringt dann zutage, daß die Patientin die letzten 5 Jahre vor Therapiebeginn weitgehend isoliert in ihrer Einzimmerwohnung zugebracht hatte, von Sozialunterstützung lebte, den Umgang mit anderen Menschen mied oder dort, wo sie ihn nicht meiden konnte, rasch in eine sensitiv-paranoide Verfassung geriet und sich gegen vermeintliche Angriffe zur Wehr setzte. Es wurde weiter deutlich, daß die Patientin diese Züge auch in der Anfangszeit der Gruppentherapie sehr ausgeprägt gezeigt hatte, so daß sie durch ihre verworrene Art und ihr angriffig-paranoides Wesen eine große Belastung bedeutete. Sie selbst hatte dafür jedoch keinerlei Gespür. Inzwischen war eine deutliche Veränderung dahingehend eingetreten, daß sie eine Umschulung begonnen und abgeschlossen hatte und nun zu arbeiten anfing. Im Rahmen der Volkshochschule hatte sie sich einer Freizeitgruppe angeschlossen, an deren Aktivitäten sie regelmäßig teilnahm. Die Patientin bestätigte diese deutlichen Veränderungen, jedoch nicht ohne hinzuzufügen, daß sie es jetzt trotzdem nicht leicht habe, sondern sich gerade mit den neu etablierten sozialen Beziehungen recht schwer tue.

Das Fallbeispiel macht die Schwierigkeit subjektiver Ergebnisbewertung aus Patientensicht deutlich. Die Patientin hatte ursprünglich ihre persönlichen Schwierigkeiten durch sozialen Rückzug, emotionale Vermeidung, zeitweise auch durch Suchtverhalten umgehen können, um den Preis, daß sie abgeschaltet, verworren und paranoid wirkte, selbst davon aber nicht viel spürte. Mit der Veränderung in der Therapie war es ihr gelungen, diese Vermeidestrategien aufzugeben und wieder am Leben teilzunehmen. Nun waren es die ihr inzwischen ungewohnt gewordenen Bemühungen um Kontakt und Kommunikation mit anderen Menschen, die sie als belastend erlebte und die sie zu der Mitteilung drängten, es gehe ihr auch jetzt noch schlecht. Ihre Aussage, eine Gruppe, die ihr nichts bringe, könne sie nach 3 Jahren nun auch leichten Herzens verlassen, könnte auch auf die Tatsache verweisen, daß die lange Zeit mißtrauische und Kontakt vermeidende Patientin auf diese Weise anklingende Regungen von Vertrautheit und Nähe abwehrt und sich so die Trennung erleichtert. Wir dürfen vermuten, daß die Selbsteinschätzung der Patientin recht unterschiedlich ausgefallen wäre, je nachdem, ob sie zu Anfang der erwähnten Sitzung oder an ihrem Ende einen Bogen ausgefüllt hätte, ob sie ihn alleine oder im Gespräch mit den Mitpatienten oder dem Therapeuten beantwortet hätte, ob sie ihre Einschätzung zum Zeitpunkt des Therapieendes oder vielleicht 1 Jahr danach abgegeben hätte. Der Patient, soviel dürfte klar sein, kann für die eigene Situation keine objektivierend sachbezogene Einschätzung abgeben, er wird stets als Subjekt seine strukturspezifische Sichtweise zum Ausdruck bringen und sich gleichzeitig als Kommunikationspartner des Therapeuten an diesen gerichtet äußern.

Wenn wir auf diese Weise die Färbung des Patientenurteils durch seine interaktionelle Tendenz herausgehoben haben und sie als deutlich stärker ausgeprägt als beim Therapeuten sahen, bedeutet das nicht, daß wir den Therapeuten als objektiven Gegenpol zu dem Subjekt Patient betrachten können. Auch der Therapeut ist Interaktionspartner, wenngleich darin weniger kommunikativ, weniger abhängig und mit mehr Möglichkeiten der Reflexion. Dennoch bilden Patient und Therapeut letztlich ein Beziehungsganzes, ähnlich, wie wir es in anderen menschlichen Beziehungskonstellationen sehen. Wir gehen stets davon aus, daß die Subjekte, die an einer Beziehungsganzheit teilnehmen, jeweils nur eine spezifische Perspektive haben können, ohne daß sich klären ließe, wer in ausgeprägterem Maße mit seiner Sichtweise "recht hat". In jeder Art von Beziehung, sei sie symmetrisch oder komplementär, existieren mindestens soviel Einschätzungen der Situation, wie Interaktionsmitglieder beteiligt sind. Betrachten wir Beziehungen wie die zwischen Eltern und ihren erwachsenen Kindern, Eltern und jugendlichen Kindern, Mann und Frau in einer jahrzehntelangen Partnerschaft, Mann und Frau in einer frisch geschlossenen Verbindung, Lehrer und Schüler, Vorgesetzte und Angestellte usw., so sehen wir jeweils, daß eine gemeinsame Situation aus unterschiedlichen Perspektiven verschiedenartig bewertet wird. Wenn Lehrer und Schüler in einer Abiturfeier die gemeinsame Erfahrung beleuchten, wenn Eltern und Kinder in einem Familiengespräch zu einem Thema Stellung nehmen, wenn Ehepartner ein gemeinsames Erlebnis aus ihrer Sicht interpretieren, stets wird etwas von jener Subjektivität spürbar, die nur in der Verflochtenheit mit der Subjektivität des zugehörigen Partners zu verstehen ist. Psychotherapieforschung, die sich bemüht, die Beziehung zwischen Patient und Therapeut zu verstehen, muß in erster Linie diesen Unterschieden in den Perspektiven Rechnung tragen.

6 Die Persönlichkeit des Therapeuten - die Persönlichkeit des Patienten

6.1 Die Persönlichkeit des Therapeuten*

6.1.1 Zur Untersuchung des Untersuchers

Ein Anliegen unserer Studie war es, nicht länger "den Patienten" als Objekt der Therapieforschung zu betrachten, sondern statt dessen die Wechselbeziehung zwischen den beteiligten Subjekten Patient und Therapeut zu untersuchen. So konnte gezeigt werden, wie die Sichtweisen und Einstellungen der beiden am therapeutischen Geschehen beteiligten Interaktionspartner zusammenwirken und aus ihrer Beziehung heraus das gestalten, was wir üblicherweise als die Fakten des Befundes, der Arbeitsbeziehung oder des Therapieergebnisses ansehen. Auf seiten der Patientenpersönlichkeit wurden diese subjektiven Einstellungen immer wieder auch auf die Struktur der Person, ihre soziale Realität und biographische Erfahrung bezogen - die Person des Therapeuten dagegen, die alle jene Expertenurteile, Gegenübertragungsreaktionen und therapeutischen Einstellungen hervorbringt, blieb bislang unbeachtet. Bis zu diesem Punkt der Untersuchung ist "der Therapeut" lediglich als Vertreter unterschiedlicher therapeutischer Institutionen und Techniken in Erscheinung getreten, darüber hinaus ist er bis jetzt geschlechtsneutral, alterslos und ohne jede persönliche Eigenschaft.

In den meisten Studien bleibt es auch dabei, die Person des Therapeuten wird kaum je in die Untersuchung mit einbezogen. Das hat, v. a. in der psychoanalytischen Therapie, seine Tradition und im behandlungstechnischen Sinne auch seine Begründung. Die persönliche Zurückhaltung des Psychoanalytikers erlaubt es dem Patienten, sich auf seine innere Problematik zu konzentrieren, seine spezielle Übertragung auf den Therapeuten zu entwerfen und sie in der Beziehung zu ihm durchzuarbeiten. Im Gegensatz zu dieser traditionellen Haltung haben Psychoanalytiker jedoch im Umgang mit strukturell Ich-gestörten Patienten gelernt, sehr viel mehr persönliche Offenheit und Verfügbarkeit anzubieten. Vielleicht steht es in diesem Zusammenhang, daß sich in dieser Studie Mitte der 80er Jahre eine so große Zahl von knapp 50 Therapeuten und Psychoanalytikern bereit erklärten, ihre persönlichen Daten offenzulegen und in Symmetrie zum Patienten eine Art von biographischer Anamnese und psychodynamischem Befund per Selbsteinschätzung abzugeben. Für den Therapeuten, der es gewohnt ist, im tagtäglichen Umgang mit fremden Nöten selbst stabil zu bleiben, bedeutet es eine Irritation, die Selbsteinschätzungsbögen auszufüllen, die für Patienten konzipiert sind. Unter Umständen führen sie ihn in eine regressive Versuchung insofern, als sie anbieten, nun selbst auch über Beschwerden zu klagen und Schwierigkeiten zu of-

*) Unter Mitarbeit von U. Porsch.

fenbaren. Es ist eindrucksvoll zu erleben, wie das Papier der Schätzskala zum Gegenüber wird, zu "jemand", dem man sich mitteilt, mit allen anklingenden Hoffnungen auf Verständnis und der Befürchtung vor Ablehnung und Beschämung. Wir werden sehen, daß die Therapeuten auf diese Untersuchungsituation unterschiedlich reagiert haben, indem sie entweder ihre stabile oder schwierige Seite in den Vordergrund stellten, mehr persönliche Kontur oder eher einen therapeutischen Typus erkennen ließen.

Auch wenn diese Daten durch Verschlüsselung anonymisiert und dadurch vor jedem auf einzelne Personen gerichteten Einblick geschützt sind, haben wir die Selbsteinschätzung der Therapeuten als Vertrauensangebot empfunden und bislang eher vorsichtig ausgewertet. Die dafür von uns z. T. verantwortlich gemachten methodischen Schwierigkeiten angesichts der kleinen Stichprobe von 50 Personen mit den zugehörigen, sehr umfangreichen Persönlichkeitsdaten sind real vorhanden, vielleicht dienen sie uns aber z. T. auch zur Rationalisierung für unsere Zurückhaltung.

Im folgenden werden wir einige Untersuchungsansätze vorstellen, in denen jeweils die Person des Therapeuten im Mittelpunkt steht. Das größte Gewicht hat dabei eine auf der Grundlage des psychoanalytischen Charakterfragebogens PSACH gründende Typisierung von Therapeutenpersönlichkeiten, die im Hinblick auf ihre Selbsteinschätzung, ihr diagnostisches und therapeutisches Verhalten untersucht werden.

Zur formalen Charakterisierung der Therapeuten werden vorab einige Daten zusammengestellt, welche neben der Alters- und Geschlechtsverteilung v. a. ihre berufliche Erfahrung kennzeichnen sollen.

Altersdurchschnitt	41 Jahre
Anteil Frauen	44 %
Medizinstudium	72 %
Psychologiestudium	32 %
Berufserfahrung	
- allgemein	12,5 Jahre
- Psychotherapie	6,5 Jahre
- Psychoanalytische Einzeltherapie länger als 2 Jahre	80 %
Gruppenpsychotherapie länger als 2 Jahre	50 %
Psychoanalytische Weiterbildung abgeschlossen	69 %
Lehranalyse länger als 2 Jahre	80 %
Arbeit unter Supervision	23 %
Als Supervisor/Lehranalytiker tätig	21 %

Die Übersicht macht deutlich, daß sich die Therapeuten im mittleren Lebensalter befinden und beruflich erfahren sind; die Extremgruppen bilden 20 %, die als Supervisoren oder Lehranalytiker besondere Qualifikation aufweisen, und weitere 23 %, deren psychotherapeutische Zusatzausbildungen und Selbsterfahrung weniger als 2 Jahre beträgt. Rund 70 % weisen eine abgeschlossene Institutsweiterbildung aus, die sich üblicherweise über 5–8 Jahre erstreckt.

Der Versuch, die therapieförderlichen Eigenschaften des Therapeuten zu untersuchen, hat, wie die Literaturübersicht von Parloff (1978) oder den Sammelband von Zimmer (1983) erkennen läßt, zu widersprüchlichen Ergebnissen geführt. Speziell für die vielfach untersuchten Rogers-Variablen Empathie, Wärme und Selbstkongruenz konnte der vermutete Einfluß auf den Therapieerfolg nicht sicher nachgewiesen werden, (Lambert et al. 1978). Ebenso wenig konnten Studien zur theoretischen Orientierung des Therapeuten deren Einfluß auf den Therapieerfolg belegen (Sundland 1977). Untersuchungen zu Persönlichkeitseigenschaften des Therapeuten erbrachten, wie die Übersicht von Luborski u. Spence (1978) zeigt, ebenfalls keine eindeutigen Ergebnisse. Die Variabilität der Technik wächst mit der Berufserfahrung des Therapeuten, sein persönliches Verhalten wird dadurch noch schwerer zu fassen. Der Einfluß der Berufserfahrung auf den Behandlungserfolg wird in 5 von 12 Studien belegt, wie Auerbach u. Johnson (1977) berichten. Lambert et al. (1977) beschreiben lediglich größere Schwierigkeiten der weniger geschulten Therapeuten bei besonders schwierigen Patienten. Unter den unerfahrenen Therapeuten sind die weiblichen Behandler den männlichen überlegen (Mogul 1982).

In der neueren Literaturzusammenfassung durch Beutler et al. (1986) werden wiederum zahlreiche Studien erwähnt, welche die Bedeutung der generellen Persönlichkeitscharakteristik des Therapeuten, seine spezifischen Einstellungen und Wertüberzeugungen oder seine aktuelle Befindlichkeit berücksichtigen. Dieser Art von Forschung haftet, zumindest in der summarischen Ergebniszusammenfassung, ein gewisser Reduktionismus an, der dadurch zustande kommt, daß die Therapeutenpersönlichkeit auf wenige Dimensionen reduziert wird, z. B. Typ-A-, Typ-B-Therapeut. Es ist von vornherein nicht wahrscheinlich, daß einzelne Persönlichkeitsdimensionen allzuviel Einfluß auf den Verlauf und das Ergebnis von Therapien nehmen. Am ehesten finden sich Ergebnisse dort, wo Ähnlichkeiten und Differenzen zwischen Einstellungen und Eigenschaften von Patient und Therapeut untersucht werden. Garfield folgert noch 1980 aus 10 Untersuchungen, daß die Therapeutenvariable kein signifikanter Prädiktor für den Verlauf von Psychotherapien sei. Jones u. Zoppel (1982), welche zugleich die Geschlechtszugehörigkeit der Patienten einbezogen, konnten subtile Stilunterschiede im Therapieverhalten identifizieren. Therapiethemen, Gefühlsäußerungen und Übertragungsreaktionen werden durch die Geschlechtszugehörigkeit der Partner mitdeterminiert. Mogul (1982) sah keinen eindeutigen Zusammenhang zwischen Therapieerfolg und Geschlechtszugehörigkeit, zumindest nicht bei Langzeitpsychotherapien. Im Bereich von Kurztherapien und Kriseninterventionen erwiesen sich weibliche Therapeuten als überlegen, speziell was die Zufriedenheit der Patienten mit der Behandlung anbetraf. Die Literaturübersicht von Beutler et al. (1986) bestätigt diese Tendenz, daß Prozeßverlauf und Therapiezufriedenheit von der Geschlechtskonstellation beeinflußt werden, weniger aber Therapiedauer, Prognose und Abbruchraten. Auch wird die Tatsache erwähnt, daß gleichgeschlechtliche Therapiedyaden als effektiver erlebt werden. Wir werden in 6.2.4 auf dieses Thema zurückkommen.

6.1.2 Charakterisierung der Psychotherapeuten durch den psychoanalytischen Charakterfragenbogen PSACH

Methodische Vorbemerkung:

Der PSACH ist ein von Meyer und Mitarbeitern entwickeltes Instrument, das zur Überprüfung der psychoanalytischen Charaktertypologie entwickelt wurde (Meyer 1985). Zugrundegelegt sind 1200 psychoanalytisch-charakterologische Begriffe, von denen 143 durch 3 Experten einer psychoanalytisch phasenbezogenen Kategorie zugeordnet werden konnten. Über diesen Variablensatz wurden vielfältige Faktorenanalysen gerechnet, die für Männer und Frauen getrennte Skalen erbrachten (Hahne

1979). Es liegt bisher keine standardisierte Form des PSACH vor, die genannte Untersuchung gibt jedoch Vergleichsstichproben an (1092 Patienten einer medizinischen Poliklinik, 437 Patienten eines Allgemeinkrankenhauses und 175 psychosomatische Patienten).

Unsere anfänglichen Versuche mit den vorgegebenen Faktorskalen zu arbeiten, erwiesen sich als schwierig. Daher entschlossen wir uns auf der Grundlage der PSACH-Items, eine Clusteranalyse durchzuführen.

Da viele PSACH-Items von allen Therapeuten einhellig bejaht oder verneint wurden, nahmen wir über den Schwierigkeitsindex eine Itemauswahl vor. Auf diese Weise erhielten wir 75 Merkmale, die eine ausreichend große Varianz besitzen, d. h. bezüglich derer die Untersucher nicht einhellig antworten, sodaß eine Gruppierung nach Antwortmustern möglich wird.

Durch eine Clusteranalyse wurden die 47 Untersucher entsprechend der Beantwortung der 75 Items zu ähnlichen Gruppen geordnet, es ergaben sich 4 Cluster. Die von U. Porsch gewählte Methodik entspricht der in 4.8.1 beschriebenen.

Ziel der Clusteranalyse ist es, die Therapeuten über eine Anzahl vorgegebener Merkmale zu möglichst homogenen Gruppen zusammenzufassen. Das Kriterium für die Homogenität ist die ähnliche Antworttendenz der Therapeuten in den einzelnen Items. Die ähnliche Antworttendenz kann darin liegen, daß Items in einem Cluster überzufällig häufig bejaht oder überzufällig häufig verneint werden. Zur Charakterisierung der Cluster wählten wir diejenigen Variablen aus, die von mindestens 70 % der im Cluster zusammengefaßten Therapeuten bejaht oder verneint wurden. Das Antwortmuster eines jeden Clusters beinhaltet im Schnitt etwa 20 PSACH-Statements, die von der jeweiligen Gruppe überdurchschnittlich häufig bestätigt oder abgelehnt werden. Es würde sehr viel Raum einnehmen, diese Ergebnisse im Einzelnen darzustellen. Wir wollen daher zusammenfassend die Ähnlichkeiten und Unterschiede der Antwortmuster diskutieren. Tabelle 74 gibt einen solchen zusammenfassenden Überblick, bei dem v. a. die längeren PSACH-Statements zu kurzen Stichworten verdichtet sind (Beispiel: "Ich habe ausgesprochen viel Geduld mit anderen Menschen" - Stichwort "geduldig"; das Beispiel weist darauf hin, daß viele PSACH-Merkmale auf Einstellungen zu anderen Menschen oder den Vergleich mit anderen Menschen ausgerichtet sind).

Tabelle 74. Charakterisierung der Therapeuten durch PSACH-Muster

	PSACH 1 n=8	PSACH 2 n=17	PSACH 3 n=10	PSACH 4 n=12
Stabile Seite	Optimistisch, mutig, geduldig, entscheidungsfreudig, Selbstvertrauen, keine Beschädigungsängste	Optimistisch, mutig, geduldig, entscheidungsfreudig, Selbstvertrauen, keine Beschädigungsängste, eigeneWünsche berücksichtigen	Optimistisch eigene Wünsche berücksichtigen	Entscheidungsfreudig, Selbstvertrauen, keine Beschädigungsängste, eigene Wünsche berücksichtigen
Spezielle Färbung	An Gott glauben, Selbstbeherrschung, Gefühlsbeherrschung Ruhe bewahren, starker Wille, Meinung sagen, nicht ehrgeizig, nicht leicht ärgerlich, nicht genierlich	Nicht gläubig, Offenheit der Gefühlsäußerung, unabhängige Meinung behalten, nicht leicht ärgerlich, nicht genierlich	Nicht gläubig, Selbstbeherrschung, Gefühlsbeherrschung, nicht mißtrauisch, nicht leicht ärgerlich, nicht rivalisierend	Nicht gläubig, hohe Ansprüche an sich, ehrgeizig, rivalisierend, streitbar
Schwierige Seite	Arbeit nicht pünktlich, sexuell gehemmt		Von Menschen beeinflußt, durch Menschen kränkbar, schüchtern, Selbstzweifel, Arbeit belastet, alles laufen lassen	Leicht ärgerlich, unzufrieden, wütend, alles hinwerfen, alles laufen lassen

PSACH-Muster 1 (n=8)

Die Therapeuten dieser Gruppe heben - ebenso wie die des Musters 2 - die stabile, autonome Seite ihrer Persönlichkeit heraus. Sie sind auch angesichts großer Schwierigkeiten zuversichtlich, daß alles gut werden wird, können sich rasch entscheiden, werden in ihrem Selbstvertrauen nicht durch die Leistungen anderer verunsichert und durch die Vorstellung, Schmerz zu erleiden nicht geängstigt. Im Vergleich zu anderen Menschen erleben sie sich als gleichwertig oder auch überlegen. Aus ihrer stabilen Selbstsicherheit heraus verneinen sie den Wunsch, selber besondere Aufmerksamkeit zu erlangen, ebenso wie die Bereitschaft, mit anderen zu rivalisieren oder sich von ihnen ärgern zu lassen. Sie betonen ihre Geduld und Toleranz gegenüber anderen Menschen und erscheinen wenig mißtrauisch. Die Bereitschaft zu spontanen Kontakten (z. B. schnelles Verliebtsein) ist gering, Trennungen werden als wenig einschneidend erlebt.

Zwei Dinge kennzeichnen diese Therapeutengruppe im Vergleich zu den 3 anderen: 1. wird ihre Überzeugung, daß "jeder Mensch irgendwie an Gott glaubt" von keiner der anderen Gruppen geteilt. Das 2. Charakteristikum ist ihre Kontrolliertheit, die Fähigkeit, innerlich und äußerlich Ruhe zu bewahren und die Gefühle zu beherrschen. "Ich habe ein hohes Maß an Selbstbeherrschung entwickelt" bestätigen alle Therapeuten dieser Gruppe. Verbunden ist diese Haltung mit der Überzeugung, einen starken Willen zu besitzen, mit Situationen besser fertig zu werden als andere und stets die eigene Meinung sagen zu können.

Schließlich macht dieser besonders stabile Therapeut das Eingeständnis, daß er "in sexueller Hinsicht" nicht sehr erfolgreich, sondern eher gehemmt sei (wenngleich er ausgesprochene sexuelle Schwierigkeiten verneint). Eine weitere Schwierigkeit sieht er darin, Arbeiten pünktlich zu erledigen.

Interpretierend läßt sich das Bild eines selbstsicher-überlegenen Menschen zeichnen, der gelernt hat, Gefühle und Triebregungen zu kontrollieren. In seiner besonderen Autonomie zeigt er sich wenig objektabhängig, wenig narzißtisch-bedürftig, wenig narzißtisch-kränkbar. Triebkonflikte in geringem Umfang klingen in der analen Haltung (in der Arbeit nicht pünktlich) und in der libidinösen Thematik (gern geflirtet, sexuell gehemmt) an. Ob es sich hier mehr um Ich-Stärke oder um Charakterabwehr handelt, müssen die weiteren Untersuchungen ergeben. Jenseits neurosenpsychologischer Betrachtung bezieht diese Gruppe sicher einen Teil ihrer Stabilität aus ihrer religiösen Überzeugung.

PSACH-Muster 2 (n=17)

In dem stabilen Kern stimmt diese Gruppe mit der erstgenannten überein. Auch sie verfügt über Selbstvertrauen, Mut und Entschlußfreudigkeit, sie beschreibt sich als zuversichtlich, wenn sie mit Schwierigkeiten konfrontiert wird, die Vorstellung, Schmerzen ertragen oder operative Eingriffe zulassen zu müssen, ängstigt sie weniger, Peinlichkeitsgefühle und Verlassenheitsängste werden negiert. Mit anderen Menschen haben sie viel Geduld, sie neigen wenig dazu, Rivalität zu erleben und beharren nicht darauf, anderen die unangenehme Wahrheit zu sagen.

Was sie von der erstgenannten Gruppe deutlich unterscheidet, ist nicht nur die fehlende Gläubigkeit, sondern v. a. das fehlende Bemühen um Selbstbeherrschung, Gefühlskontrolle und "Ruhe bewahren". Statt dessen sind sie offener in ihren Gefühlsäußerungen, man merkt es ihnen an, wenn sie sich geärgert haben. Zusätzlich registrieren sie im Gegensatz zur 1. Gruppe eigene Wünsche und Bedürfnisse mehr.

Interpretierend läßt sich für dieses Muster ein stabiles Selbstbild registrieren, das jedoch weniger auf Überlegenheitsgefühlen und Prestigebedürfnissen beruht. Die Angehörigen dieser Gruppe sind nicht so kontrolliert wie die der 1. Gruppe, nicht so gehemmt wie die der 3. Gruppe und nicht so rivalisierend wie die der 4. In ihrer Offenheit und stabilen Gelassenheit lassen sie triebfreundliche und gefühlsdurchlässige Haltungen erkennen.

PSACH-Muster 3 (n=10)

Dieses Muster steht in starkem Kontrast zu den beiden vorherigen. Diesmal wird nicht der stabile Kern in den Vordergrund gestellt. Dieser ist nur noch in der prinzipiell optimistischen Einstellung und der Berücksichtigung eigener Bedürfnisse erkennbar, stabilisiert durch das Bemühen um Selbstbeherrschung und Gefühlskontrolle. Weitaus die meisten Voten sind auf den Umgang mit anderen

Menschen bezogen. Hier ist einmal das Fehlen aggressiver Regungen zu registrieren, die Angehörigen dieser Gruppe reagieren nicht ärgerlich, nicht rivalisierend, nicht mißtrauisch im Umgang mit anderen.

Was sie jedoch besonders kennzeichnet, ist die Tatsache, daß sie in der Beziehung zu anderen Menschen ein gewisses Maß von ängstlicher Bemühtheit erleben. Sie fürchten, sich zu blamieren, sich nicht durchsetzen zu können, erleben Selbstzweifel und Schüchternheit. Sie fühlen sich belastet und kränkbar, können das aber schwer ausdrücken. Daneben steht eine gewisse Überbewertung der vermeintlich potenteren anderen, etwa sichtbar in der Tendenz, ihnen leicht zu glauben und ihre Ansichten zu übernehmen. Ausgeprägter eigener Ehrgeiz bildet einen weiteren Aspekt dieses eher widersprüchlichen Selbstkonzepts.

Als Schwierigkeit beschreiben diese Therapeuten die Tatsache, daß die Arbeit sie u. U. sehr belastet und daß sie die Tendenz hätten, gelegentlich alles laufen zu lassen.

Interpretierend sehen wir, daß die Angehörigen dieser Gruppe stärker als die 3 anderen ihre Bezogenheit auf Mitmenschen artikulieren (sie fühlen sich sexuell angezogen und sind nicht gern allein, haben Prestigebedürfnisse) aber auch den fehlenden Erfolg in diesen Bemühungen (nicht durchsetzen, nicht bewundert, schrecklich belastet, am liebsten alles laufen lassen). Als Gegengewicht werden die Bemühungen um Selbstbeherrschung und Gefühlskontrolle sichtbar. Entweder haben diese Therapeuten größere persönliche Schwierigkeiten als die der beiden vorher beschriebenen Gruppen oder sie sind einfach offener, haben weniger Charakterabwehr und Selbstidealisierung als z. B. der besonders stabile Typus im PSACH-Muster 1.

PSACH-Muster 4 (n=12)

Diese letzte Gruppe zeigt wieder mehr von dem stabilen Kern der beiden ersten Gruppen. Sie teilt mit diesen die Entscheidungsfreudigkeit und das Selbstvertrauen, das Fehlen von Beschädigungsängsten und die Fähigkeit, eigene Wünsche zu berücksichtigen.

Was diese Gruppe jedoch ganz besonders charakterisiert, ist der hohe Anspruch, den sie an sich und andere richten und der ärgerliche Selbstvorwurf, wenn sie ihren hohen Selbstidealen nicht entsprechen können. In ihren ehrgeizig-rivalisierenden Haltungen tritt der Wut-Ärger-Affekt besonders deutlich hervor. Sie reagieren ärgerlich, wenn andere sich einmischen, werden streitbar, wenn ihnen etwas in die Quere kommt und registrieren gelegentlich den Impuls "etwas kaputt zu schmeißen" oder alles laufen zu lassen. Auf der libidinöse Ebene beschreiben sie die Anziehung des anderen Geschlechts, die Neigung zu flirten und die Bereitschaft, sich zu verlieben.

Interpretierend kann dieses Persönlichkeitsmuster mit seinem ehrgeizigen Durchsetzungswillen, dem Überlegenheitsanspruch, den Entwertungstendenzen sowie der reaktiven Enttäuschungswut als Ausdruck narzißtischer Züge verstanden werden. Daß es sich dabei nicht um zwanghafte Seiten handelt, wird aus der Flexibilität, Unängstlichkeit, geringen Prinzipienstarre und der ausgeprägten libidinösen Ausrichtung ersichtlich.

6.1.3 Zur Charakterisierung der Persönlichkeitsmuster des Therapeuten

Die Gruppierung von psychologischen Typen läßt natürlich die Frage aufkommen, ob es sich bei den einzelnen Gruppen möglicherweise häufiger um Männer oder Frauen, Praktiker oder Kliniker, erfahrene oder unerfahrene Therapeuten etc. handelt. Einige dieser Fragen sind in der folgenden Tabelle beantwortet.

Tabelle 75. Zur Charakterisierung der Therapeutenmuster

Therapeutenmuster (PSACH)	①	②	③	④
Lebensalter	kein Unterschied			
Geschlechtsverteilung (Anteil Männer)	62%	49%	80%	50%
Umfang der Selbsterfahrung	kein Unterschied			
Dauer der Berufserfahrung	kein Unterschied			
Weniger als 20 Therapiesitzungen pro Woche	50%	41%	40%	75%
Alleinlebend	0%	12%	0%	33%

Durch das Alter, die Dauer der Ausbildungen und Berufserfahrung oder die Institutionszugehörigkeit lassen sich die Persönlichkeitsmuster der Therapeuten nicht voneinander abgrenzen. In der Beschreibung der Geschlechtsverteilung - es sind insgesamt 26 Männer und 21 Frauen - zeigt sich am ehesten eine Auffälligkeit in dem Persönlichkeitsmuster der Therapeuten mit Selbstzweifel (PSACH 3): 8 von 10 Angehörigen dieser Gruppe sind Männer. Zwei weitere Ergebnisse tragen möglicherweise zur Charakteristik der 4., leistungsehrgeizigen Therapeutengruppe (PSACH 4) bei: 9 von 12 Angehörigen dieser Gruppe therapieren während weniger als 20 Wochenstunden. Da für die Unterscheidung der Gruppen Institutionszugehörigkeit und Ausbildungsstand nicht maßgeblich sind, können wir diesen Zusammenhang (hoher therapeutischer Ehrgeiz bei wenig therapeutischer Praxis) mit aller Vorsicht festhalten. Auch die Tatsache, daß alleinlebende Therapeuten - die ohnehin selten sind - am ehesten in der ehrgeizigen Gruppe auftreten, soll nicht überbewertet, aber doch vermerkt werden. Insgesamt tragen diese "harten" Daten nicht allzu viel zur Kennzeichnung der Therapeutenmuster bei. Im folgenden werden einige Selbsteinschätzungen der Therapeuten herangezogen.

6.1.4 Persönlichkeitsmuster der Therapeuten im Spiegel der Therapeutenselbsteinschätzung

6.1.4.1 Fragebogen zur Abschätzung psychosomatischen Krankheitsgeschehens (FAPK)

Ebenso wie die Patienten gaben die Therapeuten eine Selbsteinschätzung im "Fragebogen zur Abschätzung des psychosomatischen Krankheitsgeschehens FAPK" (Koch 1981) ab. Vergleicht man die Persönlichkeitsmuster mit Hilfe der einfaktoriellen Varianzanalyse, so ergeben sich signifikante Unterschiede für 2 der 3 untersuchten Skalen.

"emotionale Beziehungsleere" (FAPK 2,
"als bewußte Tendenz, Gefühle bei sich zu verleugnen oder sie abzuwehren");
"soziale Überangepaßtheit" (FAPK 3,
"als Verzicht auf selbständiges aktives Eingreifen in die Wirklichkeit mit der Tendenz, sich in der jeweiligen Umgebung möglichst unauffällig zu verhalten").

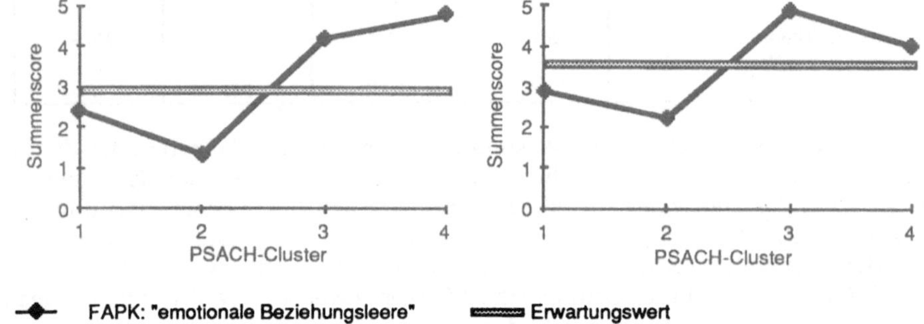

Abb. 69. Ausprägung von FAPK-Skalen in den PSACH-Mustern

Die Therapeuten des selbstbewußten Musters 1 und des emotional zugewandten Musters 2 lassen eine geringe Gefühlsabwehr erkennen, während diese in dem des selbstzweifelnden Musters 3 und des konkurrierende Muster 4 eine ausgeprägter ist. Die soziale Angepaßtheit ist am ausgeprägtesten bei den Therapeuten des selbstzweifelnden Muster 3, am geringsten bei jenen des emotionalen Muster 2.

Diese Ergebnisse runden das bisher gezeichnete Bild der PSACH-Muster ab und bestätigen deren vorläufige Bewertung.

6.1.4.2 PSKB-Selbsteinschätzung

Auch das zentrale Instrument der Persönlichkeitsbeschreibung PSKB wurde in seiner Selbsteinschätzungsversion vom Therapeuten ausgefüllt. Die kleine Stichprobe der Therapeuten erlaubte keine neue Faktorisierung, so daß wir zur Auswertung auf jene Skalen zurückgreifen, die an Patienten entwickelt wurden.

Methodische Anmerkung:

In einer schrittweisen Diskriminanzanalyse wurden diejenigen PSKB-Se-Skalen identifiziert, die am meisten zur Trennung der 4 Gruppen beitragen. Sechs der 13 Skalen erwiesen sich als relevant. Sie bilden 2 signifikante Diskriminanzfunktionen, die insgesamt 96 % der Varianz aufklären. Dieses Verfahren führt zu einer besonders prägnanten *Deskription* der 4 Gruppen und ihrer wesentlichen Differenzen. Zur Darstellung wurden im folgenden nur diejenigen Skalen berücksichtigt, deren standardisierter Gewichtskoeffizient größer als 0,60 ist.

In Abb. 70 bilden die beiden Diskriminanzfunktionen ein Achsenkreuz.

Die 1. Diskriminanzfunktion zeigt auf einem Pol die Skalen "hoher Anspruch", "Rücksichtsforderungen" und "Eßstörungen", auf dem Gegenpol die Skala "zwanghaft überfürsorglich". Die Polarisierung erfolgt somit zwischen einer fordernden Ich-Bezogenheit auf der einen Seite (mit anspruchsvoll rivalisierenden Seiten, Rücksichtsforderungen und Durchbrüchen oraler Gier) und einer fürsorglich engen Objektbezogenheit auf dem Gegenpol.

Die 2. Diskriminanzfunktion besteht nur aus einem Faktor, nämlich dem ängstlich erlebten Umgang mit anderen Menschen.

Wenn nun die Mittelwerte der 4 PSACH-Gruppen eingetragen werden, ergibt sich das folgende Bild:

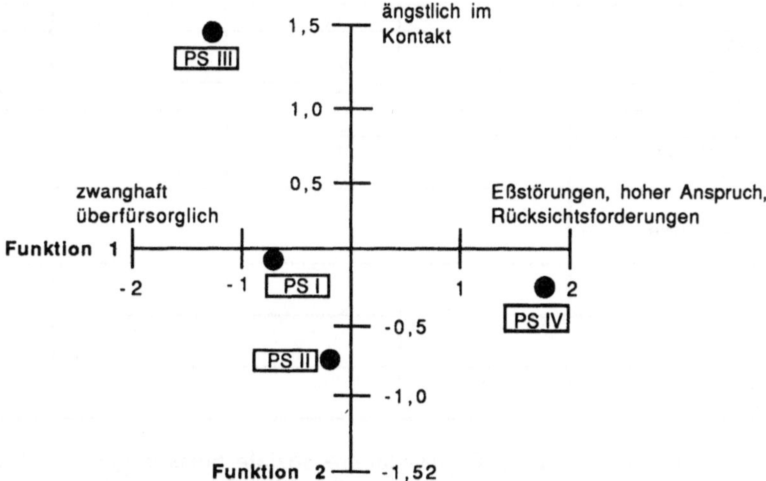

Abb. 70. PSKB-Selbsteinschätzung der Therapeuten mit unterschiedlichem Persönlichkeitsmuster

Auch diese Selbsteinschätzung unterstützt die bisherige Charakterisierung der PSACH-Gruppen. Auf der waagerechten Achse liegt das konkurrierende Persönlichkeitsmuster 4 ganz auf der Seite der Ich-Bezogenheit, während die übrigen 3 in abgestufter Weise sich dem altruistisch überfürsorglichen Pol nähern. Die selbstzweifelnde Gruppe 3 reicht am dichtesten an diesen Pol der engen Objektbindung heran.

Auf der vertikalen Achse des ängstlichen Umgangs mit Menschen zeigt das selbstzweifelnde Muster 3 widerum die ausgeprägtesten Werte, während das emotionale Muster 2 am unauffälligsten erscheint. Stets nimmt das stabile Muster 1 zwischen all den Extremen eine Mittellage ein.

6.1.5 Biographischer Hintergrund der Persönlichkeitsmuster der Therapeuten

Für Patienten und Therapeuten wurden in der Berliner Psychotherapiestudie vielfältige Daten zur Lebensgeschichte erhoben. Gemessen an dem umfangreichen Material, bestehend aus "harten" Fakten der realen familiären Situation und psychologischen Einstellungen zu den Personen der Primärfamilie erbrachten die Untersuchungen stets nur wenige deutliche Zusammenhänge zwischen der aktuellen Problematik, Struktur, Erkrankung etc. des Patienten und den biographischen Einflüssen. Das ist auch im Falle der Therapeuten nicht anders. Dennoch werden die Ergebnisse hier erwähnt, weil sie einen Einblick in die Struktur von Selbsteinschätzungen (in diesem Falle der Therapeuten) erlauben. Es handelt sich um 8 signifikant differierende Häufigkeitsverteilungen von biographischen Daten; die ersten 5 haben den Charakter von Fakten, die übrigen 3 basieren auf persönlichen Einstellungen (Tabelle 76).

Tabelle 76. Biographischer Hintergrund der Persönlichkeitsmuster

	Persönlichkeitsmuster			
Genese **Fakten**	① [%]	② [%]	③ [%]	④ [%]
Ortswechsel	50	18	30	8
Aufenthalt außerhalb der Familie	75	47	0	25
Mutter erkrankt	63	29	10	25
Vater erkrankt	50	29	20	17
Krise in der Großelterngeneration	63	40	11	33
Genese **Einstellungen**				
Vater überlastet, distanziert	*			
Wenig Gemeinsamkeit in der Ehe der Eltern	*			
Ängstlich in der Beziehung zu den Eltern	*		*	

Die Untersuchung der harten Genesedaten - soziale Belastungen durch Krankheit der Eltern, Aufenthalte außerhalb der Familie, Ortswechsel, Krisen in der Großelterngeneration - erbrachte ebenso wie die Betrachtung des subjektiven Erlebens der familiären Situation einen durchgängigen Befund : immer wieder sind es die Therapeuten des Musters 1, welche die stärkste soziale und psychologische Belastung der Familiensituation erlebt haben. Zu diesen Erfahrungen stellt die jetzige Persönlichkeitscharakteristik der Therapeuten des Musters 1 einen deutlichen Kontrast dar. Die geduldige, tolerante, selbstsichere und zugleich selbstbeherrschte Haltung, verbunden mit der religiösen Einstellung läßt etwas von dem Bewältigungsmodus erkennen, mit dem die Erfahrung der durch Krankheit, soziale Schwierigkeiten und persönliche Konflikte unerreichbaren Eltern verarbeitet wurde.

Auffällig ist freilich auch die Tatsache, daß gerade die sich heute selbst als unsicher beschreibenden Therapeuten (Muster 3) die geringsten Genesebelastungen aufweisen. Wenn hier biographische Belastungen vorliegen - was angesichts der ängstlichen Einstellung gegenüber den Eltern anzunehmen ist - dann sind sie vermutlich weniger grob und in den hier verwendeten Datennetzen nicht zu fassen.

Insgesamt entsteht der Eindruck, daß die beiden als besonders stabil gekennzeichneten Persönlichkeitsmuster 1 und 2 mehr augenscheinliche Belastungen in ihrer Lebensgeschichte zu bewältigen hatten als die beiden übrigen. Das scheint die gelegentlich geäußerte Meinung zu bestätigen, daß zu einem guten Therapeuten werde, wer zuvor ein erfolgreicher Patient war, d. h. wer einen sicheren Eindruck davon gewonnen hat, daß schwierige Lebensprobleme effektiv verarbeitet werden können.

6.1.6 Vergleich der Selbsteinschätzungen von Therapeuten und Patienten

Es erscheint vielleicht überflüssig, Therapeuten und Patienten zu vergleichen, um nachzuweisen, daß die Therapeuten aktuell weniger Symptome und Konflikte haben als ihre Patienten. Dennoch ist es nicht uninteressant zu untersuchen, in welchen Punkten sie sich am ehesten ähneln und wo sie sich voneinander unterscheiden. Da von unseren Patienten keine Einschätzungen im PSACH vorliegen, nehmen wir als Vergleichsgruppe die von Hahne (1979) beschriebene Hamburger Patientenstichprobe. Unter Verwendung der von ihm gebildeten, geschlechtsspezifischen Skalen lassen sich folgende Unterschiede festhalten.

Männliche Therapeuten zeigen im Vergleich zu männlichen Patienten

- weniger Ich-syntone Sparsamkeit und Ordentlichkeit,
- weniger mißtrauische, paranoid-depressive Tendenzen,
- weniger Überlegenheitsansprüche,
- weniger Trennungsangst.

Im Vergleich der weiblichen Stichproben zeigen die Therapeutinnen

- weniger Ich-syntone Sparsamkeit und Ordentlichkeit,
- weniger mißtrauische, paranoid-depressive Tendenzen,
- weniger Trennungsangst,
- mehr Sexualbejahung,
- mehr anale Triebhaftigkeit,
- weniger prägenitale Gefügigkeit.

Wenngleich natürlich ein solcher Vergleich zwischen einer Patientenstichprobe und einer Therapeutenstichprobe vom Ansatz her problematisch ist, so vermitteln die Ergebnisse doch einen Eindruck vom Selbstbild der Therapeuten. Diese betonen - ohne daß nun auf die genaue Operationalisierung der verwendeten Begriffe eingegangen werden soll - deutlich weniger die "bürgerlichen" Tugenden Ordentlichkeit und Sparsamkeit, zudem zeigen sie sich weniger ängstlich und mißtrauisch. Darüber hinaus ist eine gegenläufige Tendenz zum traditionellen geschlechtsspezifischen Rollenklischee zu erkennen. Die männlichen Therapeuten erheben weniger Überlegenheitsanspruch, die Therapeutinnen lassen mehr Triebbejahung und weniger gefügige Abhängigkeit erkennen und distanzieren sich damit vom tradierten Rollenklischee der Frau in der Familie.

Möglicherweise werden die Befunde dadurch akzentuiert, daß die Stichproben sich in ihrer sozialen Schichtung unterscheiden. Es ist nicht zu erwarten, daß die Patienten der gleichen akademischen Mittelschicht entstammen wie die Therapeuten. So ist denkbar, daß die Unterschiede auch etwas von den schichtspezifischen Rollenstereotyp von Männern und Frauen zum Ausdruck bringen.

Abschließend wechseln wir von der charakterologischen Ebene des PSACH zur persönlichkeitsstrukturellen des PSKB-Se über und vergleichen auch hier die durchschnittliche Selbsteinschätzung von Therapeuten und Patienten der Berliner Psychotherapiesstudie.

Die Selbsteinschätzungswerte aller Patienten sind so standardisiert, daß ihr Durchschnittsprofil eine gerade Linie über den Wert 50 darstellt. Die Selbsteinschätzungswerte der 47 Therapeuten weichen von diesem Patientenbefund in unterschiedlichem Ausmaß ab, am deutlichsten in den eindeutigen Symptombereichen somatischer oder psychischer Art (Abb. 71). Es ist auch interessant zu beobachten, in welchen Befunddimensionen sich Patienten und Nichtpatienten am ehesten ähneln. Das Thema "Eßgelüste und Gewichtszunahme" (Eß) ist offenbar nicht patientenspezifisch; auch die "Wertorientierung" (We), welche die geistigen, politischen, religiösen und intellektuellen Überzeugungen zum Ausdruck bringt, spielt bei den Therapeuten eine beträchtliche Rolle. Ebenso wie der "enge Bezug zum Kind" (Kd). Die genannten Merkmale sind offenbar nicht pathognostisch insofern, als sie auf eine eindeutig neurotische Auffälligkeit hinweisen, sie spiegeln eher persönlichkeitsstrukturelle Eigenschaften wider. Der hier vorgenommene Gruppenvergleich soll in seinen Ergebnissen nicht überbewertet werden, er liefert jedoch Anhaltspunkte für die Unterschiede im subjektiven Erleben von Menschen, die sich aktuell krank fühlen und Hilfe suchen, und solchen, die das aktuell nicht tun.

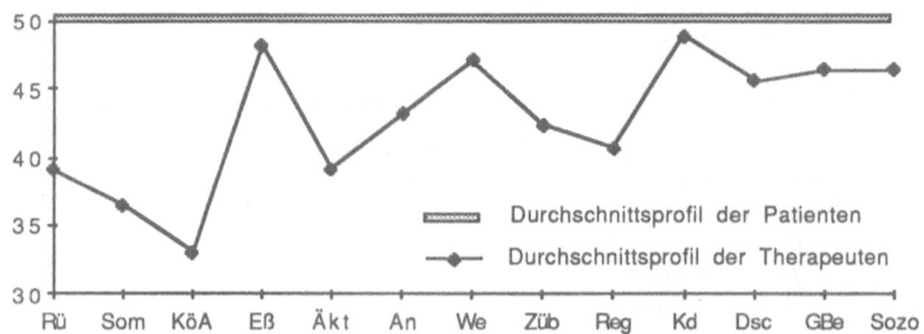

Abb. 71. Vergleich des PSKB-Selbst-Profils von Patienten und Therapeuten

6.1.7 Therapeutische Zusammenarbeit von Patienten und Therapeuten mit unterschiedlichen Persönlichkeitsstrukturen

Die Frage, welcher Therapeutentypus mit welchem Patienten effektiv oder weniger gut zusammenarbeitet, findet naturgemäß großes Interesse. Nachdem wir über die PSACH-Cluster eine Typisierung der Therapeutenpersönlichkeit vorgenommen haben, greifen wir das Thema des "Zueinanderpassens" von Patienten und Therapeuten auf und untersuchen, wie einzelne Therapeutentypen mit Patienten ähnlicher oder unterschiedlicher Struktur im Therapieverlauf zusammenarbeiten.

Als Kriterien für ihre Zusammenarbeit wählen wir Einzelaspekte der therapeutischen Arbeitsbeziehung (aus der Sicht des Patienten und der des Therapeuten) zu 2 Verlaufszeitpunkten aus. Bei der Untersuchung beschränken wir uns auf 2 deutlich gegensätzliche Therapeutentypen: den des PSACH-Musters 2 (den emotional zugewandten, selbstsicheren, wenig ängstlichen triebfreundlichen Therapeuten) und den des PSACH-Musters 4 (den Therapeuten mit leistungsehrgeizigen, rivalisierenden und aggressiven Zügen).

Auf der Patientenseite wählen wir auf der Grundlage der PSKB-Selbstbeschreibung 2 Patientenstichproben aus. Die Patienten der 1. Gruppe weisen eine enge Objektbindung auf, richten sich überfürsorglich auf Partner, Familie, Mitmenschen aus und haben über vielfältige Körpersymptomatik zu klagen. Bei der 2. Patientengruppe sind diese überfürsorglichen und zwanghaften Elemente gering ausgeprägt, ihr zwischenmenschliches Verhalten ist eher von emotionaler Distanz, gescheiterten Beziehungen und kämpferischen Haltungen geprägt. Wir gehen davon aus, daß strukturelle Ähnlichkeiten bestehen zwischen dem emotional zugewandten Therapeuten und dem überfürsorglich klagenden Patienten (hinsichtlich ihrer zugewandten Objektbeziehung) und zwischen dem konkurrierend ehrgeizigen Therapeuten und dem kämpferisch emotional distanzierten Patienten (hinsichtlich ihrer aggressiv rivalisierenden distanzierenden Objektbeziehung).

In Abb. 72–75 zeigen sich - bezogen auf einzelne Aspekte der therapeutischen Arbeitsbeziehung - für die unterschiedlichen Patient-Therapeut-Dyaden verschiedenartige Verlaufsentwicklungen.

Die Ergebnisse wurden durch die Berechnung einer 2faktoriellen Varianzanalyse mit Meßwiederholung ermittelt.

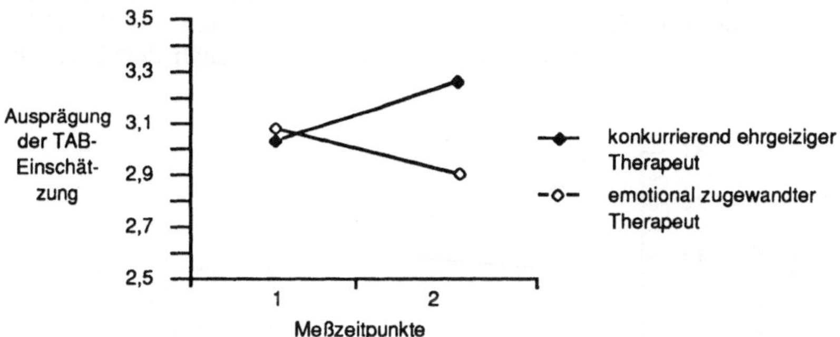

Abb. 72. TAB-*Therapeuten*einschätzung: "Mein Engagement" (überfürsorglich klagende Patienten)

Beide Therapeutentypen, der emotional zugewandte und der konkurrierend ehrgeizige, erleben mit dem emotional zugewandten Patienten beim ersten TAB-Meßzeitpunkt ein gleichstark ausgeprägtes therapeutisches Engagement. Im Verlauf der therapeutischen Initialphase verändert sich die Einstellung der beiden Therapeutengruppen. Bei dem gegensätzlichen Patient-Therapeut-Paar steigert sich das Engagement des Therapeuten, bei der strukturell ähnlichen Dyade markiert der Therapeut ein Nachlassen des Engagements.

Welche Patienteneinschätzung steht dieser Therapeutenbeurteilung gegenüber? Korrespondierend zu dem Engagement des Therapeuten fragen wir bei Patienten nach dem Ausmaß von Hilfe und Unterstützung, die er in der Behandlung erlebt.

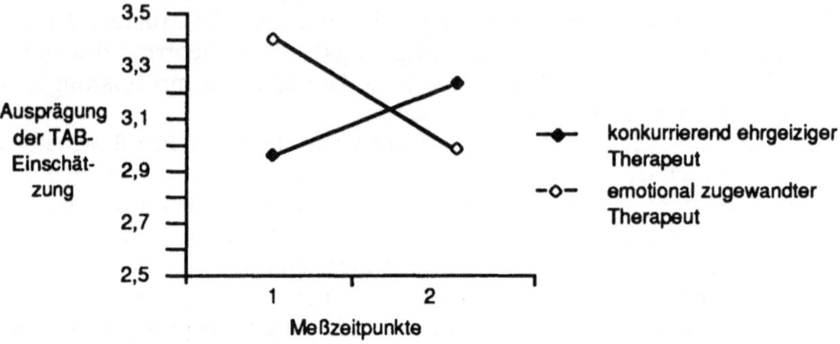

Abb. 73. TAB-*Patienten*einschätzung: "Die Therapie hilft mir " (überfürsorglich klagende Patienten)

Aus der Sicht des Patienten zeigt sich die gleiche Verlaufsentwicklung wie aus der Perspektive des Therapeuten: eine Zunahme des Hilfeerlebens bei der asymmetrischen Patient-Therapeut-Dyade, ein Nachlassen bei dem Patient-Therapeuten-Paar mit ähnlicher Struktur. So entsteht bei vorsichtiger Interpretation der Eindruck, daß die emotional-objektbezogenen Patienten und Therapeuten ihre Zusammenarbeit mit einem Anfangsoptimismus beginnen, der im Verlauf nachläßt, während die unterschiedlichen Strukturen sich anfangs miteinander schwerer tun, jedoch ihre Zusammenarbeit im Verlauf verbessern.

Als 2. Beispiel betrachten wir die Patientengruppe, die in ihrer emotionalen Distanzierung und kämpferischen Haltung dem Therapeuten des PSACH-Musters IV ähnlich ist. Das Ergebnis der Verlaufsbeobachtung ähnelt den bisher beschriebenen.

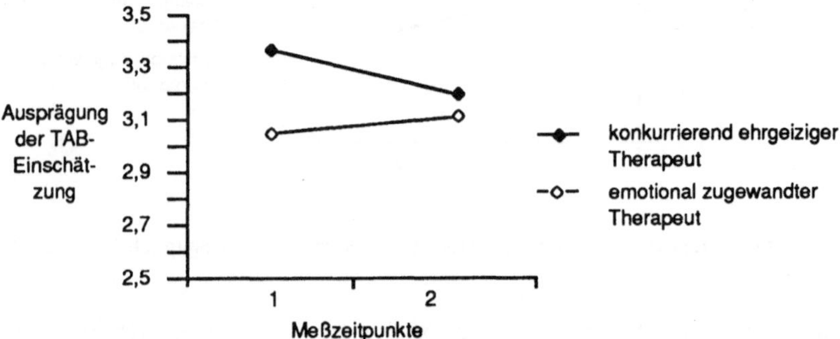

Abb. 74. TAB-Therapeuteneinschätzung: "Mein Engagement" (kämpferisch, emotionale distanzierte Patienten)

Zum 1. Meßzeitpunkt reagiert der konkurrierend ehrgeizige Therapeut mit großem Engagement auf die distanziert kämpferische Haltung des Patienten, doch läßt diese Beteiligung im Verlauf nach. Bei dem emotional zugewandten Therapeuten ist die Entwicklung umgekehrt, sein anfangs geringeres Engagement wird im Verlauf stärker.

Wenn wir nun abschließend wiederum die Perspektive des Patienten betrachten, finden wir auch diesmal ein übereinstimmendes Bild.

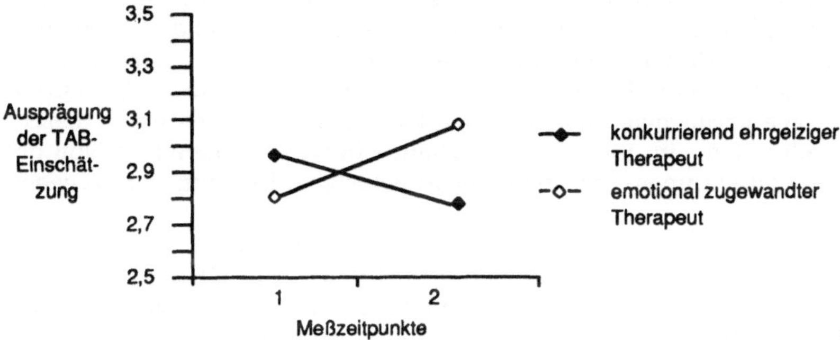

Abb. 75. TAB-Patienteneinschätzung: "Die Therapie hilft mir" (kämpferisch, emotional distanzierte Patienten)

In der ähnlich strukturierten Dyade erleben die kämpferischen Patienten zunächst eine größere Unterstützung, die sich aber im Behandlungsverlauf verringert. Bei dem Patienten-Therapeuten-Paar ungleichen Typs verbessert sich die Situation aus Patientensicht im Behandlungsverlauf.

Diese Befunde können zu vielfältigen Überlegungen führen, je nachdem, wie man die gewählten psychologischen Typen und die hier verwendeten Merkmale der Arbeitsbeziehung versteht. Uns scheint es am ehesten wichtig, darauf hinzuweisen, daß das Zueinanderpassen von Patienten und Therapeuten nicht statisch verstanden werden darf, sondern mit Blick auf den Behandlungsverlauf Entwicklungstendenzen erkennen läßt. Persönlichkeitsstrukturell ähnliche Muster von Patienten und Therapeuten scheinen initial eine günstige therapeutische Zusammenarbeit zu ermöglichen, doch wird eine produktive therapeutische Arbeit offenbar auch dadurch gefördert, daß sich Patient und Therapeut mit ihnen ungewohnten Persönlichkeitsstrukturen und Konfliktlösungsmustern auseinandersetzen müssen. Die anskizzierten Zusammenhänge scheinen interessant genug, um in speziellen Therapieprozeßanalysen eingehender untersucht zu werden.

6.2 Geschlechtszugehörigkeit von Patienten und Therapeuten*

6.2.1 Befunde von männlichen und weiblichen Patienten

In einer früheren Untersuchung haben wir an 615 ambulanten Patienten zeigen können, in welchen Punkten sich Männer und Frauen hinsichtlich der bei ihnen erhobenen Befunde, der Diagnosen und der zugrundeliegenden Problematik unterscheiden. An dieser Stelle wird auch die reichhaltige Literatur zu diesem Thema diskutiert (Rudolf und Stratmann, 1989). Im folgenden Abschnitt werden wir der Frage nachgehen, inwieweit sich Patienten und Patientinnen dieser Studie unterscheiden und - im folgenden Abschnitt - in welchen Bereichen von den Patienten und Patientinnen unterschiedliche Selbsteinschätzungen abgegeben wurden.

Für die Gesamtheit aller untersuchten Männer und Frauen sind in der folgenden Abbildung (Abb. 76) die Durchschnittsbefunde im PSKB aufgeführt. Sie lassen in drei Skalen signifikante Unterschiede erkennen: die Interaktionsmuster "Gescheiterte Beziehungen" (Bez), "Enttäuschungsprotest" (Ep), "Depressive Ohnmacht" (Dep) werden bei weiblichen Patienten deutlich stärker registriert als bei männlichen.

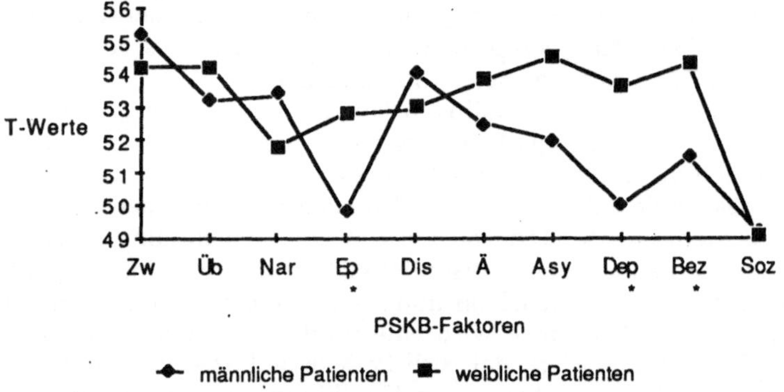

Abb. 76. PSKB-Werte in Abhängigkeit vom Geschlecht des Patienten

Die 3 Unterschiede lassen sich gemeinsam interpretieren. Es ist unbestritten, daß das Leben der Frau von der Erziehung im Elternhaus bis zur Realität der Erwachsenen stärker als das des Mannes auf eine gelungene zwischenmenschliche Beziehung ausgerichtet ist, auf die Verwirklichung prosozialer Ziele mehr als auf die Verfolgung eigenener Interessen und die Gestaltung eines autonomen Lebens. Das schließt eine größere Abhängigkeit vom anderen ein, von seiner Zuneigung und Bestätigung (Olivier, 1987). So verwundert es nicht, daß das Mißlingen der Partnerbeziehung eine wichtige Rolle in der Problematik weiblicher Patienten spielt; es ist nicht die Tatsache des Verlustes allein, sondern die Schwierigkeit, damit emotional zurechtzukommen, das Steckenbleiben in der Hilflosigkeit,

*) Unter Mitarbeit von C. Öri.

Trauer und Enttäuschungswut, das in den 3 genannten Interaktionsmustern zum Ausdruck kommt.

Die Einzelmerkmale der Skala "Enttäuschungsprotest" wie z. B. Benachteiligung, Gekränktheit, Neid, Ansprüchlichkeit, Versorgungsansprüche, Ärger und Wut verweisen auf den oral-aggressiven Stau. Das enttäuschende Objekt kann nicht losgelassen werden, solange passiv-orale Erwartungen darauf gerichtet sind - hier klingt die negative Mutterübertragung an. Während in dem Faktor "Enttäuschungsprotest" noch aggressiv-kämpferische Elemente enthalten sind - wenngleich mehr in masochistischer als in produktiver Funktion - ist diese Seite in dem Faktor "depressive Ohnmacht" erloschen und hat Resignation und Selbstentwertung hinterlassen.

Zum typischen Bild des männlichen Patienten gehört es, gerade dieses Verarbeitungmuster nicht zu zeigen, seine Werte sind in diesen 3 Skalen auffallend niedrig. Es ist sicher nicht zufällig, daß bei ihm statt dessen die Skalen "emotionale Distanz" (Dis) und "zwanghafte Ordnung" (Zw) besonders ausgeprägt sind. Beide Muster sind geeignet, emotionale Bewegtheit und speziell Ärger unter Kontrolle zu bringen. Dort, wo sich die weibliche Patientin mit affektstarker Klage an ihr Gegenüber wendet, zieht sich der männliche Patient aus der zwischenmenschlichen Auseinandersetzung zurück und verstärkt seine Autonomie durch forciert rationale und kontrollierte Haltungen.

6.2.2 Einfluß des Lebensalters auf Befunde von Männern und Frauen

Solange wir Befunde von "den Patienten" diskutieren, sehen wir geschlechtsneutrale und alterslose Personen vor uns. Insofern bedeutet die Einbeziehung der Geschlechtszugehörigkeit eine erste wichtige Differenzierung; eine weitere ist die Einbeziehung des Lebensalters. In der Literatur wird verschiedentlich gezeigt, wie sich scheinbar eindeutige Zusammenhänge unter Berücksichtigung von Geschlechtszugehörigkeit und Alter als Scheinkorrelationen auflösen (z. B. Beckmann et al. 1977). Wir haben daher alle Persönlichkeitsbefunde und anamnestischen Daten auch im Hinblick auf ihre Ausprägungen in den Altersgruppen untersucht und geben im folgenden einige Beispiele für charakteristische Einflüsse des Lebensalters. Es werden dabei 3 mögliche Einflüsse berücksichtigt: solche der Geschlechtszugehörigkeit, des Alters und der Interaktion beider Faktoren. Wir beginnen mit 3 Interaktionsmustern, die unterschiedliche Alters- und Geschlechtseffekte zeigen. So zeigt sich z. B. in der PSKB-Skala "Enttäuschungsprotest" statt des im vorhergehenden Abschnitt beschriebenen signifikanten Geschlechtsunterschiedes eine Signifikanz des Alterseinflusses und der Interaktion von Alter und Geschlecht (Abb. 77).

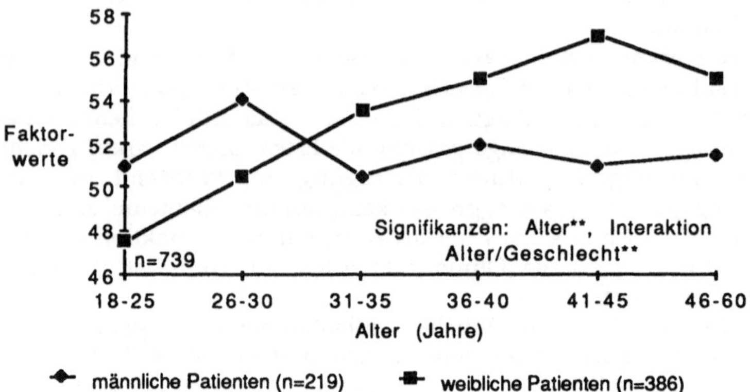

Abb. 77. Ausprägung der PSKB-Skala "Enttäuschungsprotest" in Abhängigkeit von Alter und Geschlecht des Patienten

Bei Patientinnen beobachten wir einen kontinuierlichen Anstieg der Skalenwerte für "Enttäuschungsprotest" von den jungen Jahren bis zur Lebensmitte, während bei männlichen Patienten eine nur geringe Altersabhängigkeit des Befundes festzustellen ist. Wie die Abbildung deutlich macht, gilt die Aussage "Enttäuschungsprotest ist bei Patientinnen ausgeprägter als bei Patienten" am ehesten für das mittlere Lebensalter (mit einem Gipfel im 41.–45. Lebensjahr), während sie für das 18.–30. Lebensjahr nicht zutrifft.

Ähnliche Zusammenhänge gelten auch für andere Interaktionsmuster, die in mittleren Lebensjahren bei männlichen und weiblichen Patienten unterschiedlich ausgeprägt sind, nicht aber in jüngeren Jahren. Als Beispiel werden die Geschlechts- und Alterseffekte für die Skala "depressive Ohnmacht" (Dep) in Abb. 78 dargestellt. Ähnliche Bilder erhalten wir für die Skalen "Angstsymptomatik" und "gescheiterte Beziehungen".

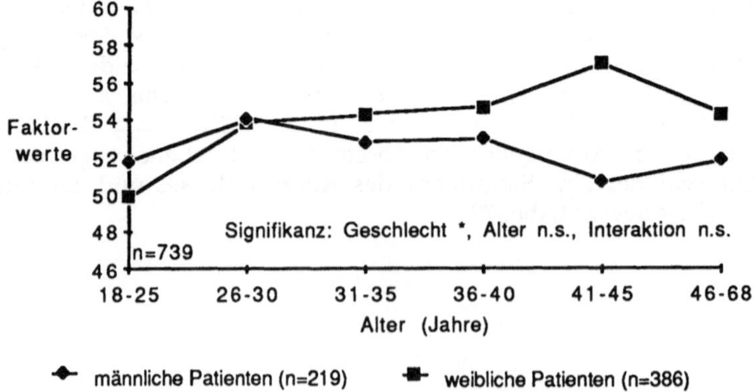

Abb. 78. Ausprägung der PSKB-Skala "depressive Ohnmacht" in Abhängigkeit von Alter und Geschlecht der Patienten

Lediglich ein Alterseffekt zeigt sich in der Skala "Überfürsorglichkeit und Verpflichtung", deren Ausprägung mit zunehmenden Alter bei männlichen und weiblichen Patienten stärker wird:

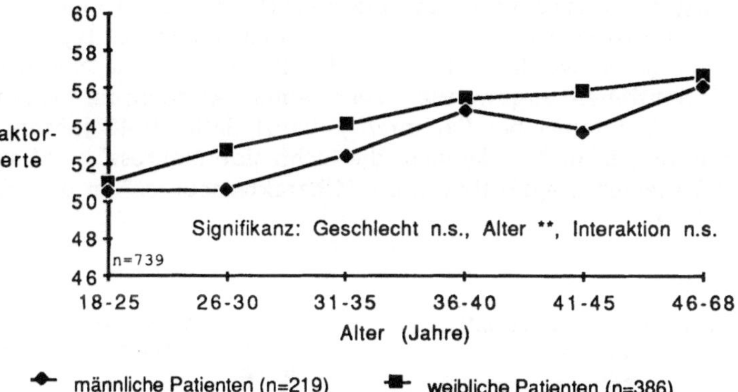

Abb. 79. Ausprägung der PSKB-Skala "Überfürsorglichkeit" in Abhängigkeit von Alter und Geschlecht der Patienten

Wenn wir die Befundmerkmale verlassen und uns dem Krankheitsverhalten im weiteren Sinne zuwenden, so finden wir hier signifikante Anstiege mit wachsendem Lebensalter für die Merkmale "regelmäßiger Psychopharmakagebrauch und Suchtzüge" sowie für den Index "Krankheitsverhalten" (Kraver). Die Ausprägung des so oft erwähnten Index Kraver, der Krankschreibungen, Arztbesuche, Klinikaufenthalte etc. einschließt, ist in der folgenden Abbildung für beide Geschlechter wiedergegeben.

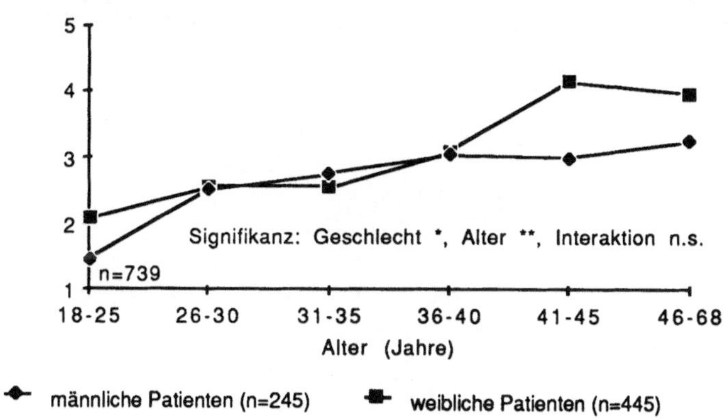

Abb. 80. Ausprägung der Skala "Krankheitsverhalten" in Abhängigkeit von Alter und Geschlecht der Patienten

Die diagnostisch-klassifikatorische Schlußfolgerung aus den erhobenen Befunden erfolgt bekanntlich für die meisten Diagnosen geschlechtsgebunden. Begriffe wie "Depression" oder "Hysterie" werden bevorzugt auf Patientinnen angewendet, "Zwangsneurose, Schizoidie, Persönlichkeitsstörung, Charakterneurose" sind klinische Charakteristika für männliche Patienten. Vergleichbares gilt für die Strukturdiagnosen "hysterisch", "depressiv" (für Patientinnen) und "zwangsneurotisch" und "schizoid" (für Patienten) (Rudolf u. Stratmann 1989)

Diese Fakten lassen sich prinzipiell auch durch unsere Beobachtungen bestätigen. Im vorliegenden Zusammenhang interessiert uns jedoch mehr die Differenzierung durch die Altersgruppen, die im folgenden für einige typische Neuroseformen vorgenommen werden soll (Abb. 81): die "hysterische Neurose", nahezu völlig auf Patientinnen angewendet, zeigt einen Altersgipfel Anfang 30; die "Zwangsneurose", anfangs bei Patienten gehäuft, läßt ab 40 Jahren keine Geschlechtsgebundenheit mehr erkennen; die "schizoide Neurose" wird vorwiegend bei jüngeren Patienten diagnostiziert, die "Charakterneurose" ist durchgängig bei Männern gehäuft.

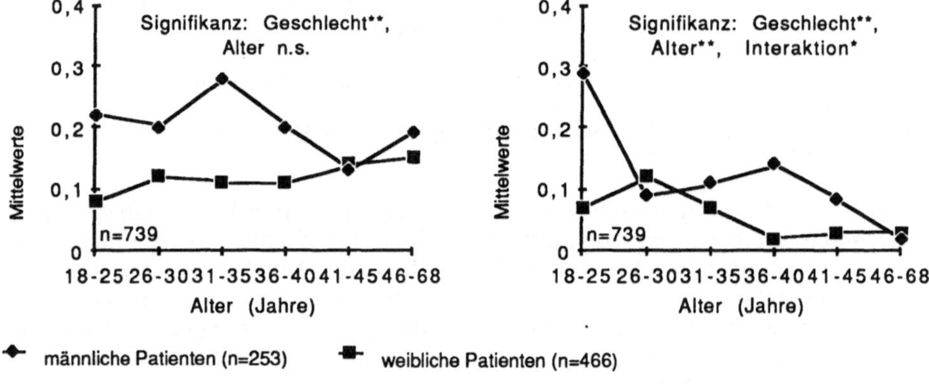

Abb. 81. ICD-Diagnose "Zwangsneurose" in Abhängigkeit von Alter und Geschlecht Patienten

ICD-Diagnose "schizoide Neurose in Abhängigkeit von Alter und der Geschlecht der Patienten

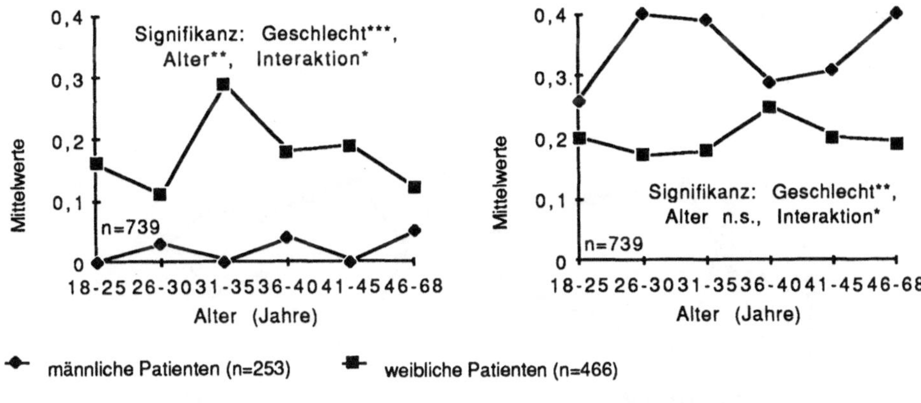

Abb. 82. ICD-Diagnose "hysterische Neurose" in Abhängigkeit von Alter und Geschlecht Patienten

ICD-Diagnose "Charakterneurose" in Abhängigkeit von Alter und der Geschlecht der Patienten

6.2.3 Selbstbeschreibung männlicher und weiblicher Patienten

Das in der Literatur immer wieder erwähnte ausgeprägtere Klageverhalten von Patientinnen läßt sich auch aus unseren Befunden ablesen. In 7 von 13 PSKB-Se-Skalen vermerken sie stärkere Auffälligkeiten als Männer, nur in 2 Skalen ist es umgekehrt. In 6 der 13 Skalen bestehen signifikante Einflüsse des Lebensalters (Tabelle 77).

Tab. 77. Patientenselbsteinschätzungen (PSKB-Se) in Abhängigkeit von Geschlecht und Alter

PSKB-Selbst	Patientinnen markieren		Mit dem Lebensalter
Rücksichtsforderung (Rü)	weniger	*	.
Körpersymptomklage (Som)	mehr	* * *	zunehmend
Körperbezogene Angst (KöA)	mehr	* * *	.
Eßstörungen (Eß)	mehr	* * *	.
Ängstlich im Kontakt (Äkt)	mehr	* *	abnehmend
Hoher Anspruch (An)	.	.	.
Wertorientierung (We)	weniger	* * *	.
Zwanghaft überfürsorgl. (Züb)	.	.	zunehmend
Regressive Bindung (Reg)	mehr	* * *	abnehmend
Enger Bezug zum Kind (Kd)	mehr	* * *	zunehmend
Depressiv-suizidal (Dsc)	.	.	.
Gescheiterte Beziehung (GBe)	mehr	* *	.
Orale Probleme (SozO)	.	.	abnehmend

Die Selbstbeschreibungen von Patientinnen und Patienten im PSKB-Se bilden folgendes Profil:

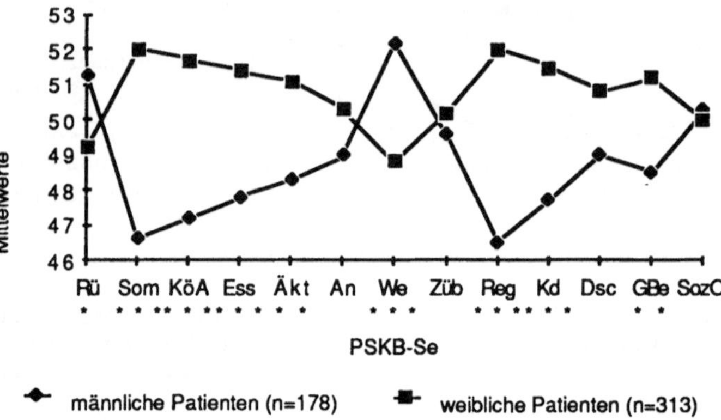

Abb. 83. Ausprägung der PSKB-Selbsteinschätzungsskalen in Abhängigkeit vom Geschlecht des Patienten.

Unter den Patienten zeigen Männer im Vergleich zu Frauen lediglich eine ausgeprägtere "Wertorientierung" (We) (hier geht es um narzißtische und prinzipienhafte und in der Regel deutlich rationalisierende Haltungen). Ferner stellen die männlichen Patienten höhere Rücksichtsforderungen (Rü) in bezug auf ihre Erkrankung. In den meisten Skalen werden jedoch von Patientinnen ausgeprägtere Selbsteinschätzungen abgegeben, v. a. im Bereich körperlicher und psychischer Symptomatik (Som, KöA, Eß, Äkt), aber auch im Bereich der Beziehungsproblematik (Leiden unter gescheiterten Beziehungen und enge Gebundenheit an die Primärfamilie und das eigene Kind).

Die Einbeziehung der Altersstufen läßt erkennen, daß für Männer und Frauen gleichsinnig mit zunehmendem Lebensalter die Angst vor der Außenwelt (Äkt) und die regressive Bindung an die Primärfamilie (Reg) nachlassen, ebenso wie die Ausprägung sozialer Integrationsstörungen. Eine steigende Tendenz zeigt sich mit zunehmendem Alter für die Ausprägung in den Skalen der Körpersymptomklage (Som), der neurotisch engen Verbundenheit mit dem Partner (Züb) und dem eigenen Kind (Kd) (Abb. 84).

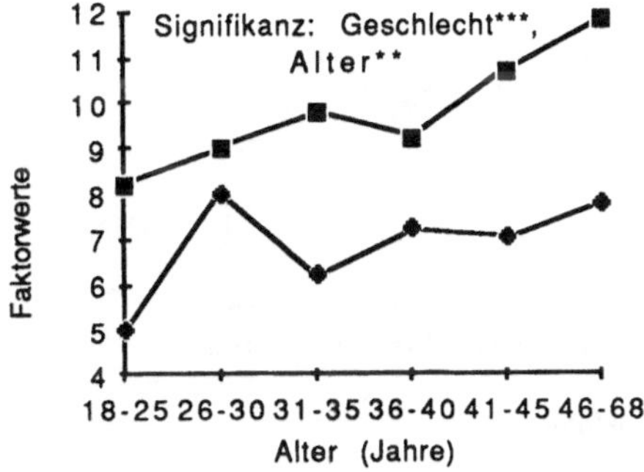

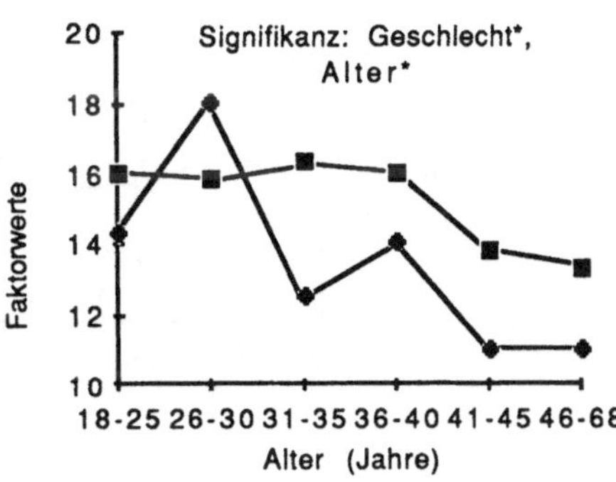

Abb. 84. Ausprägung der PSKB-Se-Skala "Körpersymptomklage" in Abhängigkeit von Alter Geschlecht der Patienten

Ausprägung der PSKB-Se-Skala "ängstlich im Kontakt" in Abhängigkeit von Alter und Geschlecht der Patienten

Eine signifikante Zunahme mit dem Lebensalter zeigen auch, unabhängig von der Geschlechtszugehörigkeit, die Werte auf der Selbsteinschätzungsskala FAPK 3, welche die soziale Unterordnungstendenz, Autoritätsgläubigkeit und Konfliktvermeidung zum Ausdruck bringt. Es ist denkbar, daß diese Tendenz beim älter werdenden Menschen zunimmt, der weniger aggressiv-kämpferisch Konfliktlösungen sucht. Zum anderen kann es sein, daß die Stichprobe der älteren Patienten die bevorzugt in den Kliniken gesehen werden, ein geringeres Bildungsniveau besitzt als die jüngeren ambulanten Psychotherapiepatienten und daß damit indirekt schichtgebundene Konfliktlösungstrategien ausgedrückt werden.

6.2.4 Einfluß der Geschlechtszugehörigkeit der Therapeuten auf ihre Befundbeschreibung

Bei männlichen und weiblichen Patienten lassen sich, wie in den vorigen Abschnitten beschrieben, geschlechtstypische Akzentuierungen der neurotischen Problematik zeigen. Diese Sichtweise unterstellt zunächst einmal objektivierend, daß Männer und Frauen so "sind". In 6.2.3 wurde dargestellt, wie Patienten und Patientinnen sich selbst erleben und beschreiben. Diese Selbstdarstellung hat die geschlechtsgebundenen Unterschiede der als konflikthaft erlebten und beklagten Bereiche noch unterstrichen.

Im folgenden soll die Tatsache berücksichtigt werden, daß auch die Therapeuten ihre Einschätzungen als Männer oder Frauen abgeben. Werden ihre Einschätzungen dadurch gefärbt oder nehmen sie aufgrund ihrer beruflichen Schulung eine geschlechtsneutrale Haltung ein? Wir untersuchen diese Frage zunächst einmal unabhängig vom Geschlecht der Patienten. Ein Blick auf Abb. 85 beantwortet die Frage eindeutig. Therapeuten und Therapeutinnen unterscheiden sich in 7 von 10 PSKB-Dimensionen signifikant voneinander und zwar generell in dem Sinne, daß die Therapeuten ein höheres Befundniveau dokumentieren als die Therapeutinnen.

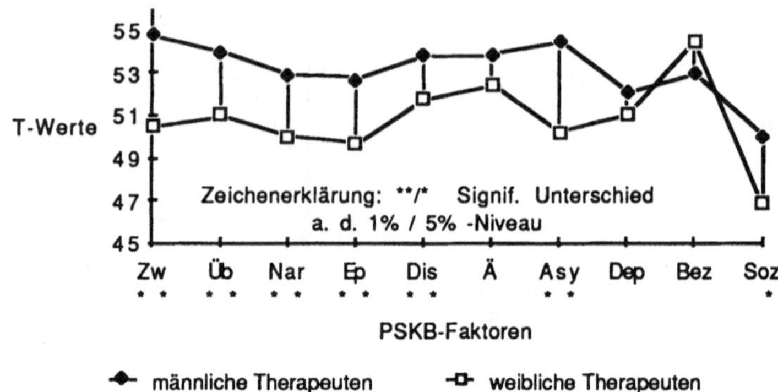

Abb. 85. Ausprägung der PSKB-Skalen in Abhängigkeit vom Geschlecht der Therapeuten

Einen Ausreißer im Urteilsprofil der Therapeutinnen stellt das Interaktionsmuster "Scheitern in Beziehungen" (Bez) dar, das von Therapeutinnen besonders stark gewichtet wird, absolut gesehen sogar stärker als von männlichen Therapeuten.

Der 2. Extremwert wird in der Skala "soziale Desintegration" (Soz) beobachtet, hierbei weichen die Therapeutinnen in ihrer Beurteilung deutlich nach unten ab.

Die Interpretation dieser Befunde leitet sich nicht aus dem Material selbst ab, sie muß von außen herangetragen werden. Wir sehen in dem höheren Befundniveau männlicher Therapeuten - ein möglicher Institutionseffekt wurde rechnerisch ausgeschlossen - die rollenkonforme männliche Neigung zu "härterem", kontrastreicherem Urteil, das leichter in die Richtung pathologischer Auffälligkeit weist; da das Urteil der Therapeuten zugleich homogener ist (gemessen an der Streuung), kann freilich auch die Tendenz zu vorurteilshaftem "Schubladendenken" darin gesehen werden. Indem die symptomgetönten Interaktionsmuster stets auch eine Wertung - genauer gesagt eine Abwertung - bedeuten können, hat es den Anschein, daß Therapeutinnen diesen wertend bemächtigenden Zugriff auf ihre Patienten weniger ausgeprägt vornehmen als ihre männlichen Kollegen. Besonders deutlich wird das in der von Therapeutinnen besonders niedrig markierten Skala "soziale Desintegration" (Soz), die mit Leistungsstörungen, Suchtzügen und sozialen Einordnungsschwierigkeiten etwas abbildet, was in einer älteren Nomenklatur "Verwahrlosungszüge" hieß. Leistungsfähigkeit als Übernahme gesellschaftlicher Rollenerwartung besitzt für den Mann - hier für den männlichen Therapeuten - offenbar einen höheren Stellenwert als für die Frau.

Einen Eindruck von der *Interaktion* der Geschlechtszugehörigkeit von Patient und Therapeut und ihrer Auswirkung auf das globale Befundniveau bietet Abb. 86. Danach registrieren Therapeuten bei weiblichen Patienten das höchste, weibliche Therapeuten bei männlichen Patienten das niedrigste Auffälligkeitsniveau. Als Maß wurde hier das mittlere PSKB-Niveau über alle 10 Skalen gewählt.

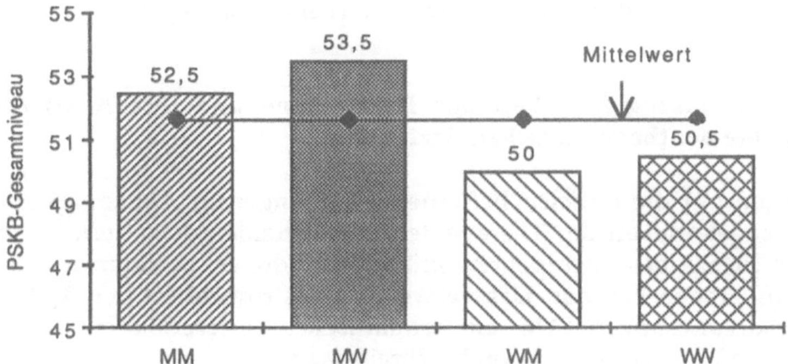

Abb. 86. PSKB-Mittelwerte in Abhängigkeit von der Geschlechtskonstellation Patienten-Therapeut

Abschließend wird ein PSKB-Interaktionsmuster herausgegriffen, dessen Ausprägung eine interessante Abhängigkeit von der Geschlechtskonstellation erkennen läßt. Die Skala "narzißtisch-kämpferisch" (Nar) zeigt ihre stärkste Ausprägung bei der Beurteilung von Männern durch Männer (auch die gleichgeschlechtliche Gruppierung Therapeutin-Patientin läßt höhere Werte erkennen als die gegengeschlechtliche).

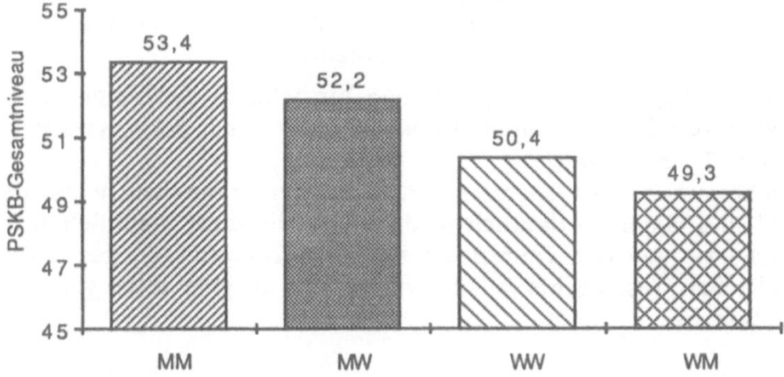

Abb. 87. Ausprägung von "narzißtisch-kämpferisch" in Abhängigkeit von der Geschlechtskonstellation Patient-Therapeut

Man darf annehmen, daß die Rolle des Patienten mit ihren Aspekten von Bedürftigkeit und Hilflosigkeit nicht gut mit der typisch männlichen Rollenvorstellung vereinbar ist und daher zur Kränkungsabwehr narzißtisch-kompensatorische Selbstwertdemonstrationen nahelegt. Diese Interpretation geht "zu Lasten" des Patienten, für den in der gleichgeschlechtlichen Konkurrenzsituation aggressive und kämpferisch entwertende Haltungen angenommen werden. Es ist freilich auch denkbar, daß der Therapeut selbst diese Rivalitätssignale verstärkt wahrnimmt.

Dafür spricht z. B. die Tatsachen, daß die beiden Therapeutentypen, die am deutlichsten narzißtisch stabilisiert sind, auch bei ihren Patienten höhere Narzißmuswerte sehen als die beiden eher emotionalen Therapeutentypen.

6.2.5 Geschlechtszugehörigkeit der Therapeuten und ihre Auswirkung auf Aspekte der therapeutischen Beziehung

Bisher wurden nur die *initialen* Befundeinschätzungen in Abhängigkeit von der Geschlechtszugehörigkeit der Therapeuten und Patienten diskutiert. Im folgenden werden wir Urteile des Therapeuten einbeziehen, die er im Rahmen des Behandlungs*verlaufs* abgegeben hat. Das verwendete Instrument ist der Beziehungsdynamikeinschätzungsbogen BDE, ein semantisches Differential, in welchem der Therapeut in je 28 Gegensatzpaaren beschreiben kann:

- Wie wirkt der Patient auf mich?
- Wie erlebe ich mich gegenüber dem Patienten?

Die Gegensatzpaare wie "mitfühlend-unbeteiligt", "beweglich-plump", "gefühlvoll-gefühllos", "festhaltend-loslassend", usw. werden auf 7stufigen bipolaren Skalen eingeschätzt.

Unsere Erwartung war es, mit Hilfe dieses Bogens, den der Therapeut zusammen mit der Einschätzung der therapeutischen Arbeitsbeziehung (TAB) ausfüllt, einen weiteren Aspekt der emotionalen Antwort des Therapeuten auf den Patienten, also einen Anteil der Gegenübertragung zu erfassen. Im vorliegenden jetzigen Zusammenhang interessiert lediglich der Geschlechtseinfluß von Patient und Therapeut auf die Qualität der Einschätzung. In die Auswertung sind 85 BDE-Einschätzungen von 18 Therapeutinnen und 155 BDE-Einschätzungen von 25 Therapeuten eingegangen. Die Ergebnisse auf der Itemebene, zusammen mit Richter (1989) ermittelt, lassen sich wie folgt zusammenfassen:

- Die Einschätzungen der Therapeutinnen hinsichtlich der Frage "wie ich mich selbst gegenüber dem Patienten erlebe" fallen deutlich positiver aus als die der männlichen Therapeuten.
- Die Einschätzungen der Therapeutinnen zu der Frage "wie wirkt der Patient auf mich" sind ebenfalls deutlich positiver als die ihrer männlichen Kollegen.
- Die Einschätzungen der Therapeutinnen und Therapeuten gegenüber Patienten des gleichen Geschlechts fallen positiver aus als gegenüber gegengeschlechtlichen Patienten.

Es gilt nun im einzelnen zu erläutern, was vorwegnehmend "als positiv" bezeichnet wurde.

In ihrem eigenen Erleben gegenüber den Patienten markieren die Therapeutinnen ausgeprägt Qualitäten wie "spontan", "wandlungsfähig", "sprühend", "beweglich", "erfinderisch", "mitfühlend", "sich verströmend", "gefühlvoll" etc. Männliche Therapeuten dagegen erleben sich eher als "schwerfällig", "starr", "matt", "plump", "einfallslos" usw.

Dieser Geschlechtsunterschied gilt über alle Untersuchungszeitpunkte hinweg auch für die Einschätzung "wie wirkt der Patient auf mich". Hier beschreiben Therapeutinnen ihre Patienten eher als "wandlungsfähig", "sprühend", "sich verströmend", "erfinderisch", "veräußernd", "empfangend". Die männlichen Therapeuten schildern sie dagegen eher als "starr", "matt", "sich verschließend", "bewahrend", "einfallslos".

Stets urteilen die männlichen Therapeuten tendenziell strenger und kritischer, sie markieren in der initialen Diagnostik ein höheres Auffälligkeitsniveau der Befunde und urteilen in der therapiebegleitenden BDE-Einschätzung weniger wohlwollend als ihre Kolleginnen. Den gleichen Unterschied finden wir schließlich auch in der Einschätzung der therapeutischen Arbeitsbeziehung TAB, in der die Therapeutinnen ebenfalls günstigere Beurteilungen abgeben. Möglicherweise neigen Therapeutinnen zu einer mehr gewährenden, akzeptierenden Haltung, zu weniger objektivierender Distanz und weniger Konfrontation als männliche Therapeuten.

In Ergänzung zu diesem Beurteilerverhalten männlicher und weiblicher Therapeuten können wir durch die zusätzliche Berücksichtigung des Einflusses des Patientengeschlechts eine weitere Differenzierung vornehmen. Männliche Patienten werden von Therapeuten beiderlei Geschlechts eher als "sachlich", "gefühllos", "rechthaberisch", "kontrolliert" bezeichnet, während Patientinnen eher als "unsachlich", "gefühlvoll", "ungenau", "unkontrolliert" charakterisiert werden. Diese Merkmale spiegeln - speziell in der sprachlichen Zuspitzung der semantischen Pole - etwas von den gesellschaftstypischen Vorurteilen gegenüber den Geschlechtern wider- Frauen erscheinen in ihrer unsachlich-gefühlsbetonten Art "hysterisch", Männer imponieren durch ihr kontrolliertes rechthaberisches Verhalten "zwanghaft".

Wenn wir schließlich noch die Geschlechtsdyaden berücksichtigen, so ergibt sich folgendes Bild: Therapeutinnen beurteilen innerhalb ihrer generell positiven Einschätzung weibliche Patienten nochmals günstiger als männliche (männliche Patienten in Richtung "sich verweigern, träge, unselbständig, plump, uninteressant, selbstunsicher, einfallslos"; weibliche Patienten in Richtung "hingabefähig, initiativ, selbständig, beweglich, erfinderisch, wandlungsfähig").

In ihrem gegenüber allen Patienten kritischen Urteil skizzieren männliche Therapeuten das Bild ihrer weiblichen Patienten ungünstiger als das der männlichen Patienten (männliche Patienten eher "träge, unsachlich"; weibliche Patienten eher "einfältig, naiv, einfallslos, ungenau").

In beiden Vergleichen deutet sich an, daß die gleichgeschlechtlichen Dyaden von Therapeuten positiver beurteilt werden als die gegengeschlechtlichen. Betrachten wir daher abschließend die Antwort der Therapeuten auf die Frage "Wie erlebe ich mich gegenüber dem Patienten", so bezeichnen sich in der Tat die Therapeuten in den gegengeschlechtlichen Dyaden MW oder WM eher als "störend", "unverträglich", "festhaltend", "naiv", dagegen in den gleichgeschlechtlichen Dyaden MM oder WW eher als "sich einfügend", "verträglich", "differenziert", "loslassend". Die gleichgeschlechtlichen Therapeut-Patient-Dyade scheint somit reibungsloser, selbstverständlicher zu arbeiten als die gegengeschlechtliche, die mehr Fremdheit und Reibung erkennen läßt. Diese scheinbar eindeutige Bewertung wird ein wenig relativiert durch die Tatsache, daß sich die Therapeuten in der gegengeschlechtlichen Beziehung ausgeprägter als "gefühlvoll", in der gleichgeschlechtlichen dagegen als stärker "gefühllos" schildern. Bei aller Vorsicht darf man vielleicht vermuten, daß die zwar als schwierig beschriebenen gegengeschlechtlichen Dyaden dennoch emotionsgeladener sind als die gleichgeschlechtlichen.

Die Hintergründe dieser geschlechtsgebundenen Beurteilungsstereotypien können von empirischer Seite nicht weiter erhellt werden; wir wollen lediglich festhalten, daß auch die Geschlechtskonstellation von Patienten und Therapeuten einen konstituierenden Teil der Beziehungsdynamik ausmacht und damit die Befunde beeinflußt oder umgekehrt ausgedrückt: wir verstehen einen psychotherapiebezogenen Befund besser, wenn wir die Geschlechtskonstellation, in welcher er entstanden ist, mit einbeziehen.

6.3 Patient und Therapeut im Kontext der diagnostischen Situation

Die Häufigkeiten traditioneller Diagnosen und ihre Verknüpfungen wurden in 2.2.1.2 dargestellt. Es folgt hier zunächst eine Untersuchung zur Validierung der diagnostischen Klassifikation (6.3.1). Die darauf folgende Untersuchung nähert sich der diagnostischen Situation auf ganz andere Weise, indem sie die von Therapeuten und Patienten im Rahmen der diagnostischen Erstgespräche niedergelegten Einschätzungen als Muster der diagnostischen Interaktion zusammenfaßt (6.2.3). Der letzte Abschnitt (6.3.3) schließlich befaßt sich mit einem sehr spezifischen diagnostischen Aspekt; indem untersucht er die wechselseitige Wahrnehmung von Patient und Therapeut vor dem Hintergrund der Objekt- und Selbstrepräsentanzen.

6.3.1 Zur Validität der diagnostischen Kategorien*

Die Charakterisierung eines Patienten durch wenige diagnostische Begriffe und erst recht deren Verdichtung zu einer Gesamtdiagnose bedeuten ein extrem reduktionistisches Vorgehen, so daß immer wieder Zweifel angemeldet werden, ob eine solche "Etikettierung" überhaupt eine sinnvolle Information enthalte. Wir werden die Wertigkeit des diagnostischen Vorgehens im folgenden dadurch untersuchen, daß wir überprüfen, welche Befunddimensionen mit den Diagnosen verknüpft sind, welche prognostischen Konsequenzen die Diagnosen haben und ob sie mit der Indikationsentscheidung und Therapierealisierung zusammenhängen.

In 2.2.1 hatten wir aus den zahlreichen Einzeldiagnosen des ICD-Systems fünf diagnostische Großgruppen gebildet (Neurosen, Charakterneurosen, Psychosomatosen, Ich-strukturelle Störungen, somatopsychische Störungen). Im folgenden wird varianzanalytisch untersucht, wie sich die Befunde der Patienten mit verschiedenen Diagnosekategorien unterscheiden. Der Neurosenbefund wird in den PSKB-Skalen niedergelegt. Das Ergebnis läßt sich dahingehend zusammenfassen, daß die unterschiedlichen diagnostischen Kategorien charakteristische Befundprofile aufweisen, die in ihren Ausprägungen den theoretischen Erwartungen entsprechen.

---

*) Unter Mitarbeit von C. v. Essen.

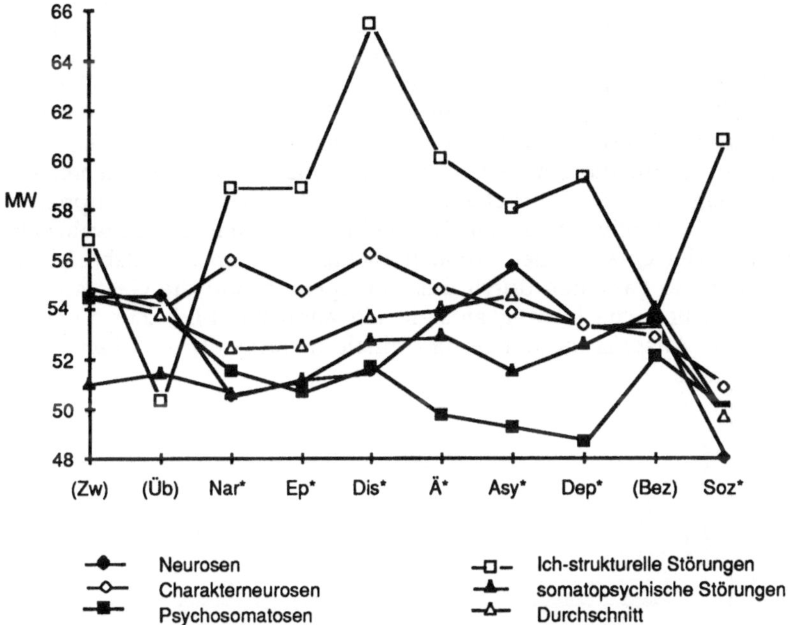

Abb. 88. Unterschiede der Diagnosengruppen in den PSKB-Skalen

Das Profil der Patienten mit der Diagnose "Neurose" zeigt einen Akzent im Bereich der Angstsymptomatik (Asy) und der Überfürsorglichkeit (Üb) bei ansonsten leicht unterdurchschnittlichem Befundniveau, insbesondere im Bereich der narzißtisch-kämpferischen, enttäuscht-protestierenden und emotional distanzierten Dimensionen (Nar, Ep, Dis).

Die Patienten mit Charakterneurose zeigen ein gegenüber den neurotischen Patienten erhöhtes Befundniveau, v. a. im Bereich der narzißtisch-kämpferischen, enttäuscht-protestierenden und emotional distanzierten Interaktionsmuster (Nar, Ep, Dis).

Durch besondere Unauffälligkeit ihres Befundes zeichnen sich die psychosomatischen Patienten aus. Bei ihnen sind die insbesondere geringe Ausprägungen in den "typisch neurotischen" Dimensionen Ängstlichkeit, Angstsymptomatik und Depression (Ä, Asy, Dep) zu erkennen.

Die Patienten mit Ich-strukturellen Störungen heben sich deutlich von allen anderen Gruppen ab. Ihre Befundwerte sind besonders hoch, insbesondere in Bereichen Narzißmus, Enttäuschungsprotest, emotionale Distanz, Ängstlichkeit, Depression und soziale Desintegration (Nar, Ep, Dis, Ä, Dep, Soz). Unsere Hypothese, daß dieser diagnostischen Kategorie das größte "Pathologiegewicht" zuzumessen sei, wird durch die Extrembefunde in den Interaktionsmustern bestätigt.

Die Patienten mit somatopsychischen Störungen lassen keine sehr eindrückliche Befundcharakteristik erkennen.

Wir können feststellen, daß die vom Therapeuten in der Erstuntersuchung niedergelegten Diagnosen und die von ihm dokumentierten Befunde einander entsprechen, was die interne Validität der diagnostischen Kategorien erweist. Sehr viel geringer ausgeprägt sind die Zusammenhänge zwischen den (vom Therapeuten festgestellten) diagnostischen Kategorien und den vom Patienten abgegebenen PSKB-Selbsteinschätzungen. Hier sehen wir lediglich eine Akzentuierung des Faktors "Rücksichtsforderungen" (Rü) bei den somatopsychischen Patienten, die ausgeprägte Selbsteinschätzung der "sozialen Desintegration" (Soz) bei Patienten mit Ich-strukturellen Störungen (im Sinne von Geld-Schulden-Alkohol-Problematik) sowie die gehäufte Markierung von "Eßstörungen" (Eß) bei den Psychosomatosen.

Auch in bezug auf die Untersuchereinschätzung der prognostischen Kriterien ergeben sich signifikante Unterschiede in den 5 diagnostischen Gruppen. Untersucht wurden die Motiviertheit und Umstellungsfähigkeit, die Abwehrhaltungen der Patienten, die Qualität der initialen therapeutischen Arbeitsbeziehung, die Wahrnehmung des Patienten durch den Therapeuten und die Gesamtprognose - über alle diese Bereiche hinweg entsteht ein ähnliches Bild. Zur Veranschaulichung wird die Ausprägung der Skala "initiale therapeutische Arbeitsbeziehung" (iTAB) dargestellt.

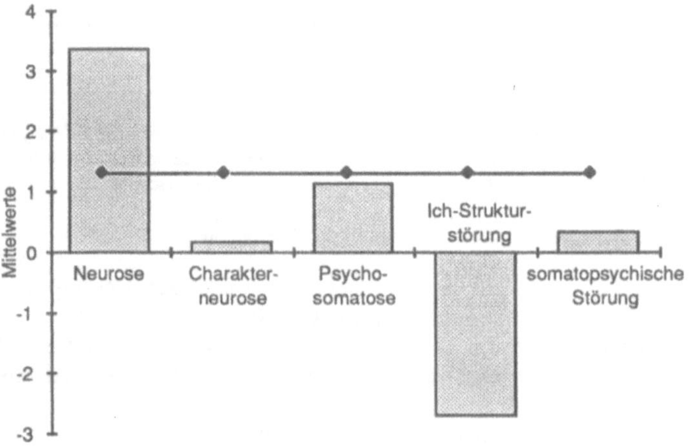

Abb. 89. Initiale therapeutische Arbeitsbeziehung bei Patienten mit unterschiedlichen Diagnosen

Die Patienten mit der Diagnose "Neurose" werden als die prognostisch günstigsten beschrieben, sie haben die höchste Therapiemotivation, die geringste Abwehr, die günstigste Arbeitsbeziehung, die beste Gegenübertragung.

Demgegenüber werden die Patienten der diagnostischen Kategorie Ich-strukturelle Störungen erwartungsgemäß am ungünstigsten eingeschätzt. Der Untersucher erlebt bei ihnen geringe Motivation, starke regressive Abwehrhaltung, schlechte Prognose und schwierige initiale therapeutische Arbeitsbeziehung. Im semantischen Differential (SDOR) beschreibt der Interviewer diese Patienten als eher desinteressiert, kalt, intolerant, unfähig. Die Patienten bestätigen die ungünstige Einschätzung, indem sie ihrerseits mangelnde Sympathie für den Interviewer in ihrer Einschätzung ausdrücken.

Die übrigen diagnostischen Gruppen bewegen sich zwischen diesen Extremen. Die besonders günstige Beurteilung der Patienten mit der Diagnose "Neurose", ebenso wie die ungünstige der Patienten mit "Ich-struktureller Störung" spiegelt sich auch in der Indikationsstellung zu Psychotherapie. So wird bei 74 % der neurotischen, aber nur bei 45 % der Ich-strukturell gestörten Patienten eine Behandlungsindikation gestellt.

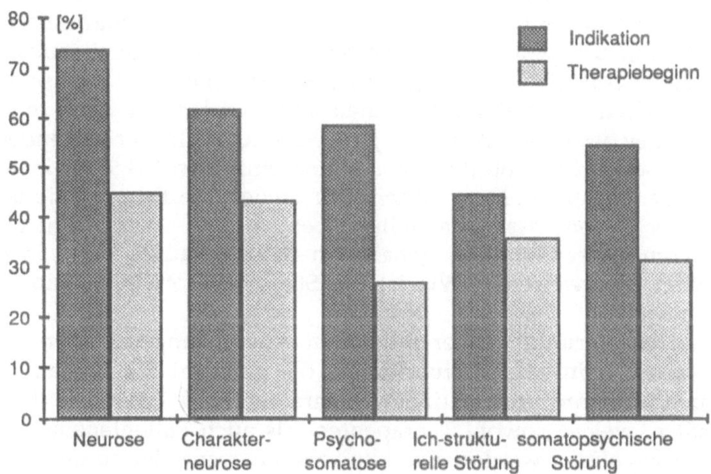

Abb. 90. Therapieindikation und Therapierealisierung bei Patienten mit unterschiedlichen Diagnosen

Betrachtet man, wieviele Patienten tatsächlich eine Therapie beginnen, so verändert sich die Rangfolge. Während nur 27 % der somatischen Patienten wirklich eine Behandlung beginnen (die bei 58 % empfohlen wurde), wird bei den Ich-strukturell gestörten Patienten der Therapiebeginn bei 36 % (von 45 % vorgemerkten) registriert. Interessant ist die Tatsache, daß bei den strukturell Ich-gestörten Patienten 9 % eine Behandlung beginnen, ohne daß eine Indikation gestellt worden war, was bei den übrigen Diagnosen kaum vorkommt.

Dies gab uns Anlaß, die Patienten der Ebene IV in 2 Gruppen zu unterteilen: jene, bei denen eine Borderlinestörung diagnostiziert wurde, und solche, bei denen eine Störung der sozialen Integration festgestellt wurde. Beide Gruppen überschneiden sich nicht. Dabei zeigt es sich, daß die Untersucher bei 71 % der Borderlinepatienten eine Indikation stellten und daß 56 % dieser Patienten eine Therapie beginnen; dies ist ein noch größerer Anteil als bei den neurotischen Patienten und doppelt so viel wie bei den psychosomatischen Patienten. Dies bedeutet, daß ein großer Teil der Patienten mit der Diagnose "Borderlinestörung", die hinsichtlich prognostischer Faktoren und der Qualität der initialen Arbeitsbeziehung als eher ungünstig eingeschätzt werden, dennoch eine Therapie beginnt. Psychosomatische Patienten hingegen, die von den Untersuchern eher günstiger prognostiziert wurden, nehmen trotz Behandlungsindikation nur zu einem relativ kleinen Prozentsatz das ambulante therapeutische Angebot wahr.

Abschließend können wir feststellen, daß in der Anfangsphase von Interview, Therapieplanung und Indikationsentscheidung die Zugehörigkeit zu dem diagnostischen Kategoriensystem offenbar eng mit den Einschätzungen psychologischer Charakteristika, motivationaler und prognostischer Faktoren als auch mit der Einschätzung der initialen Arbeitsbeziehung und der darauf folgenden Indikationsstellung zusammenhängt.

6.3.2 Muster der diagnostischen Interaktion

Als Ergebnis der diagnostischen Gespräche dokumentiert der Therapeut eine Vielzahl von psychologischen, soziodemographischen und biographischen Daten des Patienten und legt eine Reihe von Einschätzungen über die prognostischen Aussichten einer therapeutischen Zusammenarbeit nieder; der Patient seinerseits gibt eine umfangreiche Selbsteinschätzung seines körperlichen und seelischen Befindens, seiner aktuellen zwischenmenschlichen und sozialen Situation, seiner generellen Einstellungen und speziellen Therpieerwartungen. In der folgenden Untersuchung wollen wir prüfen, ob diese genannten einzelnen Faktoren in einem regelhaften inneren Zusammenhang stehen. Wir stellen die Frage: "Wie ist die innere Struktur der Patientenselbstdarstellung beschaffen? - Was macht die innere Struktur der vom Therapeuten festgehaltenen Befunde aus?" - und in der Verknüpfung beider Sichtweisen - "Wie ist die Struktur ihrer Interaktion beschaffen?"

Die rechnerische Grundlage der folgenden Ausführungen bilden zahlreiche Faktorenanalysen der initialen Befunddaten, die getrennt für Therapeuten und Patienten, für ambulante und stationäre Therapien und zusätzlich für kombinierte Datensätze, welche sowohl Therapeuten- als auch Patienteneinschätzungen verknüpfen, durchgeführt werden. Die klinische Relevanz der so gewonnen Faktoren wurde dadurch überprüft, daß sie mit Verlaufskriterien, wie etwa der therapeutischen Arbeitsbeziehung oder dem Behandlungsergebnis, korreliert wurden. Dabei wurde die unterschiedliche prognostische Vorhersagekraft der so gebildeten Dimensionen sichtbar.

Die häufige Wiederkehr von Variablenkombinationen in den Ergebnissen aus unterschiedlichen Stichproben von Patienten, Therapeuten und Patient-Therapeuten-Paaren rechtfertigt eine integrative Zusammenschau, bei der die im folgenden beschriebenen typischen Befundmuster extrahiert werden können. Im Zweifelsfall stützen wir uns bei der Interpretation auf jene Faktorenanalysen, welche die Daten beider Partner, Patient und Therapeut, umfassen. In der folgenden Übersicht sind die 6 wichtigsten faktorenanalytisch gefundenen Dimensionen aufgeführt. Jede von ihnen enthält eine spezifische Mitteilung des Patienten und eine Antwort des Therapeuten. Die Abbildung gibt Auskunft über die Herkunft der Variablen (aus Patienten- bzw. Therapeuteneinschätzung). Anhand der Zahlen (n) kann man erkennen, daß die Einschätzungen von Patient und Therapeut in den einzelnen Dimensionen unterschiedlich stark beteiligt sind. Die ersten 3 Faktoren enthalten unterschiedliche Klagen des Patienten und daraus abgeleitete Befunde des Therapeuten. Die Faktoren 4 und 5 sind Einschätzungen des Therapeuten, die als eine professionelle, aber auch persönliche emotionale Antwort auf die Persönlichkeit des Patienten verstanden werden können. Im letzten Faktor tritt schließlich ein Bewältigungsstil des Patienten in den Vordergrund.

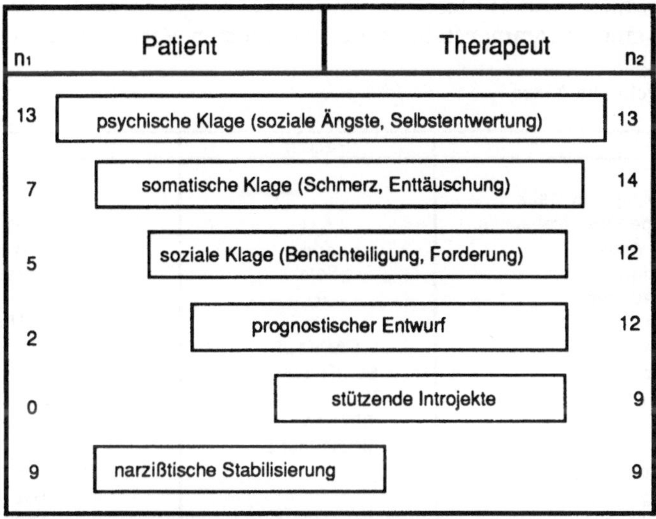

Abb. 91. Muster der diagnostischen Interaktion

6.3.2.1 Psychische Klage

Von seiten des Patienten handelt es sich hier um einen "Klagefaktor", in dem er vielfältige neurotische Symptomatik zum Ausdruck bringt, vorrangig aber Ängste im Umgang mit Menschen und körperbezogene Befürchtungen. Diese Sachverhalte werden sowohl vom Patienten in seiner Selbsteinschätzung als auch vom Therapeuten in seinem Befund registriert.

Ähnliches gilt für die Beschreibung des Krankseins mit einem Akzent der Organfixierung und medizinischen Krankheitserwartung, die gleichfalls in der Patientenselbsteinschätzung und der Therapeutenbeurteilung zum Ausdruck kommen. Schließlich stimmen Patient und Therapeut auch über das Vorhandensein zwanghafter Züge überein, die sich v. a. als Tendenz zur sozialen Verpflichtung und engen Verbundenheit ausdrücken.

Einseitig in der Patientenselbsteinschätzung findet sich eine negative Einstellung zum eigenen Selbst, seiner Kompetenz und seiner Kontaktfähigkeit sowie eine negative Sichtweise wichtiger Beziehungspersonen. Diese negativen Selbst- und Objektrepräsentanzen haben verständlicherweise keine direkte Entsprechung auf Therapeutenseite. Indirekt bestätigt der Therapeut diesen Aspekt, indem er bei den Patienten 5 biographische Dimensionen registriert, die alle mit Ängstigung und Enttäuschung des Patienten in seiner Primärfamilie und frühen Lebenserfahrung zu tun haben.

Im Befund des Therapeuten finden sich 2 Elemente, die kaum Entsprechungen auf Patientenseite haben und insofern als Interpretation des Therapeuten zu sehen sind: der Befund der "depressiven Ohnmacht" (Dep) und der "sozialen Desintegration" (Soz). Damit unterstreicht der Therapeut die depressive Seite des Patientenerlebens und dessen soziale Rückzugstendenz, während der Patient selbst seine Ängstlichkeit und Hilflosigkeit in den Vordergrund stellt. Die folgende Tabelle enthält eine Zusammenstellung der wichtigsten Variablen dieses Faktors.

Tabelle 78. Psychische Klage

	Patient	Therapeut
Neurotische Polysymptomatik:		
Ängstlichkeit gegenüber Menschen,	Äkt	A, Dis
körperbezogene Ängste	KöA	Asy
körperbeschwerden und	Som	Kraver
Rücksichtsforderungen	Rü	
zwanghafte Züge	Züb	Zw, Üb
negatives Selbst	FAPK1,2	
negative Objekte	SDOR-Selbst	
	SDOR-Partner	
	SDOR-Vater	
	SDOR-Mutter	
Biographische Belastung		Genese: Angst und Enttäuschung
Sozialer Rückzug		Soz
Depressive Ohnmacht		Dep

Die prognostische Bedeutung dieses Faktors ist nicht eindeutig. Das ängstlich-hilflose Symptomangebot wirkt appellierend, in der Therapieerwartung des Patienten mischen sich Kooperationsbereitschaft und Ratlosigkeit, die prognostische Einschätzung des Therapeuten beinhaltet um so mehr Zweifel je ausgeprägter sozialer Rückzug und emotionale Distanzierung vorhanden sind.

6.3.2.2 Somatische Klage

Im Kontrast zu dem vorgenannten Muster steht hier nicht polyneurotische Klage des Patienten mit vorwiegend sozialen Ängsten im Vordergrund, vielmehr sind es seine schmerzhaften Körperbeschwerden und seine körperbezogenen Ängste. Darüber hinaus signalisiert er in seiner Selbstbeschreibung eine fürsorglich enge Bindung an Partner und Kinder und eine regressive Bindung an seine Primärfamilie. Das Prinzip der Sicherheit durch Anlehnung an starke Personen wird auch in seiner betont positiven Einschätzung der Therapeutenpersönlichkeit und des Vaterbildes sichtbar. Die Etablierung starker Objekte wird ergänzt durch die Tendenz zur sozialen Unterordnung, d. h. durch eine letztlich autoritätsgläubige Einstellung.

Wie registriert der Therapeut dieses Angebot? Er sieht das ausgeprägte körperfixierte Krankheitsverhalten des Patienten, bestätigt die enge Bindungsbereitschaft, zugleich markiert er jedoch etwas, wofür es beim Patienten keine Entsprechung gibt - eine ausgeprägte Haltung der Enttäuschung und des Vorwurfs. Aus der Sicht des Therapeuten hat es den Anschein, daß der Patient in seiner großen Verantwortung für Angehörige und in seiner Unterordnung unter starke Personen dennoch enttäuscht wird und das Gefühl hat, zu kurz zu kommen.

Ferner ist die Tatsache wichtig, daß nach dem Befund des Therapeuten dieses Interaktionsangebot u. a. sozial geprägt ist: die Patienten sind älter, schulisch und beruflich weniger qualifiziert und stammen häufiger aus ökonomisch belasteten Familien.

Die Korrelation dieses Faktors mit prognostischen und Verlaufskriterien läßt deutliche prognostische Zweifel des Therapeuten erkennen. Die auf Schonung ausgerichtete Therapieerwartung des Patienten und seine Fixierung auf ein somatisches Krankheitskonzept führen offenbar dazu, daß der Therapeut die initiale Zusammenarbeit und die Veränderungschancen eher gering einschätzt und auch in seiner Gegenübertragung eine weniger positive Einstellung zu den Patienten entwickeln kann. Ambulante Therapien kommen unter dieser Voraussetzung eher seltener zustande, während stationäre Therapien durchaus versucht werden.

Tabelle 79. Somatische Klage

	Patient	Therapeut
Körpersymptomatik ohne soziale Ängste	Som KöA	
Ausgeprägtes Krankheitsverhalten		Kraver
Therapieerwartung Schonung	THERW4	
Fürsorgliche und regressive Bindung	Reg, Kd	Üb
Soziale Unterordnung	FAPK3	nicht Dis
Idealisierter Therapeut	SDOR-Ther	
Enttäuschungsprotest		Ep
soziale Situation belastet		Alter, Ausbildung, Neg, Ökono

6.3.2.3 Soziale Klage

Wie im vorausgegangenen Muster beinhaltet die Klage des Patienten auch hier Körperbeschwerden und entsprechende Rücksichtsforderungen, die ebenfalls von Seiten des Therapeuten als Krankheitsfixierung registriert werden. Das Bild der Somatisierung steht jedoch nicht alleine im Vordergrund, d. h. es wird überlagert durch die soziale Problematik des Patienten, die sowohl in seiner Selbsteinschätzung als auch im Therapeutenbefund zum Ausdruck kommt. Beide stimmen darin überein, daß die soziale Problematik eine "orale" Tönung hat, z. B. Probleme mit Alkohol- oder Tablettenabhängigkeit oder Schulden vor dem Hintergrund allgemeiner sozialer Einordnungsschwierigkeiten einschließt. Im Befund des Therapeuten wird zusätzlich das Vorliegen von "regressiver Abwehr" vermerkt.

Was dieses Muster von dem vorhergehenden deutlich unterscheidet, ist die im bewußten Erleben des Patienten deutlich hervortretende fordernde Haltung. Der Patient weist soziale Unterordnung (die das vorige Muster charakterisiert hatte) zurück und betont eher seine Ansprüche an sich und andere. Vom Therapeuten wird diese Haltung wiederum als Ausdruck der Enttäuschung (Ep) aufgefaßt. Von der biographischen Situation hat der Therapeut ein spezifisches Bild, das von sozialer Notlage und Personenverlusten geprägt ist, aber auch von der Notwendigkeit und Fähigkeit, sich alleine "durchzuschlagen". Die ökonomische Belastung beschränkt sich nicht auf die Lebensgeschichte, sondern erstreckt sich zugleich auf die aktuelle Lebenssituation.

Auch dieses Muster hat eine prognostische Bedeutung: der Therapeut registriert, daß die Zusammenarbeit initial schwierig ist. Ambulante Therapien werden eher nicht geplant, in den durchgeführten Therapien gestaltet sich die Arbeitsbeziehung schwierig, das Behandlungsergebnis ist eingeschränkt, was wahrscheinlich am ehesten mit den Sucht- und Abhängigkeitszügen zusammenhängt. Interessant ist die Tatsache, daß diese Therapieschwierigkeiten nichts mit einer negativen Gegenübertragung des Therapeuten, also mit einer ablehnenden emotionalen Reaktion zu tun haben (wie das z. B. bei den somatisierenden Patienten der Fall war). Offenbar spielen primäre Schwierigkeiten der therapeutischen Beziehung hier eine geringere Rolle, die Problematik des Patienten scheint zum größeren Teil in der äußeren sozialen Realität angesiedelt.

Tabelle 80. Soziale Klage

	Patient	Therapeut
Soziale Problematik mit	SozO	Soz
"oraler" Tönung		AbwReg
Betonung eigener Ansprüche	neg $FAPK_3$, An	Ep
Körperzentriertes Krankheitskonzept	Som, Rü	Kraver
Genese: Verlust und Sichdurchsetzenmüssen		Verlust; Gen 72, 85
Soziale Belastung		Oekbel, Ökono

6.3.2.4 Prognostischer Entwurf des Therapeuten

Dieses Muster ist dadurch interessant, daß es ganz einseitig Therapeuteneinschätzungen versammelt, die zudem ausschließlich prognostisch relevante Gesichtspunkte betreffen. Hier geht es nicht um Symptomatik, soziale Situation, Biographie und Selbstbild, sondern offenbar um die Schlußfolgerungen, die der Therapeut aus diesen Daten im Hinblick auf die Behandelbarkeit des Patienten zieht. Es handelt sich dabei um den prognostischen Faktor, der sich in der Prädiktorenuntersuchung als herausragend wichtig für die Vorhersage von Verlauf und Ergebnis erwiesen hat (s. 3.2).

Der Therapeut stellt darin fest, ob der Patient für eine aufdeckende Therapie motiviert und befähigt ist, ob die initiale therapeutische Zusammenarbeit im Rahmen der Erstgespräche effektiv und in guter emotionaler Atmosphäre verlief und auch ob er sich selbst als engagiert, kompetent und dem Patienten emotional zugewandt erlebt hat. Offenbar gehört es zu den Denkmustern des Therapeuten, einen Entwurf von der Beziehung und der möglichen Zusammenarbeit vorzunehmen (und auch im Behandlungsverlauf daran festzuhalten). Wie wir an anderer Stelle gesehen haben, korreliert auch die Zufriedenheit des Patienten mit dieser initialen Therapeuteneinschätzung.

Einzelne Elemente der 3 vorgenannten Klagemuster - z. B. Enttäuschungsprotest, emotionale Distanz, soziale Desintegration, somatische Krankheitsfixierung - korrelieren negativ mit dieser prognostischen Dimension.

Tabelle 81. Prognostischer Entwurf

	Patient	Therapeut
Hohe Motiviertheit und Umstellungsfähigkeit		MOT
wenig Abwehr		neg. AbwReg neg. AbwKomp
Gute Gesamtprognose		PROG
Initiale therapeutische Zusammenarbeit, effektiv und in guter Atmosphäre		iTAB
Emotionale Wertschätzung für den Patienten		SDOR-Pat, Gü
Positive Aspekte der Therapeutenperson	SDOR-Ther	
Wenig Belastung der Prognose durch		neg. Ep, neg. Dis, neg. Soz, neg. Kraver neg. Ein

6.3.2.5 Stützende Introjekte

Auch diese Dimension wird ausschließlich aus Therapeuteneinschätzungen gebildet, sie betreffen überwiegend die Biographie des Patienten. Darin betont er dessen verantwortliche Stellung gegenüber den Eltern, seine durchsetzungsfähige Haltung gegenüber Geschwistern, seine Identifikation mit Werthaltungen wichtiger biographischer Personen (z. B. bezüglich ihrer sozialen Aktivitäten und verantwortungsbewußten Haltungen). Diese biographische Skizze wird im Bereich des aktuellen Befundes ergänzt durch die fürsorglich verantwortungsbewußte Einstellung des Patienten gegenüber Angehörigen (Üb). Diese Dimension bildet einen Kontrast zu den ängstigend enttäuschenden Kindheitserfahrungen des Musters 1 und der entbehrungsreichen Genese des Musters 3. Statt dessen kann sich der Patient in dieser Dimension (auch!) auf die Erfahrung positiver Beziehungen und eigener durchsetzungsfähiger Aktivität und Verantwortlichkeit stützen.

Tabelle 82. Stützende Introjekte

	Patient	Therapeut
Verantwortung für Eltern		Gen 63, 65
Sich durchsetzen gegen Geschwister		Gen 72, 82, 85
Übernahme positiver Wertvorstellungen von Personen der Biographie		Gen 111, 112, 113
Fürsorglich, verantwortlich gegenüber Partner		Üb

6.3.2.6 Narzißtische Stabilisierung

Im Gegensatz zu den beiden vorher beschriebenen Dimensionen folgt hier nochmals ein Akzent der Patientenselbsteinschätzung. Auch hier kommt die "starke Seite" des Patienten zum Vorschein, nun aber nicht im sozial fürsorglichen Sinne, sondern als durchsetzungswillige, auf sich selbst gestützte Einstellung. Hoher Anspruch an sich selbst und andere, narzißtisch getönte Wertorientierung und die Ablehnung jeglicher Unterordnung bestimmen das zwischenmenschliche Verhalten. Gute schulische, berufliche Qualifikation und fehlende Belastung in der Biographie unterstreichen die "starke Position". Die selbstbewußte Einstellung kommt auch dadurch zum Ausdruck, daß viele Objektrepräsentanzen vom Patienten entweder eindeutig positiv oder negativ bewertet werden. So entsteht der Eindruck, daß hier ein spezieller Bewältigungsstil wirksam wird. Er beinhaltet die forcierte Autonomie eines Menschen, der sich auf seine Durchsetzungsfähigkeit, seine intellektuelle Orientierung, seine schulisch berufliche Qualifikation und seine stabile Familienerfahrung stützen kann.

Tabelle 83. Narzißtische Stabilisierung

	Patient	Therapeut
Hoher Anspruch an sich und andere	We, An	
Ablehnung von Unterordnung	neg. FAPK3	
Starke soziale Position		AUSBER, neg. Ökono neg. Verlust
Starke Bewertung der Objektpräsentanzen	pos. SDOR Freund pos. SDOR Mutter pos. SDOR beneiden neg. SDOR Partner neg. SDOR nicht leiden neg. SDOR mißtrauen	

6.3.2.7 Zusammenfassende Bewertung der diagnostischen Muster

Es soll noch einmal darauf hingewiesen werden, daß die beschriebenen Faktoren nicht etwa Typen von Patienten oder Therapeuten beschreiben, sondern Dimensionen oder Merkmalbündel, die im diagnostischen Gespräch mit jedem Patienten nebeneinander auftreten können. Für unsere praktische diagnostische Arbeit hat es sich als hilfreich erwiesen, wenn der Therapeut versucht, sich über die Ausprägung der einzelnen Dimensionen klar zu werden. Wenn es dem Therapeuten nicht gelingt, die prognostisch schwierigen Dimensionen möglichst früh herauszuarbeiten und sie auch mit den Patienten zu besprechen, läuft er Gefahr, im Behandlungsverlauf darüber zu stolpern (z. B. über die Tatsache, daß der Patient auf ein somatisches Krankheitskonzept fixiert ist und Gründe hat, es nicht aufzugeben, daß er in einer sozialen Notlage steht, aus der er unbewußt zugleich neurotischen Gewinn zieht). Ebenso wichtig ist es, sich über die "positiven" Dimensionen klarzuwerden. Wenn es dem Therapeuten nicht gelingt, in Ansätzen einen positiven prognostischen Entwurf (verknüpft mit der positiven Wertschätzung für den Patienten) zu erstellen, wenn er keine Elemente positiver Beziehungserfahrung im Patienten entdecken kann, wenn er keinen Ansatz dafür findet, daß der

Patient auch in der Lage ist, sich auf seine eigene Stärke zu beziehen, braucht er die Behandlung gar nicht erst anzufangen, da ihr die wichtigste Grundlage fehlt. Insofern scheinen uns diese diagnostischen Dimensionen besonders wichtig für den Therapeuten, der aufgrund der initialen Gespräche abwägen muß, welche Hindernisse einer therapeutischen Zusammenarbeit im Wege stehen und welche Hoffnungen er sich auf eine beiderseits engagierte Zusammenarbeit machen kann.

Diese Sichtweise ist nicht dazu angetan, die Persönlichkeit des Patienten einseitig zu objektivieren. Sie erfaßt vielmehr das Ergebnis der diagnostischen Interaktion von Patient und Therapeut und die daraus resultierenden Tendenzen, die entweder auf eine wünschenswerte Gemeinsamkeit und Zusammenarbeit zielen oder erkennen lassen, daß sich die Partner voneinander abwenden werden.

6.3.3 Zusammenhang zwischen Persönlichkeitsstruktur, Selbstbild und Objektrepräsentanzen *

6.3.3.1 Selbstbild und Objektrepräsentanzen im semantischen Differential SDOR

In dem psychoanalytischen Konzept spielt die Struktur des Selbst eine bedeutsame Rolle. Es handelt sich dabei um einen "auxiliären deskriptiven Begriff, der auf die Person als Subjekt verweist, im Unterschied zu der sie umgebenden Welt der Objekte" (Jacobson 1973, S. 17). Das Selbst als Vorstellungbild der eigenen subjektiven Person wird ebenso wie das Bild der Objekte als psychische Repräsentanz verstanden, als inneres Bild, welches vom Subjekt mit bestimmten Eigenschaften, Wertungen, Gefühlstönen und Bedürfnissen besetzt werden kann. Selbst und Objekte (bzw. ihre psychischen Repräsentanzen) bilden gerade in ihrer Gegensätzlichkeit von innen und außen, Subjekt und Objekt, Ich und Nicht-Ich, ein untrennbares Ganzes, eines ist ohne das andere psychologisch nicht vorstellbar.

Im folgenden arbeiten wir mit sehr vereinfachten Operationalisierungen dieser Konzepte. In dem semantischen Differential SDOR haben Patient und Therapeut die Möglichkeit, für ihr Selbst und 9 wichtige Objekte (darunter den Therapeuten bzw. den Patienten) Einschätzungen an 10 polaren Eigenschaftspaaren abzugeben, wie z. B. sympathisch-unsympathisch, aktiv-passiv, fähig-unfähig (in 7facher Abstufung). Die Eigenschaftspaare haben eine ähnliche Bedeutung, so daß man sie faktorenanalytisch auf 2 grundlegendere Dimensionen reduzieren kann.

---

*) Unter Mitarbeit von T. Grande.

Methodische Anmerkung:
Zu diesem Zweck wurde eine Hauptkomponentenanalyse mit Varimaxrotation durchgeführt. Jede einzelne Beurteilung einer Person wurde als "Fall" für die Faktorenanalyse gewertet; da jeder Patient und jeder Therapeut jeweils 10 Personen beurteilen, erhält man bei diesem Vorgehen eine Stichprobe von ca. 4500 beurteilten Personen, die die Grundlage der Analyse bilden. Eine erste Faktorenanalyse über die 10 Eigenschaftspaare ergab zwei Faktoren, wobei allerdings 3 Eigenschaftspaare auf beiden Faktoren etwa gleich hoch luden. In einem zweiten Durchgang wurden daher diese Eigenschaftspaare aus der Analyse herausgenommen, um inhaltlich möglichst prägnante Faktoren zu erhalten. Diese zweite Faktorenanalyse ergab ebenfalls zwei Faktoren, die 69 % der Varianz erklären. Beide Faktoren sind inhaltlich sehr prägnant, was unter anderem durch den Umstand belegt wird, daß die Adjektivpaare auf ihnen sehr hoch (im Schnitt mit ca. 0,70) laden. Eigenschaftspaare, die auf beiden Faktoren hoch laden, ergaben sich in dieser zweiten Faktorenanalyse nicht mehr. Die beiden sich ergebenden Faktordimensionen verhalten sich nahezu orthogonal zueinander, so daß sie als Koordinatenkreuz dargestellt werden können.

Mit dem beschriebenen Vorgehen wird es möglich, jedes Selbst- oder Objektbild in einem Koordinatensystem abzubilden. Das obere Ende der vertikalen Dimension (Faktor 1) ist gekennzeichnet durch die Tendenz, das Bild als *aktiv, sicher, entschieden* zu charakterisieren, am anderen Ende dieser Achse finden wir die Einschätzung *passiv, unsicher, unentschieden*. Am rechten Pol der horizontalen Achse (Faktor 2) werden den Bildern die Eigenschaften *sympathisch, warm, verständnisvoll, beweglich* zugeschrieben, während das linke Ende durch die entsprechenden Negativmerkmale *unsympathisch, kalt, intolerant, unbeweglich* charakterisiert ist.

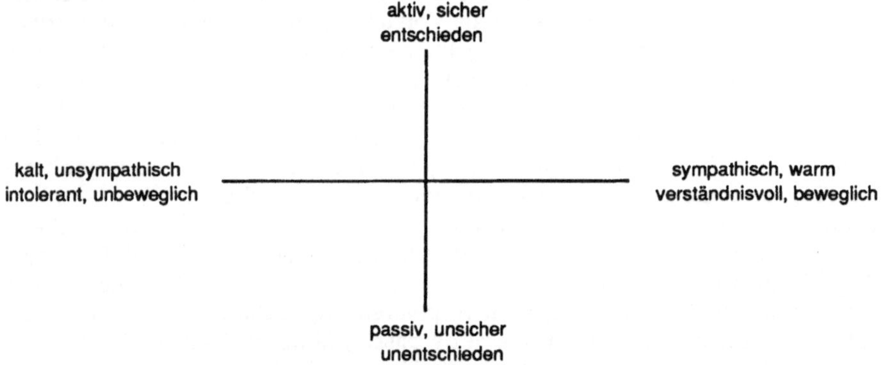

Ein Selbst- oder Objektbild ist somit um so positiver gekennzeichnet, je weiter es in den rechten oberen Quadranten hineinreicht (aktiv, sicher und warm, sympathisch), es ist um so negativer charakterisiert, je tiefer es in dem linken unteren Quadranten plaziert ist (kalt, unsympathisch und passiv, unsicher).

Zuerst werden wir prüfen, wie das durchschnittliche Selbstbild aller Patienten und ihre durchschnittliche Vorstellung vom Therapeuten in diesem Bewertungsschema aussieht (Abb. 92a). Zum Vergleich wird die spiegelbildliche Sichtweise des Therapeuten herangezogen, d. h. das durchschnittliche Selbstbild der Therapeuten und die durchschnittliche Vorstellung der Therapeuten von ihren Patienten (Abb. 92b).

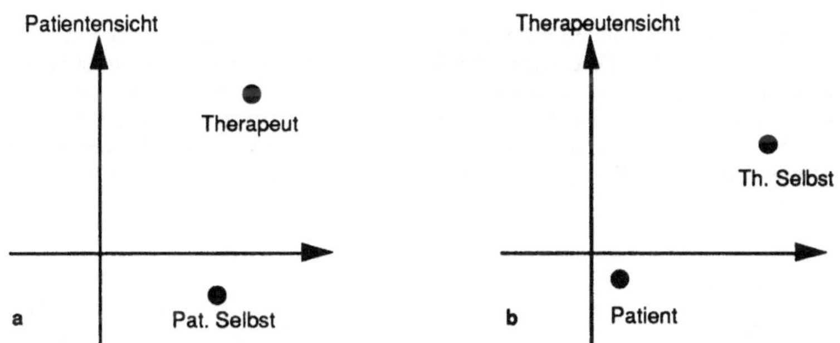

Abb. 92 a, b. Zuordnung von Patient und Therapeut

In der Selbsteinschätzung der Patienten zeigen diese auf der "emotionalen" Achse (warm, sympathisch) etwas geringere Werte als sie den Therapeuten zuschreiben. Sehr ausgeprägt ist aber der Unterschied auf der Achse der Aktivität und Entschiedenheit. Hier sehen sich die Patienten deutlich passiv und unsicher.

Der Vergleich mit der Therapeuteneinschätzung läßt erkennen, daß auch diese die Situation ähnlich asymmetrisch einschätzen. Sie lokalisieren sich selbst eher im positiven Bereich des warm-sympathischen und aktiv-sicheren Feldes, den Patienten dagegen im Bereich des unsicheren und unentschiedenen, und - über die Patientenselbsteinschätzung hinaus - auch ungünstiger auf der emotionalen Achse, d. h. kälter und unbeweglicher. Allerdings nehmen die Therapeuten im Vergleich zur Patienteneinschätzung für sich selbst auch eine etwas weniger günstige Beurteilung vor.

Diese Einschätzungen - Patient und Therapeut geben sie im Rahmen des Erstinterviews ab - werfen ein Licht auf die Rollenasymmetrie zwischen hilfesuchenden Patienten und hilfeanbietenden Therapeuten. Das fehlende Selbstbewußtsein, das der Patient hier dokumentiert, macht in der Regel den Kern seiner neurotischen Störungen aus, die positive Zuschreibung, die er dem Therapeuten gibt, erlaubt es ihm, bei diesem Hilfe zu suchen. Diese Konstellation wird prinzipiell auch vom Therapeuten bestätigt.

6.3.3.2 Selbst- und Objektbilder des Patienten in Abhängigkeit von seiner Persönlichkeitsstruktur

Als wesentliche persönlichkeitsstrukturelle Beschreibung haben wir in der vorliegenden Untersuchung die neurotischen Interaktionsmuster des PSKB gewählt. Sie beinhalten bekanntlich eine Verflechtung von subjektivem Erleben und Einstellungen zur Objektwelt. Im folgenden werden wir untersuchen, ob Patienten mit unterschiedlichen strukturellen Akzenten in den Interaktionsmustern verschiedenartige Selbstbilder und Objektbilder beschreiben. Als Beispiel sind in Abb. 93 solche Patienten herausgegriffen, die jeweils überdurchschnittliche Ladungen auf den PSKB-Dimensionen "depressive Ohnmacht" (Dep), "Emotionale Distanz" (Dis) und "narzißtisch kämpferisch" (Nar) aufweisen. Die von diesen Patienten skizzierten Selbstbilder sind zu dem durchschnittlichen Selbstbild aller Patienten in Beziehung gesetzt.

Methodische Anmerkung:
Die Strukturmerkmale der Patienten (Dep, Narz, Dis etc.) wurden als Kriterien in eine Regressionsanalyse eingeführt, bei der die beiden Koordinaten (aktiv-sicher bzw. warm-sympathisch) die Rolle der Prädiktoren spielen. So werden für die Prädiktoren ß-Gewichte ermittelt, die graphisch als Vektoren veranschaulicht werden. Die Länge der Vektoren ist ein Ausdruck für die Höhe des Zusammenhangs zwischen Prädiktor und Kriterium, ihre Steigung ein Ausdruck für das Gewicht der beiden SDOR-Dimensionen. In den Abbildungen werden nur signifikante Zusammenhänge mitgeteilt.

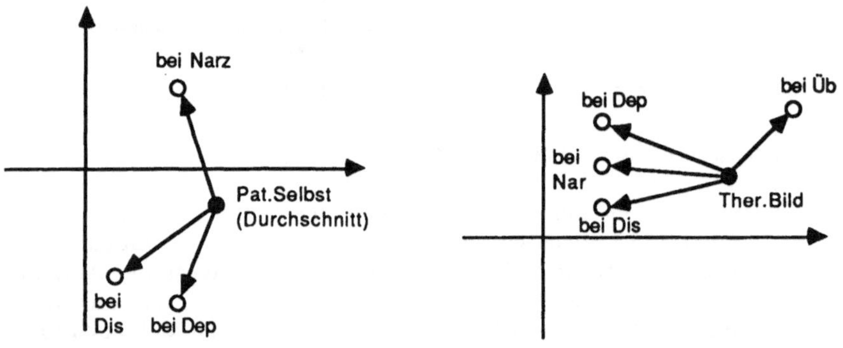

Abb. 93. Pat-Se-Bild abhängig von der Struktur des Patienten

Abb. 94. Ther-Bild (des Patienten) abhängig von der Struktur des Patienten

Die Abb. 93 läßt, gemessen am Durchschnittsbild aller Patienten, die Selbstentwertung erkennen, welche von depressiven und emotional-distanzierten Patienten vorgenommen wird. Bei der Depression werden v. a. die Aktivität und Selbstsicherheit geringer eingeschätzt, bei der emotionalen Distanz wird zusätzlich weniger emotionale Wärme markiert. Die Gegentendenz zeigt sich bei Patienten mit ausgeprägten narzißtisch-kämpferischen Zügen, ihr Selbstbild ist auch weniger warm als das der Durchschnittspatienten, jedoch ungleich ausgeprägter auf der Dimension Aktivität und Entschiedenheit.

Dieses Ergebnis bedeutet zugleich eine interne Validierung der neurotischen Interaktionsmuster. Die vom Therapeuten beschriebenen interaktionellen Tendenzen werden durch die Selbstbeschreibungen der Patienten bestätigt. In umgekehrter Richtung sehen wir in der Therapeutenbeurteilung eine Deutung der vom Patienten gegebenen Selbstbeschreibung. Die sich als besonders unsicher und unentschieden fühlenden Patienten werden als depressiv charakterisiert, die überdurchschnittlich aktiven und entschiedenen, aber zugleich kühlen werden als narzißtisch bezeichnet usw.

In die gleiche Richtung weist die Betrachtung der Abb. 94. Hier geben die Patienten mit unterschiedlichem Interaktionsmuster unterschiedliche Bewertungen des Therapeutenbildes ab. Aus der Sicht der Patienten mit emotional distanzierten und narzißtischen Zügen erscheint das Therapeutenbild emotional kühler und unbeweglicher. Auch der depressiv strukturierte Patient sieht das Bild des Therapeuten weniger warm, aber zugleich - im Kontrast zu seiner eigenen Beschreibung - aktiver und entschiedener. Besonders aufschlußreich ist das Urteilsverhalten der Patienten mit dem Interaktionsmuster "Überfürsorglichkeit", ihr Therapeutenbild ist in Richtung des idealisierenden Quadranten verschoben, es fällt auf beiden Dimensionen besonders günstig aus. Diese Urteilstendenz begegnet uns wieder in der Bewertung der Behandlungsergebnisse, wo Patienten mit einem hohen Ausgangswert an Überfürsorglichkeit dazu neigen, ein besonders günstiges Behandlungsergebnis zu dokumentieren.

Im folgenden greifen wir nochmals ein einzelnes Interaktionsmuster heraus - "emotionale Distanz" - und untersuchen seine Bewertungstendenz für das Selbstbild und unterschiedliche Objektbilder.

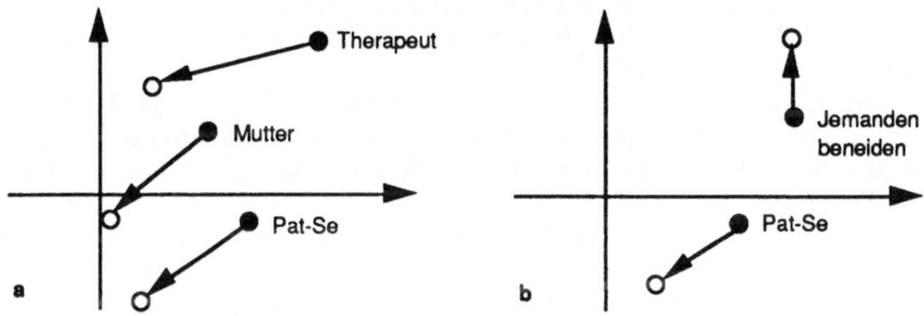

Abb. 95 a, b. Selbst- und Objektbilder bei Patienten mit ausgeprägtem PSKB-Faktor "emotionale Distanz (Dis)

In Abb. 95a werden für Patienten mit ausgeprägter emotionaler Distanz (PSKB-Faktor "Dis") das Selbstbild und verschiedene Objektbilder dargestellt. Die Vektorpfeile veranschaulichen die Befundtendenz mit wachsender Ausprägung des Faktors "Dis". So sehen wir für die Patienten, die vom Therapeuten als distanziert, zurückhaltend und kühl beschrieben werden ("Dis"), daß sie auch ihre wichtigen Objekte und ihr Selbst als kühler und unsympathischer beschreiben. Hinzu kommt eine verringerte Zuschreibung von Aktivität.

Während das Selbstbild und die Realobjekte gleichermaßen entwertet werden, wird, wie Abb. 95b erkennen läßt, "jemand, den ich beneide" durchaus aufgewertet. Die Diskrepanz zwischen dem abgewerteten Selbstbild und dem aufgewerteten Idealbild des Beneideten ist somit bei Patienten mit ausgeprägter emotionaler Distanz besonders groß.

Der für die Therapiesituation besonders interessante Vergleich von Selbstbild und Therapeutenbild wird im folgenden unter dem Einfluß von 3 neurotischen Befundakzenten vorgenommen (Abb. 96a-c).

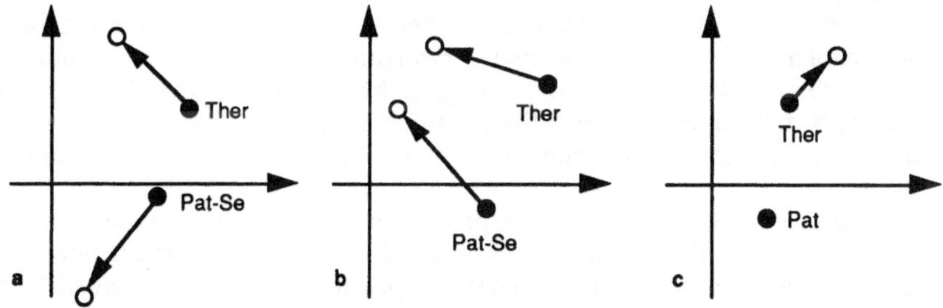

Abb. 96 a-c. Selbstbild (Patient) und Objektbild (Therapeut) bei Patienten mit unterschiedlichen Interaktionsmustern.
a Patient mit "depressiver Ohnmacht"; b Patient mit "narzißtischen Zügen";
c Patient mit "Überfürsorglichkeit"

Auch hier zeigt sich eine Bestätigung der theoriegeleiteten Erwartungen insofern, als für die narzißtischen Patienten das Selbstbild und das Therapeutenbild einander angenähert sind und zwar an einem Punkt, der durch größere Aktivität oder auch durch weniger emotionale Wärme gekennzeichnet ist.

Ein gegentypisches Verhalten lassen die depressiven Patienten erkennen, welche ihr Selbstbild entwerten und das Therapeutenbild aufwerten, v. a. auf der Dimension der Aktivität. Dieser "größere Abstand" unterstreicht ihre Hilfsbedürftigkeit, während die Nähe beider Bilder beim narzißtischen Patienten zugleich die Rivalitätstendenzen ahnen läßt.

Unter dem Einfluß ausgeprägter Überfürsorglichkeit (Üb) zeigt das Selbstbild des Patienten keine veränderte Position, während das Therapeutenbild auf beiden Dimensionen in Richtung des idealisierten Feldes (aktiver und emotional wärmer) verschoben ist.

Die Ergebnisse dieser einfachen Untersuchungen (wenngleich ihnen methodisch komplizierte Berechnungen zugrunde liegen) berühren zentrale und therapeutisch wichtige Aspekte des psychoanalytischen Persönlichkeitskonzepts. In der persönlichkeitsstrukturellen Beschreibung, welche der Therapeut vom Patienten gibt - anhand der PSKB-Interaktionsmuster - spiegelt sich in typischer Weise das Selbstkonzept und die Beziehungsbereitschaft des Patienten. Das Bild vom eigenen Selbst und von den Objekten in ihrer Relation zueinander ist es im wesentlichen, welches die Neurosenstruktur kennzeichnet. In Ergänzung zu dieser Psychologie des Selbst und der Objektbeziehungen kann der Aspekt der Triebpsychologie hier nur erahnt werden, ihn gälte es mit anderen Methoden inhaltlich zu bestätigen. Das depressive Bild etwa läßt in seinem großen Abstand von Selbst- und Therapeutenbild auf der Aktivitätsebene etwas von der Hilfsbedürftigkeit und passiven Erwartung des Patienten erkennen. Es ist der Appell zu spüren, den ein resigniertes Subjekt an ein starkes, aktives Objekt richtet. Narzißtische Patienten mit einer Betonung der Gleichrangigkeit von Selbst und Therapeutenobjekt lassen in dieser Konstellation wenig Hilfsbedürftigkeit erkennen, vielmehr zeigt die klinische Erfahrung ein Angebot von wechselseitiger narzißtischer Identifizierung oder von rivalisierender Aggressivität. Wie wir in anderen Zusammenhängen sehen können, ist gerade die kämpferische Anspruchshaltung gegen sich und andere bei Psychoanalysepatienten ausgeprägt und begünstigt offenbar positive Therapieverläufe. Schließlich zeigen die Patienten mit ausgeprägter Überfürsorglichkeit keine zusätzliche Selbstentwertung, wohl aber die Tendenz zur Idealisierung ihres Objektes, wir können darin ohne Mühe ihre prosozial altruistische Einstellung wiedererkennen. Auch sie stellt eine therapieförderliche Beziehungsbereitschaft dar insofern, als sie mit positiven Erwartungen und sozialer Verbindlichkeit auf ihr Objekt (den Therapeuten) ausgerichtet ist und darin Beständigkeit zeigt. Man darf annehmen, daß die therapeutischen Schwierigkeiten hier eher in der Bearbeitung aggressiver Themen und in der Beendigung der Beziehung liegen.

Im Grunde sind diese Selbsteinschätzungen und Beziehungsbereitschaften des Patienten eine wichtige Facette dessen, was als *Übertragungsbereitschaft* bezeichnet wird. Der Therapeut, der im diagnostischen Gespräch neu in die Lebensrealität des Patienten eintritt, wird in ein vorstrukturiertes Erlebensschema, in eine biographisch gewachsene Beziehungsstruktur eingeordnet. Mit den strukturellen Begriffen "depressiv, narzißtisch, emotional distanziert" werden hier typisch neurotische Modi der Objektbeziehung und auch der Übertragungsbereitschaft charakterisiert.

Wir haben Anlaß anzunehmen, daß Elemente der neurotischen Übertragungsbereitschaft nicht die gesamte Beziehungskonstellation zwischen Patient und Therapeut erklären können. Unabhängig von ihnen zeigt diese Beziehungssituation Aspekte von rollenspezifischem Verhalten: ein Subjekt (der Patient), der sich einem anderen Menschen nähert und ihn als Helfer definieren will, muß in irgend einer Weise die eigene Hilfsbedürftigkeit und die Helferkompetenz des anderen unterstreichen. Man kann sich leicht vorstellen, welche Beziehung resultieren würde, wenn der Patient das eigene Selbstbild als besonders stark aktiv und emotional tragfähig charakterisieren würde und das des Therapeuten als passiv, unsicher und unsympathisch. Insofern steht das eingangs beschriebene asymmetrische Bild von Patient und Therapeut - das in ähnlicher Weise von beiden so gesehen wird - in Übereinstimmung mit dem, was Edward T. Parsons (1970) aus soziologischer Sicht über die Rollenkonstellation von Patient und Therapeut ausgeführt hat.

6.4 Wie Patienten die Psychotherapie erleben

Die bisher vorgelegten Untersuchungen zu Verlauf und Ergebnis von Psychotherapien bedienten sich quantifizierender Ansätze (Ermittlung von Unterschiedmaßen zwischen Therapiebeginn und Therapieende, korrelative Zusammenhänge zwischen anamnestischen Daten und therapeutischen Arbeitsbeziehung im Verlauf etc.) mit dem Ziel, Aussagen über die Qualität der therapeutischen Beziehung und der Therapieergebnisse zu erlangen. Daß bei diesem Vorgehen vieles von dem eigentlichen, gefühlshaften, ganz Persönlichen der therapeutischen Situation unberücksichtigt bleiben muß, steht außer Zweifel. Wir möchten daher in dem folgenden Abschnitt stärker als bisher das qualitative Moment ins Auge fassen, das im subjektiven Erleben des Patienten zum Ausdruck kommt. Wir stützen uns dabei auf 2 Informationen: im Rahmen der initialen Selbsteinschätzung (PSKB-Selbst) werden die Patienten gebeten, von den beschriebenen Beschwerden und Sorgen diejenigen Punkte zu markieren, "die für Sie am wichtigsten sind und die Sie durch eine Psychotherapie am ehesten verändern möchten". Dieser Fokus der Therapieerwartung des Patienten wird standardisiert erfaßt, indem bis zu 5 Themen des PSKB-Selbst herausgegriffen werden können. Darüber hinaus besteht die Möglichkeit, einen frei formulierten schriftlichen Kommentar abzugeben. Die gleiche Frage wird dem Patienten bei Behandlungsende gestellt, nun in dem Sinne, die wichtigsten Themen der abgelaufenen Behandlung zu bezeichnen. Die folgenden Auswertungen gelten also einmal der Erwartung des Patienten, die er im Anschluß an die diagnostischen Gespräche auf die Therapie richtete, das andere Mal der rückblickenden Beschreibung dessen, was in der Behandlung für ihn an wichtigen Inhalten besprochen wurde.

6.4.1 Erwartungen des Patienten im Hinblick auf die Psychotherapie

In dem PSKB-Selbstbeschreibungsbogen hat der Patient die Möglichkeit, anhand von 140 vorgegebenen Aussagen sein aktuelles Befinden im Hinblick auf die körperlich-gesundheitliche Situation, sein psychisches Erleben, seine zwischenmenschlichen Beziehungen und seine soziale Situation zu charakterisieren. In einem abschließenden "Fokus" kann er (bis zu 5) Themen herausheben, die ihn besonders beschäftigen und die er durch die Therapie verändern möchte. Wenn wir die 12 klinischen Kategorien des PSKB-Selbst als Ordnungsprinzip zugrunde legen, ergibt sich die folgende Rangreihe der Prozentquoten von Patienten, die bestimmte Themen in ihrem Fokus als veränderungswürdig hervorheben.

Tabelle 84. Fokus der Therapieerwartung (klinische Kategorien des PSKB-Se; Mehrfachkodierung)

	[%]
Seelische Beschwerden (z.B. Ängste, depressive Verstimmungen, Suizidimpulse, Suchtzüge)	64
Belastete innere Verfassung (z.B. innere Unruhe, Antriebslosigkeit, Fremdheitsgefühle, Selbstwertzweifel)	63
Belastende Empfindungen im Umgang mit Menschen (z.B. Ängstlichkeit, Gekränktheit, Mißtrauen, Schuldgefühle etc.)	43
Körperliche Beschwerden (funktionelle Störungen, Mißempfindungen, Schmerzen an unterschiedlichen Organen)	37
Schwierigkeiten mit Anforderungen von außen (im Umgang mit Leistung, Ordnung, Geld, sozialer Integration)	35
Schwierigkeiten der Kontaktaufnahme	27
Schwierigkeiten in der Partnerbeziehung	20
Forcierte innere Überzeugungen	16
Kommunikationsschwierigkeiten	15
Sexuelle Schwierigkeiten	14
Schwierigkeiten in der Verarbeitung von Partnerverlusten	9
Schwierigketien in Familienbeziehungen	4

Die Tabelle läßt den starken Akzent von Symptomatik im engeren und weiteren Sinne erkennen, erst an dritter Stelle rangieren die problematischen Gefühlseinstellungen gegenüber anderen Menschen, während die übrigen interpersonellen Themen relativ seltener genannt werden.

Die Klartextbeschreibungen der Patienten werden uns verdeutlichen können, was sich unter diesen Überschriften verbirgt. Ferner soll die Betrachtung des Focus *nach Therapieende* aufzeigen, was sich an der Patientenperspektive verändert.

6.4.2 Welche Erwartungen richtet der Patient an die Psychotherapie? - Analyse von Kommentartexten

Von 492 Patienten, die im Rahmen der diagnostische Erstgespräche eine Selbsteinschätzung abgaben, haben 381 (77 %) den Erwartungsfokus formuliert, 100 Patienten legten zusätzlich einen schriftlichen Kommentar zu ihrer Therapieerwartung nieder. Wir haben diese Texte - ihr Umfang variiert von einigen Zeilen bis zu einer Seite - nach ihren vorrangigen Inhalten gruppiert. Bei dieser Auswertung geht es nicht so sehr darum, Häufigkeiten von Mitteilungen zu vergleichen, sondern vielmehr durch eine Auswahl einen anschaulichen Eindruck davon zu vermitteln, wie psychotherapiesuchende Patienten sich selbst erleben und welche Erwartungen sie auf die anstehende Behandlung richten. Die Beispiele zeigen, daß viele Äußerungen insofern intentionaler Natur sind, als sie eine ich-zentrierte Absicht ausdrücken, ("ich möchte, ich will ..."), verknüpft mit einer Zielvorstellung, die durch die Therapie verwirklicht werden soll. Die Veränderungserwartungen richten sich vergleichsweise selten auf körperliche Symptomatik, dagegen häufig auf

Beeinträchtigungen des psychischen Erlebens und auf die belastete Beziehung zu anderen Menschen. Über diese Spezifizierungen hinaus bringen viele Voten etwas Übergeordnetes, Ganzheitliches zum Ausdruck, das die ganze Person und das ganze Leben berührt. Schließlich lassen sich auch Aussagen herausheben, die speziell auf die Therapie und die Therapeuten gerichtet sind. Im folgenden werden wir Textbeispiele zusammenstellen, die für diese 6 Themengruppen typisch sind.

6.4.2.1 Körperliche Beschwerden

Ein vergleichsweise kleiner Teil der Äußerungen der Patienten gilt unmittelbar den körperlichen Beschwerden. Dabei wird der Wunsch formuliert, daß Körperbeschwerden abklingen oder ein besseres Verhältnis zur eigenen Körperlichkeit aufgebaut werden kann. Die meisten dieser Äußerungen stehen im Zusammenhang mit Kommentaren zum seelischen Befinden und zu zwischenmenschlichen Problemen. Gerade im Bereich der körperlichen Beschwerden klingen nicht selten Zweifel an, ob und wie das Ziel einer Besserung zu erreichen sei.

"Ich möchte die Schmerzen im ganzen Körper loswerden - aber wie ?"

" Ich möchte meine körperlichen Beschwerden - Schlafstörungen, Schweißausbrüche, Herzbeschwerden - ablegen."

" Der ständige Zwang, mich mit essen zu beschäftigen, der mich hindert, mich auf andere Dinge zu konzentrieren."

" Ich möchte die Ursachen meiner Kopfschmerzen kennenlernen und sie behandeln lassen."

" Sexuelle Kontakte klappen durch meine Atemnot meist nicht."

" Ich habe schon erkannt, daß meine organischen Beschwerden nur funktioneller Natur sind."

" Ich bin überzeugt, daß mir eine Psychotherapie helfen wird, aber ich kann einfach nicht glauben, daß meine Übelkeit damit aufhört."

" Ich möchte meinen Körper als Teil meiner Selbst annehmen können."

" Ich bin zwar überzeugt, Psychotherapie wird mir helfen, aber die organischen Beschwerden stehen dem im Wege."

" Um ruhiger zu werden, meine inneren Anspannungen, körperlichen Beschwerden und die Nervosität loszuwerden, müßte ich die Lösung all meiner derzeitigen Probleme finden. Da dies kaum möglich ist, kann ich mir nicht vorstellen, daß mein körperliches Problem je wieder in Ordnung kommt."

6.4.2.2 Seelische Beschwerden

Diese Gruppe von Aussagen gilt den Beeinträchtigungen des Selbstgefühls und Selbstwerterlebens sowie Störungen des seelischen Befindens - letztere entsprechen meist dem, was aus der Sicht des Therapeuten als psychische Symptomatik bezeichnet wird.

" Ich habe kein Gefühl mehr, keine Tränen, keine Freude, ich reagiere auf alles, empfinde nur mit dem Geist."

" Zeitweilig habe ich die Gedanken, es geht nicht mehr weiter, und es hat doch keinen Sinn zu kämpfen, ich habe Angst, daß ich Selbstmord begehen könnte."

" Da ich Angst in vielen Situationen erlebe (Flugangst, Höhenangst, Angst im Straßenverkehr) möchte ich mit Hilfe der Psychotherapie diese Probleme verändern."

" Da es für mich lebenswichtig ist, meine Ängste abzubauen, werde ich nichts unversucht lassen, um zu gesunden."

" Ich möchte lernen, mit mir selbst zufrieden zu sein, für mich selbst zu leben und mir selbst etwas Gutes zu tun, mein ganzes Tun und Handeln nicht immer auf die anderen auszurichten."

" Ich möchte den Drang verlieren, mir 10- bis 20mal hintereinander die Hände waschen zu müssen."

" Ich möchte mit mir selber klarkommen, einfach unkomplizierter mit mir umgehen können."
" Ich möchte mein Selbstbewußtsein stärken und mehr innere Ruhe finden."
" Ich kann nicht entscheiden, ich weiß nicht, was ich eigentlich will, ich kann Probleme nicht lösen, auch wenn ich sie erkenne."

6.4.2.3 Probleme mit der Arbeit

Von einem kleinen Teil der Patienten werden seelische Schwierigkeiten und zwischenmenschliche Probleme am deutlichsten im Bereich von Arbeit und Produktivität erlebt.

" Ich traue mir beruflich nichts mehr zu und traue mich nicht, mich zu bewerben."
" Ich habe das Gefühl, daß ich insbesondere beruflich mein ganzes Leben auf einem untergeordneten Posten sitzen bleibe, weil mir neben dem Selbstvertrauen auch das Durchsetzungsvermögen fehlt."
" Ich habe oft das Gefühl, ich könne die Arbeit nicht mehr bewältigen."
" Ich kann wegen meiner seelischen Beschwerden nicht aktiv werden, ich fühle mich blockiert."
" Zweimal habe ich den Anlauf genommen, meinem Leben wieder einen Sinn zu geben, das heißt mir eine andere Arbeit zu suchen und beide Male war ich zu feige, meine Pläne zu verwirklichen, aus Angst!"
" Schon morgens fange ich an, mich zu verkrampfen. Den Weg zur Arbeit schaffe ich mit Mühe. Angekommen möchte ich meinen Raum nicht mehr verlassen."

6.4.2.4 Schwierigkeiten mit Menschen

In vielen Patientenvoten wird auf andere Menschen Bezug genommen, sei es direkt auf eine bestimmte Person ("mein Partner") oder generalisiert ("andere Menschen"). Dabei werden sehr verschiedenartige Wünsche und Bedürfnisse geäußert oder Zweifel und Ängste artikuliert, welche Kontakte und Bindungen belasten oder unglücklich machen.

" Mein größtes Problem ist es, keine Partnerbeziehung herstellen zu können."
" Ich möchte ohne Angst vor Menschen leben."
" Ich habe das Gefühl, momentan oder überhaupt unfähig zu sein, normale Beziehungen zu Frauen und Männern zu knüpfen."
" Ich tue mich mit Menschen schwer, wenn sie anfangen, mir etwas zu bedeuten. Dann habe ich Angst, sie gehen wieder aus meinem Leben, und ich möchte mich ihnen nicht so öffnen. Dann fixiere ich mich meist auf eine Person, und alle anderen Kontakte verlaufen langsam im Sande."
" Jeder Umgang mit anderen Menschen geht nur bis zu einem gewissen Punkt, schlägt dann häufig um in selbstzerstörerische Handlungen."
" Ich bin immer abhängig vom Urteil, den Entscheidungen anderer, kann mich selbst nur über ihre Beurteilungen definieren, bin in meinem Verhalten, in meinen Stimmungen völlig abhängig von meinen Mitmenschen."
" Möchte Partnerschaft mit sexueller Funktionstüchtigkeit und Freisein von Beschwerden."
" Ich möchte gerne eine kleine Freundin finden, die ich einmal behutsam in den Arm nehmen kann."
" Unter den erzieherischen Maßnahmen meiner Mutter leide ich heute noch."
" Ich möchte gerne Klarheit über die Beziehung zu meinem Vater haben, da ich glaube, daß ich viele Wünsche und Empfindungen aus dieser Beziehung in meine Beziehung zu Männern investiere."
" Ich möchte Menschen, auf die ich mich verlassen kann, einen Partner, der Freund und Mann zugleich ist."

6.4.2.5 Die Sinnfrage: Wer bin ich, wie soll ich leben?

Die bisher getrennt aufgeführten Patientenäußerungen sind in den Kommentaren häufig miteinander verknüpft, nicht selten wird von den Patienten auf die Verflochtenheit der Problematik hingewiesen ("Ich glaube, daß alle Schwierigkeiten durch ihre gegenseitige Abhängigkeit auch mehr oder minder gemeinsam zu lösen sind"). Insofern konzentriert sich die Therapieerwartung der Patienten häufig nicht auf einzelne Probleme oder Beschwerden, sondern oft auch weitergehend auf ihre Person und ihr Leben. Hier wird der Wunsch formuliert, den verlorenen Zugang zur eigenen Persönlichkeit wiederzufinden und für das eigene Leben eine Sinnperspektive zu gewinnen. Die Themen, die in diesem Zusammenhang auftauchen, berühren letztlich philosophische Fragen, indem sie Glück, Freiheit und inneres Gleichgewicht der Person, Zukunft, Ziel und Sinn des Lebens, das Verhältnis zur Wirklichkeit oder die Einstellung zu Krankheit und Tod ansprechen.

" Ich möchte gerne wissen, wer oder was ich wirklich bin, möchte wissen, ob meine Realität die wirkliche Realität ist."
" Ich erkenne mich selbst nicht mehr; wie soll mein Leben aussehen?"
" Ich weiß nicht, was ich eigentlich will, ich kann mich nicht entscheiden."
" Ich weiß auf die Dauer keinen Weg durchs Leben für mich."
" Ich möchte mein zielloses Suchen aufgeben können."
" Perspektivlosigkeit und Zukunftsangst, Fatalismus im Umgang mit mir selbst und in Entscheidungen."
" Das Bewußtsein wachsender körperlicher Hinfälligkeit."
" Will wissen, warum ich solche Angst vor dem Tod habe."
" Möchte das Gefühl der Bedrohtheit verändern können."
" Ich möchte so schnell wie möglich in mein altes Leben zurück."
" Ich habe die Befürchtung, nie wieder glücklich zu sein."
" Ich möchte wieder so etwas fühlen wie Freude, Glück, Zuversicht."
" Aufhören, den verpaßten Gelegenheiten des Lebens nachzujammern, statt dessen die Dinge, die mich interessieren, anfangen und durchführen."
" Ich weiß, daß ich z. Z. nicht so bin wie ich eigentlich wäre; so wie ich jetzt bin, gefalle ich mir selbst überhaupt nicht, und ich weiß genau, daß ich eigentlich anders bin und werden möchte."
" Endlich wieder wie ein ´normaler´ Mensch leben."
" Mein inneres Gleichgewicht finden."
" Mich selber aushalten."
" Mein Leben so einrichten, daß sich das Gefühl der Sackgasse und der Ausweglosigkeit nicht mehr so schnell einstellt."
" Mit den Anforderungen, die das Leben bringt, fertig werden."
" Damit das Leben für mich wieder lebenswert wird."
" Bin geradezu ausbruchsartig zu der Erkenntnis gelangt, daß ich eine Veränderung unbedingt erreichen muß."
" Möchte alles versuchen, um mein Leben wieder in den Griff zu bekommen."
" Leben ist Risiko, und ich scheue es, schon der Gedanke daran macht mich ängstlich, ich kann nur bekannte Wege gehen, möchte lernen, alleine zu laufen."
" Möchte glauben an die Zukunft."
" Ich werde es vielleicht - wenn auch nicht vollkommen - schaffen, wieder ein ruhiger zukunftsorientierter Mensch zu werden."
" Möchte meinem Leben wieder einen Sinn geben."

6.4.2.6 Einstellung zur Psychotherapie

Die Äußerungen der Patienten zur Psychotherapie spiegeln häufig die feste Entschlossenheit, diesen Weg zu beschreiten, sei es aufgrund positiver Vorerfahrungen, sei es nach Art einer "letzten Hoffnung", nachdem alle anderen Bemühungen erfolglos geblieben sind. Häufig ist die Zuversicht von Skepsis durchsetzt, von Zweifeln an der Wirksamkeit und von Angst vor der bevorstehenden Belastung.

" Ich sehe Psychotherapie als letzte Möglichkeit, meiner Somatik beizukommen oder mit ihr besser umzugehen."

" Ich hoffe, daß ich in der Psychotherapie jemanden finde, der für mich Verständnis hat oder versucht, mich zu verstehen und mir Ratschläge gibt. Einer, der sagt, was mit mir los ist, warum ich so ein Einzelgänger bin."

" Noch habe ich die Hoffnung, daß eine Therapie mir helfen kann. Was ist aber, wenn ich nach der Therapie nicht 'fehlerlos' bin? Ich habe hohe Erwartungen."

" Ich setze sehr große Hoffnungen auf die Psychotherapie."

" Ich möchte die Psychotherapie so gut und schnell nutzen, damit die Probleme, die ich oft genug durchdacht und überarbeitet habe, sich lösen."

" Ich hoffe, daß meine Therapeutin mir helfen kann, mich zu verändern, aber ich bin sehr skeptisch."

" Ich fürchte, daß eine Psychotherapie große Anstrengungen und Belastungen mitbringen wird. Aber um das Problem zu lösen, muß ich da durch, nur habe ich Angst davor, obwohl ich es will."

" Ich möchte von mir aus eine Psychotherapie machen, möchte mich kennenlernen und einige Verhaltensweisen an mir ändern. Zur Zeit bin ich ziemlich mutlos und resigniert, weil keiner mir bei einer Therapieplatzbeschaffung behilflich ist. Habe das Gefühl, mir glaubt niemand, daß es mir schlecht geht und ich Hilfe brauche."

" Ich empfinde es fast als untragbar, daß ein Hilfesuchender fast ein Jahr auf Psychotherapie warten muß. Vielleicht ist es die Haltung eines verwöhnten kleinen Kindes, das sofort Hilfe haben will, wenn es danach ruft. Doch es gibt viele Menschen, ich z. B., die erst Hilferufe loslassen, wenn sie nicht mehr können, als allerletzte Möglichkeit sozusagen. Das lange Warten ist gefährlich und grausam, ich empfinde es auch als Abweisung, kam mir vor wie ein Bittsteller."

" Eventuell könnte mir ein Therapeut helfen, dem ich völlig vertrauen kann, so daß ich mich mit der Zeit völlig offen und ohne Hemmungen über meine Ängste, Probleme, Fehler und Schuld unterhalten könnte. So ließen sich wahrscheinlich meine Gedanken besser kontrollieren und in eine andere Richtung lenken."

" Ich habe Angst, bei der Behandlung durch Psychotherapie mit meinen Verhaltensarten etwas Schönes und Wichtiges zu verlieren. Ich mache mir Sorgen, daß die Symptome ein Teil meiner Selbst geworden sind, obwohl ich sehr gerne lernen möchte, darauf zu verzichten. Ich weiß nicht, ob ich damit einen Teil meiner Persönlichkeit verliere. Im Augenblick kann ich mir so gar nicht vorstellen, wie ich bin, wer ich bin, wie ich empfinde, wenn ich die Symptome nicht mehr habe."

" Eine Psychotherapie hat mich schon einmal aus tiefsten Tiefen geholt."

" Da ich bereits seit 8 Jahren mit dem 'Problem' lebe und schon einiges versucht habe, bin ich so ziemlich zu jedem Experiment bereit, wenn es erfolgversprechend erscheint."

" Meine ganz persönlichen Bedenken beim Ausfüllen der Fragebögen: mich beschleicht immer ein Unbehagen, wenn versucht wird, Persönlichkeitsdaten jedweder Art zu erfassen und somit zu objektivieren, mein persönliches Mißempfinden ist auch dadurch weitgehend begründet, daß die unendliche Differenziertheit meiner Befindlichkeit in Zahlen ausgedrückt, also in ein niemals passendes Korsett gequetscht wird. Ich weigere mich zu aktzeptieren, daß ein Zahlensystem dazu dienen kann, menschliche Gefühle zu fixieren.

Schließlich bliebe zu klären, welche Auswahl von Patienten sich veranlaßt sieht, einen solchen Kommentar abzugeben. Vermutlich finden sich darunter jene gehäuft, denen es ein besonderes Anliegen ist, ihre Meinung, sei es in Gestalt von Hoffnungen und Wünschen oder von Zweifeln und Kritik, deutlich zum Ausdruck zu bringen. Diesen recht engagierten Patienten stehen 109 Patienten gegenüber, die gar keine Selbsteinschätzung abgegeben haben und dadurch womöglich mitteilen, daß sie gegenüber den vielen Fragen resigniert haben oder einen stummen Protest einlegen. Vergleicht man die vom Therapeuten erhobenen Befunde der antwortenden mit den nichtantwortenden Patienten, so wird sichtbar, daß sich die Befunde der beiden Patientengruppen in einigen PSKB-Skalen signifikant unterscheiden. Die ablehnenden Patienten zeigen

- weniger Überfürsorglichkeit (Üb),
- weniger Ängstlichkeit (Ä),
- weniger depressive Ohnmacht (Dep),
- weniger Scheitern in Beziehungen (Bez).

Dieser Befund signalisiert ein geringeres Ausmaß der typisch neurotischen Auffälligkeiten, die z. B. durch Angst und Depression getönt sind. Ferner steht die interpersonelle Problematik in Form neurotischer Beziehungskonflikte weniger im Vordergrund, und schließlich ist auch die neurotisch prosoziale Einstellung der Überfürsorglichkeit mit ihrer schuldgefühlshaften Verpflichtung geringer ausgeprägt. So hat es den Anschein, daß die Patienten, die eine Selbsteinschätzung ablehnen, aus der Therapeutenperspektive eher als nicht typisch neurotisch beschrieben werden. Aufgrund der übrigen Auswertungserfahrungen darf man vermuten, daß bei diesen Patienten eher die Charakterabwehrsymptomatik im Vordergrund stand oder daß im initialen diagnostischen Gespräch kein intensiver Kontakt zwischen Patient und Therapeut zustande kam und daher auch kein plastischer Befund erhoben wurde. Für die letztgenannte Annahme spricht auch die Tatsache, daß die Therapeuten in der Befunddokumentation der späteren Verweigerer signifikant mehr Befundauslassungen ("blancs") vorweisen als bei den Nichtverweigerern.

6.4.3 Die wichtigsten Themen im Rückblick auf die abgelaufene Psychotherapie

Bei Behandlungsende wird der Patient gebeten, anhand der abschließenden PSKB-Selbsteinschätzung zu vermerken, welchen Themen ihn in der Behandlung vorrangig beschäftigt haben. Das ist - wie schriftliche Kommentare von Patienten erkennen lassen - nicht ganz einfach, weil die Wichtigkeit der Themen im Verlauf einer Behandlung wechselt und, rückblickend gesehen, durchaus unterschiedliche Konflikte aus verschiedenartigen Lebensbereichen sukzessiv durchgearbeitet werden.

Dennoch werden von den Patienten, die in dem Abschlußbogen bis zu 5 Themen nennen können, durchaus Akzente gesetzt, wie die folgende Auswertung von 50 ambulant psychoanalytisch behandelten Patienten erkennen läßt. Die Kategorie "körperliche Symptome" spielt eine vergleichsweise geringe Rolle (16 % der Patienten geben sie an), dagegen wird das gestörte psychische Befinden ungleich häufiger - von 66 % der Patienten - genannt. Die größte Bedeutung kommt aber den Themen zu, die zwischenmenschliche Probleme berühren - 88 % der Patienten nennen mindestens einen, meist aber mehrere solcher Konfliktbereiche. Die häufigsten Themen - geordnet nach PSKB-Se-Kategorien - gehen aus der folgenden Übersicht hervor. Beschrieben wird jeweils der prozentuale Anteil der Patienten, welche ein Thema aus den PSKB-Se Kategorien nennen; (aufgrund von Mehrfachnennungen erfolgt keine Summierung auf 100 %).

Tabelle 85. Fokus der wichtigsten Therapiethemen (klinische Kategorien des PSKB-Se)

	[%]
Körperliche Beschwerden (32 Items)	16
Psychische Beschwerden,	66
darunter:	
- psychische Symptome im engeren Sinne wie Änste, Phobien, Depressionen (24 Items)	38
- psychische Symptome im weiteren Sinne wie Selbstwertzweifel, innere Unruhe, Fremdheitsgefühle (11 Items)	54
Schwierigkeiten der sozialen Lebensbewältigung	36
17 Items zu Themen von Leistung, Arbeit, Ordnung, Geld	
Schwierigkeiten in der Beziehung zu Menschen,	88
darunter:	
- vorherrschend problematische Gefühle gegenüber Menschen wie Ängstlichkeit, Gekränktheit, Rivalität, Schuldgefühle (16 Items)	54
- Schwierigkeiten der Partnerbeziehung (5 Items)	52
- vorherrschende Gefühlsbindung an Eltern, Geschwister, Kinder (7 Items)	50
- emotionale Schwierigkeiten beim Scheitern von Partnerbeziehungen (6 Items)	32
- Kontaktschwierigkeiten (3 Items)	22
- sexuelle Schwierigkeiten (2 Items)	20
- Kommunikationsprobleme (6 Items)	14

Die beschriebenen thematischen Schwerpunkte werden von den Patienten jeweils inidividuell verknüpft, dafür werden in Stichworten 3 Beispiele gegeben:

Pat 1 Symptomatik: Depression, Fremdheitsgefühle; Selbst: hoher Anspruch, anderen etwas bieten zu können; vorherrschendes Gefühl zu Menschen: Mißtrauen, Vorsicht; vorrangige Bindung: zu den eigenen Eltern;

Pat 2 Symptomatik: innerlich angespannt, getrieben; vorherrschendes Gefühl zu Menschen: zu kurz kommen, enttäuscht werden; Partnerbeziehung: Rückzug aus Gefühlsbindungen; Reaktion auf Partnerverlust: gekränkt, enttäuscht; sexuelle Beziehung: unsicher, ängstigend;

Pat 3 Symptomatik: hypochondrische Ängst; Selbst: hoher Anspruch, Ausrichtung auf Erwartungen der anderen; vorherrschendes Gefühl zu Menschen: schlechtes Gewissen; Partnerbeziehung: quälerisch, kämpferisch.

Der erfahrene Therapeut vermag hinter den Stichworten anschauliche klinische Bilder zu erkennen, insofern als jeweils bestimmte Gefühls- und Triebkonflikte in Objektbeziehungen mit dazu passenden Selbstkonzepten und Symptombildungen verknüpft sind. Charakteristisch für die ambulante psychoanalytische Therapie ist offenbar die Tatsache, daß sich ihr zentrales Thema der zwischenmenschlichen Konflikte in der rückblickenden Themenbeschreibung der Patienten so deutlich widerspiegelt. Wenn wir uns in Gedanken eine andere Therapieform vorstellen, etwa ein verhaltenstherapeutisches Selbstsicherheitstraining, liegt es nahe anzunehmen, daß für den Patienten Themen der Selbstbehauptung und des Selbstbewußtseins im Vordergrund stehen würden.

6.4.4 Vergleich der Therapieerwartung und des Therapierückblicks

Während sich die Patienten im Rahmen des diagnostischen Erstgesprächs mit ausführlichen Kommentaren über ihre Therapieerwartung äußerten, finden sich in den Abschlußeinschätzungen der Patienten nur noch sehr wenig Klartextergänzungen. Wir vermuten, daß sich die Patienten im Rahmen der Erstgespräche noch relativ ungerichtet an die Therapie/ den Therapeuten/ das Forschungsprojekt gewandt haben, um ihre Hoffnungen und Befürchtungen zu artikulieren. Mit dem Zustandekommen einer Therapie haben die Patienten jedoch einen festen Gesprächspartner gefunden, mit dem sie sich über Monate oder gar Jahre über viele vertrauliche Einzelheiten ihrer Person und ihres Lebens austauschen konnten. Unter dieser Voraussetzung besteht für sie bei Therapieende kein Anlaß mehr, nun einer anonymen Forschungsgruppe (an die die Selbsteinschätzungsbögen gerichtet sind) detaillierte oder sogar persönliche Mitteilungen zu machen. Wir zitieren 3 Beispiele, die unterschiedlich erfolgreiche Therapieausgänge erkennen lassen.

- "Rücksicht und Verständnis (hinsichtlich einer schweren körperlichen Erkrankung) erhoffe ich von meiner Partnerin und Bekannten, da Beschwerden von mir nicht vorgetäuscht sind, sondern mir selbst lästig sind und auch belasten. Beschwerden, die die Ärzte nicht ganz für voll nehmen. Was wird sein, wenn ich nicht mehr arbeiten kann? Im Privatleben bin ich nicht belastbar, wie kann ich eine ständige Arbeit durchstehen?"

- "Seit Abschluß meiner Therapie treten alte Ängste auf, von denen ich aber mit etwas Abstand denke, daß sich der Zustand bessern wird, ich hoffe es."

- "Ich bin froh und dankbar, daß ich diese Hilfe annehmen konnte und auch angeboten bekam. Meine körperlichen Symptome sind verschwunden. Für mich deutlicher Beweis einer Besserung. Meine Kontaktschwierigkeiten bestehen noch, doch bin ich ´wach´ geworden, aufmerksam geworden und denke und hoffe, daß ich meine Selbstanalyse durchführen kann."

Etwas von der durch die Therapie veränderten Sichtweise der Patienten läßt sich durch einen Vergleich der wichtigsten Themen vor der Therapie und nach Therapieende erfassen. Zugrundegelegt sind die Aussagen von 170 Patienten, die eine ambulante Therapie anstreben und von 50 Patienten, die eine ambulante Therapie abgeschlossen haben und von denen die entsprechenden Angaben vorliegen. Die folgende Tabelle zeigt eine eindrucksvolle Verschiebung der Patientenaufmerksamkeit von den Themen der Symptomatik (vor Therapiebeginn) hin zu den Themen der zwischenmenschlichen Problematik (im Therapierückblick). Dieser Themenkatalog faßt noch einmal deutlich zusammen, was therapiesuchende Patienten beschäftigt und was in analytischer Psychotherapie bearbeitet wird.

Die Tabelle vermittelt die prozentualen Häufigkeiten, mit denen Patienten die Themen benennen. Dabei sind die Themen im Hinblick auf die Veränderungen ihrer Wichtigkeit geordnet.

Tabelle 86. Fokusänderung im Therapieverlauf

Fokus ("wichtigste Themen") aus der Sicht des Patienten	Vor Therapie	Nach Therapie
An Wichtigkeit abnehmend		
Körperliche Beschwerden	37%	16%
Psychische Beschwerden	64%	38%
Störungen des inneren Befindens	63%	54%
Probleme der Kontaktaufnahme	27%	22%
An Wichtigkeit zunehmend		
Probleme der Beziehung zur Primärfamilie	4%	50%
Reaktion auf Partnerverlust	9%	32%
Probleme in der Partnerbeziehung	20%	52%
Problematische Gefühle gegenüber Menschen	43%	54%
Sexuelle Probleme	14%	20%
Gleichbleibende Wichtigkeit		
Schwierigkeiten der sozialen Lebensbewältigung	35%	36%
Schwierigkeiten der Verständigung mit Menschen	15%	14%
Innere Überzeugungen	14%	16%

Was hier als Unterschiede in der Nennung von Themenkategorien zusammengestellt ist, wird noch deutlicher, wenn wir die Nennungen aller Einzelthemen berücksichtigen und deren prozentuale Aufteilung auf 3 übergeordnete Kategorien Symptomatik (PSKB-Se 1–3), Selbst (PSKB-Se 4–5), Beziehungen (PSKB-Se 6–12) aufzeichnen.

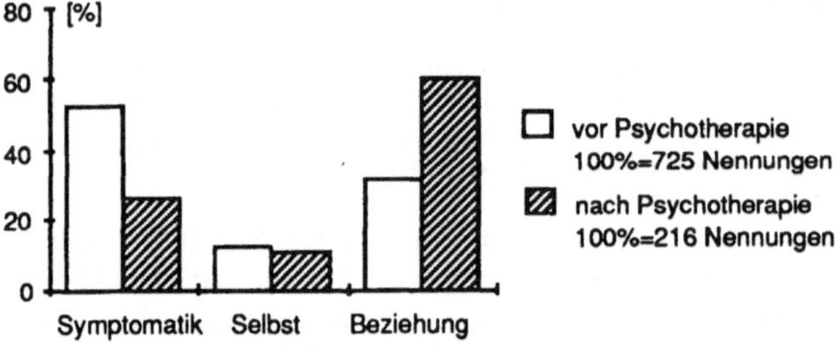

Abb. 97. Themenfokus vor und nach Psychotherapie

Diese vereinfachte Darstellung unterstreicht, daß sich im Behandlungsverlauf die Aufmerksamkeit des Patienten für Symptomatik um die Hälfte verringert, die für zwischenmenschliche Problematik auf das Doppelte erhöht, während die Themen des Selbst im sozialen Raum (dazu gehören die sozial adaptiven und Selbstwertthemen) in ihrer Bedeutung unverändert bleiben. Es läßt sich somit für die analytische Therapie nachweisen, daß sich die Aufmerksamkeit des Patienten von der individuumzentrierten Symptomatik zur zwischenmenschlichen Problematik hin verschiebt.

6.5 Behandelte und unbehandelte Patienten 3 1/2 Jahre nach dem diagnostischen Erstgespräch *

Aus dieser umfangreichen Untersuchung, die als Anschlußprojekt an die ursprüngliche Studie durchgeführt wurde, sollen nur einige charakteristische Ergebnisse mitgeteilt werden, das Gesamtprotokoll findet eine eigene Darstellung. Der Nachuntersuchung lagen im wesentlichen 2 Fragestellungen zugrunde:

1. Wie entwickeln sich psychotherapeutisch behandelte Patienten (ambulant und stationär), Therapieabbrecher und psychotherapeutisch unbehandelt gebliebene Patienten im Vergleich zueinander ?

2. Welche Wirkung haben alternative Gesundungsbemühungen und Selbsthilfeaktivitäten der Patienten alternativ zur Psychotherapie auf die Entwicklung ehemals therapiesuchender Patienten ?

Besonderer Wert wurde auf die Einbeziehung der - innerhalb des Projekts - nicht behandelten Patienten gelegt. Es handelt sich hier um Personen, die psychotherapeutische Dienste aufsuchten, jedoch aus eigenem Entschluß oder wegen fehlender Indikation zunächst keine Psychotherapie in Anspruch nahmen.

Genau untersucht wurden zwischenzeitliche Gesundungsbemühungen der Patienten. Dabei wurden Lebensereignisse, Aktivitäten der Patienten, alternative Gesundungsbemühungen und psychotherapeutische Behandlungen, die die Patienten sich inzwischen an anderer Stelle gesucht haben, gleichermaßen berücksichtigt. Es wurde somit nicht wie in einer Erfolgs- oder Outcomemessung nur das psychotherapeutische "Treatment" als einzig mögliche Ursache von Veränderungen betrachtet.

Die Nachuntersuchung fand dreieinhalb Jahre nach dem diagnostischen Erstkontakt statt. Von 344 geplanten Nachuntersuchungen wurden 263 durchgeführt (77 %); insbesondere gelang es, von 212 unbehandelten Patienten 144 (60 %) für die Untersuchung zu gewinnen. Bei 81 Patienten scheiterte der Versuch einer Nachuntersuchung trotz vielfacher Bemühungen. Umstände und erkennbare Hintergründe dafür wurden sorgfältig dokumentiert. Beim derzeitigen Stand der Auswertungen können wir keine Hinweise für die Annahme systematischer Ursachen für den Ausfall dieser 81 Patienten erkennen.

Die Analyse der Daten der 263 nachuntersuchten Patienten ergab, daß 41 % von jenen 144 Patienten, die im ursprünglich diagnostischen Kontakt keine Therapieempfehlung erhalten oder trotz einer Empfehlung keine Behandlung begonnen hatten, sich inzwischen an anderer Stelle psychotherapeutisch behandeln ließen. Die Tatsache ist interessant, daß die Frage der ursprünglichen Indikationsempfehlung für diese Entwicklung nicht relevant ist: 65 % der Patienten, die sich im Nachuntersuchungszeitraum behandeln ließen, hatten in der Erstuntersuchung eine Behandlungsempfehlung erhalten; 60 % der Patienten, die nach wie vor unbehandelt geblieben sind, hatten gleichfalls eine Behandlungsempfehlung.

*) Unter Mitarbeit von C. Öri.

6.5.1 Therapiemaßnahmen und Nachuntersuchungsbefund

Es sollen nun beispielhaft einige Ergebnisse dargestellt werden. In der ersten Fragestellung geht es um den Vergleich der Entwicklung von Patienten mit unterschiedlichen therapeutischen Aktivitäten. Dazu wurden folgende Patientengruppen ausgewählt:

- 83 Patienten, die ambulant psychoanalytisch behandelt wurden,
- 47 Patienten, die stationär behandelt wurden,
- 30 Patienten, die eine ambulante Therapie abgebrochen haben und
- 85 Patienten, die nicht psychotherapeutisch behandelt wurden.

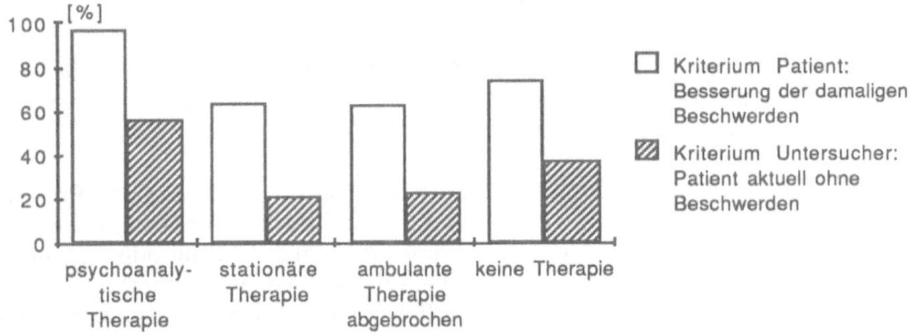

Abb. 98. Befunde zum Zeitpunkt der Nachuntersuchung

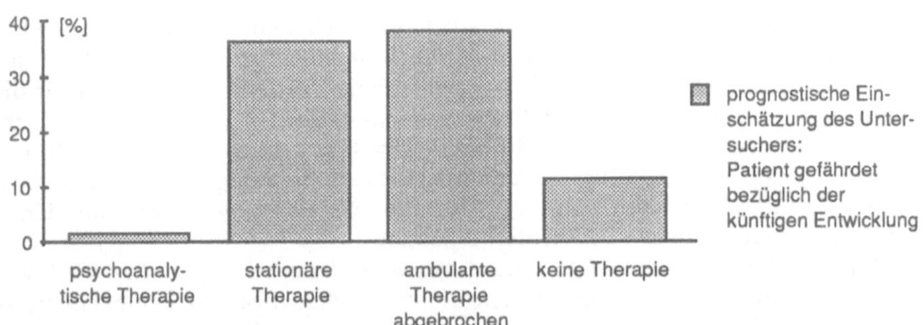

Abb. 99. Befunde zum Zeitpunkt der Nachuntersuchung

Die Abbildung gibt anhand zweier Kriterien Nachuntersuchungsbefunde für die 4 Patientengruppen wieder.

Im 1. Kriterium (weiße Säule in der Abbildung) beantwortet der Patient die Frage: "Haben sich die Beschwerden, die Sie damals zur psychotherapeutischen Untersuchung geführt hatten, positiv verändert ?"

Im 2. Kriterium (schraffierte Säule in der Abbildung) beantwortet der Nachuntersucher die Frage: "Ist der Patient zum Zeitpunt der Nachuntersuchung durch körperliche oder psychische Symptomatik wenig bzw. gar nicht beeinträchtigt ?"

Es handelt sich also um 2 Aussagen zur positiven Befindlichkeit (frühere Beschwerden abgeklungen und aktuell keine Beschwerden).

Wie die Abbildung erkennen läßt, ist es durchaus sinnvoll, zwischen diesen beiden scheinbar ähnlichen Kriterien zu unterscheiden. Die in der Erstuntersuchung beklagten Beschwerden sind in der großen Mehrzahl gemindert, ein Teil der Patienten klagt aber trotz dieser günstigen Veränderungen aktuell über andere Beschwerden.

Betrachtet man die Patientengruppen im Vergleich, so überrascht das positive Abschneiden der psychoanalytisch behandelten Patienten wenig: 97 % dieser Patienten geben an, daß sich ihre ursprünglichen Beschwerden positiv verändert haben, gut die Hälfte erscheint zum Zeitpunkt der Nachuntersuchung wenig oder gar nicht beeinträchtigt (die meisten dieser Patienten befinden sich 3 1/2 Jahre nach der Erstuntersuchung am Ende ihrer ambulanten Therapie, d. h. sie blicken auf keine oder nur eine kurze therapiefreie Phase zurück). Im Vergleich zu dieser Gruppe, erscheinen die Ergebnisse der stationär behandelten Patienten weniger günstig; ihre Werte liegen auf dem gleichen Niveau wie die der ambulanten Therapieabbrecher. In beiden Gruppen beschreiben ungefähr 60 % der Patienten ihre ursprünglichen Beschwerden als gebessert, nur rund 20 % sind aktuell ohne Beschwerden.

Erstaunlich positiv jedoch im Vergleich zu den Therapiepatienten erscheint das Ergebnis jener Gruppen, die unbehandelt geblieben ist. 74 % von ihnen geben an, daß sich ihre ursprünglichen Beschwerden verloren haben, und nur 37 % sind durch aktuelle Symptome beeinträchtigt.

Dieses Ergebnis wird noch deutlicher, wenn ein weiteres Kriterium herangezogen wird. Es handelt sich um die "Einschätzung der zukünftigen Entwicklungschancen des Patienten" durch die Nachuntersucher. In Abb. 99 wird dargestellt, wieviele der Patienten im Hinblick auf ihre prognostische Entwicklung von den Untersuchern als gefährdet eingeschätzt werden. In der ambulant psychoanalytisch behandelten Gruppe sind das nur 2 %, während 36 % der stationär behandelten als gefährdet angesehen wird. Die gleiche Quote (38 % Gefährdung) wird in der Gruppe der Therapieabbrecher gesehen. Hingegen werden nur 12 % der Patienten ohne Behandlung als gefährdet eingeschätzt. Auch hier wird also die Gruppe der unbehandelt gebliebenen Patienten erstaunlich positiv beurteilt.

Für viele Patienten war der Nachuntersucher ein Vertreter jener Institutionen, in der sie ursprünglich untersucht oder behandelt wurden. Es ist denkbar, daß die Frage nach der Veränderung der ursprünglichen Symptomatik durch diesen Sachverhalt beeinflußt ist. Immerhin müssen wir feststellen, daß die unbehandelten Patienten tatsächlich einen recht günstigen Befund zeigen. Das ist um so erstaunlicher, als Versuche herauszufinden, was die Gruppe der unbehandelten von den anderen Patienten unterscheidet, bisher wenig Hinweise brachten. Geprüft wurden Variablen, die das Alter der Patienten, ihr Geschlecht, ihre Stellung im Erwerbsleben, ihre Therapieindikation, ihre Prognose usw. Auch Analysen dahingehend, ob in der Gruppe der unbehandelten Patienten eventuell besonders "gesunde" Untergruppen enthalten sind, haben nicht weitergeführt bzw. konnten wegen seiner Gruppengrößen nicht weiter verfolgt werden.

In diesem Zusammenhang möchten wir jedoch ein Ergebnis, das Krankheitsverhalten der nachuntersuchten Patienten betreffend, darstellen und daraus eine interaktive Hypothese ableiten.

In der Erst- und Nachuntersuchung wurden die Körperbeschwerden der Patienten und die Anzahl ihrer Krankschreibungen und Krankenhausaufenthalte erhoben. Aus der Anzahl der von jedem Patienten genannten körperlichen Beschwerden haben wir durch Summation eine neue Variable gebildet, die als "Körpersymptomklage" bezeichnet wurde. Gleichzeitig haben wir, sozusagen als objektives Maß für die Beschwerden der Patienten, aus der Anzahl ihrer Krankschreibungen und Krankenhausaufenthalte einen neuen Indikator für das "Krankheitsverhalten" gebildet.

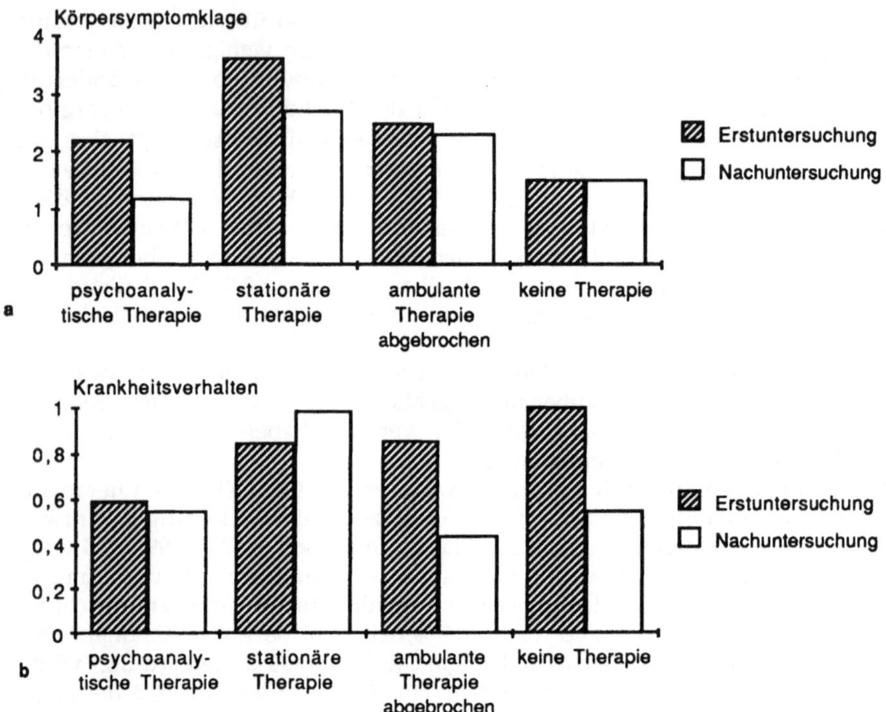

Abb. 100. a Körpersymptomklage und b Krankheitsverhalten im Vergleich von Erst- und Nachuntersuchung

Die Variable "Körpersymptomklage" ist in der Gruppe der unbehandelten Patienten zum Zeitpunkt der Erstuntersuchung signifikant geringer ausgeprägt als in den beiden anderen Gruppen. Zwischen Erst- und Nachuntersuchung tritt keine Veränderung ein. In der Gruppe der psychoanalytisch behandelten Patienten zeigt sich von der Erstuntersuchung zur Nachuntersuchung eine signifikante Verringerung dieses Befundes, das Gleiche gilt für die Gruppe der stationär behandelten Patienten. Bei einem Vergleich der Nachuntersuchungsbefunde zeigt sich ein signifikanter Unterschied zwischen der Ausprägung der Variable "Körpersymptomklage" zwischen den stationär behandelten Patienten und den ambulant behandelten und unbehandelten Patienten.

Bezüglich der Variable "Krankheitsverhalten" zeigen die psychoanalytisch behandelten Patienten zu beiden Untersuchungszeitpunkten niedrige Werte. Insbesondere liegt das Ausgangsniveau dieser Patientengruppe deutlich niedriger als das aller übrigen Gruppen. Anders ist die Situation bei den stationär behandelten

Patienten, sie zeigen initial eine hohe Ausprägung des "Krankheitsverhaltens", was auch in der Nachuntersuchung hoch bleibt bzw. tendentiell noch ansteigt.

Eine deutliche Verringerung des "Krankheitsverhaltens" von der Erstuntersuchung zur Nachuntersuchung zeigen erstaunlicherweise die unbehandelten Patienten und die Therapieabbrecher.

Betrachten wir nochmals beide Variablen im Zusammenhang, so erscheint bezüglich der unbehandelten Patienten folgendes bemerkenswert:

Zum Zeitpunkt der Erstuntersuchung zeigen sie die signifikant geringste Ausprägung in der Variable "Körpersymptomklage", jedoch - verglichen mit den anderen 3 Patientengruppen - den höchsten Wert in der Variable "Krankheitsverhalten". So hat es den Anschein, daß es sich um Patienten handelt, die an der Zahl ihrer Krankschreibungen und Krankenhausaufenthalte gemessen (körperlich) krank sind, andererseits jedoch verhältnismäßig wenig Symptomklage äußern. Aus diesem Ergebnis läßt sich eine interaktive Hypothese ableiten:

Patienten, die mehr klagen, gelangen auch eher in eine psychotherapeutische Behandlung. Unter dieser Annahme betrachten wir die unbehandelten Patienten nicht als die weniger Kranken, weniger Behandlungsbedürftigen, sondern als solche, die sich ihrem Untersucher gegenüber nur weniger behandlungsbedürftig *darstellen*.

6.5.2 Lebensereignisse und Nachuntersuchungsbefund

Zur Beantwortung der Frage nach der Bedeutung von Lebensereignissen und Gesundungsbemühungen haben wir aus einer Liste von insgesamt 40 Merkmalen zu Aktivitäten und Ereignissen in verschiedenen Lebensbereichen (Beruf, Familie, Freizeit usw.) 21 Items ausgewählt, die einen signifikanten Zusammenhang mit einzelnen oder mehreren Veränderungskriterien aufweisen. Faktorenanalytisch lassen sich daraus 5 Aktivitäts- bzw. Ereignisbündel ableiten, die mit dem Befinden zum Nachuntersuchungszeitraum bzw. mit der Befundveränderung in der Zeitspanne zusammenhängen.

Faktor 1: Expansive Realitätsveränderung

Im 1. Faktor sind außerhalb der Person stattfindende Aktivitäten und Ereignisse, wie Verbesserungen der beruflichen und ökonomischen Stellung, vermehrtes berufliches Engagement, Ausbildungen und Qualifikationen, Beginn einer neuen Partnerschaft oder Auflösung einer bestehen Partnerbeziehung, beschrieben. Im Gegensatz zu den Faktoren 2 und 3, die auch innere Veränderungsprozesse erkennen lassen, werden im Faktor 1 Umstellungen der äußeren Lebensrealitäten beschrieben. Dementsprechend korreliert dieser Faktor v. a. mit der aktuellen beruflichen Zufriedenheit und der Zufriedenheit mit der Partnersituation. Interessanterweise zeigt der Faktor "expansive Realitätsveränderung" *keine* Korrelation mit durchführung ambulanter oder stationärer Psychotherapie. Dagegen hängt er mit dem höheren Lebensalter zusammen (0,41).

Faktor 2: Neuorientierung - intrapsychisch und sozial

Hier wird die Anknüpfung neuer Kontakte zu einzelnen Menschen oder zu Gruppen und Gemeinschaften beschrieben. Weiterhin beinhaltet der Faktor Qualifikationen in Ausbildung und Beruf und die verstärkte Zuwendung zu geistigen und praktischen Interessen.

Dieser Faktor, der eine innere *und* äußere Lebensveränderung anzeigt, korreliert wie Faktor 1 und 2 mit einer generell positiven Entwicklung und zeigt einen korrelativen Zusammenhang mit ambulanter Psychotherapie (0,20). Vor allem besteht auch ein Zusammenhang zwischen der Ausprägung dieses Faktors und der prognostisch positiven Einschätzung des Nachuntersuchers.

Faktor 3: Gesellschaftlich "alternative" Orientierung

Dieser Faktor beschreibt die Hinwendung zu alternativen therapeutischen Maßnahmen wie autogenes Training, Akupunktur, Meditation, Behandlung durch Heilpraktiker. Auch wird die Änderung der Lebensführung und die vermehrte Konfliktbereitschaft des Patienten angesprochen. Weiterhin spielt die verstärkte Hinwendung zur Religion und zu anderen weltanschaulichen Systemen eine Rolle. Der Faktor korreliert ebenfalls mit einer generell positiven Entwicklung im Beobachtungszeitraum und zeigt einen Zusammenhang mit ambulanter und stationärer Psychotherapie.

Faktor 4: Entwicklung in soziale Randständigkeit

Dieser Faktor kann als Hinweis auf einen chronifizierten Krankheitsverlauf gesehen werden. Es werden darin Tendenzen zu sozialem Rückzug, Berentung, Arbeitslosigkeit und Abhängigkeitszügen der Patienten beschrieben. Es versteht sich, daß dieser Faktor mit einer generell ungünstigen Entwicklung mit dem Beobachtungszeitraum zusammenhängt (z. B. bezüglich aktueller Beschwerden, beruflicher und partnerschaftlicher Zufriedenheit).

Faktor 5: Krankheitsbedingte Veränderungen

Die in diesem Faktor gesammelten Items beschreiben vorwiegend somatische Aspekte wie z. B. neu aufgetretene körperliche Erkrankungen, schwerwiegende medizinische Maßnahmen und krankheitsbedingten Arbeitsplatzwechsel. Diese Ereignisse markieren die krisenhafte Zuspitzung oder Chronifizierung körperlichen Krankseins. Wie nicht anders zu erwarten, korreliert dieses Ereignisbündel mit zahlreichen negative Einschätzungen zum Nachuntersuchungszeitpunkt.

Im folgenden wird eine vergleichende Bewertung der Faktoren vorgenommen, indem sie mit neu ausgewählten Ergebniskriterien der Nachuntersuchung korreliert werden.

Kriterium 1: jetziges Befinden gut (Patienteneinschätzung);
Kriterium 2: Verbesserung der damaligen Beschwerden (Einschätzung durch Untersucher);
Kriterium 3: langfristige Entwicklungschancen gut (Untersuchereinschätzung).

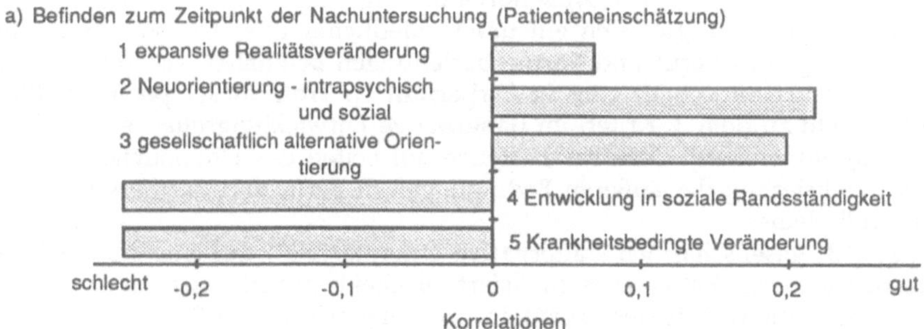

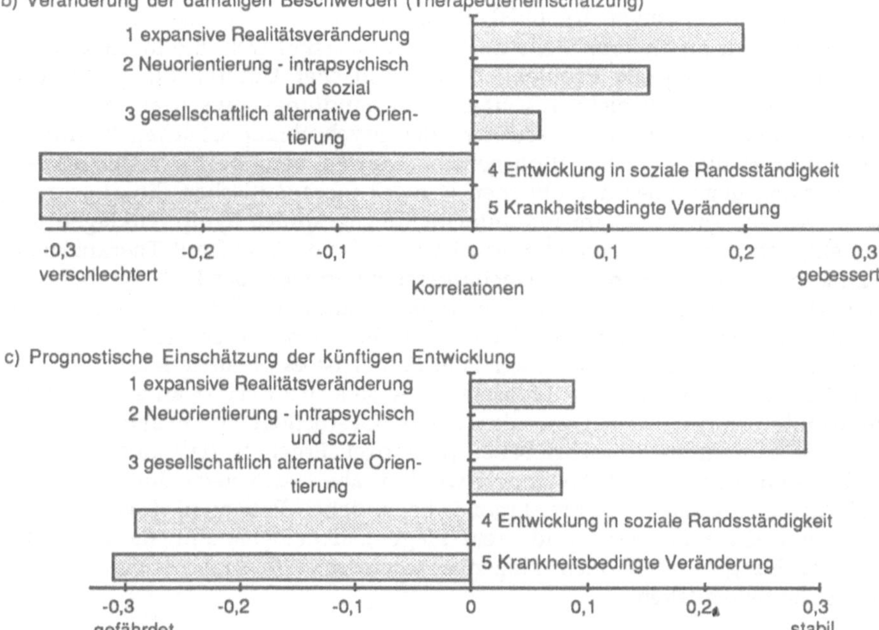

Abb. 101. **Zusammenhang zwischen Ereignisfaktoren und Nachuntersuchungsbefund**

Über alle 3 Kriterien hinweg ist das negative Abschneiden der Faktoren 4 und 5 deutlich erkennbar. Der Faktor 2 "Neuorientierung - intrapsychisch und sozial" hat dagegen generell eine günstige Bedeutung. Besonders deutlich wird dies bei der Korrelation mit dem Kriterium der langfristigen Entwicklungschancen. Das in Faktor 2 beschriebene Handlungsmuster - also das Knüpfen neuer Kontakte, Beschäftigung mit eigenen Interessen etc. - scheint dem Untersucher am ehesten geeignet, auch künftige Schwierigkeiten zu meistern.

Für die Faktoren 1 "expansive Außenorientierung" und 3 "gesellschaftlich - alternative Orientierung" ergibt sich ein unterschiedliches Bild: Der Faktor 1, der v. a. Veränderungen in Beruf und Partnerbeziehungen beinhaltet, scheint aus der Sicht des Untersuchers aktuell günstig (Kriterium 2). Trotz dieser positiven Einschätzung besteht zu dem 3. Kriterium (langfristige Entwicklungschance) kein wesentlicher Zusammenhang. Offenbar bestehen auf seiten des Untersuchers Zweifel, ob bei Labilisierung der äußeren Bedingungen in Beruf und Partnerschaft das Befinden stabil bleibt.

Der Faktor 3 "gesellschaftlich - alternative Orientierung", der eher innere Veränderungsprozesse des Patienten signalisiert, erscheint günstig aus der Sicht des Patienten (Kriterium 1). Mit der Fremdeinschätzung (Kriterium 2 und 3) besteht kein wesentlicher Zusammenhang. Wir vermuten, daß das in diesem Faktor beschriebene Handlungsmuster - die Hinwendung zu alternativen therapeutischen Maßnahmen zu Religion und Weltanschauung - darauf hinweist, daß der Patient sich subjektiv Stützen geschaffen hat, während sein Zustand von außen betrachtet nicht eindeutig positiv erscheint.

Die hier kurz umrissenen Ergebnisbeispiele verweisen auf eine Vielzahl offener Fragen, die wir an anderer Stelle ausführlicher diskutieren. Sie machen insbesondere auf einige zentrale Probleme katamnestischer Untersuchung aufmerksam: wenn Patienten sich nicht aus eigenem Behandlungswunsch an einen Therapeuten wenden, sondern von Vertretern der psychotherapeutischen Institution um eine Einschätzung ihrer Situation gebeten werden, verändert sich der interaktionelle Kontext gegenüber der üblichen klinisch-therapeutischen Situation radikal. Während der Therapeut im Erstuntersuchungsgespräch Symptomklagen und Hilfsappelle von seiten des Patienten erwarten darf, um darauf mit Therapieangeboten zu antworten, ist das bei der Nachuntersuchung nicht der Fall. Vielmehr besteht am ehesten die Erwartung, daß es dem behandelten Patient nunmehr gut geht, während der unbehandelte Patient weiterhin seine Beschwerden hat. Wie wir gesehen haben, ist beides nicht der Fall. Ferner ist es offenbar sehr schwierig, die aktuelle Lebenssituation von Menschen, die sich nicht selbst an einen Therapeuten wenden, hinsichtlich Gesundheit oder Gestörtheit zu objektivieren. So kommen wir zu dem oben beschriebenen paradoxen Ergebnis, daß Menschen, die krank sind und klagen, auch behandelt werden, aber auch nach durchgeführter Behandlung weiterklagen (wie die stationär behandelten Patienten). Dagegen werden Patienten, die krank sind und nicht klagen, nicht behandelt; da sie in der Nachuntersuchung ebenfalls nicht klagen, erscheinen sie überraschenderweise gesünder als die behandelten.

6.6 Zusammenhang der Konzepte therapeutischer Beziehung

Bei den vorausgegangenen Untersuchungen des Beziehungsgefüges, das sich in der Begegnung von Psychotherapeuten oder Psychoanalytikern und ihren Patienten entwickelt, waren unterschiedliche Konzepte angesprochen worden, die in der Fachliteratur diskutiert werden - Übertragung und Gegenübertragung, das Arbeitsbündnis, die Interaktionsmuster usw. Wir wollen nun abschließend auf der Grundlage unserer Erfahrungen diskutieren, in welchem Verhältnis diese Begriffe zueinander stehen, worin sie sich unterscheiden und wo sie sich überschneiden. Zu diesem Zwecke werden wir den Aufbau der therapeutischen Beziehung nochmals Schritt für Schritt nachvollziehen und innerhalb dieses ganzheitlichen Prozesses einzelne Ebenen begrifflich herausheben.

Therapeutische Grundeinstellung

Der Psychotherapeut hat sich aufgrund seiner persönlichen Interessen, die sich, wie bei jeder Berufswahl, lebensgeschichtlich verstehen lassen, einer spezifischen Disziplin zugewandt und durchläuft einen langjährigen Prozeß der Schulung und Selbsterfahrung im engen Kontakt mit seinen Ausbildern. In einem Ausbildungsinstitut erlernt er im Rahmen von Vorlesungen, Fallseminaren und Behandlungssupervisionen das behandlungstechnische Vorgehen. In der Lehranalyse erfährt er die Wirkung der Methode an der eigenen Person. Das Ergebnis dieser Sozialisation, die neben der rationalen Schulung und emotionalen Selbsterfahrung v. a. auch identifikatorische Prozesse mit den Lehrern und der Gruppennorm zum Inhalt hat, ist u. a. die *therapeutische Grundeinstellung*. Sie beinhaltet, über die Varianz der einzelnen Therapeutenpersönlichkeiten hinaus, Haltungen und Wertvorstellungen, die - auch Schulen übergreifend - für die meisten Psychotherapeuten gültig sind. Es empfiehlt sich, diese professionelle Haltung von der sehr viel spezifischeren Gegenübertragung abzugrenzen.

Die therapeutische Grundeinstellung ist idealerweise gekennzeichnet durch die wohlwollend freundliche, respektvolle und verstehende Einstellung zum Patienten, der dadurch den Therapeuten als "bejahenden Hintergrund" (Gebsattel 1954) erfährt. Zentral wichtig ist die Tatsache, daß diese positive Einstellung auch über lange Zeitstrecken hinweg verläßlich bestehen bleibt. Speziell im psychoanalytischen Bereich impliziert die therapeutische Grundeinstellung den Verzicht auf Handlungsabsichten des Therapeuten gegenüber dem Patienten, die "wohlwollende Neutralität", mit welcher der Therapeut dem Patienten entgegentritt, "absichtslos, ohne Wunsch und Gedächtnis, unbefangen, voraussetzungslos, in gleichschwebender Aufmerksamkeit" (Freud 1912, 1915). Damit wird die therapeutische Grundeinstellung zum wesentlichen Bestandteil der interaktionellen Kompetenz des Therapeuten, seiner Fähigkeit, auch unter schwierigen emotionalen Bedingungen Kontakte herzustellen und aufrecht zu erhalten.

Für den Psychotherapeuten ist diese spezielle Variante einer professionellen Haltung auch Ausdruck eines spezifischen Menschenbildes und somit wertbesetzt. Im Kontrast zur aktiv handelnden Verantwortungshaltung, wie sie typischerweise der Arzt gegenüber dem Kranken einnimmt, betont die psychotherapeutische Grundeinstellung die Werte der Gleichheit und Akzeptanz, indem sie z. B. auf normative Kategorien (bezüglich Pathologie oder Gesundheit) weitgehend verzichtet.

Soziale Rolle des Patienten

Im Laufe seiner Erkrankung und speziell im Umgang mit Mitmenschen, Helfern und Institutionen entwickelt der Patient ein spezifisches Selbstverständnis als Kranker. T. Parsons (1970) hat diese soziale Rolle treffend beschrieben, wenn er einerseits das Anrecht auf Schonung, Rücksichtnahme und Verständnis des Patienten hervorhebt, andererseits aber auch seine Verpflichtung, sich den helfenden Personen und Institutionen unterzuordnen, um seine Gesundheit bald wiederzuerlangen. In 6.3.3 der vorliegenden Untersuchung haben wir Aspekte der Rollenasymmetrie zwischen Patient und Therapeut beschrieben. Die rollenhafte Einstellung und Therapieerwartung des Patienten ist von sozialen Einflüssen mitbestimmt, so z. B. von Alter, Geschlecht und sozialer Gruppenzugehörigkeit. Aus unterschiedlichen sozialen Positionen heraus sieht der Patient bei seinem Gegenüber unterschiedlich ausgeprägte Kompetenzen und Machtbefugnisse, sie variieren von der Vorstellung des Helfers, der partnerschaftlich-freundlich Unterstützung gewährt bis zum Bild der Autorität, die nicht nur über die Macht des Heilens verfügt, sondern zugleich als Repräsentant staatlicher Macht mit Behörden, Krankenkassen und Rentenversicherungsträgern zusammenwirkt.

Wir können diese allgemeine Patientenhaltung als Gegenpol der allgemeinen therapeutischen Grundeinstellung betrachten, auch sie sollte nicht mit den spezifischeren Übertragungs- und Interaktionsbereitschaften des Patienten verwechselt werden.

Arbeitsmotivation des Therapeuten

In der allgemeinen therapeutischen Grundeinstellung war die generelle Bereitschaft des Therapeuten beschrieben worden, sich seinen Patienten in bestimmter Weise zuzuwenden. Es versteht sich von selbst, daß spezielle Motivationen diese Bereitschaft modifizieren können. Ein Psychoanalytiker, der als freiberuflich Tätiger seine Existenz durch Therapien sichert, steht in einer anderen motivationalen Situation als ein Klinikmitarbeiter, der in seinen Behandlungen den Weisungen des Oberarztes folgt, oder als ein Universitätsassistent, der mit den Behandlungen zugleich wissenschaftliche Fragen bearbeitet. Wir haben in dem langjährigen Verlauf des Projektes sehen können, wie das Interesse mancher Kollegen an der Behandlung bestimmter Patientengruppe stärker wurde oder sich verlor, wenn sie ihre Institutionen wechselten und sich neuen Aufgaben zuwandten. Das war besonders deutlich bei den Kliniktherapeuten, während sich bei den Niedergelassenen das Interesse für bestimmte Behandlungen eher unmerklich und über lange Zeiträume verlagerte. In jedem Falle scheint es für die Motivation des Therapeuten bedeutsam zu sein, daß er engagiert ist, bestimmte Behandlungen bei bestimmten Patienten durchzuführen, egal ob diese motivationale Wichtigkeit sich mehr aus der Suche nach einer wissenschaftlichen Wahrheit, einem sozialen Engagement, der Mitgliedschaft in einer Institution oder aus wirtschaftlichen Interessen speist.

Arbeitsmotivation des Patienten

So wie der Therapeut idealerweise engagiert ist, eine spezielle Behandlung bei bestimmten Patienten durchzuführen, so bedarf auch der Patient einer Motiviertheit. Sie gründet im günstigsten Falle auf der Überzeugung, daß er gerade aus diesem vom Therapeuten vertretenen Behandlungsverfahren Nutzen ziehen könne. Darin ist zugleich seine Bereitschaft enthalten, die Gegenposition zu der vom Therapeuten angebotenen Grundhaltung einzunehmen. Während der Therapeut sich zurückhält, soll der Patient aktiv werden, während jener zuhört, soll er berichten; was der Therapeut bereit ist entgegenzunehmen, soll der Patient an Gedanken, Einfällen, Phantasien, Träumen und Erinnerungen produzieren. Er muß damit auf die Hoffnung verzichten, der Therapeut werde ihn durch die Kraft seiner Autorität heilen, ihn beraten und versorgen, aus ihm einen neuen Menschen machen. Statt dessen muß er selber suchen, sich seinen Unsicherheiten und Ängsten ausliefern und sich emotional auf ein Gegenüber einlassen, das in der Position des teilnehmenden Beobachters verharrt. Obgleich dieses Verfahren große Entwicklungschancen und -möglichkeiten für den Patienten bereithält, erfordert es von ihm doch viel Aktivität und Entschlossenheit, sich auf diesen Arbeitsaspekt der therapeutischen Beziehung einzulassen. Die Patienten, die das tun, werden vom Therapeuten als einsichtig und motiviert, die es nicht tun, als abwehrend, regressiv oder verleugnend charakterisiert.

Im ganz speziellen psychoanalytischen Sinne gehört das von Greenson (1967) beschriebene Arbeitsbündnis, die "working alliance" in diesen Bereich, wobei zusätzlich die Bereitschaft des Patienten zu einem introspektiven, sich selbst erforschenden und beobachtenden Vorgehen betont wird. Im Zusammenhang damit wird auch von einer therapeutischen Spaltung gesprochen, die der Patient zwischen seinen reiferen beobachtenden kognitiven Ich-Strukturen und seiner unreiferen Trieb- und Affektwelt errichten muß, die es aus der Verdrängung zu lösen gilt. Dieser Aspekt "Arbeit" der therapeutischen Arbeitsbeziehung bedeutet also für den Patienten, daß er sich bereiterklärt hat, mit den vom Therapeuten vorgeschlagenen Mitteln auf ein gemeinsam definiertes therapeutisches Ziel hinzuarbeiten.

Beziehungsangebot des Patienten und Antwort des Therapeuten

Das vorherrschende Beziehungsmuster eines Menschen basiert auf der Summe seiner bisherigen Beziehungserfahrungen, es ist als innerlich präformierte Sequenz von eigenen Intentionen, erwarteten Reaktionen der anderen und eigenen Bewältigungsstrategien gestaltet. Somit ist die Beziehungsbereitschaft ein lebensgeschichtlich gewachsenenes, in die charakterliche Struktur eingewobenes Verhaltens- und Erlebensmuster. Während die aktuellen Beziehungsbereitschaften bewußt oder bewußtseinsfähig sind, bleiben ihre frühen Wurzeln zunächst unbewußt. Psychoanalytisch betrachtet handelt es sich um die Angst vor dem Verlust des Objekts, die Angst vor der Überwältigung und Vereinnahmung durch das Objekt, die Angst vor dem Verlust des eigenen Selbst , die Angst vor dem Verlust der Liebe des Objektes etc. Es sind die unbewältigten frühen Modi der Objektbeziehung, welche die aktuelle Beziehungsbereitschaft auf wenige Möglichkeiten einengen und fixieren. Zugleich besteht eine starke Tendenz, das Gegenüber in die eigene Interaktionsfigur einzubeziehen. Die innere Welt des einen drängt darauf, mit der inneren Welt des anderen eine gemeinsame Beziehungswelt zu gestalten.

Bei gut eingespielten Interaktionspartnern, z. B. Paaren oder Familienangehörigen, können sich die beiderseits vorherrschenden Interaktionsmuster um ein gemeinsames unbewußtes Thema ranken, indem das unbewußte Bedürfnis des einen im anderen bekämpft oder befriedigt wird.

In der vorliegenden Untersuchung haben wir die PSKB-Interaktionsmuster verwendet, um die jeweils vorherrschenden Beziehungsangebote des Patienten zu charakterisieren. Wir haben gezeigt, daß die Interaktionsmuster engstens verwoben sind mit dem, was als "psychischer Befund" bezeichnet wird. Der vom Therapeuten in objektivierender Absicht niedergelegte Befund ist letztlich Resultat der Interaktion zwischen Patient und Therapeut. Wir haben zeigen können, daß die einzelnen Interaktionsmuster in sehr unterschiedlicher Weise auf das Beziehungsklima einwirken, indem sie freundliche, hilfesuchende, aggressive, entwertende, enttäuschte, vorwurfsvolle Signale aussenden und damit das Gegenüber auffordern, eine dazu passende Interaktionshaltung einzunehmen. Die therapeutische Situation ist so angelegt, daß auf dem Hintergrund der wenig strukturierten therapeutischen Grundeinstellung des Analytikers die Beziehungsangebote des Patienten besonders deutlich hervortreten können. Der Therapeut ist geschult, darauf nicht handelnd einzugehen, - etwa auf Klage zu trösten, bei Vorwurf sich zu rechtfertigen, bei Schuldmitteilungen zu entlasten usw. - er ist vielmehr daran interessiert, die Beziehungsgestalt deutlich werden zu lassen, um sie dann mit den Patienten zusammen bearbeiten zu können.

Es handelt sich hier um den Beziehungsaspekt der therapeutischen Arbeitsbeziehung. Das Interesse des Therapeuten ist es, die Beziehung soweit zu festigen, daß sie den Anstrengungen der therapeutischen Arbeit standhält, sie nicht so eng werden zu lassen, daß er sich mit dem Patienten in reale Interaktionen verstrickt und sie nicht soweit zu lockern, daß der Kontakt zum Patienten verlorengeht und dieser die Behandlung verläßt. Die technischen Möglichkeiten des Therapeuten in der Gestaltung der therapeutischen Beziehung liegen darin, daß er mehr Nähe oder mehr Distanz herstellt, mehr Aktivität oder mehr Passivität entwickelt, sich mehr Befriedigung oder mehr Frustration von Bezieungsbedürfnissen erlauben kann. Er tut dies in der Regel auf der Ebene der sprachlichen Zuwendung, indem er spricht oder schweigt, Fragen beantwortet oder zurückgibt, Emotionen des Patienten aufgreift oder weiter anwachsen läßt. Auch durch die Gestaltung des Settings kann er regulierend wirken, sei es durch das Sitzen oder die Couchlage des Patienten durch häufigere oder seltenere Sitzungen, durch strenge oder großzügigere Terminverabredungen.

Es versteht sich von selbst, daß der Therapeut auf das Beziehungsangebot des Patienten nicht nur professionell geschult reagiert, sondern durchaus auch mit seinen eigenen Beziehungbereitschaften, mit seiner eigenen Präferenz zur Fürsorglichkeit oder Strenge, seiner Herzlichkeit oder Kühle, seiner Triebfreundlichkeit oder Selbstbeherrschung. Unsere Untersuchungen zur Therapeutenpersönlichkeit (s. 6.1) geben davon einen anschaulichen Eindruck. Es gehört zur Ausbildung des Therapeuten, diese seine persönlichen Seiten in der Lehranalyse kennenzulernen und in der Supervision ihre Handhabung zu üben.

Gegenübertragung

Wir können hier nicht die ungeheuer breite psychoanalytische Literatur zum Begriff der Gegenübertragung darstellen. Tatsache ist, daß der Begriff in den älteren Schriften eher als pathologisches Moment, als Restneurose der Therapeuten bewertet wurde, bis dann in der 50er Jahren ein Bedeutungswandel eintrat und der Umgang mit der Gegenübertragung heute als diagnostisch und therapeutisch besonders wichtig gilt. Sehr variabel ist auch die Bandbreite dessen, was unter Gegenübertragung verstanden wird. Im weitesten Sinne wird das Gesamt aller emotionalen Antworten des Analytikers auf die Person des Patienten unter dem Begriff der Gegenübertragung zusammengefaßt, d. h. alle seine Gedanken, Vorstellungen, Phantasien, Handlungsimpulse und Emotionen, die er in Gegenwart des Patienten oder auf ihn bezogen entwickelt. Im engsten Sinne wird Gegenübertragung definiert als die Übertragung des Therapeuten auf den Patienten, ganz analog der Übertragung, die der Patient auf den Therapeuten macht, d. h. es gehen unerledigte Beziehungswünsche und Triebbedürfnisse ebenso ein wie situativ geprägte Einstellungen (z. B. aus dem Lebensalter und der aktuellen sozialen Situation resultierend).

Therapeutisch entscheidend ist das, was die "Handhabung der Gegenübertragungen" genannt wird. Sie besteht zum ersten darin, daß der Therapeut die anklingenden Empfindungen und Phantasien zuläßt und sich verdeutlicht statt sie als eine Abweichung vom klaren Denken beiseite zu schieben. Des weiteren versucht der Therapeut zu verstehen, welche Handlungstendenz aus seinen Gegenübertragungsregungen resultiert, welches szenische Geschehen für ihn alleine oder zusammen mit seinem Patienten in dieser Phantasie aufleuchtet. Zum dritten gilt es, daß der Therapeut nicht handelnd auf das gespürte Muster reagiert, sondern offenbleibt für die weitere Entwicklung, für die Bilder und Empfindungen, die als nächste zum Vorschein kommen. Nach psychoanalytischer Überzeugung antwortet das Unbewußte des Therapeuten mit Bildern, Gedanken, Phantasien, Gefühlen auf die Signale des Unbewußten beim Patienten.

Gegenübertragung in diesem Sinne ist natürlich empirisch sehr viel schwieriger faßbar als ein Interaktionsmuster, das sich durchaus an sprachlichen Äußerungen oder am nonverbalen Ausdrucksverhalten identifizieren läßt. Andererseits zeigt die therapeutische Praxis, daß der Zugang über die Gegenübertragung gerade dort große Bedeutung gewinnt, wo die rational bewußte Erfassung von Interaktionsmustern mißlingt und die direkte Kommunikation mit dem regredierten, schweigenden oder abwehrenden Patienten erschwert ist. Insbesondere die Brisanz der abgewehrten Triebdynamik und die Heftigkeit der vermiedenen Affektäußerungen lassen sich auf dem Weg über die Gegenübertragung besonders gut verstehen.

Übertragung des Patienten

Das szenische Verstehen des Therapeuten für die unbewußten Mitteilungen des Patienten über die Gegenübertragung führt zu den unbewußten Inszenierungen des Patienten. Dieser überträgt weit zurückliegende Beziehungserfahrungen auf die Person des Therapeuten, er aktualisiert sie in der therapeutischen Situation. Doch dieser Vorgang kann nicht oder nur sehr indirekt empirisch untersucht werden, im Grunde handelt es sich um ein Konstrukt des Therapeuten, der den Zusammenhang zwischen einer frühen Erfahrung in der Kindheit und einer aktuellen Erfahrung mit dem Therapeuten auf dem Wege der Interpretation bzw. einer hermeneutisch verstandenen Sinnzuschreibung herstellt. Gegenüber diesem engeren Begriff der Übertragung als einem spezifischen Beziehungserleben in der Therapiesituation wird Übertragung aber auch verstanden als eine generelle Tendenz, bestimmte Beziehungswünsche immer wieder an Menschen heranzutragen. Es handelt sich dabei um die Vorstellung einer Übertragungsbereitschaft, die der Patient in sich trägt und die er auf beliebige Personen, auch auf den Therapeuten richten kann (z. B. Bereitschaft zur Mutterübertragung bei einem Mann, der dazu neigt, in allen Frauen mütterliche Züge zu erleben und zu aktivieren). Übertragung in diesem allgemeineren Sinne als eine Tendenz zur rollenhaften Zuschreibung ist empirisch wahrscheinlich leichter faßbar, wir konnten sie jedoch mit unseren Untersuchungsinstrumenten nicht erfassen.

Therapeutische Arbeitsbeziehung

In der vorliegenden Untersuchung haben wir den Terminus "therapeutische Arbeitsbeziehung" als Oberbegriff gewählt, der alle oben beschriebenen Dimensionen in sich einschließt. Wir haben uns nicht zuletzt deshalb für dieses Vorgehen entschieden, weil sich die theoretisch interessante und behandlungspraktisch wichtige Aufschlüsselung des Patient-Therapeut-Geschehens in die oben beschriebenen Faktoren empirisch schwer realisieren läßt. Ständig vermischt sich ein Element mit dem anderen, die allgemeine Grundeinstellung von Therapeut und Patient wird von ihren Beziehungsmustern überlagert, die Gegenübertragungsempfindungen des Therapeuten färben sein Bild von den Interaktionsmustern des Patienten, die Arbeitsmotivation des Patienten und das therapeutische Engagement des Behandlers sind eingewoben in ihr beiderseitiges Beziehungsangebot. Die therapeutische Arbeitsbeziehung, so wie wir sie hier untersucht haben, ist das *Ergebnis* von Patient-Therapeut-Interaktionen im Rahmen der diagnostischen und therapeutischen Begegnung; in diese Interaktion fließen von seiten beider Partner motivationale Tendenzen, rollenhafte Einstellungen und biographisch vorgeformte Beziehungserwartungen ein. Wie schon eingangs erwähnt, stehen die Partner vor der Frage "Was wollen wir miteinander anfangen?" Dazu müssen sie ihre Arbeitsinteressen und Beziehungserwartungen aushandeln, bis eine für beide stimmige Interaktionsfigur gefunden ist. Entweder entwickeln sich Kooperationsmuster in Gestalt unterschiedlicher Therapieverabredungen oder sie gelangen zu Trennungsmustern, die den Verzicht auf weitere Beziehungen und Zusammenarbeit beinhalten (Grande 1989). Wie wir zu Anfang (2.1) zeigen konnten, resultiert aus der diagnostischen Situation eine in den Institutionen unterschiedliche Anzahl von eindeutigen Kooperationsmustern und ein kleinerer Anteil von eindeutigen Trennungsmustern. Dazwischen liegt eine nicht unerhebliche Quote von noch nicht eindeutig entschiedenen Beziehungsformen, in denen Therapeut und Patient offen lassen, wie es weitergehen soll. Es war ferner gezeigt worden, daß Kooperations- und Trennungsmuster einander abwechseln können, wenn z. B. geplante Therapien nicht beginnen, begonnene abgebrochen werden oder ursprünglich nicht geplante Behandlungen dennoch zustande kommen. Wir haben uns in unseren Untersuchungen zur therapeutischen Arbeitsbeziehung auf den Aspekt "Arbeit" (und Motiviertheit zur Arbeit) und den Aspekt "Beziehung" (als vorstrukturierte Interaktionsbereitschaft) konzentriert. Die mehr inhaltlich geprägten Aspekte der Gegenübertragung und erst recht die der Übertragung, welche sich auf bestimmte Modi der Objektbeziehung, auf ihren Reifungsstand und die zugehörige unbewußte Triebdynamik beziehen, standen dabei nicht im Mittelpunkt. Sie wurden jedoch in einigen Zusammenhängen berührt (z. B. in 4.8.3.2), wo die Einstellung zum inneren Bild des Patienten bzw. Therapeuten in Relation zu den übrigen Objektrepräsentanzen untersucht wurde.

Wenn sich erst einmal eine stabile Form therapeutischer Zusammenarbeit entwickelt hat, dann stellt der Umgang mit Gegenübertragung und Übertragung ein zentrales Instrument des therapeutischen Erforschens und Verstehens dar. Bis es aber überhaupt soweit kommen kann, muß erst einmal eine therapeutische Arbeitsbeziehung hergestellt und verläßlich verankert werden. Wir haben gesehen, daß dieser Prozeß keineswegs naturwüchsig und von selbst stattfindet, daß er vielmehr unter dem Einfluß von vielerlei Bedingungen entwickelt werden muß. Die Aufgabe, im Rahmen therapeutischer Zusammenarbeit eine verbindliche Beziehung einzugehen, fällt dem Patienten schwer, da er in der Regel auf ängstigende und enttäuschende Beziehungserfahrungen zurückblickt. Die Aufgabe, im Rahmen einer therapeutischen Beziehung Arbeit zu leisten und zwar in einer bestimmten vom Therapeuten vorgegebenen Weise, kollidiert nicht selten mit dem Krankheitskonzept und der daraus abgeleiteten, ganz andersartigen Therapieerwartung, die im Extremfall keine Hoffnungen auf eine innere Umstrukturierung, sondern große, zugleich aber von vornherein unerfüllbare Erwartungen auf eine Verbesserung der äußeren Situation setzt. Nur dann, wenn sich Arbeitsmotivation und Beziehungsbereitschaft des Patienten in einer Weise verknüpfen, daß er Hoffnung und Zuversicht entwickeln kann, besteht Aussicht auf eine ergebnisreiche Zusammenarbeit. Vergleichbares gilt für den Therapeuten, der in der Lage sein muß, sein therapeutisches Engagement, d. h. seine Arbeitsmotivation, ebenso wie sein Beziehungsangebot auf diesen speziellen Patienten zu richten und dabei so viel Wertschätzung für die Person des Patienten und Zutrauen in seine Entwicklungmöglichkeiten aufzubringen, daß er in seiner inneren Einstellung einen positiven prognostischen Entwurf für eine eventuelle therapeutische Zusammenarbeit erstellen kann. Zu seiner professionellen Schulung gehört es, "to make difficult human connections", wie Orlinsky u. Howard (1975) es formuliert haben, d. h. menschliche Verbindung auch dort herzustellen, wo die Voraussetzungen dafür besonders ungünstig sind. Von den Bemühungen zur Lösung dieser Aufgabe unter den unterschiedlichen psychologischen und sozialen Voraussetzungen von Patienten in verschiedenartigen Institutionen mit unterschiedlichen Therapieangeboten und vom unterschiedlichen Resultat dieser Bemühungen handeln die hier vorgelegten Untersuchungen.

Literatur

Ahrens S (1982) Empirische Ergebnisse zum Konsultationsverhalten neurotischer und psychosomatischer Patienten. Z Psychosom Med 28: 242-254, 335-346

Allen JG, Newson GE, Gabbard GO et al. (1984) Scaled to assess the therapeutic alliance from a psychoanalytic perspective. Bull Menninger 48 5: 383-400

AMDP-System (1978, [3]1979)Manual zur Dokumentation psychiatrischer Befunde. Herausgegeben von der Arbeitsgemeinschaft für Methodik u. Dokumentation in der Psychiatrie AMDP. Springer, Berlin Heidelberg New York

Arfsten AJ, Hoffmann SO (1978) Stationäre psychoanalytische Psychotherapie als eigenständige Behandlungsform. Prax Psychother 23: 233-245

Asendorf I, Wallbott HG (1979) Maße der Beobachterübereinstimmung: Ein systematischer Vergleich. Z Sozialpsychol 10: 243, 252

Auerbach AH , Johnson M (1977) Research on the therapist`s level of experience. In: Gurman u. Razin (eds) (1977), pp 84-102

Baerwolf H (1959) Katamnestische Ergebnisse nach stationärer Psychotherapie. Z Psychosom Med 5: 80-91

Bastine R (1981) Adaptive Indikation in der zielorientierten Psychotherapie. In: Baumann U (Hrsg) Indikation zur Psychotherapie. Urban & Schwarzenberg, München, S 158-168

Baumann U (Hrsg) (1981) Indikation zur Psychotherapie. Perspektiven für Praxis und Forschung. Urban & Schwarzenberg, München

Baumann U, Wedel B von (1981) Stellenwert der Indikationsfrage im Psychotherapiebereich. In: Baumann U (Hrsg) Indikation zur Psychotherapie. Urban & Schwarzenberg, München, S 1-36

Baumann U, Seidenstücker G, Köhnken G (1978) Entwicklung und empirische Analyse eines Beurteilungsrasters für indikationsorientierte Psychotherapiestudien. DFG-Bericht Kiel

Becker H, Lüdecke A (1978) Erfahrungen aus der stationären Anwendung psychoanalytischer Therapie. Psyche 32: 1-20

Becker H, Senf W (1988): Praxis der stationären Psychotherapie. Thieme, Stuttgart

Beckmann D (1974) Der Analytiker und sein Patient. Huber, Bern Stuttgart Wien

Beckmann D, Brähler E, Braun P (1977) Zur Scheinkorrelation zwischen neurotischen Körperbeschwerden und sozialer Schichtzugehörigkeit. Z Psysom Med 23: 251-261

Beese F (1977) Klinische Psychotherapie. In: Die Psychologie des XX. Jahrhunderts, Band III. Kindler, Zürich, S 1144-1160

Beese F (Hrsg) (1978) Stationäre Psychotherapie. Vandenhoek & Ruprecht, Göttingen

Bergin AE, Lambert M (1978) The evaluation of therapetic outcomes. In: Garfield S, Bergin AE (eds) Handbook of psychotherapy and behavior change. Wiley, New York, pp 139-190

Bernhard P, Riehl A, Diederichs P, Lamprecht F, Studt HH (1985) Psychosomatische Konsiliartätigkeit in einem Großklinikum: Probleme der Integration und die Patienten-Compliance. Psychother Med Psychol 35: 183-188

Bettex MC (1982) Bericht über den Versuch einer Objektivierung psychosomatischer Gesichtspunkte im Verlauf hämatologisch-onkologischer Erkrankungen. (Vortrag auf der 1. Tagung zur Thanato-Psychologie, 4.-6.11.1982, Osnabrück)

Beutler LE, Crago M, Arizmendi,TG (1986) Research on therapist variables in psychotherapy. In: Garfield S, Bergin AE (eds) Handbook of psychotherapy and behavior change. Wiley, New York, pp 257-310

Biefang S (Hrsg) (1980) Evaluationsforsching in der Psychiatrie. Fragestellungen und Methoden. Enke, Stuttgart

Blaser A (1977) Der Urteilsprozeß bei der Indikationsstellung zur Psychotherapie. Huber, Bern

Bock HH (1980) Explorative Datenanalyse. In: Victor N, Lehmacher W, Eimeren W van (Hrsg) Explorative Datenanalyse. Springer, Berlin Heidelberg New York, S 6-37

Bolk R (1979) Psychoanalytisch fundierte Konsiliartätigkeit an einem Allgemeinkrankenhaus. Prakt Arzt 15: 2294-2305

Bolk R (1980) Psychodiagnostik und Psychotherapie bei Kranken mit psychosomatischen Störungen im Allgemeinkrankenhaus. Berl Ärztebl 93: 79-82

Bolk-Weischedel D (1973) Zum Problem der Symptomheilung bei Kindern nach der biographischen Anamnese. Prax. Kinderpsychol 22: 44-88

De Boor C, Künzler E (1963) Die psychosomatische Klinik und ihre Patienten. Huber, Bern, Klett, Stuttgart

Bordin ES (1979) The generalizibility of the psychoanalytic conzept of the working alliance. Psychother Theory Res Pract 163: 252-260

Bortz J (1985) Lehrbuch der Statistik. Springer, Berlin Heidelberg New York Tokyo

Brähler C, Brähler E (1986) Der Einfluß von Patientenmerkmalen und Interviewverlauf auf die Therapieaufnahme - eine katamnestische Untersuchung zum psychotherapeutischen Erstinterview. Z Psychosom Med 32: 140-160

Bräutigam W (1961) Die Stellung der Psychotherapie in der Klinik. Psychother Med Psychol 11: 222-230

Bräutigam W (1978) Die stationäre Psychotherapie in der Versorgung psychisch Kranker. In: Beese F (Hrsg) Stationäre Psychotherapie. Vandenhoek & Ruprecht, Göttingen, S23-30

Bräutigam W, Rad M von, Engel K (1980) Erfolgs- und Therapieforschung bei psychoanalytischen Behandlungen. In: Z Psychosom Med 26: 101-118

Cattel RB, Coulter MA, Tsujioka B (1966) The taxonomic recognition of types and functional emergents. In Cattel RB (eds): Handbook of multivariate experimental psychology. McNally, Chicago, pp 228-329

Clauser G (1959) Die Praxis der stationär-aktiv-klinischen Psychotherapie. Prax Psychother 4: 1-7

Cohen J (1968) Weighted kappa: Nominal scale agreement with provision for scaled disagreement or partial credit. Psychol Bull 70: 213-220

Cremerius J (1962) Die Beurteilung des Behandlungserfolges in der Psychotherapie. Springer, Berlin Göttingen Heidelberg

Cremerius J (1968) Die Prognose funktioneller Syndrome. Enke, Stuttgart

Cremerius J (1981) Freud bei der Arbeit über die Schulter geschaut. Seine Technik im Spiegel von Schülern und Patienten. In: Festschrift für G. Scheunert. Beiheft zum Jahrbuch der Psychoanalyse, S 123-158

Cremerius J (1985) Krankheitswandel oder Verlagerung und Umschichtung der Neurosen im medizinischen Versorgungsbereich? Prax Psychother Psychosom 30: 60-71

Deter HC (1981) Zur Methodik von katamnestischen Untersuchungen bei psychosomatischen Patienten am Beispiel einer Gruppe von 31 Anorexiepatienten. Psychother Med Psychol 31: 48-52

Deutsche Psychoanalytische Gesellschaft (Hrsg) (1930) Zehn Jahre Berliner Psychoanalytisches Institut. Internationaler Psychoanalytischer Verlag, Wien

Diederichs P (1982a) Angstphänomene bei Patienten mit psychosomatischen Miktionsstörungen. (Vortrag Jahrestagung der DPG Berlin, 25.-28.11.1982)

Diederichs P (1982b) Zur Psychosomatik von Miktionsstörungen. Psychometrische, psychopathologische und psychodynamische Untersuchungen an Patienten mit psychosomatischen Störungen des Urogenitaltraktes. Habilitationsschrift, Universität Berlin

Dilling H, Weyerer S, Castell R (1984) Psychische Erkrankungen in der Bevölkerung. Enke, Stuttgart

Dodd JA (1970) A retrospective analysis of variables related to duration of treatment in a university psychiatric clinic. J Nerv Ment dis 151: 75-84

Dokumentationsinstrumente in der Psychotherapie (DoPsy) (1983) Der psychisch-sozialkommunikative Befund - Selbsteinschätzung der Patienten (PSKB-Se). In: Rudolf G (Hrsg) Indikationsentscheidung und Therapierealisierung in unterschiedlichen psychotherapeutischen Praxisfeldern. Projektantrag beim Bundesministerium für Forschung und Technologie, Bonn

Dührssen A (1966) Die Prognose in der Psychoanalyse. Z Psychosom Med 12: 97-105

Dührssen A (1972) Analytische Psychotherapie in Theorie, Praxis und Ergebnissen. Verlag für Medizinische Psychologie, Göttingen

Dührssen A (1976) Die Bedeutung der frühen Kindheit für spätere Krankheitsentwicklung. In: Iores A (Hrsg) Praktische Psychosomatik, Huber, Bern, S 39-54

Dührssen A (1977) Probleme und Möglichkeiten der Dokumentation im Bereich der analytischen Psychotherapie. Z Psychosom Med 23: 103-118

Dührssen A (1979) Probleme der vergleichenden Psychotherapieforschung bei psychogenen Erkrankungen. Z Psychosom Med 25: 303-309

Dührssen A (1981) Die biographische Anamnese unter tiefenpsychologischem Aspekt. Verlag f. Med. Psychologie im Verlag Vandenhoeck & Ruprecht, Göttingen Zürich

Dührssen A (1982) Die "Inanspruchnahme-Patienten" von psychoanalytisch/psychosomatischen Polikliniken. Z Psychosom Med 28: 1-13

Dührssen A (1984) Risikofaktoren für die neurotische Krankheitsentwicklung. Z Psychosom Med 30: 18-42

Dührssen A (1986) Dynamische Psychotherapie, Psychoanalyse und analytische Gruppenpsychotherapie im Vergleich. Z Psychosom Med 32: 161-180

Dührssen A (1988) Dynamische Psychotherapie. Ein Leitfaden für den tiefenpsychologisch orientierten Umgang mit Patienten. Springer, Berlin Heidelberg New York Tokyo

Dührssen A, Bodenstein D, Holitzner WV (1980) Das Berliner Dokumentationssystem für Psychotherapie. Z Psychosom Med 26: 119-157

Dührssen A, Horstkotte G, Kraus M (1983) Elternverluste und ihre Bedeutung für die nachfolgenden Generationen. Z psychosom Med 79: 103-109

Eckes Th, Roßbach H (1980) Clusteranalysen. Kohlhammer, Stuttgart

Ehlers W, Czogalik D (1984) Dimensionen der klinische Beurteilung von Abwehrmechanismen. Prax Psychother Psychosom 29: 129-138

Ehrlich HJ, Bauer ML (1967) Therapist's feelings toward patients and patient treatment and outcome. Soc Sci Med: 283-292

Enke H (1959) Über Methoden der aktiv klinischen Psychotherapie innerer Krankheiten. Prax Psychother 4/1: 292

Enke H (1962) Die Bedeutung des Körpersymptoms in der klinischen Psychotherapie. Z Psychother 6: 252

Ermann M (1982) Regression in der stationär-analytischen Psychotherapie. Z Psychosom Med 28: 176-188

Ermann M (1985) Der klinische Beurteilungsprozeß als Variable in der Persönlichkeitsforschung. In: Czogalik D, Ehlers W, Teufel R (Hrsg) Perspektiven der Psychotherapieforschung. Einzelfall-Gruppe-Institution. Hochschulverlag, Freiburg, S 242-252

Ermann M (1987) Die Persönlichkeit bei psychovegetativen Störungen. Springer, Berlin Heidelberg New York Tokyo

Fichter MM, Wittchen HU, Meller I (1981) Distribution of psychotherapy and counselling services within West Berlin. Soc Psychiatry 16: 111-121

Fiske DW, Cartwight DS, Kirtner WL (1964) A psychotherapeutic changes predictable. J Abnorm Social Psychol 694: 418-426

Frank JD (1972) Persuasion and healing - A comparative study of psychotherapy 3rd edn. Johns Hopkins Univ Press, Baltimore London

Freud S (1905) Über Psychotherapie. (Gesammelte Werke, Bd 5; Fischer, Frankfurt am Main, 1966 ff., S 20 ff.)

Freud S (1912) Ratschläge für den Arzt bei der psychoanalytischen Behandlung. GW Bd 8, S 375 ff.

Freud S (1915) Bemerkungen über die Übertragungsliebe. GW Bd 10

Frieswyk SH, Carlson DW, Allen JG (1984) Conceptualizing the therapeutic alliance from a psychoanalytic perspective. Psychoth/tr 214: 460-464

Fürstenau P (1972) Probleme der vergleichenden Psychotherapieforschung. Psyche 26: 423-463

Garfield SL (1980) Psychotherapy. An eclectic approach. Wiley & Sons, New York

Garfield SL (1986) Research on client variables in psychotherapy. In: Garfield SL, Bergin AE (eds) Handbook of psychotherapy and behavior change. Wiley, New York, pp 213-256

Garfield SL, Bergin AE (1978) Handbook of psychotherapy and behavior change. An empirical analysis, 2nd edn. Wiley & Sons, New York

Garfield SL, Affleck DC, Muffley RA (1963) A study of psychotherapy interaction and continuation in psychotherapy. J Clin Psychol 19: 473-478

Gill MM, Hoffman I (1982) A method for studying the analysis of aspects of the patient's experience of the relationship in psychoanalysis and psychotherapy. J Am Psychoanal Assoc 30: 137 - 168

Glass GV, Peckham PD, Sanders JR (1972) Consequences of failure to meet assumptions underlying the fixed effects analysis of variance and covariance. Rev Educ Res 42: 237-288

Gomes-Schwartz B (1978) Effective incredience in psychotherapie: prediction of outcome from process variables. J Consult Clin Psychol 46: 1023-1035

Grande T, Porsch U, Rudolf G (1987) Die biographische Anamnese als Ergebnis der Therapeut-Patient-Interaktion und der Einfluß auf Prognose und Indikationsentscheidungen. In: Lamprecht F (Hrsg) Spezialisierung und Integration in Psychosomatik und Psychotherapie. Springer, Berlin Heidelberg New York Tokyo, S 231-237

Grawe K (1981a) Überlegungen zu möglichen Strategien der Indikationsforschung. In: Baumann U (Hrsg) Indikation zur Psychotherapie, Urban & Schwarzenberg, München, S 221-236

Grawe K (1981b) Vergleichende Psychotherapieforschung. In: Minsel WR, Scheller R (Hrsg) Psychotherapie. Kösel, München, S 149-183

Grawe K (1988) Psychotherapeutische Verfahren im Vergleich. Prax Psychother Psychosom 33: 153-167

Green BL, Gleser GC et al. (1975) Relationships among diverse measures of psychotherapy outcome. J Consult Clin Psychol 43: 689-699

Greenson RR (1967) The technique and practice of psychoanalysis. Int Univ Press, New York (Deutsch 1973 Technik und Praxis der Psychoanalyse. Klett-Cotta, Stuttgart)

Gurman AS, Razin AM (1977) Effective psychotherapy. Pergamon Press, Oxford

Hahn P, Vollrath P, Petzold E (1975) Aus der Arbeit einer klinisch-psycho-somatischen Station. Prax Psychother 20: 66-77

Hahne HH (1979) Versuch der klinischen Validierung eines Persönlichkeitsbogens zur psychoanalytischen Charaktertypologie (PSACH) an psychosomatisch-psychoneurotischen Stichproben. Dissertation, Universität Hamburg

Hartig M (1975) Probleme und Methoden der Psychotherapieforschung. Urban & Schwarzenberg, München Berlin Wien

Hartley DE, Strupp H (1978) Therapeutic alliance and the success of brief individual psychotherapy. Diss Abstr Int 39 (6-B): 2985-2986

Hartley DE, Strupp HH (1983) The therapeutic alliance: Its relationship to outcome in brief psychotherapy. In: Masling J (ed) Empirical studies of psychoanalytic theories. Anal Press, Hillsdale

Harty TR, Horwitz L (1976) Therapeutic outcome as rated by patients, therapists and judges. Arch Gen Psychiatry 33: 957 - 961

Hau TF (1968) Stationäre Psychotherapie: Ihre Indikation und ihre Anforderungen an die psychoanalytische Technik. Z Psychosom Med 14: 116-120

Hau TF (1975) Klinische Psychotherapie in ihren Grundzügen. Vandenhoek & Ruprecht, Göttingen

Hegerl U, Stieglitz RD (1988) Prädiktor-Forschung in der Psychiatrie. Nervenarzt 59: 215-222

Heigl F (1958) Vergleichende Betrachtung der prognostischen Faktoren bei Schultz-Hencke und Alexander. Z Psychosom Med 4: 108-114

Heigl F (1964) Persönlichkeitsstruktur und Prognose. Z Psychosom Med 10: 102-114

Heigl F (1972) Indikation und Prognose in Psychoanalyse und Psychotherapie. Vandenhoek & Ruprecht, Göttingen

Heigl F (1976) Indikation zur Psychotherapie. Nervenarzt 47: 217-224

Heigl F (1978) Indikation und Prognose in Psychoanalyse und Psychotherapie. Vandenhoeck & Ruprecht, Göttingen

Heigl F, Heigl-Evers A (1982) Tiefenpsychologisch fundierte Psychotherapie - Eigenart und Interventionsstil. Z Psychosom Med 28: 160-175

Heigl-Evers A, Heigl F (1983) Was ist tiefenpsychologisch fundierte Psychotherapie? Psychother Med Psychol 33: 63-68) (Sonderheft)

Heigl-Evers A, Heigl F (1987) Die psychoanalytisch-interaktionelle Therapie - eine Methode zur Behandlung präödipaler Störungen. In: Rudolf G, Rügerl U, Studt HH (Hrsg) Psychoanalyse der Gegenwart. Vandenhoek & Ruprecht, Göttingen, S 181-197

Heimann P (1950) On countertransference. Int J Psychoanal 31: 81-84

Heimann P.(1960) Counter-transference. Br J Med Psychol 33: 9-15

Heine RW, Trosman H (1960) Initial expectations of the doctor-patient interaction as a factor in continuance in psychotherapy. Psychiatry 23: 275-278

Heising G, Brieskorn M, Rost WD (1982) Sozialschicht und Gruppenpsychotherapie. Patienten der unteren Sozialschichten und Akademiker im Vergleich. Eine objektpsychologische Fallstudie. Verlag für med. Psychologie, Göttingen

Henningsen P (1985) Zum Zustandekommen geplanter Psychotherapien. Dissertationsschrift, Berlin

Hentschel U, Burkat-Austen S (1983) Der Patient und sein Psychotherapeut: Eine Analoguntersuchung zur Therapiewahl und Überlegungen zur Bedeutsamkeit der Personenwahrnehmung in der Psychotherapie. Z Psychosom Med 29: 321-333

Herschbach P, Klinger A, Odefey S (1980) Die Therapeut-Klient-Beziehung. Forschungsergebnisse und Perspektiven. Müller, Salzburg

Hoffmann SO (1987) Forschungstendenzen im Bereich von Psychotherapie- und Neurosenlehre in den letzten fünfzehn Jahren. Ein persönlicher Eindruck. Psychother Med Psychol 37: 10-14

Hollingshead AP, Redlich FC (1958) Social class and mental illness: a community study. Wiley, New York

Horvath AO (1981) An exploratory study of the working alliance: Its measurement und relationship to therapy outcome. (Dissertation, Univ British Columbia) Diss Abstr Int 42 (6-A): 2503

Ihm P (1980) Explorative und konfirmatorische Datenanalyse - Gegensatz oder Ergänzung? In: Victor N, Lehmacher W, Eimeren W van (Hrsg) Explorative Datenanalyse. Springer, Berlin Heidelberg New York

Irvin SR (1954) Client and counselor expectations of the therapeuticalliance. (Dissertation, Univ Michigan, 1954) Diss Abstr Int 1980 41 (5-A)

Jacobson E (1973) Das Selbst und die Welt der Objekte. Suhrkamp, Frankfurt am Main

Jaeger M (1986) Die Symptomspezifität von Schlafstörungen bei psychosomatischen und psychoneurotischen Patienten. Dissertation, Berlin

Janssen PL (1983) Behandlungsmodelle der stationären Psychosomatik und Psychotherapie. Prax Psychother Psychosom 28: 95-102

Jones EE, Zoppel CL (1975). In Waskow E, Parloff MB (eds) Psychotherapy change measures. National Institut of Mental Health, Rockville, pp 11-327

Jones EE, Zoppel CL (1982) Impact of client and therapist gender on psychotherapy process and outcome. J Consult Clin Psychol 50: 259-272

Kächele H (1975) Die Beurteilung des Behandlungserfolges in der Psychotherapie. Mater Psychoanal Anal Orientierten Psychother 12: 5-38

Kächele H (1981) Ansätze und Ergebnisse psychoanalytischer Therapieforschung, unter Mitarbeit von Schors R In: Baumann U (Hrsg) Trends der klinischen Psychologie, Bd 4. Huber, Bern, S 209-259

Kächele H (1986) Aktuelle Trends der Ergebnisforschung in der Psychotherapie und deren Bedeutung für die Psychosomatik. Psychother Med Psychol 36: 307-312

Kächele H, Wolfsteller H, Hössle I (1985) Psychotherapie im Rückblick. Patienten kommentieren ihre Behandlung. Prax Psychother Psychosom 30: 309-317

Kelly GA (1955) The psychology of personal constructs. Norton, New York

Kernberg OF (1973) Borderline-Störungen und pathologischer Narzißmus. Suhrkamp, Frankfurt am Main

Kettler AR (1986) Ziele und Indikationen für stationäre Psychotherapie bei psychosomatischen Störungen. In: Studt HH (Hrsg) Psychosomatik in der Inneren Medizin, Bd 2. Springer, Berlin Heidelberg New York Tokyo, S 89-94

Koch C (1981) FAPK. Fragebogen zur Abschätzung psychosomatischen Krankheitsgeschehens. Theoretische Grundlagen und Handanweisungen. Beltz Testgesellschaft, Weinheim

Koch C (1981) Zum Realitätsbezug psychosomatisch Erkrankter. (Vortrag auf dem 6. Weltkongreß des Internationalen Kollegiums der psychosomatischen Medizin. Montreal, 18.9.1981)

König K (1975) Der Einfluß des klinisch-psychotherapeutischen Settings auf die konfliktorientierte Behandlungsmotivation der Patienten. Psychother Med Psychol 25: 103-108

Korchin SJ (1976) Modern clinical psychology. Basic, New York

Kordy H, Senf W (1985) Überlegungen zur Evaluation psychotherapeutischer Behandlungen. Psychother Psychosom Med Psychol 35: 207-212

Kretschmer E (1961) Körperbau und Charakter. Springer, Berlin Heidelberg New York

Lambert MJ, Bergin AE, Connins JL (1977) Therapist-induced deternioration in psychotherapy. In: Gurman & Razin (eds) (1977), pp 452-481

Lambert MJ, Stein DM, De Julio SS (1978) Therapist interpersonal skills: Process, outcome, methodological considerations, and recommendations for future research. Psychol Bull 1985: 467-489

Lambert MJ, Shapiro DA, Bergin AE (1986) The effectiveness of psychotherapy. In: Garfield SL, Bergin AE (eds) Handbook of psychotherapy and behavior change, 3rd edn. Wiley & Sons, New York, pp 157-212

Lamprecht F, Köcher D (1983) Psychosomatischer Konsiliardienst und Patienten-Compliance. In: Studt H (Hrsg) Psychosomatik in Forschung und Praxis. Urban & Schwarzenberg, München, S 23-40

Langen D (1956) Methodische Probleme der klinischen Psychotherapie. Thieme, Stuttgart

Leuzinger M (1981) Kognitive Prozesse bei der Indikationsstellung. In: Baumann U (Hrsg) Indikation zur Psychotherapie. Urban & Schwarzenberg, S 103-124

Leuzinger M (1984) Psychotherapeutische Denkprozesse: Kognitive Prozesse bei der Indikation psychotherapeutischer Verfahren. PSZ Verlag, Ulm

Lieberz K (1982) Zur Sozialisation neurotischer Patienten. Eine Beschreibung familiärer Sozialisation von Patienten zweier poliklinischer Einrichtungen. Z Psychosom Med Psychoanal 28: 14-29

Lieberz K (1983) Geschwisterlicher Altersabstand und neurotische Störung im Erwachsenenalter. Psychother Med Psychol 33: 217-223

Lieberz K (1984a) "Psychologische Einzelkinder" - Neurose und Krankheitsverhalten im Erwachsenenalter. Z Psychosom Med 30: 101-118

Lieberz K (1984b) Geringer geschwisterlicher Altersabstand - ein Risikofaktor in der Genese schizoider Störungen? Nervenarzt 55, 596-601

Liedtke R (1986) Strukturelle Grundlagen und therapeutische Praxis in der stationären Psychotherapie psychosomatisch erkrankter Patienten. Gruppenpsychother Gruppendyn 22: 138-150

Lienert GA (1969) Testaufbau und Testanalyse. Beltz, Weinheim

Lorr M (1965) Client perception of therapists: A study of the therapeutic relationship. J Cons Psycholo 29: 146-149

Luborsky L (1976) Helping alliances in psychotherapy. In: Claghorn JL (ed) Successful psychotherapy. Brunner & Mazel, New York, pp 92-116

Luborsky L (1977) Measuring a pervasive structure in psychotherapy: The core conflictual relationship theme. In: Freedman N, Grand N (eds) Communicative structures and psychic structures. Plenum, New York,pp 367 - 395

Luborsky L (1984) Principles of psychoanalytic psychotherapy: A manual for supportive-expressive. SE treatment. Basic, New York

Luborsky L (1988) Einführung in die analytische Psychotherapie. Ein Lehrbuch. Springer, Berlin Heidelberg New York Tokyo

Luborsky L, Singer B (1975) Comparative studies of psychotherapies: Is it true that "everyone has won and all must have prices"? Arch Gen Psychiatry 32: 995-1008

Luborsky L, Spence DP (1978) Quantitative research on psychoanalytic therapy. In: Garfield u. Bergin (eds) (1978), pp 331-368

Luborsky L, Chandler N, Auerbach AH (1971) Factors influencing the outcome of psychotherapy. Psychol Bull 75: 145-185

Luborsky L, Mintz J, Auerbach A et al. (1980) Predicting the outcome of psychotherapy: Findings of the Penn psychotherapy project. Arch Gen Psychiatry 37: 471-481

Luborsky L, McLellan T, Woody G, O`Brien, Auerbach A (1985) Therapist success and its determinants. Arch Gen Psychiatry 42: 602-611

Malan DH (1965) A study of brief psychotherapy. Mind and medicine monographs, Tavistock, London (Deutsch 1965 Psychoanalytische Kurztherapie. Huber, Bern, Klett, Stuttgart)

Malan DH (1965) Psychoanalytische Kurztherapie. Klett, Stuttgart

Malan DH (1973) The outcome problem in psychotherapy research: A historical review. Arch Gen Psychiatry 29: 719-729

Malan DH (1976) A study of brief psychotherapy. Plenum, New York (Medical Books)

Marziali E, Marmar C, Krupnick J (1981) Therapeutic alliance scales: Development and relationship to psychotherapy outcome. Am J Psychiatry 138 3: 361-364

McNair DM et al. (1963) Patients and therapist influences on quitting psychotherapy. J Cons Psychol 27: 10-17

Mentzel G, Harrach A, Kurtz C, Seeger U (1981) Die psychosomatische Kurklinik. Vandenhoek & Ruprecht, Göttingen

Meyer AE (1984) Taxonomic subgroups within psychosomatic disease Entities: an alternative strategy to the specificity approach? Psychother Psychosom 42: 26-36

Meyer AE (1985) Versuch zur Objektivierung der psychoanalytischen Charaktertypologie. In: Czogalik D, Ehners W, Teufel R (Hrsg) Perspektiven der Psychotherapieforschung. Hochschulverlag, Freiburg, S 176-191

Meyer AE, Bolz W (1981) The Hamburg short psychotherapy comparison experiment. Psychother Psychosom 35: 77-212

Milligan GW (1981) A review of monte carlo tests of cluster analysis. Multivar Behav Res 16: 379-407

Mintz J, Luborsky L, Christoph P (1979) Measuring the outcomes of psychotherapy: Findings of the Penn psychotherapy projekt. J Cons Clin Psychol 47: 319-334

Mitchell KM, Bozarth JD, Krauft CC (1977) A reappraisal of the therapeutic effectiveness of accurate empathy, nonpossessive warmth and genuineness. In: Gurman u. Razin (eds) (1977), pp 482-502

Mogul KM (1982) Overview: The sex of the therapist. Am J Psychiatry 139 1: 1-11

Moras K, Strupp HH (1982) Pretherapy interpersonal relations patients` alliance, and outcome in brief therapy. Arch Gen Psychiatry 39/4: 405-409

Morgan R, Luborsky L, Crits-Christoph P et al. (1982) Predicting the outcomes of psychotherapy by the Penn helping alliance rating method. Arch Gen Psychiatry 39: 397-402

Nedopil M, Rüther E (1981) Initial improvement as predictor of outcome of neuroleptic treatment. Pharmacopsychiatry 14: 205-207

Olivier C (1987) Jokastes Kinder. Die Psyche der Frau im Schatten der Mutter. Klaassen, Düsseldorf

Orlinsky DE, Howard KI (1975) Varieties of psychotherapeutic experience. Teachers College Press, New York

Orlinsky DE, Howard KI (1977) The therapist`s experience of psychotherapy. In: Gurman AS, Razin AM (Hrsg) Effective psychotherapy. Pergamon, Oxford, pp 566-589

Orlinsky DE, Howard KI (1978) The relation of process to outcome in psychotherapy. In: Garfield SL, Bergin AE (eds) Handbook of psychotherapy and behavior change. An empirical analysis, 2nd edn. Wiley & Sons, New York, pp 283-330

Orlinsky DE, Howard KI (1986) Process and outcome in psychotherapy In: Garfield SL, Bergin AE (eds) Handbook of psychotherapy and behavior change, 3rd edn. Wiley & Sons, New York, pp 311-384

Parloff MB, Waskow IE, Wolfe BE (1978) Research on therapist variables in relation to process and outcome. In: Garfield SL, Bergin AE (eds) Handbook of psychotherapy an behaviour change an empirical analysis ,2nd edn. Wiley & Sons, Toronto

Parsons T (1964) Patient, physicians and illness. Jaco, New York (dtsch 1970: Definition von Gesundheit und Krankheit im Lichte der Wertbegriffe und der sozialen Struktur Amerikas. In: Mitscherlich A, Brocher T, Mehring O, Horn K (Hrsg) Der Kranke in der modernen Gesellschaft. Kiepenheuer, Köln)

Pawlik K (1968) Dimensionen des Verhaltens. Eine Einführung in Methodik und Ergebnisse faktorenanalytischer psychologischer Forschung. Huber, Bern Stuttgart

Payk TR, Vonneguth B (1987) Untersuchungen zum Erfolg stationärer Psychotherapie. Z Psychosom Med 33: 32-41

Porsch U, Grande T, Rudolf G (1987) Die Person des Therapeuten als Einflußgröße bei der Befunddokumentation psychotherapiesuchender Patienten. In: Lamprecht F (Hrsg) Spezialisierung und Integration in Psychosomatik und Psychotherapie. Springer, Berlin Heidelberg New York Tokyo, S 238-242

Porsch U, Rudolf G, Grande T (1988) Formen der therapeutischen Arbeitsbeziehung. Z Psychosom Med 34:56-75

Putten T van, May P (1958) Subjective response as a predictor of outcome in pharmacotherapy. Arch Gen Psychiatry 35: 477-480

Quint H, Janssen P (Hrsg) (1987) Psychotherapie in der psychosomatischen Medizin. Springer, Berlin Heidelberg New York Tokyo, S 3-164

Rad M von (1983) Alexithymie. Empirische Untersuchungen zur Diagnostik und Therapie psychosomatisch Kranker. Springer, Berlin Heidelberg New York Tokyo

Rad M von, Senf W (1986) Ergebnisforschung in der psychosomatischen Medizin. In: Uexküll T von (Hrsg) Lehrbuch der psychosomatischen Medizin. Urban & Schwarzenberg, München, S 361-378

Rad M von, Werner KH (1981) Kombinierte analytische Gruppentherapie bei psychosomatischen und psychoneurotischen Patienten. Eine Nachuntersuchung. Gruppenther Gruppendyn 16: 321-334

Reimann C (1989) Behandlungsabbruch in Psychotherapie und Psychoanalyse - ein interpersonelles Geschehen. Dissertation, Freie Universität Berlin

Renfordt E, Busch H, Chranach M von, Gulbniat W, Tegeler I (1983) Special aspects of interrater reliability in the AMDP psychopathological version. In: Bobon D, Baumann U, Augst I, Helmchen H (eds), AMDP-system in pharmacopsychiatry. Karger, Basel

Richter N (1989) Der Einfluß der Geschlechtskonstellation zwischen Patient und Psychotherapeut auf die Befundeinschätzung in der diagnostischen und therapeutischen Sitution. Dissertation, Freie Universität Berlin

Riehl A (1985) Prognose und Behandlungserfolg bei psychosomatischen Erkrankungen. Prax Psychother Psychosom 30: 318-330

Riehl A (1986) Therapieerfolg und Partnerschaft. Eine katamnestische und diskriminanzanalytische Untersuchung über die Verknüpfung von Paarbeziehungen und Krankheitsbewältigung bei psychosomatisch Kranken. Profil-Verlauf, München

Riemann F (1974) Grundformen helfender Partnerschaft. Pfeiffer, München

Rohde-Dachser C (1979) Das Borderline-Syndrom. Huber, Bern

Rohrmeier F (1982) Langzeiterfolge psychosomatischer Therapien. Springer, Berlin Heidelberg New York

Rosenzweig SP, Folman R (1974) Patient and therapist variables affecting premature termination in group psychotherapy. Psychother. Theory Res Pract: 1176-1179

Rudolf G (1979a) Der psychische und sozial-kommunikative Befund, ein Instrument zur standardisierten Erfassung neurotischer Befunde. Z Psychosom Med Psychoanal 25: 1-16

Rudolf G (1979b) Neurotische Kommunikationsstörungen und ihre psychotherapeutische Behandlung. (Une cause de maladie psychoneurotique et psychosomatique: les troubles precoces de la communication. Leuer traitement.) Med Hyg 37: 317-318)

Rudolf G (1980) Wie messen sich Krankheit und Gesundheit in einem standardisierten Befund? Ergebnisse einer katamnestischen Untersuchung nach dynamischer Psychotherapie. Prax Psychother Psychosom 25: 153-162

Rudolf G (1981) Untersuchung und Befund bei Neurosen und psychosomatischen Erkrankungen. Materialien zum psychischen und sozial-kommunikativen Befund (PSKB). Unter Mitarbeit von G. Horstkotte. Beltz, Weinheim Basel

Rudolf G (1983) Indikationsentscheidung und Therapierealisierung in unterschiedlichen therapeutischen Praxisfeldern. Projektantrag der Arbeitsgruppe Psychotherapieforschung an das BMDP

Rudolf G (1984) Die Bedeutung der Angst bei neurotischen und psychosomatischen Krankheitsbildern. In: Rüger U (Hrsg) Neurotische und reale Angst. Vandenhoeck & Ruprecht, Göttingen, S 136-152

Rudolf G, Porsch U (1986) Neurotische Interaktionsmuster. Die Bildung von Befundskalen aus dem PSKB. Z Psychosom Med 32: 117-139

Rudolf G, Stille D (1982) Die Einschätzung von Neurosenbefunden und Behandlungsaussichten bei 615 ambulanten Psychotherapie-Patienten. Z Psychosom Med 28: 139-149

Rudolf G, Stille D (1984a) Der Einfluß von Krankheitsbild und Krankheitsverhalten auf die Indikationsentscheidung in der Psychotherapie. Prax Psychother Psychosom 29: 115-128

Rudolf G, Stille D (1984b) Die Bedeutung von positiven Persönlichkeitsmerkmalen und Abwehrhaltungen für die Einschätzung der Behandlungschancen von Psychotherapiepatienten. Psychother Med Psychosom 34: 161-170

Rudolf G, Stille D (1986) Wege der klinischen Urteilsbildung: Die Einschätzung von Neurosenstrukturen und Behandlungschancen durch unterschiedliche Therapeuten-Persönlichkeiten. In: Czogalik D, Ehlers W, Teufel R (Hrsg.): Perspektiven der Psychotherapieforschung: Einzelfall-Gruppe-Institution. Hochschulverlag, Freiburg, S 228-241

Rudolf G, Stratmann H (1989) Psychogene Störungen bei Männern und Frauen. Z Psychosom Med 35: 26-37

Rudolf G, Grande T, Porsch U, Wilke S (1987a) Prognose und Indikation - Von der Objektivierung der Patienteneigenschaften zur Analyse der Arzt-Patient-Interaktion. In: Lamprecht (Hrsg.): Spezialisierung und Integration in Psychosomatik und Psychotherapie. Springer, Berlin Heidelberg New York

Rudolf G, Grande T, Porsch U (1987b) Indikationsstellung und therapeutische Interaktion bei dynamischer Psychotherapie und analytischer Standardbehandlung. Z Psychosom Med 33: 221-237

Rudolf G, Jaeger M, unter der Mitarb. von Porsch U(1987c) Persönlichkeitsstruktur und Krankheitsverhalten von Patienten mit Schlafstörungen. Prax Psychother Psychosom 32: 95-103

Rudolf G, Essen C von, Porsch U, Grande T (1988a) Psychotherapeutische Institutionen und ihre Patienten. Z Psychosom Med 34: 19-31

Rudolf G, Grande T, Porsch U (1988b) Die Berliner Psychotherapiestudie. Indikationsentscheidung und Therapierealisierung in unterschiedlichen psychotherapeutischen Praxisfeldern. Z Psychosom Med 34: 2-18

Rudolf G, Grande T, Porsch U (1988c) Die initiale Patient-Therapeut-Beziehung als Prädiktor des Behandlungsverlaufs. Z Psychosom Med 34: 32-49

Rüger U (1981a) Die stationär-ambulante Gruppenpsychotherapie. Springer, Berlin Heidelberg New York

Rüger U (1981b) Die Doppel-Validierung von Psychotherapie-Ergebnissen, Z Psychosom Med 27: 234-238

Schepank H (1987) Psychogene Erkrankungen der Stadtbevölkerung. Springer, Berlin Heidelberg New York Tokyo

Schepank H, Studt HH (1976) Die psychosomatische Klinik am Zentralinstitut für Seelische Gesundheit. MED, Mannheim, S 30-34

Schepank H, Tress W (1987a) Häufigkeit und Bedingungen psychogener Erkrankungen in der Stadtbevölkerung. Nervenarzt 6: 23-26

Schepank H, Tress W (Hrsg) (1987b) Stationäre Psychotherapie und ihr Rahmen. Springer, Berlin Heidelberg New York Tokyo

Schepank H, Hilpert H, Hönmann HJ et al. (1984) Das Mannheimer Kohortenprojekt. Die Prävalenz psychogener Erkrankungen in der Stadt. Z Psychosom Med 30: 43-61

Schlosser O (1976) Einführung in die sozialwissenschaftliche Zusammenhangsanalyse. Reinbek, Rowohlt

Schmidt J, Bernhard P, Lamprecht F (1986) Die Unterscheidung zwischen singulären und multiplen Ergebniskriterien. Ein Beitrag zur Kriterienproblematik in der Evaluation. In: Lamprecht F (Hrsg) Spezialisierung und Integration in Psychosomatik und Psychotherapie. Springer, Berlin Heidelberg New York Tokyo, S 293-299

Schöl R, Künsebeck HW (1984) Behandlungserwartungen bei psychosomatischen Patienten und deren Bedeutung in Poliklinik und Konsiliardienst. Z Psychosom Med 30: 119-133

Schultz-Hencke H (1985): Lehrbuch der analytischen Psychotherapie. Thieme, Stuttgart

Schwidder W (1957) Klinische Psychotherapie psychosomatischer Störungen. In: Kretschmer E (Hrsg) Vorträge des Kongresses der Allgemeinen Ärztlichen Gesellschaft für Psychotherapie in Freudenstadt, 1956. Thieme, Stuttgart, S 97-102

Shapiro DA (1987) Meta-analysis of psychotherapy outcomes. In: Huber W (ed) Progress in psychotherapy research. Presses Univ Louvain, Louvain, pp 729-749

Shapiro RJ (1974) Therapist attitudes and premature termination in family and individual therapy. J Nerv Ment Dis 159: 101-107

Siegfried J, Grawe K (1987) The quality of psychotherapy research - Some prominent studies revised. In: Huber W (ed) Progress in psychotherapy research. Presses Univ Louvain, Louvain, pp 747-769

Sifneos PE (1976) Two kinds of psychotherapy of short duration. Am J Psychiatry 123: 1069-1074

Simmel E (1928) Die psychoanalytische Behandlung in der Klinik. Int Z Psychoanal 14: 352-386

Singer BA, Luborsky L (1977) Counter transference: the status of clinical versus quantitative research. In: Gurman u. Razin (eds) (1977), pp 433-451

Smith ML, Glass VG (1977) Meta-analysis of psychotherapy outcome studies. Am Psychol 32: 752-760

Smith ML, Glass GV, Miller TI (1980) The benefits of psychotherapy. John Hopkins Univ Press, Baltimore London

Sørensen T (1948) A method of establishing groups of equal amplitude in plant sociology based on similarities of species content and ist application to analyses of the vegetation on danish commons. Biol Skrifter 5: 1-34

Spatz J (1987) Ungleiche Gesundheit in Berlin. Die Berliner Ärztekammer 24: 228-238

Stephanos S (1973) Analytisch-psychosomatische Therapie. Huber, Stuttgart

Sterba RF (1934) Das Schicksal des Ichs im therapeutischen Verfahren. Int Z Psychoanal 20: 66-73

Stille D, Rudolf G (1982) Krankheitsbild und Krankheitsverhalten bei 615 ambulanten psychoneurotischen und psychosomatischen Patienten. Z Psychosom Med 28: 150-159

Stille M (1983) Patienten brechen analytische Behandlungen ab. Z Psychosom Med 29: 350-362

Stille M (1984) Zur Frage des Abbruches in der psychoanalytischen Gruppentherapie. Gruppendynamik 19: 243-255

Stratmann HH (1985) Geschlechtsunterschiede bei psychosomatischen Erkrankungen und Neurosen. Dissertationsschrift, Berlin

Streek U, Krug A (1983) Therapieerwartungen von Patienten der Mittel- und Unterschicht. Zur stationären Psychotherapie von Unterschichtpatienten. Prax Psychother 28: 215-222

Streek U, Göllner R, Langen D (1981) Psychotherapeutische Kliniken im überregionalen Vergleich. Prax Psychother Psychosom 31: 42-47

Strupp HH, Wallach M, Wogan M (1964) Psychotherapy experience in retrospect: Questionnaire survey of former patients and their therapists. Psychol Monogr 78/588

Studt HH (1983) Zur Ötiopathogenese von Angstneurosen und Phobien. In: Rüger U (Hrsg) Angst. Vandenhoeck & Ruprecht, Göttingen, S 124-135

Studt HH, Arnds HG (1971) Zur Durchführung stationärer Psychotherapie. Z Allgemeinmed 47: 406-409

Studt HH, Arnds HG (1973) Zur Durchführung stationärer Psychotherapie. Z Allgemeinmed 47: 406-409

Studt HH, Arnds HG (1979) Probleme der psychosomatischen Diagnostik. In: Hahn P (Hrsg) Psychologie des 20. Jahrhunderts, Bd9: Psychosomatik. Kindler, Zürich München, S 299-313

Studt HH, Hau TF (1971) Psychosomatische Medizin in ihren Grundzügen. Hippokrates, Stuttgart, S 137-146

Studt HH, Hagedorn E, Meßner K, Arnds HG (1971) Zur Symptomverteilung bei psychosomatisch Kranken. Orientierende Untersuchungen. Z Psychosom Med Psychoanal 17: 144-160

Studt HH, Arnds HG, Hagedorn E, Meßner K (1974) Ähnlichkeiten von Symptombildern bei psychosomatischen Erkrankungen. Prax Psychother Psychosom 24: 34-40

Studt HH, Bernhard P, Eith TF, Günzel M, Riehl A (1983) Zur Ätiopathogenese der Herzneurose. In: Studt HH (Hrsg) Psychosomatik in Forschung und Praxis. Urban & Schwarzenberg, München, S 258-275

Stuhr U, Deneke FW, Meyer AE (1987) Clusteranalytische Identifikation von Therapieerfolgsgruppen. In: Quint H, Janssen PL (Hrsg) Psychotherapie in der psychosomatischen Medizin. Erfahrungen, Konzepte, Ergebnisse. Springer, Berlin Heidelberg New York Tokyo, S 142-148

Sundland DM (1977) Theoretical orientations of psychotherapists. In: Gurman & Razin (eds) (1977), pp 189-221

Thomä H, Kächele H (1985) Lehrbuch der psychoanalytischen Therapie, Bd 1. Springer, Berlin Heidelberg New York Tokyo

Thomä H, Grünzig HJ, Böckenförde H, Kächele H (1976) Das Konsensusproblem in der Psychoanalyse. Psyche 11: 978-1027

Tress W (1985) Prävalenz und Behandlung psychischer Erkrankungen in der Allgemeinbevölkerung - Ergebnisse einer Feldstudie in drei Gemeinden Oberbayerns. Bemerkungen zur Arbeit von S. Weyerer und H. Dilling. Nervenarzt 56: 50-51

Truax CB, Carkhuff RR (1967) Toward effective counseling and psychotherapy; training and practice. Aldine, Chicago

Waskow E, Parloff MB (eds) (1975): Psychotherapy change measures. National Institut of Mental Health, Rockville

Wiegmann H (1950) Die Klinik für psychogene Störungen, Berlin Grunewald. Psyche 4: 396

Wiegmann H (1968) Der Neurotiker in der Klinik. Vandenhoek & Ruprecht, Göttingen

Wilke S, Grande T, Rudolf G, Porsch U. (im Druck) Wie entwickeln sich Patienten im Anschluß an eine stationäre Psychotherapie? Z Psychosom Med 34

Winkler K (1986) Neurotische Patienten ohne Körpersymptomatik im Vergleich zu neurotischen Patienten mit schwer ausgeprägter Körpersymptomatik. Dissertationsschrift, Freie Universität Berlin

Wirt WM (1967) Psychotherapeutic persistence. J Consult Psychol 31: 429

Wishart D (1984) CLUSTAN-Benutzerhandbuch. Fischer, Stuttgart

Wittchen HU, Fichter MM, Dvorak A et al. (1980) Strukturelle Besonderheiten der psychotherapeutischen Versorgung. Psychother Psychosom Med Psychol 30: 95-107

Zimmer D (1983) (Hrsg) Die Therapeutische Beziehung. Edition Psychologie, Weinheim

Zimmermann S (1989) Die Bedeutung narzißtischer Störungen für die Patient-Therapeut-Beziehung. Dissertation, Freie Universität Berlin